KB244639

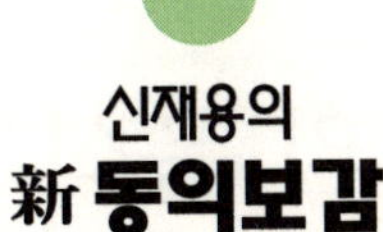

신재용의
新 동의보감

밥상 위의 음식도
약이 될 수 있습니다

동의보감이 오랜 세월 동안 많은 이들에게 사랑을 받고, 각광을 받는 이유가 무엇일까요? 그것은 여느 의서와는 달리 예방의학에 중점을 두고 있기 때문입니다. 치료보다는 예방을, 그러기에 정신적인 수양과 도인법 등 의학과 철학의 접목을 시도했다는 데에도 그 가치를 두고 있습니다.

그간 방송을 통해서나 건강 강의를 통해 동의보감의 지혜를 새롭게 조명해 보려고 노력을 했습니다만 그 방대함을 훑기에는 미흡한 점이 너무 많습니다.

현대인들이 이해하기 쉽게 풀어보자는 노력, 하나의 들꽃도 약이 될 수 있다는 동의보감의 민중의학 사상을 알려보고자 하는 노력, 밥상 위의 음식도 훌륭한 약이 될 수 있고, 약도 음식처럼 겸허하고 바르게 쓰일 수 있도록 깨우쳐야겠다는 노력, 그리고 약이나 음식에 앞서 정신적 수양이야말로 얼마나 중요한 것인가를 널리 인식시키고자 하는 노력 등등 말입니다.

그러나 방송이나 강의를 통해 동의보감이 담고 있는 심오한 지혜를 전달하고 새롭게 조명한다는 것이 얼마나 어려운 것인가를 절실히 느끼면서 이 책을 통해 다소나마 정리해 보려고 「라디오 동의보감」 3권 중에서 중요한 항목만 모아 한 권의 책으로 엮었습니다.

이 책은 독자들의 이해를 좀더 쉽게 하고자 **1** 먹으면 약이 되는 동의음식 ② 기를 살려주는 동의 보약 ③ 건강한 여성을 위한 동의음식 ④ 자녀를 천재로 만드는 동의음식 ⑤ 몸을 보해주는 동의지압법으로 분류했습니다.

① 먹으면 약이 되는 동의음식편은 살아가면서 어느 누구나 흔하게 경험하게 되는 가벼운 증세들, 건강에 관한 문제점들을 모아 가,나,다 순으로 배열해서 예방과 치료법을 동의보감을 바탕으로 풀었습니다.

우리 주변에 있는 식품 하나하나, 산이나 들에 지천으로 보이는 풀꽃, 열매, 뿌리, 이파리까지 모두 약이 될 수 있다는 지혜를 알 수 있을 것입니다.

② 기를 살려주는 동의보약편은 생체내의 온갖 대사를 원활하게 해주어 건강을 증진시켜 주는 방법을 주로 다루었습니다. '기'란 생체에 없어서는 안될 에너지원입니다. '기'가 쇠약해지면 기진맥진 무기력해집니다. 스태미너가 떨어지고, 생활의 의욕이 감소되며 병에 걸리기도 쉽습니다. 그런데 과연 값비싼 보약만으로 이런 문제점들을 해결할 수 있을까요? 보약을 많이 먹는다고 무조건 건강해질 수 있을까요?

그렇지 않습니다. 정신적인 '기'도 역시 자율신경을 매개로 중요한 영향을 미치고 있기 때문에 정신적인 기능으로서의 '기'를 강화하고 이를 소통시켜 주어야 합니다. 그러기 위해 평소 우리 몸을 보할 수 있는 식품이나 '기'를 살려주는 보약이 필요합니다.

이 책에서는 몇몇 특수한 약재를 빼놓고는 집에서 직접 해 드실 수 있는 간단한 방법을 다양하게 소개했습니다.

③ 건강한 여성을 위한 동의음식편은 동의보감에서도 말했듯이 여성의 병은 남성의 병보다 그 종류도 다양하고 치료도 어렵습니다. 그것은 월경, 임신, 출산이라는 과정을 겪기 때문이라고 합니다. 그러므로 부인의 병은 남자보다 10배나 더 치료하기가 어렵다고 합니다.

따라서 이 책에서는 여성 성기 질병에 관해서도 다루면서 가급적 비교 의학적인 관점에서 이해하기 쉽게 하려고 동의보감의 내용과 함께 서양의학적 내용까지 포괄해서 설명했습니다.

여성이 성욕의 갈증을 건전하게 해소하는 방법과 함께 갱년기를 활기차게 이겨내는 방법을 다루었고 비만 해소와 돋보이는 미용 방법 및 여성 특유의 우울증을 다루어 육체적으로나 정신적으로 건강을 도모할 수 있는 첩경을 제시합니다.

④ 자녀를 천재로 만드는 동의음식편은 아이들의 성장 발육 과정에서 일어날 수 있는 여러 가지 문제점과 함께 공부하는 아이들의 두뇌 발달편을 중점적으로 다루어 수험생을 가진 부모님들의 걱정을 덜어 드리고자 했습니다.

⑤ 몸을 보해주는 동의지압법편은 운동요법, 호흡요법을 동시에 할 수 있는 기공요법을 다루었습니다.

기공요법은 예로부터 전해져 오는 한의학적 양생술의 하나입니다. 기공요법은 따라하기가 쉽고 따라하기만 하면 큰 효과를 얻을 수 있는 것으로서 평소에 부담없이 간단한 방법으로 몸을 보할 수 있습니다.

또한 이 기를 체표에 자극, 생체에 전달할 수만 있다면 여러 가지 병을 치료할 수 있는데 이러한 지압법을 통해 몸을 보하고 건강하게 해서 활력이 넘치는 생활을 했으면 합니다.

현대인들은 각종 스트레스나 공해물질 등으로 기가 상하고 건강을 잃는 경우가 많죠. 이럴 때 평소에 간단하게 익혀 두신 운동요법, 호흡법, 지압법을 이용하시면 도움이 될 것입니다.

이 책을 통하여 동의보감의 진면목을 꿰뚫고 선조의 예지로서 오늘의 삶이 지혜를 갖게 된다면 감사할 뿐입니다.

아울러 한의학을 참되게 이해하고 이를 응용하여 건강한 삶을 향유하고 건강 증진에 도움이 되었으면 합니다.

새천년을 맞으며 素兀 신재용

C O N T E N T S

 신재용의 新 동의보감

PART 1
먹으면 약이 되는 동의음식

PART 2

기를 살려주는 동의보약

건강한 여성을 위한 동의음식

PART 4
자녀를 천재로 만드는 동의음식

내가 실천하는 나의 건강법

PART 5
몸을 보해주는 동의지압법

먹으면 약이 되는
동의음식

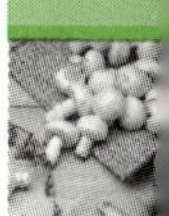

가래, 기침, 해소에는 무즙을 드세요

꽃샘바람이 불고 꽃샘추위가 시작될 무렵에는 무와 무청을 많이 드십시다. 무에는 디아스타제란 소화 효소가 함유되어 있어서 소화가 아주 잘되죠.

그리고 점막의 병변을 고치는 작용이 있기 때문에 진해 거담 작용들이 있습니다. 그래서 가래가 끊이지 않고 또 기침이 자주 나올 때에 이러한 무를 잡수시면 되죠.

무를 즙으로 내서 잡수시면 제일 좋습니다.

그런데 무즙을 낼 때 껍질을 벗기고 무즙을 내는 분들이 있는데 이것은 참 잘못된 것입니다.

왜냐하면 껍질에는 효소와 비타민 C가 많기 때문입니다. 그리고 무를 빨리 갈면 매워지고 천천히 갈면 단맛이 납니다.

그래서 될 수 있는 대로 껍질째 천천히 갈아서 단맛이 나게 만들어서 이 즙을 잡수십시오. 그러면 가래, 기침 해소에 정말 도움이 되는 겁니다.

아울러서 무청은 예부터 야채 중에서 정말 일류 야채로 손꼽혔죠. 왜 그러냐?

여기에는 칼슘 함유량이 야채 중에서 가장 높을 뿐만 아니라 비타민 C도 오렌지와 토마토의 3배나 함유되어 있을 정도이니까 엄청나다고 생각할 수 있죠?

그러니까 무청도 잡수시게 되면은 결국 감기 예방도 하고 또 꽃샘 추위도 막아낼 수가 있습니다.

그러면 무청은 어떻게 해서 드시는 게 좋을까요?

이것도 역시 생즙을 내서 잡수십시오.

그런데 아까 말씀 드린 무즙을 생즙낼 때나 또는 무청을 생즙낼 때 당근을 같이 조금 넣으시게 되면 잡수시기가 한결 수월해집니다. 그런데 당근을 넣고 같이 갈 때는 식초를 조금 넣어야 됩니다.

왜냐하면 당근 속에는 무청이나 무가 갖고 있는 비타민 C를 파괴하는 그런 산화 효소가 들어 있기 때문에 식초를 조금 떨어뜨려야만 비타민 C를 보호할 수가 있습니다.

가래 · 기침 해소에

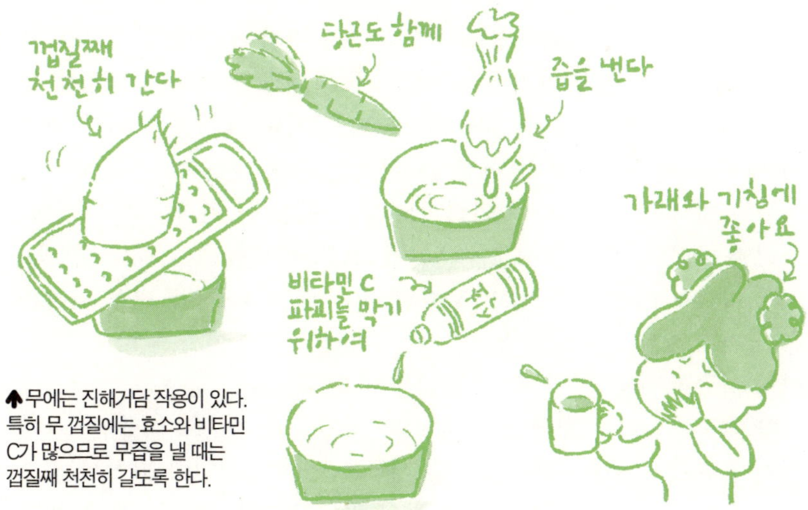

↑ 무에는 진해거담 작용이 있다. 특히 무 껍질에는 효소와 비타민 C가 많으므로 무즙을 낼 때는 껍질째 천천히 갈도록 한다.

가래가 끓으면 살구씨 기름을 드세요

제주도에서 아주 갓난 아기를 간호하는 간호사가 보낸 편지를 소개해 드리죠.

이 간호사 분께서는 그 아기가 감기에 잘 걸리며 천식으로 상당히 고생을 해서 치료를 해도 금방 다시 재발을 하기 때문에 정말 매일같이 병원에 다니다시피한다고 합니다. 그러다보니까 결국 간호사의 역할을 하는 데에도 상당히 힘들어 정말로 이 아이의 아주 근원적인 질병을 치료하는 방법은 없을까? 하고 의사와 진지하게 상의해 본 결과 이 아기의 병의 원인이 스트레스에 의해서 온 것이기 때문에 근원적으로 고치기가 좀 어렵지 않겠느냐? 하는 얘기를 들어서 가슴이 매우 아프다는 내용의 편지입니다.

물론 천식은 스트레스에 의해서도 오게 됩니다. 천식을 할 때에 숨소리를 한번 들어보십시오. 그러면 보통 사람들은 '호' '흡''호' '흡' 이렇게 아주 맑은 그런 호흡의 음을 내게 되는데, 천식 환자들은 숨가쁜 형태의 문풍지 떨리는 소리처럼 그렇게 호흡을 하게 되죠. 마치 사람이 우는 거와 같은 양상을 띠게 됩니다.

아무튼 어린아기 때에 울면 엄마가 아기를 감싸주고 이랬던 그 과정들이 원활치 못한 사이에서 성장한 경우에는, 성인이 되어서 울고는 싶은데 성인으로서 울기는 어렵고 하니까 그럴 때에는 울음 대신에 호흡의 곤란을 일으키게 되는 것이죠.

이것이 결국 '스트레스에 의한 천식'이라는 것입니다.

여하간 천식이라고 하는 것은 일반적으로 어느 경우든지 고치기가 상당히 어렵다고 하는 것은 잘 알려져 있습니다. 그러나 그 속에서도 가정에서 어떠한 요법을 사용하면 다소 도움이 될까? 하는 몇 가지의 요법만 소개해 드리도록 하겠습니다.

우선 살구씨가 상당히 도움이 많이 됩니다. 살구! 이것은 우리가 열매로도 먹습니다. 하지만 그 씨! 그것은 미국 같은 데에서도 항암에 효과가 있다고 알려져 있고 그리고 이것이 상당히 많이 사용되고 있습니다. 이 살구씨의 기름을 빼면 그 속에 '아미그달린'이라고 하는 성분이 나오게 되는데 그것이 어떤 효소의 작용에 의해 변화하여 천식에 좋은 효과를 낸다고 알려져 있습니다.

동의보감에 의하면「살구씨는 기침이 북받쳐서 호흡곤란을 일으키게 될 때, 숨이 가쁘고 가래가 끓을 때에 사용되는데 이것이 '진해거담제'의 역할을 한다」고 얘기했습니다. 그러니까 살구씨 기름을 내 가지고 티스푼으로 하나씩 하루에 세 번 먹인다면 도움이 되겠습니다. 그리고 우리들에게 많이 알려진 것으로는 '은행'이 있죠? 은행은 동의보감에서 천식을 가라앉히고 기침을 멈추게 한다고 했습니다.

이 은행의 속껍질은 그냥 두고 겉껍질을 벗겨 프라이팬에 볶아서 일곱 알을 넘기지 않게 하루에 세 번 정도 나누어서 분복을 해줘도 좋고, 아니면 은행을 마치 술에 담근 것처럼 어떤 용기에다가 담아놓고 거기에다 참기름을 부은 다음 밀봉을 해서 2개월 정도 놔둔 후에 그때에 꺼내서 하루에 일곱 알 정도를 볶아서 그것을 세 번 정도 나누어 드셔도 좋습니다. 그리고 또 잘 알려진 것이 뭐죠? 그것은 '도라지'죠. 도라지는 한방에서 '길경'이라고 불리웁니다.

간경화로 고생하십니까?

먼저 편지 하나를 소개하고 메스꺼운 증세에 대해 알아보죠.

「저는 53세인데 5년 전에 간경화로 복수가 차고 약간의 출혈까지 있어서 누구도 완치되리라고 생각하지 않았습니다. 그러나 그 이후에 산돼지 쓸개, 쑥 등 여러 가지를 먹었더니 어떤 것이 효과가 있었는지 현재 혈액검사 결과로는 간에 이상이 없습니다. 그러나 아직 소화가 잘 안되고 머리·배·코가 차고 메스꺼움이 있습니다. 머리·코·배가 차지 않게 하는 것과 소화가 잘 되고 메스껍지 않게 하는 방법은 없나요」 하는 내용으로 보내주셨습니다.

간경화라고 하는 것은 굉장히 문제가 많죠. 그리스 신화에 메두사라고 하는 아주 머리카락이 예쁜 여인이 있었습니다. 그 여인이 일종의 화를 입어서 다시 말하면 질투를 당해서 그 아름다운 머리카락이 모두 다 뱀으로 변했습니다. 머리카락 하나 하나가 모두 뱀으로 변한 이 여자! 이 여자를 보는 순간 그리고 눈이 마주치는 순간, 사람들은 모두 돌로 변해서 죽었다고 합니다.

이 얘기를 하는 이유는요, 간경화증에는 복부에 마치 메두사의 머리에 있는 뱀과 같이 파란 정맥들이 꿈틀꿈틀 많이 나타나는 증세가 연상되기 때문입니다. 그래서 '메두사 캡투두'라고 부르죠.

간경화일 때 일단 복부를 봐서 파란 정맥들이 그와 같이 나타났을 때에는 좋지 않은 경우입니다.

아울러서 배꼽이 튀어나와 있거나 혹은 쇄골이라고 해서 우리 어깨에 있는 빗장뼈 있죠? 그 빗장뼈가 있는 부분은 움폭 파져 있죠? 그런데 거기가 두툼하게 부어 있습니다. 그때에는 무척 안 좋은 것입니다.

발바닥을 보십시오. 발바닥의 한가운데 오목하게 패어 있는 곳이 있죠? 그런데 그 오목한 부분이 편평할 정도로 불룩해져 있습니다. 그런 경우에도 간경화의 경과가 좋지 않은 겁니다. 때로 간경화증은 식도 정맥류까지 일으킵니다.

따라서 딱딱한 음식을 먹었을 때 꽈리처럼 부풀어 오른 식도 정맥이 터져서 다량의 출혈로 생명에 위협을 느끼는 경우도 있습니다.

이분의 경우에는 산돼지의 쓸개나 쑥 등 여러 가지를 먹었다고 했는데 여러 가지라고 하는 것으로 봐서 종류가 상당히 많았던 것 같습니다. 그리고 여러 사람으로부터 이런 데에는 이런 게 좋다 하는 얘기를 듣고서 그 말에 따라 갖가지 방법을 다 쓴 것 같습니다.

여하간 현재 혈액검사로는 이상이 없다니까 참으로 다행한 얘기이지만 어떤 방법이든 민간요법이나 또는 주변에서 일러주는 비법들이 모두 좋은 것은 아니기 때문에 항상 방송을 통해서 애기하는 것이나 주변으로부터 듣는 민간요법에 대한 것은 어떠한 내용이라 해도 금방 이용하지 말고 항상 한의사와 상의를 하여 이 방법이 본인에게 좋은지를 꼭 알아보는 것이 좋겠습니다.

혈액검사에서는 이상이 없으나 코 또는 머리, 배가 항상 차고 소화가 안되며 메스꺼운 것으로 봐서는 아직 간경화 증세가 완전히 치유되었다고 볼 수가 없습니다. 따라서 이런 경우는 여러 가지의 방법으로 치료를 해야 되겠습니다.

메스껍다고 하는 경우에는 일단 유해물질이 몸 안에 있어서 이것을 체외로 내보내려고 하는 생리적 반응이라고 보셔야 되겠습니다. 이럴 경우에 상당히 좋은 방법 중의 하나가 '매실조청'입니다.

매실이라고 하는 것은 간장기능을 강화하는 그러한 작용이 있습니다. 그리고 또 위와 장이 모두 나빠서 메스껍거나 혹은 여름에 더위를 타서 설사하거나 식욕이 부진하고 복통이 있거나 구토가 나고 또는 복부가 차다든지 할 때가 있습니다. 이런 경우에 이 매실조청이 효과적이라는 것이죠.

매실 덜 익은 것을 씨를 빼고 으깨어서 끓인 후 즙을 계속 졸여서 조청으로 만듭니다. 찻숟갈로 1~2 숟갈씩 하루에 세 번 정도 복용하면 간장기능 전체가 굉장히 보강이 될 것입니다.

하여간 매실조청, 이것은 옛날부터 더위를 물리치고 만성설사, 식욕부진, 그리고 메스꺼움을 고치는 우리들의 가장 보편적인 민간요법이었고 또 실제로 효과가 컸습니다.

매실 조청 만들기

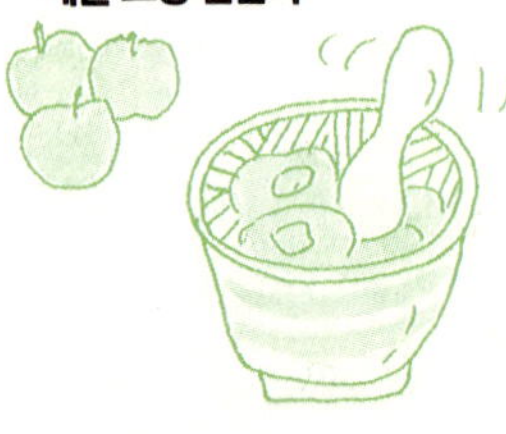

❶ 덜 익은 매실의 씨를 빼고 으깬다.

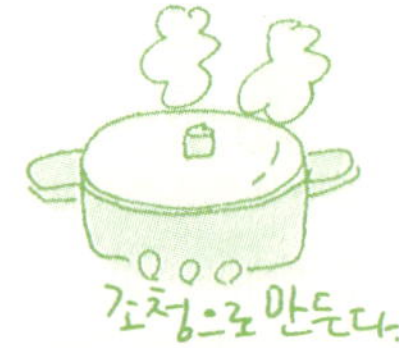

❷ 으깬 매실에 뭉근하게 졸여서 조청으로 만든다.

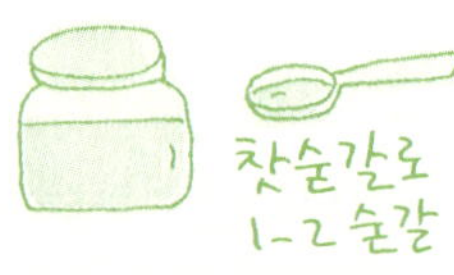

❸ 1~2티스푼씩 하루 세 번 정도 복용한다.

간기능 이상에는 동물의 간이 좋습니다

간에 좋은 한방 요리는 없을까 궁금하시죠? 거기에 대해서 말씀 드리죠.

간이라고 하는 것은 전신의 근육을 주관하고 있습니다. 그래서 간 기능에 이상이 오게 되면 근위축이나 또는 근육통 같은 것을 일으키게 되죠.

간 이상은 피로의 근본이 되는 것이고 그리고 간은 눈과 관계가 깊습니다. 따라서 간장에 이상이 오게 되면 피로에 지치고 시력이 떨어지면서 눈병이 잘 생기게 됩니다.

간은 혈액을 저장하는 화학 공장과 같은 곳입니다. 그래서 한방에서는 간을 혈해, 즉 '피의 바다'라고 불렀습니다.

간기능에 이상이 오게 되면 전신의 혈액 분포에 대한 조절 작용이 혼란에 빠지게 됩니다.

간에는 혈색소 합성에 필요한 성분이 함유되어 있고 특히 항빈혈 물질이 다량 들어 있습니다. 한방에서는 간기능이 약할 때에는 동물의 간으로써 간기능을 강화하는 법이 예부터 많이 전해져 오고 동의보감에서도 역시 간의 보호에는 동물의 간이 좋다고 언급되어 있습니다.

이것은 서양에서도 마찬가지입니다. 서양에서도 악성 빈혈이나 용혈성 빈혈에 1920년부터 동물의 간을 사용해서 그 효과가 입증되어 온 바 있습니다.

요사이에 빈혈이 여성들에게 많이 생기고, 특히 젊은 여성 그리고 성장기의 여학생 계층 그리고 다이어트하는 분들에게 빈혈이 많이 오게 됩니다.

간기능이 약한 중년의 남자분들 또는 빈혈로 고생하시고 있는 분들에게는 동물의 간을 이용한 요리가 상당히 좋습니다.

우선 신선한 간의 얇은 막을 벗기고 얇게 썬 후 소금으로 살살 비벼 핏물이 빠지도록 한 뒤 살짝 물로 씻거나 레몬, 혹은 우유에 잠깐 담갔다가 꺼냅니다.

그래야 간의 특유한 냄새를 없앨 수 있습니다. 그리고는 둥근파, 당근, 표고버섯 등을 넣고서는 한소끔 볶아 카레가루와 기타 양념을 하고, 여기에다가 밥을 같이 비벼서 먹습니다. 이렇게 하면 동물의 간을 잘 먹지 않는 어린아이들도 잘 먹게 됩니다. 이 음식은 간장에 좋고 빈혈에도 좋습니다.

또 다른 방법 하나를 말씀드리지요.

소, 돼지의 간 어느 것이나 좋습니다. 덩어리째 청주로 찝니다.

찐 다음 햇볕에 말려 가루내고, 같은 양의 마늘가루와 메밀가루를 섞어 콩알 정도의 크기로 알약을 만드는데, 수분이 부족하면 참기름을 보충하세요.

이렇게 만든 알약을 하루 정도 청주에 담갔다가 다시 햇볕에 딱딱하게 될 때까지 말립니다. 이제 다 되었습니다.

이것을 한 알씩 식후에, 하루 세 번 드세요. 간을 싫어하는 분들도 전혀 저항감 없이 드실 수 있지요.

철분, 미네랄, 엽산, 각종 비타민이 다량 함유되어 있어서 빈혈기가 있을 때도 좋습니다.

물론 눈을 밝게 해주는 데도 그만이구요.

성장기 어린이에게 좋은 성분들이 듬뿍 들어 있으니 어린이 간식에도 좋지요.

아참, 간을 쪘던 청주는 어떻게 할까요? 아까우니까 마셔야지요. 20~30ml씩 하루 두 번 정도 마시세요.

그러나 오래 두면 변질될 수 있으니까 매실의 과육을 넣어 냉장고에 보관해 두면 좋습니다.

그러나 동물의 간을 날 것 그대로는 들지 마세요.

왜 그런지 다 아시죠?

기생충에 감염될 수 있기 때문이지요. 주의하세요. 그리고 간을 살 때는 붉으면서 윤택하고 단단하며 신선한 것으로 골라 사세요. 붉은 빛이 덜 나거나 선명하지 못하거나 탄력이 없으면 피하십시오.

아이들도 먹을 수 있는 간요리 만들기

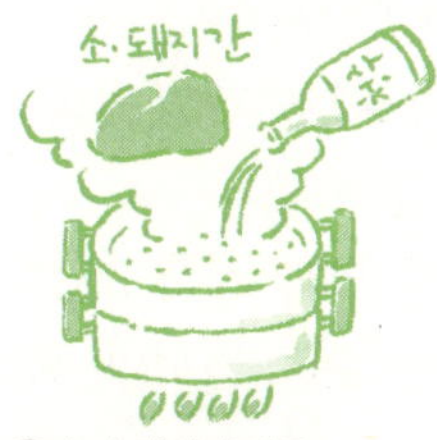

❶ 소나 돼지의 간을 덩어리째 청주를 넉넉히 붓고 찐다.

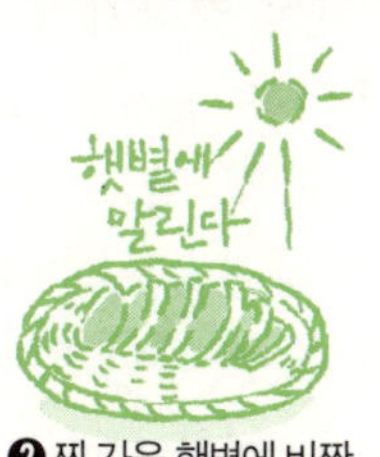

❷ 찐 간을 햇볕에 바짝 말린다.

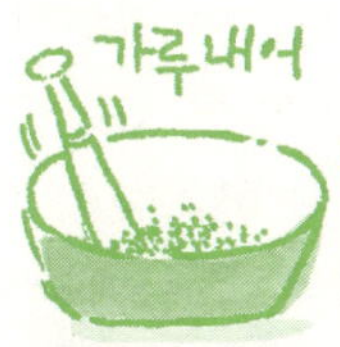

❸ 잘 말려진 간을 분마기에 넣고 가루를 낸다.

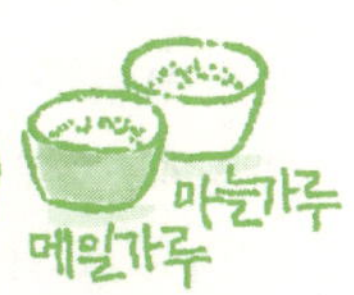

❹ 같은 양의 마늘가루와 메밀가루를 넣어 섞는다.

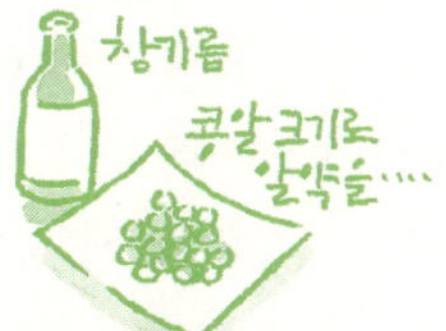

❺ 콩알 크기로 알약을 빚는다. 빚을 때 참기름을 좀 넣는다.

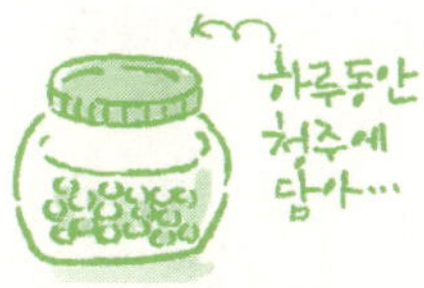

❻ 밀폐용기에 담아 청주를 부은 다음 하루 정도 둔다.

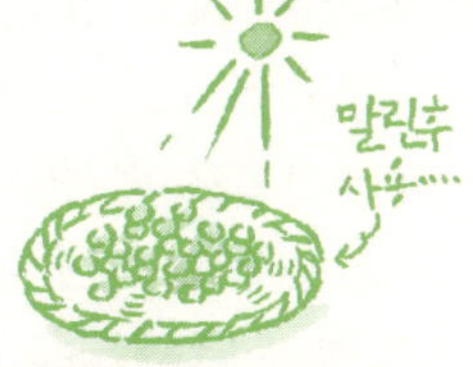

❼ 다시 햇볕에 딱딱해질 때까지 말린다.

고혈압에는 무즙, 감즙이 좋습니다

고혈압은 본태성과 속발성으로 분류하는데, 그 속발성이라는 것은 다른 질병에 의해서 많이 온다는 것은 다 알고 계시죠?

심장 질환이나 내분비 질환 또는 임신중독증도 원인 질환이기 때문에 속발성 고혈압인 경우에는 그 원인 질환을 치료하면 되겠지요. 그런데 전체 고혈압 환자의 90% 이상을 차지하고 있는 것이 본태성 고혈압인데 아직까지 확실한 원인이 알려져 있지 않습니다.

특별한 완치 방법이 없어서 대부분 장기간 또는 평생 혈압을 떨어뜨리는 요법을 받아야 한다는 것도 잘 알고 계시겠지요.

그래요. 본태성 고혈압은 거의 평생을 투병해야 되는 질환입니다. 물론 약물 요법도 중요하겠지만 평생 동안 약물에 의존해서야 되겠습니까?

비약물 요법 또한 대단히 중요하겠지요. 비약물 요법이 뭐냐 하면 약물을 쓰지 않고 혈압을 조정하고 유지시키는 요법이겠죠.

자, 구체적으로 어떤 방법들이 있을까요. 우선 담배를 끊어야지요, 규칙적으로 운동을 해야지요, 또는 명상이나 어떤 마음의 안정을 느낄 수 있는 일을 해야겠지요, 또 행동 양식도 개선을 해야겠지요. 할 일이 너무 많습니다.

그러나 무엇보다도 중요한 비약물 요법 중 하나가 바로 식어 요법이겠지요.

식이 요법으로는 소금을 들지 말아야 되고 동물성 지방의 섭취를 제한하면서 술, 커피 같은 것들을 제한하고 비만해지지 않도록 칼로리 섭취를 줄이는 것들이 모두 포함되겠지요. 그런데 고혈압에 좋은 식품에는 무엇이 있을까요? 그런 식품이 있다면 자주 드시는 게 좋겠지요?

그 중 하나로 감즙, 무즙이 있습니다.

생감의 껍질을 벗겨서 적당한 크기로 자른 다음 가제로 싸서 힘껏 눌러가지고 즙을 냅니다. 그리고 무도 껍질째 강판에 갈아서 즙을 내야지요. 이때 무는 껍질째 가는 게 중요합니다.

그래서는 감즙 두 숟갈에 무즙 두 숟갈을 섞어서 그것을 한번에 드세요.

하루에 두 번 내지 세 번 공복에 들면은 참 좋겠지요.

고혈압에 좋은 음식

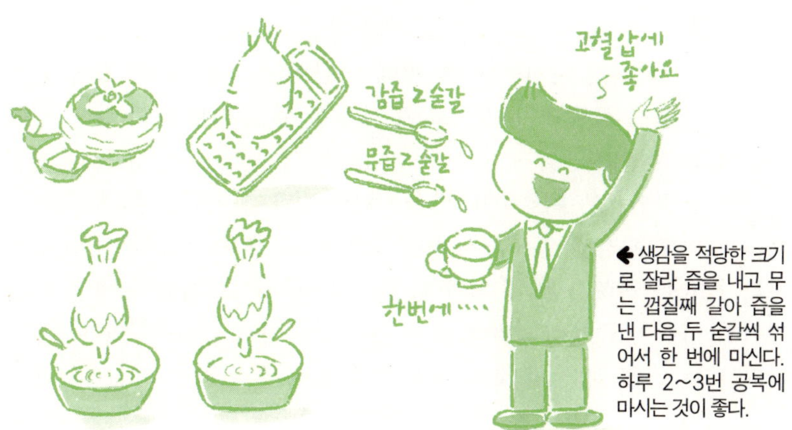

◀ 생감을 적당한 크기로 잘라 즙을 내고 무는 껍질째 갈아 즙을 낸 다음 두 숟갈씩 섞어서 한 번에 마신다. 하루 2~3번 공복에 마시는 것이 좋다.

나이 들면 뼈에 구멍이 생기기 쉬워요

「운동도 많이 하고 있고 휴식도 많이 취하고 과로하지 않는 편이고 식사도 아주 정상적으로 하고 있답니다. 그런데 폐경기 이후에 신경이 상당히 예민해지면서 뼈가 약해진 듯합니다. 무릎도 그렇고 등 있는 쪽이 몹시 아프기도 합니다.」

이러한 내용으로 골다공증의 진찰을 받고 여기에 좋은 방법을 문의해 오신 분이 있습니다.

우선 골다공증이란 것이 무엇인가에 대해서 말씀드리죠. 이름 그대로 골다공입니다. 즉 뼈에 다공이 생겼다는 얘기입니다. 뼈 속이 거칠고 골수가 부실한 것입니다. 뼈의 근골 기질과 골염이 모두 줄어든 상태, 그러니까 다시 말하면 뼈에 바람이 든 것처럼 뼈 조직에 구멍이 생기면서 물렁해져 가지고 부서지기 쉬운 상태를 우리는 골다공증이라고 합니다.

원인이 뭘까요? 뼈는 미네랄을 저장, 필요에 따라서 혈액 속으로 보내게 되고 칼슘을 흡수해서 뼈를 단단하고 강하게 만듭니다. 인체 내의 칼슘은 99%가 뼈와 치아에, 그리고 나머지 1%만이 혈액 속에 있어서 이것이 근육의 수축과 신경의 전도 등과 같은 역할을 하게 됩니다. 그러므로 혈액 속에 칼슘이 부족하면 뼈가 약해져서 골다공증이 됩니다.

　한의학적으로는 후천적인 영양 보충을 하는 비장이 약해졌거나 혈액을 저장하는 간장의 기능이 약해진 경우 그리고 호르몬 기능을 포괄하는 신장 기능이 약해진 경우에 골다공증이 오는 것으로 보고 있습니다.

　어떤 분들이 주의를 해야 될까요? 이것은 폐경기 이후의 여자들 병이라고 보통 알고 있죠? 예, 그렇습니다. 그런 분들에게 많이 옵니다.

　그러나 65세 이상의 남녀 노인들은 모두 주의해야 합니다. 남자라고 예외는 아닙니다. 특히 여성의 경우는 폐경 이후에 급격히 뼈의 밀도가 줄어들기 때문에 굉장히 주의를 해야 됩니다.

　그러면 65세 이상 나이든 분들에게만 오느냐 하면 그렇지 않습니다, 요새는 젊은 여성 분들에게도 많습니다.

　왜 그럴까요? 살을 빼겠다고 다이어트를 너무 지나치게 하기 때문에 그러한 분들에게는 골다공증이 쉽게 오게 됩니다. 그러니까 지나치게 굶어가면서 다이어트하시는 분들, 젊으신 분들도 아주 많이 주의하셔야 됩니다. 평소에 월경이 있다 없다 한다거나 없는 날이 더 많거나 월경이 불순한 그러한 여성들은 나이가 들수록 골다공증이 빨리 올 수 있습니다.

　그 다음에 운동이 너무 지나친 분들, 그리고 운동이 너무 부족한 분들도 주의하십시오. 몸집이 굉장히 작은 여성들 있죠? 뼈대가 선천적으로 작은 분들이요. 이런 분들은 골다공증이 오기가 쉽습니다. 칼슘 섭취가 평소에 작은 분들도 마찬가지입니다.

　그러면 증세는 어떨까요? 우선 허리가 아파옵니다. 아주 가벼운 은근한 통증이 특징입니다. 등 한가운데가 함께 아픈 것도 특징입니다. 등뼈는 대사가 가장 활발하게 일어나는 곳이기 때문입니다. 등뼈가 물렁해져서 등이 구부러지고 점점 키가 작아지면서 척추골이

앞쪽으로 굽어져서 세모꼴이 되기 때문입니다. 결국은 척추가 굽는다는 얘기죠.

편평축 허리 같은 데는 C자형으로 약간 오목하죠. 그런데 거기가 평평하게 펴집니다. 뼈 속의 가로 세로로 줄기들이 얽혀 있는데 그 중에서 가로로 뻗은 줄기가 없어지고 세로의 것만 남기 때문에 이런 현상들이 있게 됩니다.

그리고 골절을 일으키기가 굉장히 쉽습니다. 그래서 나이드신 분들 밤에 주무시고 아침에 일어나다가 이부자리에서 퍽 쓰러졌는데 늑골이 골절됐다고 진단을 받는 경우들도 많습니다. 주의하십시오.

골다공증은 동맥경화의 원인이 되기도 합니다. 뼈가 녹을 때 골기질이 파괴되어 우선 단백질이 녹아나오고 다음 칼슘이 녹아나오는데 이것이 혈관에 찌꺼기가 되어 동맥경화증을 일으키게 됩니다.

그러면 어떻게 예방해야 될까요? 무엇보다 칼슘 섭취가 굉장히 중요합니다. 칼슘의 흡수가 잘 안 되거나 그 양이 너무 적어도 문제가 되기 때문에 우유, 치즈 같은 유제품들이 상당히 좋습니다. 그리고 뼈째 먹는 생선, 말린 새우, 멸치, 시금치 같은 식품들도 상당히 좋습니다. 특히 칼슘 함유가 많은 시금치는 갱년기에 잘 나타나는 고혈압, 변비, 어지럼증에도 효과가 있기 때문에 많이들 먹어야 합니다.

그 외에 깨도 좋습니다. 칼슘의 흡수를 좋게 하려면 단백질이나 지방질의 영양소가 필요하기 때문입니다. 따라서 깨를 볶아 가루내어서 버터에 버무린 참깨 버터 같은 것이 좋습니다. 양질의 단백질과 비타민 C, 비타민 D 같은 것도 매우 효과적입니다. 그리고 아울러서 한방에서는 '반룡환'이라는 처방도 있습니다. 칼슘 함량이 많은 녹각이 주재료로 구성된 처방입니다.

골다공증은 동맥경화의 원인이 되기도 합니다

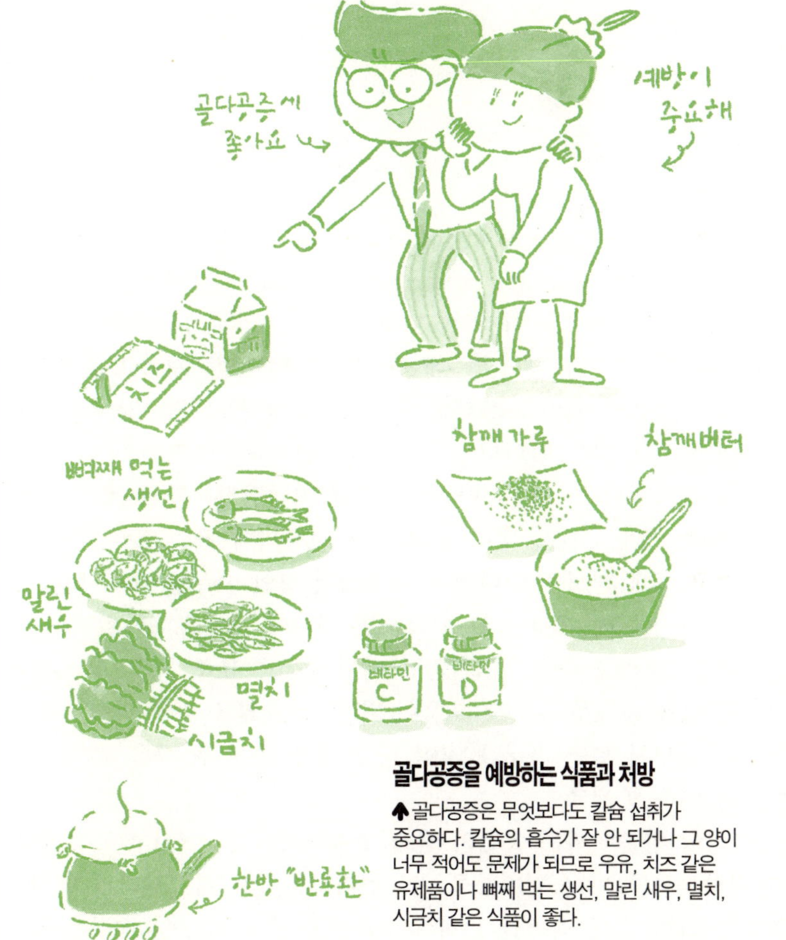

골다공증을 예방하는 식품과 처방

↑ 골다공증은 무엇보다도 칼슘 섭취가
중요하다. 칼슘의 흡수가 잘 안 되거나 그 양이
너무 적어도 문제가 되므로 우유, 치즈 같은
유제품이나 뼈째 먹는 생선, 말린 새우, 멸치,
시금치 같은 식품이 좋다.

관절염에 솔잎을 이용해 보세요

한나라 성재 때에 한 사냥꾼이 원숭이처럼 털이 난 아주 날쌘 인간을 잡았다고 합니다. 잡고 보니 놀랍게도 그토록 날쌔고 털이 난 인간이 사나이가 아니고 여자였습니다.

이 여자는 진나라 궁녀였는데 난리를 피해서 산 속으로 들어와서 솔잎과 잣으로만 연명을 했다고 합니다. 그래서 그만큼 날쌔고 추위를 모르고 지냈다는 겁니다.

이 일화가 뜻하는 것은 솔잎이 대단한 자양강장제라는 것이죠. 사실 솔잎은 열매, 껍질, 뿌리 등과 함께 식용되어 왔었죠.

솔잎을 김에 쪄서 말렸다가 절구질해서 하얀 가루를 내어 떡을 빚어 먹기도 했는데 이것은 요새 같으면 어디에 좋겠습니까?

고혈압, 동맥경화증, 또는 중풍 예방제로 좋겠죠. 그리고 아울러서 관절염을 치료하는 데도 도움이 되겠죠. 솔잎을 김에 쪄서 말렸다가 절구질해서 하얀 가루를 내어 떡을 빚을 때에 찐 콩을 같이 넣고 빚으면 더욱 좋겠죠.

이 외에 일본에서는 솔잎의 엑스(추출액)를 만들어서 그것을 어깨에 피하주사를 놔서 견비통을 치료한다고도 합니다. 그러니까 관절염에 이러한 솔잎 엑스를 피하주사하는 방법도 있겠습니다. 이것은 전문적인 방법이기 때문에 집에서는 하기 어렵겠죠.

그러면 관절염으로 고생을 하는데 아까 말씀 드린 대로 솔잎으로 떡을 빚기는 어려운 형편일 경우 집에서 할 수 있는 방법은 무엇일까요?

혈액순환 장애를 개선하면서 관절염을 근본적으로 치료할 수 있는 좋은 방법이 있습니다.

우선 솔잎을 구하십시오. 억센 것보다 연한 솔잎이 좋습니다. 봄철 여린 잎이 더 좋고 자동차길에서 멀리 떨어진 곳에서 채취하는 것이 좋으며, 남쪽을 향해 있어서 햇빛을 많이 받은 잎일수록 좋지요. 그리고 가는 모래를 구하십시오. 그리고 검고 굵은 소금을 구하십시오. 그래서 솔잎과 가는 모래와 굵은 소금을 함께 광목 주머니에 넣어서 찜통에 넣어 쪄서 그 뜨거워진 것을 가지고 관절염 환부에 찜질하십시오. 그러면 아주 도움이 됩니다.

가는 모래나 굵은 소금까지 넣기가 번거로우면 그냥 솔잎만 쪄서 찜질해도 좋습니다.

단, 관절염 중에서 퉁퉁 붓고 벌겋게 성이 나 있으면서 환부가 화끈화끈 열이 달아 있을 때는 찜질을 해서는 안 됩니다. 이때는 냉찜질을 해야겠지요.

혹은 솔의 생잎이나 말린 잎을 베주머니에 싸서 목욕물에 넣어 우린 물로 목욕을 해도 좋습니다. 이것을 솔잎 욕탕이라고 하는데, 솔잎 찜질과 마찬가지로 관절염이나 신경통에도 좋지만 솔잎 욕탕이 주는 특유의 장점이 또 있습니다. 피부 미용에 좋다는 것과 심장을 튼튼하게 해준다는 것이지요.

기관지에는 영지가 좋습니다

호흡기에 좋은 한약에 대해서 말씀드리죠. 강원도에서 34세 된 남성이 보내오신 편지입니다.

「제가 17살 때 병원에서 기관지염과 폐렴이라는 진단을 받고 2년간 약을 먹었으나 차도가 없었습니다. 서울의 모병원에 가서 진찰을 받고 똑같이 약을 먹었지만 전에 비해 전혀 달라진 것이 없이 같은 증세를 보이고 지금까지도 계속 반복이 되고 있습니다」

17세부터 지금 34세 되었는데 약을 먹었는데도 그 기관지염과 폐렴이 계속 똑같다는 얘기입니다.

그리고 이번에는 63세 된 남성이 보내온 편지입니다.

「약 1년 전부터 아침에 일어나 세수할 때나, 술을 한잔 마시고 난 후, 또는 등산할 때 숨이 몹시 가쁩니다. 그래서 병원에서 X레이를 찍고 4개월 동안 약을 복용했지만 별 효과가 없습니다」

호흡기가 상당히 약하신 분의 편지입니다.

지금 담배를 아직 피우고 있다면 우선 담배부터 끊은 후에 알려드리는 처방을 사용해 보시는 것이 좋겠습니다.

우선 녹용 같은 것이 상당히 좋습니다.

어린아이들의 경우, 계속 기침을 하면서 도저히 끊어지지 않을 때가 있죠? 약을 수없이 써도 안 들을 때, 이때 녹용 한두첩이면 떨어집니다. 녹용은 그만큼 효과적입니다. 그리고 임신 중에 기침이 나서 호흡기가 약해졌을 때 그것은 아기를 낳아야 떨어지는 기침이라고 그럽니다.

그런데 임신 중에 기침을 하니 배가 당겨 얼마나 아픕니까? 숨도 쉬기 어렵죠, 배는 자꾸 불러오고 호흡기는 약해서 기침은 나고, 아기를 낳아야 기침이 떨어진다고 하는데, 그때에도 녹용 한두첩만 먹으면 뚝 떨어집니다. 녹용을 한번 잘 이용해 보도록 하십시오.

물론 녹용이 고가이기 때문에 쉽게 권하기는 좀 어렵겠죠. 그럴 때는 인삼도 좋습니다.

인삼에는 제암 효과, 성선 자극 효과 등 여러 가지 효과가 있습니다만은 호흡기 계통의 염증을 비롯해 호흡기가 약한 것을 강화시켜 주는 효과도 큽니다. 인삼을 차로 복용해도 좋으나 제일 좋은 방법은 인삼에다가 '합개'라는 뿔도마뱀이 있습니다. 그 암수 한쌍을 함께 넣어서 쓰게 되면 호흡기가 약하고 체력소모가 일어나서 발병하는 흡기성 호흡곤란에 효과가 있습니다.

우리가 '흡'하고 숨을 들이마시는 것이 있죠? 숨을 내뿜는 것은 쉬운데 '흡'하고 숨을 들이마시기가 어려워서 호흡곤란을 일으키는 분들, 그리고 해소, 천식 아울러서 호흡기관만 약한 것이 아니라 피로하다, 무기력해진다할 경우에 인삼 9g에다가 합개 한쌍을 함께 가루내어 가지고 하루에 2~3번 한번에 1~2g씩 따뜻한 물과 함께 복용하시면 상당히 좋습니다.

그 다음에 우리에게 많이 알려진 것이 무엇입니까? 영지입니다. 영지는 만성기관지염을 비롯해서 호흡기 질환에 효과가 뛰어납니다. 예로부터 '선초' 또는 '불로초'라고 불리면서 신비한 위력을 지닌 것으로 알려져 각종 질병의 예방과 치료에 이용되어 왔는데 특히 만성 기관지염에서의 효과가 탁월합니다.

기관지 상피의 재생수복 과정이 빠르면서도 완전하고, 염증성 산출물을 빨리 없애는 것도 실험적으로 입증되고 있을 정도입니다.

영지 중에서도 둥그스름한 '편각'이 있고 마치 사슴뿔처럼 생긴 '녹각영지'라는 것이 있습니다. 녹각영지도 상당히 좋습니다. 영지 20g에 오미자를 한 6g 정도, 거기다가 대추 한 10알 정도를 함께 넣어서 끓인 후 차처럼 복용을 하십시오.

기침이 심하고 호흡이 짧아지면서 진득진득한 가래가 나오고 입안이 건조하며 가슴이 답답하고 잠을 이룰 수가 없고 어찔어찔하고 허리와 무릎이 시큰거리고 나른할 때에 상당히 도움이 됩니다. 특히 연세가 드신 분들이 호흡기가 약할 경우에 한번 사용하면 상당히 도움이 됩니다.

그외에도 맥문동이나 오미자 등도 모두 호흡기 계통을 돕는 약입니다. 인삼과 오미자와 맥문동 세 가지 약재를 함께 끓여서 차로 복용을 하면 거담진해 작용은 물론, 진액이라는 영양물질도 보충을 해줄 수 있어서 상당히 좋습니다.

이렇게 세 가지 약재를 배합한 처방을 '생맥산'이라고 합니다.

기관지에는 영지가 좋습니다

기관지염으로 고생할 때

◀ 기침이 심하고 진득한 가래가 나오고 입안이 건조하며 허리와 무릎이 시큰거릴 때 녹각영지에 오미자와 대추를 넣고 끓인 차를 마셔보자.

생맥산 처방

↑ 인삼과 오미자, 맥문동 세 가지 약재를 함께 끓여서 차로 복용하면 거담진해는 물론 영양보충까지 할 수 있다.

기억력 증진에 좋은 음식은 무엇일까요?

자기가 행한 일이나 익힌 바를 잊어버려서 사물의 처리 능력마저 약해진 것을 우리는 건망증이라고 합니다.

스트레스나 생각이나 염려 따위가 지나치게 돼서 심장의 혈액이 손상되고 비위장 소화기 기능이 쇠약해진 것이 원인이라고 합니다. 따라서 생활상에서 일단 소금을 덜 쓰고 그리고 식초를 많이 써서 음식을 조리하는 것이 좋습니다.

소금은 신장기능을 약화시키고 나아가서 신장기능과 연계되어 있는 뇌수의 기능도 약화시키기 때문입니다. 반면에 식초는 뇌세포를 활성화시키며 피로물질의 축적을 막아주므로 건망증을 치료하고 기억력을 증진시킬 수 있습니다.

어깨나 목에 울혈, 즉 피가 뭉쳐 있게 되면 뇌세포에 공급되는 산소량이 부족해서 목을 좌우로 흔들거나 팔을 상하로 움직여서 근육이 긴장되고 뭉쳐있는 것을 풀어주어야만 합니다.

가벼운 운동을 날마다 계속하는 것도 체내 산소량에 영향을 미쳐 기억력을 증진시킬 수 있습니다. 다만 심한 운동은 피로해지게 되기 때문에 결국 건망증의 원인이 되니까 심한 운동은 피해야 되겠죠.

변비도 없애야 됩니다. 반듯하게 누워서 쉬는 것도 굉장히 도움이 되겠죠.

　새벽 1시에서 6시 사이는 수면의 영양가치가 가장 높고 아울러 뇌세포가 가장 왕성한 시간대이므로 이때 충분히 수면을 취하도록 해야 합니다.

　동의보감에서는 인삼을 100일만 계속 복용을 하게 되면 하루에 천 마디 글 귀절을 암송할 수 있게 되고 피부가 윤택해진다고 설명을 했지만은 인삼 외에도 좋은 것이 또 뭐가 있을까요?

　그것은 오미자입니다.

　오미자를 살짝 흔들어 씻어 체에 밭여 물기를 뺀 후 작은 숟가락 넷 정도의 분량에 물 4컵을 붓고 한소끔 끓여서 물을 조금 타서 마시면 됩니다. 이것은 뇌파를 자극하는 성분이 있어서 졸음도 쫓게 되고 과로로 인한 시력감퇴나 기억력 감퇴를 개선하는데 도움이 됩니다.

　이외에도 뇌세포의 주요 구성물로 60%를 차지하고 있는 불포화지방산을 보충시키기 위해서 참깨, 호도, 잣 등을 많이 섭취하는 것도 좋습니다.

오미자차 만들기

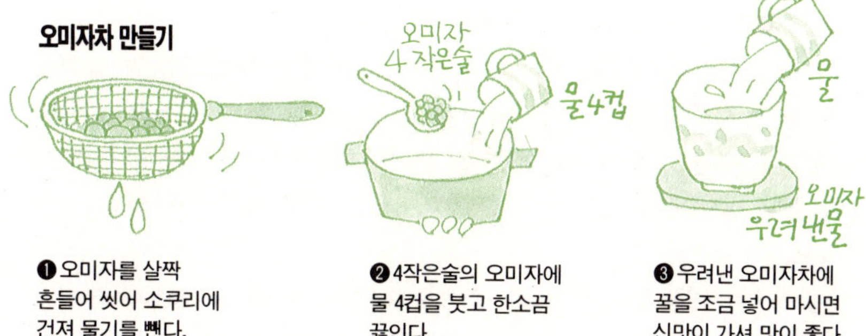

❶ 오미자를 살짝 흔들어 씻어 소쿠리에 건져 물기를 뺀다.

❷ 4작은술의 오미자에 물 4컵을 붓고 한소끔 끓인다.

❸ 우려낸 오미자차에 꿀을 조금 넣어 마시면 신맛이 가셔 맛이 좋다.

기침이 심하면 머위 꽃대를 달여 드세요

이른 봄 잔설을 뚫고 싱싱한 연초록 새순을 내미는 머위, 그래서 머위는 눈을 녹이고 나오는 생명초라고도 하지요. 건재약국에서 구할 때에는 관동화라고 부르는 약재를 구하세요.

동면에서 깨어난 곰도 이 머위의 새순을 제일 먼저 먹는다고 하지요. 풀 전체에서 향기가 나는 이 머위는요 뿌리, 잎, 새순 그리고 꽃대 모두 약으로 쓰입니다.

어린 꽃대는요 약간 쓴맛이 있으며 먹는 간장약이라고 잘 알려져 있을 정도지요. 그리고 머위꽃은 이른봄 잎이 나오기 전에 피어나는데 관동화라고 해서 건재약국에서 팔고 있습니다.

이것은 기침을 내리는 진해작용 그리고 가래를 제거하는 거담작용이 아주 현저하지요. 머위를 어떻게 잡수시느냐 하면 꽃봉오리가 달린 꽃대를 그냥 하루에 20g 정도를 물 붓고 끓이다가 물이 없으면 또 물을 붓고 끓이세요. 결국은 머위 20g 이상만 넣지 않으면 된다는 얘기지요.

혹은요 이 꽃봉오리가 달린 꽃대를 된장에 박아 두었다가 끓여서 잡수셔도 좋구요. 그 꽃줄기를 바짝 말려 가지고 가루를 내서 깨소금하고 섞어 가지고 밥에 비벼서 잡수셔도 상당히 맛이 좋습니다.

또 다른 한 가지 방법으로는 개미취 뿌리라고 하는 식물을 이용하는 방법이 있습니다.

이것을 건재약국에서 살 때는 자완이라는 이름으로 사게 되는데, 이 관동화와 자완을 각각 8g 내지 10g 정도씩 하루의 양으로 해서 끓여서 차로 복용을 해도 기침이 나고 가래 끓고 이러는 데 참 도움이 많이 되고 식욕도 돋우니까 한번 해보세요.

그리고요 머위가 간기능을 강하게 하는 작용이 있음을 앞에서 잠깐 언급했죠? 이것까지 알고 사용한다면 일석이조의 효과를 볼 수 있겠죠.

머위라는 야초의 어린 꽃대는 간기능을 강하게 하는 작용이 있을 뿐만 아니라 이것은 건위제고 그리고 기침을 내리는 전해제이기도 합니다.

맛이 좀 독특해서 약간 쓴맛을 갖고 있기는 하지만 건강에는 아주 좋죠. 약은 써야 양약이라고 했던 것도 바로 이런 이유겠죠.

머위 꽃대 말린 것은 1년 내내 쓸 수 있고 맛을 내는 조미료로도 사용할 수가 있겠습니다.

그런데 이 머위의 어린 꽃대는 제때에 구하기가 조금 어렵죠? 머위 꽃봉오리는 쑥쑥 커 버리기 때문에 어린 꽃대를 구하기가 어려운 건데, 제때 채취해 가지고 말린 것을 건재약국에서 팔고 있으니까 아마 구입할 수 있을 겁니다.

이 어린 잎에는 비타민, 칼슘 등 미네랄이 풍부하고 테르펜 성분이 있어서 좋지요.

또 헤키세날이라는 성분이 있어 강한 살균작용도 합니다. 벌레 물린데 머위 잎을 찧어 붙이는 게 그런 이유 때문이지요.

머위는 국화과의 다년생 풀로 약간 습한 곳에서 자랍니다. 잎보다 먼저 꽃대가 나와 황백색의 꽃이 핍니다.

하여간 이것을 달여서 잡수시면 기침을 멈추는 데에도 도움이 되고, 간기능을 돕는 데에도 도움이 상당히 됩니다. 또한 위를 보하게 될 뿐만 아니라 중국에서는 담 결리는 데, 가래가 많이 끓는 경우에도 썼습니다.

간의 주된 기능을 뭐라고 생각합니까? 간은 우리 몸의 독소를 해독시켜 주는 그런 작용까지 하지 않습니까?

간기능을 강하게 해 주니까 이 머위는 해독작용도 굉장히 크다는 얘기가 되겠죠.

그러니까 체력이 없는 노인이나 또는 회복기의 어떤 병자들이 체력의 소모 때문에 마른기침을 계속하거나 또는 가래가 끓거나 또는 담이 붙어 가지고 꼼짝달싹 못하겠다고 아파할 때에 이것을 차로 끓여서 잡수시면은 치료 효과가 기대해도 될 만큼 큽니다. 그리고 간기능 강화 작용도 그만큼 크기 때문에 한번 이것을 차로 끓여서 잡숴 보도록 해 봅시다.

기침이 심하면 머위꽃대를 달여 드세요

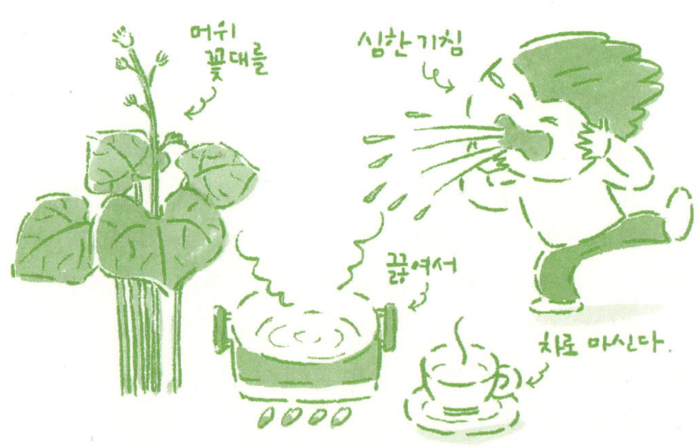

**기침이 심할 때
효과 있는 머위꽃대**

← 머위꽃대를 달여서 차처럼 마시거나 꽃대를 된장에 박아 두었다가 끓여 먹으면 기침이 멎는다.

꿈이 많고 잠을 이루지 못할 때 차좁쌀을 달여 드세요

　꿈이 상당히 많고 잠을 잘 이루지 못할 때에 좋은 처방을 일러드리겠습니다. 우선 편지를 한 통 소개해 드리겠습니다.
　이 편지를 소개해 드리면 많은 분들이 공감하실 것 같습니다.
　「오늘 저는 이 편지를 통하여 딸의 병에 대해서 여쭈어 보려고 합니다. 딸은 금년에 16세로 고등학교에 다니고 있는데 공부도 열심히 하고 자존심도 강한 내성적인 아이입니다. 맡겨진 일도 잘하고 공부도 1, 2등을 하며 반에서 반장도 하고 있습니다. 그러던 아이가 지금 정신이 자주 깜박거린다는 겁니다. 1년 전부터 그런 증세가 나타났는데 시간이 지나면 괜찮겠지 하고 말을 안 하고 있었는데 지금은 하루 열 번 이상씩 정신이 깜박거린답니다. 한 번 깜박하는 시간은 2~3초 정도로 자신은 아무것도 모를 정도로 깜박해서 그 짧은 시간 동안을 잊어버린답니다. 시험을 치르는 중에 그러면 답안을 자기가 생각하는 것과 상관없는 것을 쓰기도 하고 때로는 상대방과 말하다가 그런 증세가 오면 헛소리도 한다는 것입니다. 이런 상태를 본인이 말을 안하면 다른 사람들이 알 수 없는 정도로 성적도 뒤떨어지지 않았고 일상 생활에도 큰 변화가 없었습니다. 딸의 말을 듣고 자세히 살펴보니 때로 상대방과 대화를 나누는데 딸이 대답을 해야 할 때에 그저 앉아 있다가 한참 후에야 대답을 하고 그때 물어보면 금방 그런 증세가 왔다고 하는 것입니다. 여러 가지 검사도 받았는데 특별한 내용이 없는 것으로 나타났습니다」

이것은 특히 고등학교 3학년 수험생들에게 굉장히 많이 나타나는 증세들입니다. 이러한 경우들을 우리들로서는 많이 접하고 있는데 실질적으로 뇌를 모든 방법으로 특수 촬영하여 찍어 봐도 이상이 없다고 그리고 각종 건강 진단을 다 받았는데도 이상이 없다고 하지요.

대개 어떤 사람들에게 많이 나타나느냐 하면, 수험생에게도 잘 나타나지만 직장인들 중에서도 지금 여기 편지를 보내신 어머님이 표현한 것처럼 자존심이 강하고 내성적이며 자기가 하는 일을 컴퓨터처럼 잘 처리할 줄 알면서 굉장히 깔끔한, 일종의 강박 신경을 갖고 있는 사람에게 많이 나타납니다.

특히 1, 2등을 하는 것처럼 모든 일에 제일 최상을 달리는 사람에게 그러한 증세가 많이 나타나는데, 어떤 분들의 경우는 무조건 최상의 결과를 얻기 위해서 경과에 너무 집착하는 경우가 많습니다. 다시 말하면 1, 2등을 하기 위해서 더 노력을 해야 된다는 강박 관념을 갖고 있다는 얘기죠.

그러니까 그냥 최선을 다해서 노력하다 보니까 어떻게 결과가 1, 2등이 됐다든지, 아니면 결과에 대해 어느 정도 초월한 마음의 경우라면 이런 병들이 안 옵니다. 그러나 결과를 얻기 위한 지나친 강박 관념을 갖게 된다면 이런 증세들이 많이 옵니다.

이럴 때에는 정신이 깜박거리고 상대방과 얘기하다가도 헛소리를 한다거나 또는 정신이 깜박하니까 상대방이 무슨 얘기를 했는지 혹은 내가 지금 대답을 해야 되는 단계인지조차도 모르는 경우들이 상당히 많습니다. 이것은 기질적인 병변 즉 특히 뇌에 이상이 없는 경우이니 절대적으로 안심을 하십시오. 그리고 일단은 안정을 많이 취하게 만들어 주십시오. 이런 경우에는 꿈이 굉장히 많다거나 아니면 잠을 이루지를 못한다거나 또는 상당히 불안을 느끼는 일이 많고 식사도 제대로 못하면서 야위어가는 경우들도 많습니다.

지금 편지에 호소한 학생은 이런 증세가 있는데도 성적은 떨어지지 않는다고 했습니다만 많은 사람들이 초반기에는 성적도 떨어지지 않고 사회 생활에도 지장이 없이 그냥 원만하게 이루어집니다.

왜? 결과를 얻기 위해서 경과에 굉장히 노력을 하기 때문에 좀처럼 뒤처지지는 않습니다. 그러나 그것도 한도가 있습니다. 자극을 자꾸 주다가 보면 지나치게 고무줄이 늘어났을 때 더 이상 돌아올 수 없는 것처럼 한계에 이르렀을 때는 성적이 떨어지거나 대인 관계가 원만하지 못해지고 결국은 스스로가 어려움에 빠져서 그 어려운 늪에서 헤어나기가 정말로 힘들어집니다. 이때는 약물로도 안됩니다.

그러기 전에 빠른 시간 내에 이것을 정상적으로 돌려야 되는데 그때에 우리 동의보감에서는 「'추미반하탕'이라는 처방이 상당히 좋다」고 얘기했습니다. 그리고 「가슴이 두근거릴 때에 '가미온담탕'이 좋다」고도 얘기했는데, 꿈이 많고 잠을 이루지 못할 때 혹은 심한 강박 관념 때문에 곤란을 겪고 정신이 깜박하는 순간들이 있을 때에도 효과를 봅니다.

'추미반하탕'의 추미라는 것은 차좁쌀을 말합니다. 그러니까 차좁쌀 한 되에 반하라는 한약재 다섯 홉을 끓여 가지고 나누어서 잡수시는 방법이 있습니다. 이것은 오랫동안 이런 증세에 시달릴 때에 많은 도움이 됩니다.

제중신편이라는 의서에 의하면 「깨끗한 강물 8되를 1만 번 저어서 가라앉힌 맑은 물 5되에 차좁쌀과 반하 2가지를 넣고 갈대불로 1되 반이 되도록 달여서 하루에 3번 먹는다」고 했는데, 요사이 강물은 오염이 되어서 쓸 수 있나요? 그러니까 맑은 물로 그냥 끓이세요. 갈대불이 아니면 어떻습니까? 그냥 가스불이나 연탄불로도 좋겠지요.

노인성 변비에는 꿀 1숟가락에 파 3뿌리를 넣고
달여서 마시세요

　　동의보감에 「신장은 진액을 주관한다, 그런데 진액이 윤활하게 되면 대변도 아주 정상적으로 되는데, 만약 굶주리거나 노력을 과도히 하거나 혹은 뜨거운 음식을 과식하게 되면 그 열증이 피 속에 잠복하게 되어 진액이 모자라게 되고 진액이 고갈되면 결국은 대변까지 변비가 되는 것이다, 또한 노인의 기가 허하게 되면 진액이 부족하여 대변 역시 또 변비가 되는 것이다」라고 했습니다.

　　하여간 노인 변비는 모든 진액이 적어서 오는 것이라고 보고, 따라서 「대장을 윤활하게 하는 약을 복용하는 것이 좋다」했습니다. 또 동의보감에서는 「소풍순기산과 소마죽이 좋다」고 했습니다.

　　물론 변비라고 하면 이완성 변비와 경련성 변비로 보통 나누죠. 이완성 변비는 장의 연동운동이 제대로 이루어지지 못해서 변비가 되는 것을 얘기하고, 경련성 변비는 흔히 토끼똥처럼 대변이 동글동글 뭉쳐서 잘 나오지 않는 경우를 얘기하죠.

　　그런데 한방에서는 실비(實秘)와 허비(虛秘)로 나눈다고 얘기하고 있습니다. 즉 변비 중에서 장이 아주 충실해서 오는 그러한 실비와 기허해서 오는 허증의 변비가 있다는 뜻이 되겠습니다.

　　이러한 변비를 치료하는 방법으로 동의보감에서는 「꿀 한 수저에

파 3뿌리 집어넣고 달여 그것을 자주 마시게 되면 변비에 상당히 효과가 있다」고 얘기했고, 또 아울러서 「제천전(濟川煎)이라는 약도 효과가 있다」고 했습니다.

제천전이라는 약은, 사막의 인삼이라고 불리우는 육종용이라는 것이 있는데, 그 육종용과 당귀 등등 몇 가지의 약재로 이루어진 아주 간단한 약이죠. 이것을 들게 되면 혈액이 부족된 경우나 기가 허약해 무기력해져서 오는 노인성 변비에 좋다고 하는데, 젊은분에게도 이런 분이 있죠. 이런 분들에게도 바로 이 제천전을 끓여서 복용하면 상당히 효과가 있다는 것입니다.

바로 이 육종용이라는 것이 굉장한 보약으로 알려져 있기 때문에 이것을 들면 변비만 고치는 것이 아니라 장도 충실해지고 온갖 내장기가 강해져 건강해질 수 있다고 해서, 제천전은 약간의 변비만 가지고 있는 모든 노인뿐만 아니라 모든 분들이 다 들어도 좋다는 처방이 되겠습니다.

그리고 동의보감 중에 소마죽이라는 게 무언가 한번 알아보죠.

소마죽이라는 것은 소자라고 하는 것하고 마자인이라고 하는 것을 많건 적건 상관하지 말고, 같은 양씩 섞어서 그 우려낸 물에 쌀가루를 집어넣고 죽을 쑤어서 계속 먹으면 노인성 변비 또는 혈액이 부족하거나 기가 허해서 변비가 오는 경우에 상당히 좋다고 얘기했습니다.

이것은 변비에만 좋은 게 아닙니다. 노인네들 조금만 움직여도 숨이 차시죠. 그럴 때에도 좋은 것이 바로 이 소마죽입니다. 그래서 노인들의 경우, 또는 노인이 아니더라도 혈액이 허하게 되고 기가 허하고 무기력해서 변비가 오는 젊은이들에게도 제천전이라고 하는 육종용과 당귀를 섞은 그러한 약들과 그리고 소마죽이라고 해서 소자와 마자인으로 끓인 물에 쌀가루를 집어넣고 죽을 쑨 것을 계속 복용하면 상당히 효과있다는 것을 권하고 싶습니다.

이외에 평소 보리밥을 꾸준히 먹어도 복부 팽만감이나 변비에 효과가 좋습니다. 보리밥은 체내에 축적된 독을 배출하는 등 청소를 담당하기 때문에 변비가 늘 걱정인 분들은 꼭 드셔보길 권합니다.

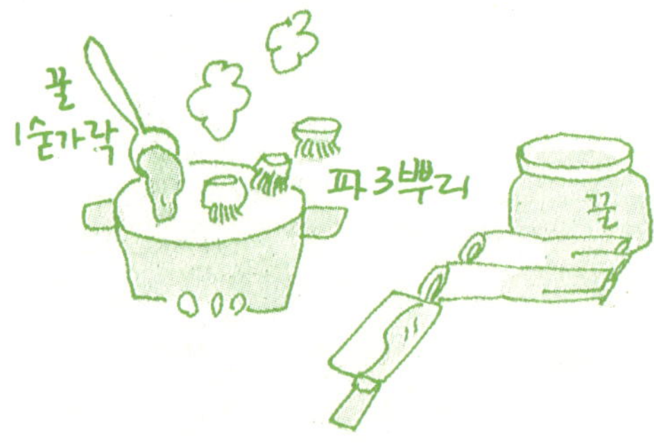

「꿀 1숟가락에 파 3뿌리를 넣고 자주 달여 마시면 변비에 상당히 효과가 있다」고 동의보감에서 얘기하고 있다.

눈이 자꾸 피로하세요?

아주 재미난 편지가 하나 있습니다.

20세 된 이분은 아르바이트를 하고 있는데 아주 큰 에어콘 그리고 전자레인지 아홉 개가 있는 주방에서 근무를 하신다고 합니다. 음식을 데워야 하기 때문에 자주 전자레인지를 사용하고 있고 그 열을 직접 받고 있어서 항상 머리가 멍멍하고 아프며 눈이 충혈되고 따갑고 아프다는 내용입니다.

이 편지의 내용으로 봐서는 환경이 굉장히 좋지 않은 것 같습니다.

물론 이런 환경 속에 계신 분들이 한두 분이 아니시겠죠. 우리들은 이와같이 눈이 피로한 경우를 많이 경험합니다.

이렇게 환경이 좋지 못하거나 냉방이나 또는 난방의 효율성을 높인다는 명목 아래 환기를 소홀히 하면 눈의 피로가 가중됩니다.

인공 조명 아래서 장시간 일에 몰두하거나 영화나 텔레비전 화면을 너무 오랫동안 보거나 하면 피로해지기도 하고 눈물이 나오기도 합니다. 또 충혈되거나 시큰하다고 하거나 눈의 통증을 호소하기도 하며 아주 심할 때는 두통이나 현기증, 어깨결림 등을 수반하기도 합니다.

특히 빈혈이 있는 분들의 경우에는 눈의 피로와 더불어 두통이 오는데 이때는 항상 '어미'라고 하는 경혈에 심한 통증을 느끼는 것이 특징입니다.

그렇다면 어미라고 하는 경혈이 어디냐? 눈 바로 옆입니다. 한번 눈 옆에서 귀 쪽으로 만져 보시면 오목한 부위가 만져질 겁니다. 그 부위에 통증을 강하게 느낄수록 빈혈이 심하거나 또는 혈이 허한 경우라고 보면 되겠습니다.

여하간 이렇게 눈의 피로가 심한 경우에는 어떻게 하겠습니까? 일단은 비타민 종류가 많은 그러한 음식들을 먹어야 되겠죠. 이를테면 채소류 같은 것을 많이 먹으면서 영양의 균형이 깨지지 않도록 육식도 어느 정도 섭취해야 되겠고 특히 비타민 A가 많이 함유된 식품, 그래서 빈혈을 막을 수 있는 그러한 음식들이 굉장히 좋습니다. 동물의 간, 치즈, 버터 또는 시금치 등이 좋겠습니다.

눈은 간장기능과 매우 밀접한 관계가 있고 따라서 동물의 간은 눈의 피로를 예방하고 또 눈을 밝게 해주는 효과가 있다고 알려져 있습니다.

동의보감 속에 동물의 간을 이용해서 야맹증까지 치료하고 눈의 피로를 풀며 눈의 충혈을 없애고 두통까지 없애는 그러한 방법들이 나오는 까닭이 거기에 있습니다.

그리고 예로부터 '결명자차'가 눈의 피로회복에 대단한 효과가 있다고 알려져 있습니다. 바로 '결명자' 이것은 이름 그대로 밝음을 결정한다는 뜻입니다.

그래서 결명이라는 이름의 열매를 하루에 20g씩 차처럼 끓여 복용하게 되면 눈의 피로도 회복될 수 있고 간장기능도 강화되고 원활하게 해줄 수 있기 때문에 상당히 좋습니다.

결명자는 프라이팬에 볶아서 쓰는 것이 가장 좋습니다. 보리차 대신에 결명자차를 마셔도 좋은데요. 그때에도 항상 프라이팬에 볶아서 써야 합니다. 왜냐하면 결명자라고 하는 것은 약재의 성질이 굉장히 차기 때문에 장기 복용할 경우, 속이 냉해질 우려가 있기 때문입니다. 그러므로 항상 뜨겁게 볶아서 냉기를 없애주셔야 됩니다.

물론 이때 구기자를 함께 넣고 끓이는 것도 상당히 좋습니다.

구기자는 간장 기능을 강화하는 신비로운 영약이고 간장기능이 강화되면 눈까지 밝아지고 피로가 덜 오게 되며 충혈도 없어지기 때문에 구기자를 함께 넣는 것이 좋겠습니다.

즉 구기자와 결명자를 20g씩 같은 양을 섞어서 끓여 차처럼 복용을 하면 금상첨화가 아닐 수 없습니다.

만약 구기자가 없으면 구기자 잎을 사용해도 됩니다. 잎에는 비타민 C가 많이 들어있고 눈의 충혈을 없애주는 작용이 있기 때문입니다. 구기자 생잎으로는 50g 그리고 말린 잎으로는 10g씩 끓여서 복용하시면 많은 도움을 얻을 수 있습니다.

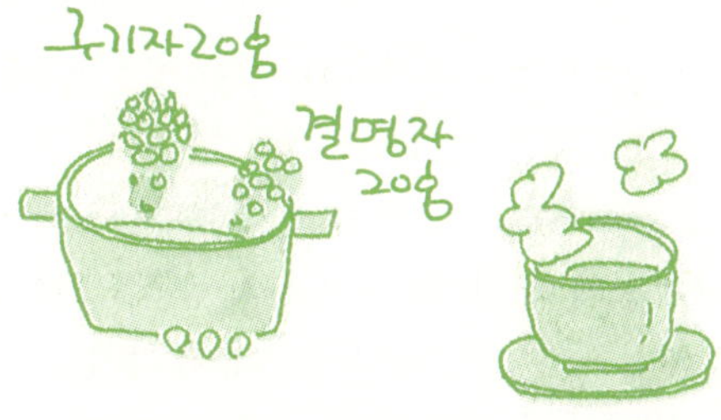

구기자·결명자차 만들기
· 구기자 20g＋결명자 20g을 찻주전자에 넣고 물을 부어 중불에서 고운 빛이 우러날 때까지 끓여서 차처럼 마신다.

눈이 침침할 때는 결명자를 달여 차처럼 마시세요

동의보감에 의하면 「오장육부의 정기가 눈에 모여서 눈의 정기를 이룬다.」라고 얘기 했습니다. 다시 말해서 '눈은 오장육부 정기의 반영처다'라는 것입니다. 즉 우리 몸에 영혈과 질병에 대해서 방위하는 저항력, 위기나 혼백 이런 것들이 모두 머무는 곳이 바로 이 눈이라는 얘기죠. 그래서 동의보감에서 「눈은 마음의 심부름꾼이며, 마음은 정신을 지키는 곳이다.」라고 했습니다. 결국, 눈으로써 사람의 마음도 알 수 있고 오장육부가 얼마나 건실한가 하는 그러한 정기를 가늠할 수 있는 곳이라는 얘기지요.

또 동의보감에서는 「마늘같은 그런 매운 음식을 생식했거나, 밤에 잔글씨를 읽거나, 연기가 자욱한 곳에 오래 있거나, 도박을 하느라고 밤을 지새거나, 지나친 음주 그리고 울어서 눈물을 많이 흘리거나 부부관계를 절제하지 못했을 때, 또는 해와 달을 자주 쳐다보고 찬바람을 맞으면서 걷거나, 밤낮 쉬지 않고 등산하고, 비바람을 무릅쓰고 하는 모든 행위들이 눈을 상하게 하는 원인이다.」라는 얘기입니다. 결국 이런 것들은 눈을 나쁘게 만들거나, 침침하게 만드는 원인이라는 것이죠.

또 「눈은 간장 기능이 반영되는 창문이다」라고도 했습니다. 간의 기운이 눈으로 통하므로 간 기능이 고르면 눈의 시력이 좋아서 오색을 분별할 수 있고 간이 허하게 되면 눈이 어두워져서 잘 볼 수 없다는 애기입니다.

따라서 「눈병은 대부분 풍열, 혈소, 심록, 심허에 속한다」라고 했습니다. 이것은 무슨 뜻이냐 하면 눈은 혈액을 얻어야 능히 볼 수 있는데 너무 오래 시력을 쓰면 혈액을 손상시키는 것이고, 혈액은 간이 주관하기 때문에 독서에 빠지게 되면 간을 손상시키고, 간이 손상되면 풍에 의한 열 즉, 풍열이 생기게 되고 그 열기가 떠오르면 눈이 아프면서 침침해진다는 뜻이죠. 그래서 결국은 풍열과 혈소, 혈액의 부족 그리고 심록(정신적인 과로), 심허(내분비계통의 허약) 등등이 모두 눈을 밝지 못하고 침침하게 만드는 원인이라는 애기입니다.

이럴 때 안약 같은 걸 넣게 되면 일시적으로는 좋아지겠죠. 그러나 동의보감에는 이런 애기를 했습니다. 「만약 눈이 갑자기 붓고 충혈이 되어 있을 때 세 번 내지 다섯 번 정도로 안약을 넣는 것은 좋지만, 인체의 생기와 혈액이 약간 허하고 눈에 충혈이 그렇게 많지도 않을 때에 자주 찬 성질의 안약을 넣거나 냉수로 눈을 지나치게 자꾸 씻고 하는 것은 삼가하는 것이 좋다」고 했습니다. 오히려 그럴 때는 약을 복용해서 그 근본을 치료하는 것이 더욱 바람직하다는 애기죠.

자, 눈을 밝게 하거나 눈이 침침할 때 어떤 것을 주의해야 할까요? 그럴 때는 결국 술과 또는 스트레스의 과도 같은 것은 절대 금하는 것이 좋습니다. 또 눈병이 생겼을 때 닭고기나 생선, 술이나 참쌀, 짜고 시고 또는 끓인 기름 등은 금하는 것이 좋아요. 동의보감에는 「산약 무 그리고 각종 채소가 눈을 밝게 하고 눈이 침침할 때 좋다.」고 하면서 결명자를 권하고 있습니다. 「결명자 두 되를 찧어서 가루내어 8g씩 식후에 쌀미음에 타서 복용을 해라. 그렇게 100일만 계속하면 밤에 촛불 없이도 사물을 볼 수 있을 정도로 눈이 밝아진다.」라고 애기했습니다.

혹은 결명자 잎을 나물로 무쳐서 자주 먹으면 눈이 밝아지는데 도움이 된다고 했습니다. 또는 결명자와 지부자를 가루내서 죽으로 만들어 약처럼 복용하면 눈을 밝게 하고 눈이 침침한 것을 아주 고칠 수 있는 좋은 방법이라고 했습니다.

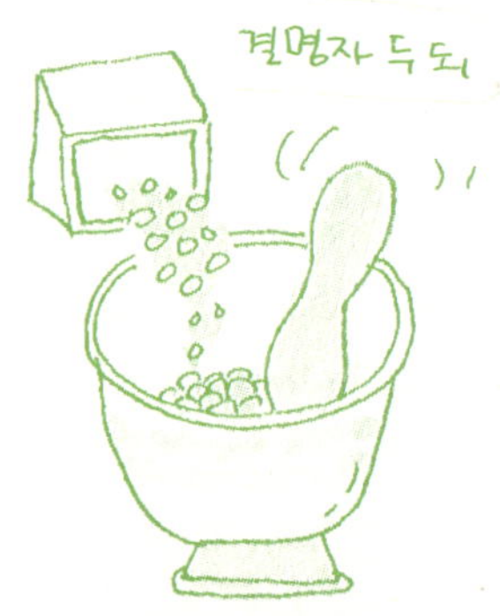

결명자 미음 만들기
❶ 결명자 두 되를 찧어서 가루를 낸다.

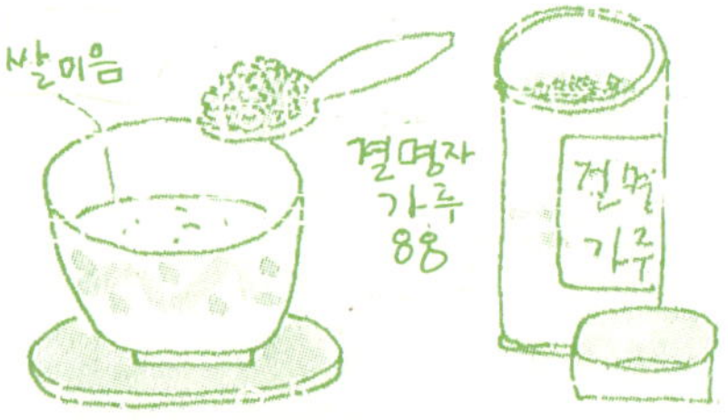

❷ 쌀미음을 쑤어 한그릇에 결명자 가루 8g 정도를 섞어 식후에 먹는다.

당뇨병에 두릅나물이 좋습니다

예부터 '봄의 두릅은 금이고 가을에는 은이다'라는 속담이 있습니다. 봄의 새싹은 산채 요리로 아주 친숙해져 있지요? 두릅나물은 뛰어난 강정작용으로도 아주 잘 알려져 있습니다. 그렇지만 두릅의 진가는 당뇨병 치료에 있습니다.

이른 봄 동산에 나는 두릅의 새싹 전체를 다 채집해 두십시오. 뿌리나 줄기, 잎 버리지 말고 그대로 채집하는 것이 좋습니다. 당뇨병에는 뿌리나 줄기, 잎 등 전초 그대로를 말려서 상음하면 상당히 좋습니다.

매년 상당수의 분들이 당뇨병으로 돌아가시거나 혹은 당뇨병의 합병증으로 굉장히 고생하신다는 건 이미 잘 알려진 사실입니다.

당뇨병은 인슐린 요법과 병원의 식사 규제로는 사실 잘 치료되지 않기 때문에 평생을 두고 치료를 해야 되는 그러한 질병입니다. 이것은 의사뿐만 아니라 환자 스스로도 잘 알고 있는 사실입니다.

그래서 지금까지 "이거다" 하는 결정적인 치료 방법이 없는 것만은 확실합니다. 그러면 약물 요법이나 인슐린 요법도 좋지만 다소나마 당뇨병에 도움이 되면서 부작용이 없는 것은 없을까? 하는 것을 한번 알아 봅시다.

당뇨병에 많은 도움이 되면서도 부작용이 전혀 없는 것이 바로 '두릅나물'입니다.

왜냐하면 이것은 우리가 봄철에 흔히 산채 요리로 먹곤 하는 그런 나물이기 때문입니다.

물론 요사이는 암 같은 데에도 이 두릅나물을 많이 사용하는 것을 주위에서 볼 수가 있는데 그것은 아직 효과가 어떨지 알 수는 없지만 그러나 당뇨병에 아주 도움이 된다는 것만은 틀림없다고 말씀 드릴 수 있습니다.

이것을 채집할 때에는 가시에 주의해야 됩니다. 예리한 가시가 많이 있으니까 주의를 하시고요.

또 이것은 건재약국에서도 사실 수 있으니까 쉽게 구해서 드실 수 있겠죠.

두릅나물에는 비타민 C・B₁ 외에 칼슘, 칼륨, 디아스타제, 타닌산 등이 들어 있습니다.

뿌리 줄기를 약으로 쓰지요. 물론 혈당강하 작용을 하는 것은 싹에서부터 가지, 나무 껍질, 뿌리 껍질까지 모두이지만 주로 뿌리 줄기를 쓴다는 것이지요. 50g을 물 300~500ml로 20분 정도 끓여 하루 동안 나누어 마시면 됩니다.

이것은 두통에도 좋고 어지럼증에도 좋습니다. 감기 초기, 통증이 있는 신경통, 관절염에도 좋구요. 이때는 하루 양을 12g 정도로 하면 됩니다.

신경을 안정시켜서 불안, 초조도 없앱니다. 우울증도 안정시키구요. 또 독특한 향기와 쓴맛이 식욕을 증진시키기도 합니다.

당뇨병에 두릅나물이 좋습니다

두릅의 진가는 당뇨병 치료에 있다

↑ 당뇨병에 많은 도움이 되면서
부작용이 전혀 없는 것이 바로
'두릅나물' 이다. 최근에는 암 치료에
두릅이 이용되기도 한다.

당뇨병에 식초를 권한다는 사실을 아십니까?

당뇨병이라고 하는 것은 호르몬의 일종인 인슐린이 부족되어 혈당이 높아진 상태에서 소변과 함께 당이 빠져 나오는 병입니다.

이 당뇨병은 '과식합니까, 영양 과다는 아닙니까, 그리고 운동이 부족합니까? 등등…' 이런 원인들에 의해서 오는 특이한 성인병으로 상당히 많은 환자가 발병되고 있는 실정입니다.

자각 증세가 나타났을 때에는 병이 이미 많이 진행 되었다고 볼 수 있죠. 주된 증세로는 소변의 양과 횟수가 갑자기 늘어나게 됩니다. 그러다 보니까 몸 안의 수분들이 많이 없어지게 되고, 자연 목이 마르게 되고 그래서 물을 자꾸 마시게 됩니다. 단것도 먹고 싶고, 그와 동시에 위와 장에 열이 생기는 나머지 먹어도 먹어도 배가 고파집니다. 피로도 빨리 오게 됩니다.

물론 그 외에도 부스럼이 잘 생깁니다, 피부가 가렵습니다, 식욕이 약해집니다 하는 등등의 여러 가지 증세도 있을 수가 있습니다.

특히 미식가나 대식가에게 제일 문제가 되는 것이 바로 좋아하는 음식만을 많이 먹기 때문에 영양의 균형이 깨진다는 것이겠죠. 게다가 운동 부족 때문에 신진대사가 원만하지 못해서 체중이 늘게 되고 몸은 점점 악순환을 겪게 됩니다.

이러한 당뇨병으로부터 몸을 지키기 위해서는 전신의 신진대사가 활발하게 이루어지도록 촉진해야 되죠.

그러기 위해서 필요한 것이 바로 식초입니다. 식초는 에너지원의 분해와 흡수를 촉진하고 탄수화물의 이용률을 높이고 유해 물질을 체내에 남기지 않게 하는 작용을 하는 아미노산과 유기산을 풍부하게 함유하고 있기 때문입니다.

그러므로 아주 빠른 효과를 기대한다면 식초를 잡수시도록 하십시오. 음식물과 함께 섭취할 경우에는 어육이나 채소에 식초를 친 요리를 비롯해서 다양하게 식초 활용을 잘 해 보도록 하십시오.

혹은 식초를 생수에 타서 마셔도 좋습니다. 무슨 식초를 써야 하나구요? 아무려면 어떻습니까? 곡물 식초도 좋고 과일식초도 좋지요. 집에 있는 식초를 그냥 쓰세요. 그러나 새로 구입해서 쓰시려고 한다면 이왕 구입하는 거 현미식초로 하세요. 커피잔 한 잔의 생수에 현미식초를 3~4티스푼 타서 마시세요. 역겨우면 생수 양을 늘리고 식초 양을 줄이면 되지요.

물론 초두가 당뇨병엔 더 효과적입니다. 초두는 다 아시죠? 만드는 법도 다 아시겠지만 한번 더 말씀드릴까요? 백태라는 콩을 싸전에서 구입하세요. 이름이 백태이지 색깔이 흰 것은 아닙니다. 노랗고 작은 콩이지요. 이것을 젖은 행주로 잘 닦습니다. 깨끗이 씻어 물기를 잘 말린 용기에 이것을 넣으세요. 용기는 너무 큰 것을 쓰지 마세요. 초두는 담근 지 25일 이상이 되지 않도록 빨리 잡수셔야 되니까 용기가 크면 안 되지요. 이제 밀봉해서 냉장고에 넣고, 4~5일 후에 콩이 식초 위로 부풀어 올랐는지를 보세요. 부풀어 올라 있으면 식초를 더 첨가해서 콩이 식초에 잠기도록 해줘야 합니다. 7일 이상이 경과되면 콩을 꺼내서 드세요. 하루에 7~10알 정도면 됩니다. 식초는 식초대로 생수에 적당히 타서 마셔도 되구요.

그냥 식초보다 초두가 당뇨병에 더 좋으니까 잘 활용해 보세요.

동맥경화 예방엔 귤이 좋습니다

귤 많이들 잡수시고 계신가요? 귤을 드시다 보면 귤 껍질을 그냥 버리시게 되죠? 그런데 귤 껍질은 비타민 C의 저장고라고 할 수 있습니다. 섹스 호르몬이라고 불리는 부신피질 호르몬의 원료인 비타민 C가 듬뿍 들어 있는 귤 껍질은 '미약' 그 자체입니다.

귤 100g 속에 비타민 C가 40mg나 함유되어 있을 정도이죠.

귤은 정신적 스트레스를 해소하기도 하고 구연산이 들어 있어서 피로회복이나 신진대사를 아주 활발하게 해주기도 합니다. 더군다나 콜레스테롤을 씻어내고 동맥경화를 예방해 주며 혈압을 안정시키는 작용도 굉장히 큽니다.

혹시 난롯가에 앉아서 귤을 잡수시다가 귤 껍질을 불에 태워 보신 적이 있으세요? 그때 '탁탁'소리가 나면서 파란 불꽃이 튀는 것을 경험해 보셨습니까? 그것은 왜 그럴까요?

그것은 그 귤 껍질 속에 '테레빈유'라고 하는 물질이 들어 있기 때문에 그렇습니다. 바로 이 물질이 콜레스테롤을 퇴치하는 성분이고 동맥경화를 예방하는 성분입니다.

이것을 말린 것을 '진피'라고 해서 오래 묵힌 것일수록 약효가 좋다고 합니다. 그래서 건재약국에서 평소에도 살 수가 있습니다. 그러므로 귤을 다 잡수시고 난 후에 버리시지 마시고 엷게 푼 소금물에 귤 껍질을 일단 씻으십시오. 먼지나 또는 기타 불순물을 소금물로 완전히 잘 씻은 다음 그것을 맹물로 다시 헹궈서 잘 말려서 오래 묵히십시오. 오래 묵힌 것일수록 약효가 좋다고 그래서 진피라고 부른다고 그랬죠?

귤 껍질 오래 묵힌 것을 나중에 차처럼 자꾸 끓여서 잡수어 보십시오. 그러면 정말로 이런 쪽에 참 좋습니다.

만약 말린 귤 껍질이 준비가 안 되었으면 귤 껍질 대신에 귤 알맹이만 자주 잡수셔도 돼죠.

온주밀감 같은 것을 이용해도 좋습니다.

온주밀감도 귤 못지 않게 비타민 C가 많이 포함되어 있고 또 그 속에는 모세혈관을 보호하고 튼튼하게 하는 작용이 있는 비타민 P가 들어 있기 때문입니다. 하여간 어찌됐건 귤 그리고 온주밀감 그리고 귤 껍질을 많이 이용해 봅시다.

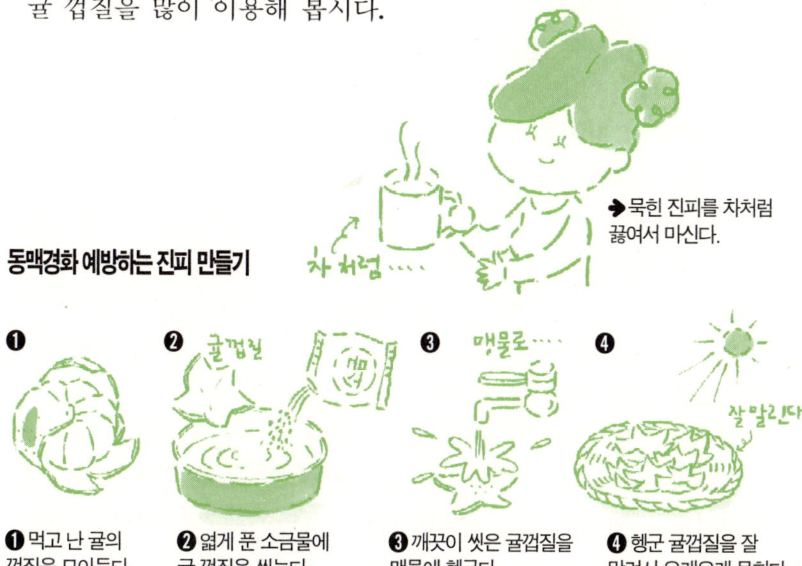

동맥경화 예방하는 진피 만들기

❶ 먹고 난 귤의 껍질을 모아둔다.

❷ 엷게 푼 소금물에 귤 껍질을 씻는다.

❸ 깨끗이 씻은 귤껍질을 맹물에 헹군다.

❹ 헹군 귤껍질을 잘 말려서 오래오래 묵힌다.

두통도 원인이 많답니다

두통은 굉장히 흔한 병이죠. 보통은 스트레스에 의한 신경성 두통이 주로 차지하고 있습니다만 안경이 맞지 않거나 중이염, 축농증, 충치 등도 두통의 원인이 될 수 있기 때문에 원인 질환을 찾아보는 것이 필요합니다.

특히 갑자기 일어나는 격렬한 두통으로 수족운동 장애나 의식장애 또는 구토를 수반하는 경우에는 뇌의 어떤 질환과 무관하지 않기 때문에 반드시 진단을 받아보는 것이 필요합니다.

목이나 어깨가 결리는 두통은 목덜미 근육을 마사지하면서 온습포를 하고 반듯이 누워서 눈을 감고 휴식을 취하도록 하십시오. 그리고 흔히들 쪽머리라고 부르는 편두통의 경우에는 체하는 동시에 메스껍고 토하기도 합니다.

때로는 복통이 오고 입이 쓰고 안면 감각에 이상이 오기도 하고 진땀이 나면서 혹은 얼굴이 화끈 달아오르거나 가슴이 뛰기도 합니다. 약 10% 정도는 시력장애까지 호소하기도 합니다.

이것은 유전적인 소인이 매우 강한 것이 특징입니다만은 뇌동맥 확장에 의해서 야기되는 경우도 있고 정서적인 요인, 알레르기성 체질 등에서도 많이 옵니다. 여하간 과로, 고민, 흥분은 피하고 속칭 골치아픈 상태로부터도 해방되어야만 합니다.

아울러 초콜릿이라든지 버터라든지 이런 것들은 편두통의 소인이 되기 때문에 피하고 될수록 섬유질 음식을 많이 먹도록 하는 게 좋습니다.

들국화 말린 것은 감국이라고 하며 건재약국에서 팔고 있는데 쉽게 구입할 수 있습니다. 먼저 흐르는 물에 깨끗이 씻어서 물기를 빼고 냄비에서 끓고 있는 물에 넣어 숨이 죽을 정도로 데쳐낸 후 소쿠리에 널어서 그늘에 말립니다. 살짝 데쳐내야 하는 까닭은 감국 속에 있는 염분과 불순물을 제거하고자 하는 까닭입니다.

잘 말린 것을 습기에 노출되지 않도록 보관해 두고 10g씩 컵에 담아 뜨거운 물을 부어서 우려낸 후에 식혀서 마시면 되겠습니다.

뜨거운 차보다 식혀서 차게 한 것이 두통에 더 효과적입니다. 물론 무즙도 우리 몸의 산소와 헤모글로빈의 결합을 촉진하므로 두통 치료에 상당히 좋습니다.

들국화차 만들기

❶ 들국화 잎을 흐르는 물에 씻어서 물기를 뺀다.

❷ 끓는 물에 숨이 죽을 정도로 데쳐 낸다.

❸ 소쿠리에 널어서 그늘에 말린다.

❹ 말린 들국화 잎 10g에 뜨거운 물을 부어 차게 해서 수시로 마신다.

목이 뻣뻣할 땐 모과를 이용해 보세요

목이 뻣뻣하고 등이 시린다는 증세를 호소해 오는 분이 많습니다. 그 중 몇 분의 편지를 먼저 소개하죠.

「저는 여름에도 솜이불을 덮고 자야 할 정도로 냉한 체질입니다. 조금만 춥게 잠을 자거나 몸을 차게 하면 소변이 잘 나오지 않고 목이 뻣뻣하고 무겁습니다. 그래서 시골에 계신 친척분이 가시가 있는 엄나무를 삶아 먹으라고 가져왔는데 그것을 먹어도 되는지요」

「저의 증세를 요약해서 적겠습니다. 앉고 일어설 때 무릎에서 소리가 납니다. 조금 힘든 일을 하면 땀을 많이 흘리며 손과 발에 열이 나고 손목과 발목이 시큰거리고 이마 위에 핏줄이 서면서 목 뒤쪽이 뻣뻣하게 당깁니다」

이렇게 목이 뻣뻣하다 또는 때로 등이 시리다 하는 증세를 호소하는 분들이 예상 외로 많습니다. 우리는 목 중에서 앞목을 '경'이라고 부르고, 뒷목 즉 목덜미 쪽을 '항'이라고 부르며 일반적으로 목을 '경항'이라고 부릅니다.

대체로 목이 뻣뻣하다 할 때에는 앞목보다는 뒷목 쪽으로 더 많이 오는데 한방에서는 신장과 방광의 경락이 그쪽에 있다고 얘기를 합니다. 그러니까 결국은 내분비 계통 또는 수분대사를 맡고 있는 그러한 신장과 방광 계통의 경락이 그 목 쪽으로 뻗어 있다 하는 얘기가 되겠죠.

이 경락이 바깥으로부터 너무 풍기를 받거나 습기를 받거나 또는 냉기를 받게 되면 바로 목이 뻣뻣해지게 됩니다. 그러니까 신장과 방광의 경락에 그러한 어떤 외부적인 풍기, 습기, 냉기 등에 의해서 목이 뻣뻣한 경우가 많다는 얘기가 되겠습니다.

아주 심한 경우, 이를 악물고 몸을 뒤로 젖힐 때 경련을 일으킬 정도로 굉장히 심합니다.

동의보감에서는 「북방 사람은 털로 머리를 싸고 남방 사람은 비단으로 목을 보호한다」하고 얘기했습니다. 결국은 북방, 그러니까 추운 지방에 계신 분들일수록 털로 머리를 감싸야 할 정도로 바로 신장, 방광의 경락이 풍기, 습기, 냉기에 접촉이 되지 않도록 하라는 얘기가 되겠습니다.

몸을 차게 하는 것, 그 다음에 베개를 너무 높게 베는 것, 이것들은 목이 뻣뻣한 분들에게는 아주 안 좋은 습관입니다.

동의보감은 이럴 때에 「모과를 사용하는 것이 좋다」고 얘기했습니다. 모과는 꼭지 있는 쪽을 도려내고 씨를 파냅니다. 그리고 그 속에다가 한약재인 몰약 그리고 유향을 함께 갈아넣고 도려낸 꼭지 부분을 덮은 다음 이쑤시개 같은 것으로 박아서 그것이 떨어지지 않게 합니다.

이것을 밥 위에 놓고 찐 다음 문드러지게 갈아가지고 아주 걸쭉한 조청처럼 만듭니다. 그것을 한 번에 3~4티스푼씩 마시면 됩니다.

목이 뻣뻣할 땐 모과를 이용해 보세요

목이 뻣뻣한 증세에

➔ 몸을 차게 하는 것, 베개를 너무 높게
베는 것은 목이 뻣뻣한 사람들이 피해야 할
안좋은 습관들이다.

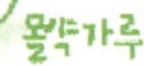

모과조청 만들기

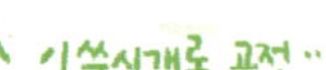

❶ 모과는 꼭지 있는
쪽을 도려내고 씨를
파낸다.

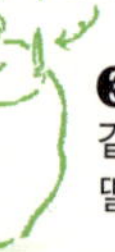

❷ 파낸 자리에
몰약과 유황을 함께
넣고 도려낸 꼭지
부분을 덮는다.

❸ 덮은 위에 이쑤시개
같은 것으로 박아 그것이
떨어지지 않게 한다.

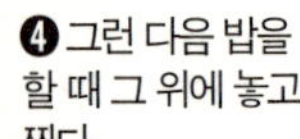

❹ 그런 다음 밥을
할 때 그 위에 놓고
찐다.

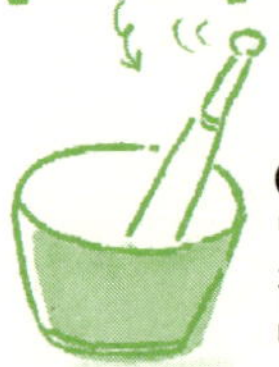

❺ 잘 쪄지면 분마기에
넣고 문드러지게 갈아
걸쭉한 조청처럼
만든다.

➔ 모과조청은 한 번에
3~4티스푼씩 마신다.

목이 아프고 쉴 때는 돼지기름을 조려
꿀을 섞어 드세요

경상북도 예천에서 보내주신 편지 하나를 소개하겠습니다.

「예천읍에 소재한 중학교 교사입니다. 저는 비교적 성대가 약한 편입니다. 신학기에 스트레스가 심해서인지 후두염에 걸려 치료를 받고 있습니다. 수개월간 이비인후과에서 계속적인 치료를 받는데도 불구하고 목소리는 계속 쉬고 탁한 소리가 나옵니다. 수업이 있기 때문에 목을 사용하지 않을 수 없는 입장입니다. 저의 경우에 어떤 치료법을 사용하면 좋은지 추천해 주십시오」하는 내용입니다.

목소리는 폐장이 주관하지만 신장이 굉장히 약해졌을 때도 목소리는 약해집니다. 아주 사소한 일에도 목이 잘 가라앉는 분들은 신장, 방광 등 내분비 호르몬 계통 쪽이 약하지 않은가 보고 검사를 해보게 됩니다. 심장·폐장 이런 것들이 모두 목소리를 주관하기는 하지만 신장, 방광 등의 내분비 호르몬 계통이 목소리의 근원이다 하고 얘기를 할 수가 있겠습니다. 물론 이외에도 기후적인 어떤 변화들, 아울러서 기의 울체, 혈액의 울체, 수분의 울체, 열의 울체 등과 같은 것들에 의해서도 목소리가 쉬거나 잘 나오지 않는 경우도 있습니다.

중병을 앓고 난 후에는 몸이 허약한 상태가 되기'때문에 더욱 목소리가 나오지 않게 됩니다.

이럴 때는 '밀지전'이라는 처방이 있습니다. 밀지전! 내용이 상당히 재미있습니다. 왜 그러냐 하면 '밀'이란 것은 꿀이며 '지'라는 것은 돼지기름입니다. 쉽게 얘기해서 돼지기름 1.2kg을 조려서 찌꺼기를 버리고 그 기름을 걷어서 거기에다가 꿀 600g을 넣고 다시 달여 거른 후 사기 그릇에 담아서 조청이 될 수 있겠끔 만든 것이 밀지전입니다. 만들기가 어려운 것 같지만 전혀 어렵지 않습니다. 식간이든 식전이든, 될 수 있는대로 식후 금방이 아닌 그런 시간에, 한번에 1~2티스푼 정도 복용하면 목이 자주 쉬고 스트레스나 목을 많이 사용해서 목소리가 갑자기 나오지 않을 때 좋은 처방이 되겠습니다.

교사들께서는 이렇게 한번 만들어 놓고 수시로 복용하시는 것이 그때그때 쓰는 것보다 더 쉽다고 하겠습니다.

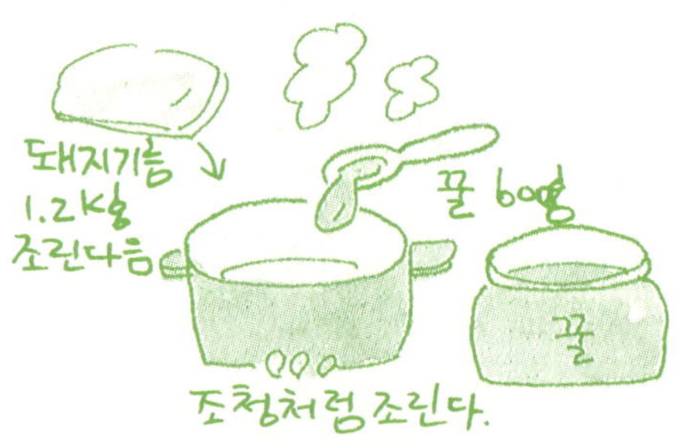

밀지전 만들기
• 돼지기름 1.2kg을 조린 다음 위에 뜨는 기름만 걷어내고 꿀 600g을 넣고 다시 조린다.

변비에다 치질이 겹쳤다구요?

32세 된 미혼 여성이 보낸 편지입니다. 현재 건강이 좋지 못해 집에서 쉬고 있을 정도라고 하는데요.

「갓난아기 때부터 변비가 있어서 변을 볼 때는 무척 고생했고, 고등학교 다닐 때는 치핵과 치열로 고생을 했습니다. 대학 시절에는 치핵이 커서 통증도 심했고 의자 위에 앉기도 불편했습니다. 대학 부속 병원에서 진찰을 받아 보니 수술을 해야 된다고 했는데 수술이 겁나서 아직까지 받지 못하고 있습니다. 최근에 TV에서 치질 수술하는 것을 보았는데 너무 무섭고 겁이 납니다. 음식물에도 굉장히 주의하고 있지만 치핵이 점점 더 커져가는 것 같습니다. 수술하지 않고 낫는 최선의 방법은 없을까요? 꼭 가르쳐 주십시오」 하는 내용입니다.

가르쳐 드릴 수 있는 최상의 방법은 역시 수술입니다. 죄송합니다. 이 방법 외에 한방적으로는 이 치핵을 결찰해서 없애는 방법도 있기는 합니다. 그러나 그것도 수술과 같은 요법에 불과한 것이기 때문에 역시 수술이 최상의 방법이고 이것을 내복으로 고치기는 상당히 어렵습니다.

이 치핵·치질이라고 하는 것을 가만히 생각해 보십시오. 항문에 손을 한번 넣으면 손가락 한 마디 정도 위쪽에 정맥총이 있습니다.

다시 말하면 정맥의 다발이 거기에 모여 있는 것입니다. 거기에 정맥이 모여 있으니까 충혈이 많이 됩니다. 즉 피들이 거기에 많이 고여 있죠. 예를 들어서 너무 오랫동안 앉아 있는 직업을 갖고 있거나 변비가 너무 심한 분들이 있습니다. 그러면 정맥총에 압박을 주게 됩니다.

그러면 순환이 좋지 못해 많이 모였던 혈액들이 정맥에서 돌아가지 못하고 계속 혈액이 모인 상태로 정맥이 늘어나죠. 꽈리가 부풀대로 부풀면 터질 수가 있지 않습니까? 그렇게 해서 나온 것이 치질 출혈입니다.

이것이 점점 더 심해집니다. 그렇게 되면 그 속에서 꽈리가 덩어리처럼 만들어지는데 이 상태가 흔히 말하는 암치질이라고 하는 것입니다. 그것이 바깥으로 빠져 나오게 됩니다. 그럴 때에는 그것을 숫치질이라고 해서 바깥에서 우리가 만질 수 있는 그런 치핵이 되는 겁니다.

지금 이분처럼 치핵이 너무나도 커져 가지고 점점 더 아파오고 의자에 앉기도 어려울 정도가 되면 나중에는 그 치핵을 통해서 속으로 터널을 만듭니다. 그같은 터널이 생겼을 때에는 그것을 치루라고 부르는데 나중에는 거기서 피만 나오는 것이 아닙니다. 농이 나옵니다. 진물이 흘러내립니다. 이 정도가 되면 굉장히 어렵습니다.

더군다나 여자 분들은 임신을 하게 되면 하복부에 이런 압박을 많이 받게 되어 아랫부분 쪽으로 혈액순환이 제대로 되지를 못합니다. 그래서 치질이나 이런 것들이 없던 분들도 임신·출산을 통해서 나타나는 수가 있을 정도인데, 하필이면 지금 32세된 미혼여성이 이렇듯 치질, 치핵이 심하다고 하니 문제가 굉장히 심각하죠. 이 병은 결혼 전에 반드시 고쳐야 됩니다. 그렇지 않으면 임신·출산을 할 때에 큰 고통을 겪게 됩니다.

이런 분들은 먼저 변비증세를 없애야 되겠죠. 변비로 고생하시는 분들 굉장히 많습니다. 그때에 변비의 증세가 일시적인가, 습관적인가, 또는 기질성인가 하는 것을 감별해야 합니다.

어떤 때는 장의 연동운동이 저하됐는가, 대장 기능에 이상이 있는가, 또는 장의 마비 같은 것이 있는가 하는 것들도 감별해서 변비를 철저하게 고쳐야 됩니다. 변비가 고쳐지지 않는다면 결국 이러한 치질 같은 증세들이 더 심해질 수가 있습니다. 변비증세뿐만 아니라 치질이 있는 분들에게 권하고 싶은 것에는 당근사과즙, 그 다음에 검은깨죽, 호도차, 알로에 등이 있습니다.

변비가 굉장히 심하고 배가 아프고 그리고 치질이 있는 경우에 당근과 사과를 같이 갈아서 그 즙을 마시게 되면 식물성 섬유인 펙틴이라는 성분 때문에 이런 증세들이 다 풀어지게 됩니다.

그리고 검은깨를 현미와 함께 갈아서 죽을 쑤면 그것이 바로 검은깨죽인데, 이것은 변통을 원활하게 합니다. 거기다가 영양공급까지 해주는 이점이 있습니다.

치질 환자들의 경우, 많은 출혈 때문에 영양 손실이 있는데 그것을 보충해 주는 역할도 하기 때문에 나이가 드신 변비 환자, 치질 환자일수록 이러한 검은깨와 현미를 함께 갈아서 차처럼 복용을 하면 좋습니다.

호도차도 상당히 좋습니다. 이것은 대단한 강정제입니다. 그리고 알로에도 상당히 좋지만 이것은 월경중에는 먹지 말아야 합니다.

변비에다 치질이 겹쳤다구요?

치질이 생기는 이유

➜ 여자들은 임신 · 출산을 통해 치질이란 병을 얻기 쉽다. 임신을 하게 되면 하복부에 압박을 받게 되어 아랫부분 쪽으로 혈액순환이 제대로 안되는데 이 때문에 치질 증상이 나타나는 것이다.

변비 · 치질에 좋은 식품

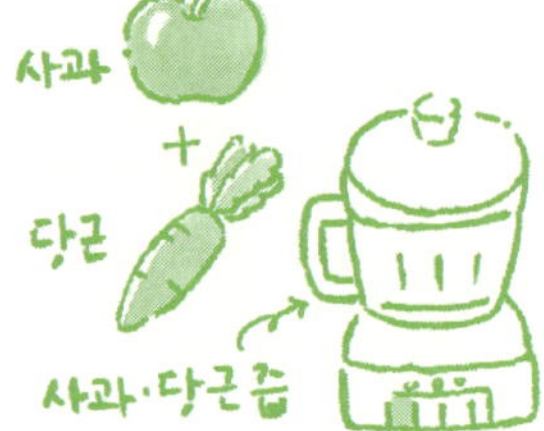

⬆ 당근과 사과를 갈아서 그 즙을 마신다.

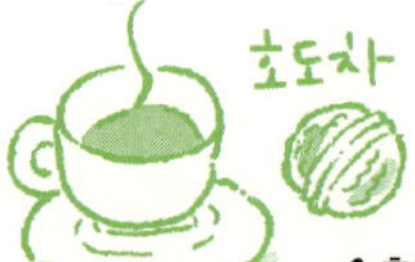

⬅ 호도차나 알로에도 변비 · 치질 개선에 도움이 된다.

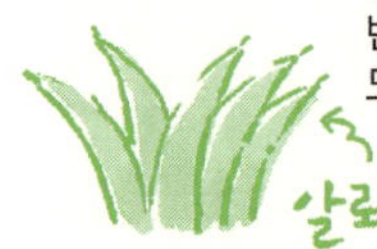

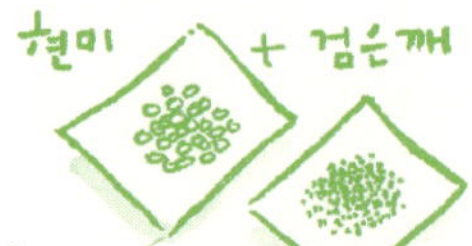
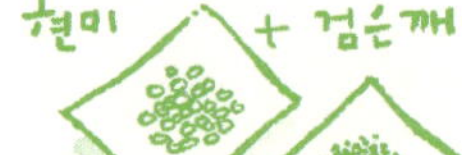

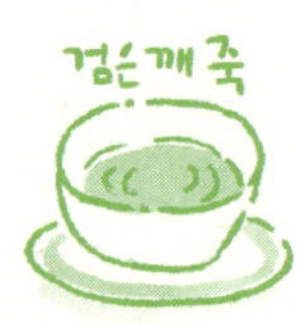

⬆ 현미와 검은깨를 함께 갈아서 죽을 쑤어 먹는다.

부기를 가라앉히는 데는 팥즙에 꿀을 섞어 드세요

'잘 붓는다'고 하면 보통은 심장이나 또는 신장이 나쁘다고 생각을 합니다. 물론 간장이 좋지 않을 때에도 붓고 단백질 부족에 의한 영양실조 때에도 자주 붓기 마련이죠.

소화가 안 됩니까? 그럴 때에도 자주 붓고 운동이 부족할 때도 체내에 수분이 고여서 곧잘 붓게 됩니다. 그러니까 그 원인을 명확하게 가려내야 되는데 뚜렷한 원인을 알 수가 없는 경우들이 무척 많습니다. 이런 경우를 보고 특발성 부종이라고 얘기합니다.

특히 혈압이 낮거나 혈액순환이 잘 되지 않는 분들의 경우에 밤에 주무시게 되면 결과적으로 혈관에 흐르고 있는 혈류의 속도가 느려지게 되므로 자연적으로 혈관 내의 수분이 조직 사이로 나와서 고여 있게 되어 부종이 옵니다.

그러다가 겨우 아침에 일어나서 오전 중에 움직이다 보면 그런대로 순환이 돼 가지고 부기가 좀 내립니다. 그리고 밤이 되면 또다시 붓고 하는 것이 반복되죠. 이러한 경우를 결국 뚜렷한 기질적인 병이 없이 오는 부종이라 해서 특발성 부종이라고 부릅니다.

여자 분들에게 굉장히 많아서 아침에는 화장이 먹지 않는다 또는 손등이 부어 가지고 반지가 끼어지지 않는다고들 합니다.

여하간 이런 경우는 자주 운동을 해야 합니다. 그리고 습기가 많은 콧에 오래 있지 않도록 하고 수분을 과잉섭취하지 않도록 하면서 짠 음식을 피하는 것이 좋겠죠. 이것들은 모두 기본입니다.

이런 경우 도움이 되는 처방 한 가지를 말씀드리죠. 팥을 푹 삶아 팥즙을 받아서 꿀을 섞어드세요. 팥에는 강력한 이뇨 작용이 있어 여러가지 원인으로 발생하는 부기에 효과를 냅니다. 약으로 사용할 때는 간을 하지 말고 생팥을 그대로 삶아서 체에 밭쳐 팥즙을 받아 냅니다. 그 팥즙에 꿀을 섞어 수시로 마시면 됩니다.

팥즙 만들기

❶ 생팥을 돌 없이 깨끗이 씻어 푹 삶는다.

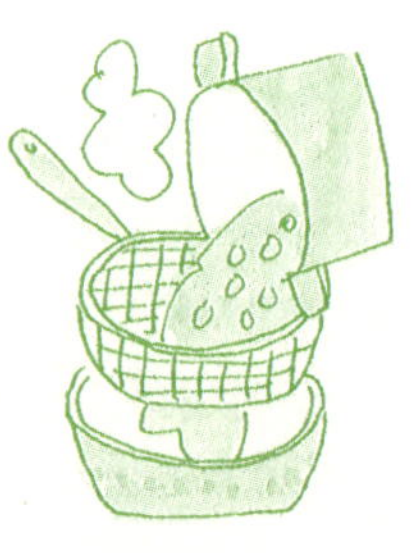

❷ 삶은 팥을 체에 밭쳐 팥즙을 받아 낸다.

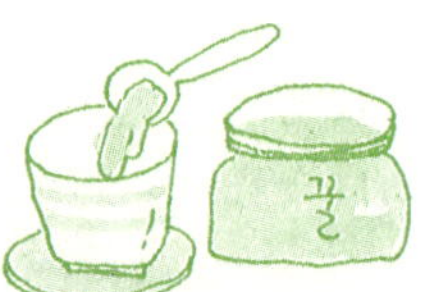

❸ 팥즙에 꿀을 섞어 수시로 마신다.

설사 · 이질에 붕어회를 드세요

최근, 붕어가 스테미너에 좋다고 하여 낚시 가서 잡은 붕어를 개소주 만들 듯 만들어서 복용하거나, 또는 당귀라는 한약제와 함께 푹 삶아서 아침, 저녁 공복에 복용하는 남성들이 예상 외로 많아졌습니다. 예전에 없었던 붕어 붐, 과연 효과가 있는 것일까요?

동의보감을 보기로 합시다. 동의보감 탕액편에 즉어(鯽魚)라는 물고기가 나옵니다. 일명 부어(鮒魚)라고도 표기한 즉어가 곧 붕어입니다.

동의보감에서 이 붕어를 두고 무어라고 표현했느냐 하면 「성질은 냉하지 않고 따뜻하며 맛은 달고 독은 없다」라고 했습니다. 그러니깐 '무독하고 맛 좋으면서도 속을 냉하지 않게 하는 물고기다'라는 얘기가 되겠죠.

동의보감을 계속 보기로 합시다. 「위장의 기를 편하게 조화시키며 오장을 튼튼하게 하고 설사가 잦은 것을 다스린다, 위장 기능이 약하여 소화작용이 좋지 않을 때에는 순치와 함께 국을 끓여서 들고, 설사·이질에는 회로 먹는다. 물고기는 가히 색이 검고 빠르며 복부가 크고 등뼈가 윤기나는 것이 먹기에는 최상이다. 단, 등이 높고 복부가 협소한 것을 절어(鰶魚)라고 부르는데, 이것은 붕어보다 효력이 떨어진다」라고 했습니다.

한마디로 동의보감에서는 「붕어의 효과는 조위실장 즉 위장 기능을 조화시키고 소화를 돕고 식욕을 증진시키며 장 기능을 실하게 해서 인체의 허약을 돕는다」라고 얘기할 수가 있겠죠.

위나 장, 이와 같은 소화계 기능들이 강화되면 어떤 결과가 생길까요? 동의보감에서는 콩팥이나 성선(性腺)을 의미하는 신장을 선천의 근본이라고 하면서 소화기 기관들은 후천의 근본이라고 했습니다. 소화기 기능이 좋으면 소화가 촉진되고 식욕이 증진되며 배설이 원활해져서 쾌식, 쾌변이 이루어질 것이고 소화 흡수 과정을 통해서 혈액과 정액을 생성하는 기본물질이 충분히 공급되겠죠. 선천적으로 강한 체력, 강한 스테미너를 갖고 태어났더라도 후천적으로 이러한 기본 원료의 충분한 공급이 이루어지지 못한다면 곶감 빼먹는 어리석음과 다를 바 없겠죠. 따라서 후천의 근본이 되는 소화기 기관들의 기능을 강화해야 함은 당연합니다.

동의보감에는 그런 역할을 할 수 있는 식품 중 하나로 붕어를 권하고 있는 것이죠.

다만 붕어가 강력한 스테미너 식품이라든가, 대단한 정력제라든가 하는 표현을 직접 쓰고 있지 않을 뿐입니다.

아울러 동의보감에서는, 「붕어란 능히 화기를 동한다」라고 했습니다. 이 뜻은 체내에 화기가 많은 자는 붕어를 먹지 않는 게 좋다는 것이죠. 항상 몸에 열기가 많고 손발이 후끈 달아오르고 가슴이 답답해지고 눈에 충혈이 많이 오고, 이런분들 화기가 많지요. 괜히 화를 많이 내는 분들, 붕어가 안 좋다는 얘기가 되겠죠.

반면에 치질 때문에 하혈 많이 하는 분들에게는 붕어가 매우 좋다고 동의보감에서 얘기하고 있습니다.

설사 · 이질에 붕어회를 드세요

붕어의 효능

➜ 붕어는 위장 기능을 조화시키고 소화를 돕고 식욕을 증진시키며 장 기능을 실하게 하여 인체의 허약을 돕는다.

성인병 예방에 해바라기씨가 그만입니다

모든 병은 발생하기 전에 먼저 예방하는 것이 중요합니다. 모든 병을 예방하는 데에는 해바라기씨만한 것이 없습니다.

해바라기씨는 맛도 굉장히 좋습니다. 볶아서 상식하면 심장의 관상동맥경화를 막게 되고 아주 건강한 인간을 만들 정도로 강정 인간을 조성하는 훌륭한 성분을 갖고 있습니다. 추위를 많이 탑니까? 설탕을 많이 잡수셨습니까? 성인병으로 고생을 하십니까? 성인병을 예방하는 데에도 역시 해바라기씨입니다.

추위 많이 타는 분들, 혹은 낮에는 덥고 아침 저녁으로 싸늘한 환절기에 추위를 많이 타는 분들 있죠? 이럴 때는 해바라기씨를 잡수세요. 그리고 해바라기씨는 불안감을 해소하는 데에도 정말 좋습니다. 씨뿐만 아니라 꽃잎에도 이러한 효과가 있습니다. 그러니까 꽃잎으로 술을 담가서 그 술을 한번 마셔 보십시오. 그러면 해바라기 꽃잎 술도 씨와 마찬가지로 불안감을 해소시키고 수면을 잘 취하게끔 만들어 줍니다. 머리 아프십니까? 상습적으로 머리가 아프면서 매스껍고 열이 자주 오르고 이러는 분들도 그 꽃잎 가지고 담근 술을 조금씩 들게 되면 이런 증세까지 모두 없어지고 마음이 한결 깨끗해지게 됩니다. 한번 해 보십시오.

실천해 보세요

성인병 예방에 해바라기씨가 그만입니다

해바라기씨는 모든 병을 예방한다

➔ 해바라기씨를 볶아서 상식하면 심장의 관상동맥경화를 막고 아주 건강한 신체를 유지할 수 있다. 성인병으로 고생할 때, 혹은 성인병을 예방하는 데도 해바라기씨가 좋다.

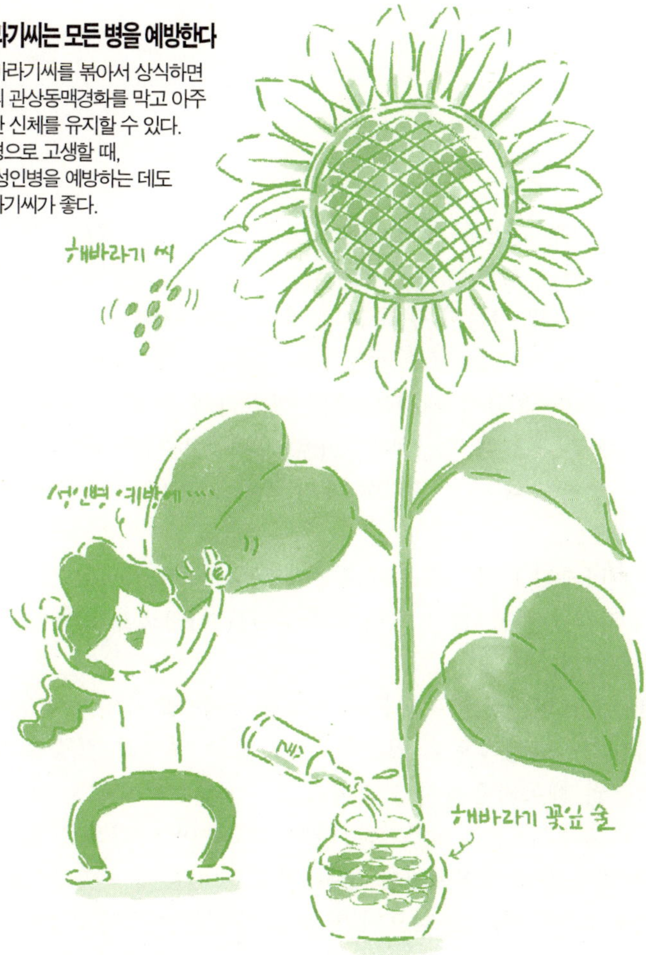

소갈증엔 다래가 좋습니다

'미후도'라고 하면 무척 생소하시죠? 미후도라고 하는 것은 바로 다래나무에 열린 열매를 말린 겁니다. 미후도라고 하는 것은 다래를 약으로 쓸 때 이름이니까 우리 그냥 알기 쉽게 다래라고 부르면서 설명해 봅시다.

이 다래는 9~10월에 채취를 해서 말렸다가 약용을 하게 됩니다. 그러니까 가장 품질이 좋을 때가 바로 이때에 사시는 겁니다. 비타민 C가 많이 함유되어 있고 품질이 제일 좋을 때이니까 제철에 한번 구해 보십시오.

다래에 비타민 C가 많으냐구요? 그뿐 아닙니다. 비타민 B_1 또는 나트륨, 칼륨, 칼슘, 철분 그리고 카로틴과 아스코르빈산 등이 함유되어 있습니다.

이 아스코르빈산과 탄수화물은 피로를 아주 빨리 회복시키는 작용이 있습니다. 영양작용도 있습니다. 그리고 아울러 갈증을 멈추게 하는 작용과 해독작용까지 있습니다.

그런 까닭에 갈증이 너무 심합니까? 가슴이 답답하고 열이 오르고 정말 한숨을 내쉬어야지만 좋을 정도로 가슴이 번조롭다는 느낌이 듭니까? 소변이 잘 나오지가 않고 봐도 항상 잔뇨감이 있습니까? 이럴 때에 바로 이 다래를 잡수시게 되면 좋다는 얘기가 되죠.

동의보감에서는 소갈증에 좋다고 그랬는데 이 말은 요새 말로 하면 당뇨병에 좋다는 얘기가 되겠습니다.

그러니까 몸이 말라가면서 갈증이 있고 그리고 음식을 많이 먹는데도 계속 말라가고 소변 자주 볼 때 쓸 수 있다는 얘기지요. 소갈증은 모든 것이 소모되는 질환입니다.

체내 지방이 소모되어 몸이 야위게 되고, 체내 수분이 소모되어 갈증이 심해져서 물을 마셔도 마셔도 갈증이 가시지 않지요. 먹은 음식도 모두 소모되어 금방 허증이 생기지요. 배고픈 것을 참지 못하고 먹어도 먹어도 자꾸 배고파지지요.

소변도 자주, 많이 보게 되니까 체내 수분은 더더욱 소모되기 마련이어서 갈증이 더 심해지고 살갗이 마르면서 주름이 잡히고 까맣게 되구요.

이렇게 소모시킨다고 해서 이런 질환을 두고 동의보감에서는 소갈증이라고 부르는 것입니다. 이럴 때 다래가 좋다는 것입니다.

조금 더 나아가서 확대 해석하면 어떻게 됩니까? 방광과 요도에 염증성 질병이 있거나 또는 한쪽 다리가 가늘어지면서 잘 쓰지 못할 때에도 이 다래가 좋다는 얘기죠.

하루에 40g 정도씩 끓여서 복용을 하시면 좋습니다. 그런데 만약에 입맛이 없고 소화가 안될 때에는요, 하루에 80g씩 끓여서 한번 잡숴 보십시오. 참 좋은 효과가 있습니다.

다래는 감기로 인후에 통증이 있을 때도 좋습니다. 20g 정도를 끓여 그 물을 수시로 마시세요. 물의 분량은 아무래도 좋습니다. 될수록 많은 물을 붓고 푹 끓여 멀겋게 만드세요. 그리고 차 마시듯 수시로 마시면 됩니다.

물론 이때 이런 방법까지 겸해 보도록 하세요. 목을 힘껏 뻗고 두 팔은 아래로 내려 손가락을 펼칩니다. 전신에 힘을 주어 두 눈을 부릅뜨고 혀를 내밀 수 있는 데까지 내밀어서 숨이 끊어질 때까지 길게 아악! 소리를 지릅니다.

숨이 차서 몸이 떨릴 때까지 길게 계속합니다. 하루에 두세 번 되풀이합니다. 이런 방법을 하면서 다래를 끓여 마시면 그까짓 감기 인후통쯤이야 금방 낫게 되지요.

혹시 술 좋아하세요? 그렇다면 다래를 그때그때 달여 드시지 말고 술로 담가 드세요. 맛도 향도 그만입니다.

말린 다래를 소주에 담그세요. 다래 600g에 소주는 1.8ℓ 정도면 적당합니다. 밀봉해서 그늘진 곳에서 1~2개월 동안 보관했다가 여과하여 술만 받아서 용기에 담아둡니다. 그래서 한 번에 20~30ml씩 마셔 보세요.

'다래랑 머루랑 먹고 청산에 살으리랏다'하시던 옛어른들이 부럽지 않을 정도로 멋진 다래술을 즐길 수 있습니다.

다래술 만들기

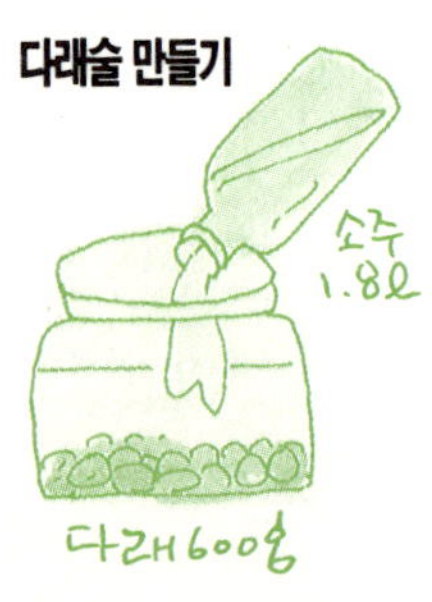

❶ 말린 다래 600g을 밀폐용기에 담고 소주 1.8ℓ를 붓는다.

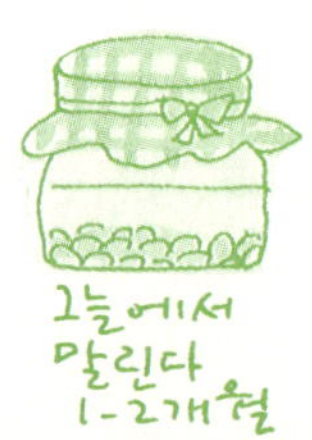

❷ 공기가 들어가지 않게 뚜껑을 잘 닫아 1~2개월 동안 숙성시킨다.

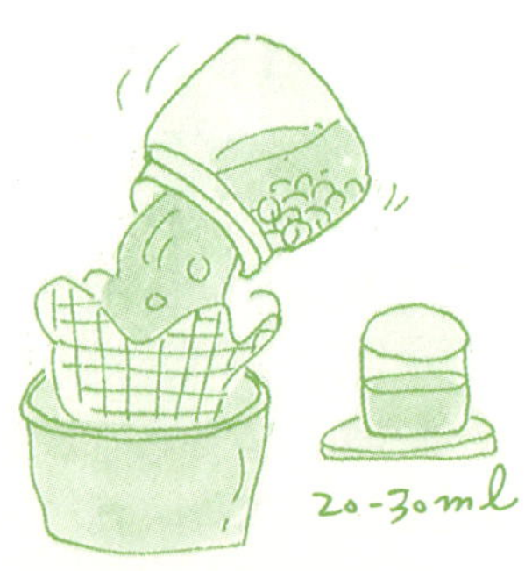

❸ 술이 익으면 가제나 베보자기로 받쳐 하루에 2~30㎖ 정도씩 마신다.

소금으로 고칠 수 있는 병이 많습니다

소금이 우리 인체에 좋지 않기 때문에 '소금을 많이 줄여라, 줄여
라'하고들 얘기합니다. 그러나 소금에 좋은 면도 있을텐데 왜 그것
은 부각시키지 않죠? 그래서 소금이 좋은 데 쓰일 수 있는 방법을
말씀드리도록 하겠습니다.

동의보감에서는 이런 얘기가 있습니다. 「무릇 음식 중에서 금기할
것은 너무 짠것, 너무 매운것들이다. 이런 것들은 원기를 손상시키
기 때문에 좀 줄여야 한다」는 겁니다. 너무 짠걸 줄이라는 얘기지요.
좀더 자세한 예를 들어봅시다.

「너무 단것을 많이 먹으면 뼈가 쑤시고 머리카락이 빠진다, 너무
매운것을 먹어도 근육이 당기고 손톱이 말라들어간다, 너무 신것을
많이 먹으면 살이 두꺼워지고 주름이 잡히고 입술이 말려올라간다,
그리고 너무 쓴것을 먹으면 피부가 거칠어지고 모발이 빠지며, 너무
짠것을 많이 먹으면 혈액이 잘 통하지 않고 결과적으로 피부색이 변
하게 된다」는 것입니다.

요샛말로 하면 고혈압 동맥경화를 일으키는 것이 되겠습니다. 그
러나 이것은 지나치게 짜고 매운것을 금기하라는 것이지 그것의 좋
은점까지 다 부정하라는 것은 결코 아닙니다.

우리 나라의 소금에 '천일염'이라는 게 있죠. 그러니까 시실리 섬

의 한 수도승이 고안했다는 것이 바로 천일염인데 이 천일염의 재염
법이 청나라 강희제 시대에 천주교도에 의해서 중국에 전해지고 그
것이 우리 나라에 전해진 것은 1907년이라고 하니까 우리 나라에 전
해지기는 90년도 채 못 되는 역사를 지니고 있습니다.

이 소금은 원래 방부제로 써왔지요. 그 후로는 양념에 빼놓을 수
없는 필수 식품이고 약용으로도 그 효능 또한 간과할 수 없음은 이미
잘 알려진 사실입니다. 그러니까 소금을 너무 두려워하지 말라는 얘
기입니다.

우선 약용으로서의 방법 하나를 말씀드리겠습니다.

소변이 잘 안 나오는 분들, 소변불통으로 쩔쩔 맬 때 어떻게 했으
면 좋겠습니까? 소금을 볶아서 가제에 싼 다음 배꼽 위에 올려놓고
따뜻하게 해보십시오. 그러면 당장 소변이 풀어져 나옵니다. 이렇게
신기한 것이 소금요법입니다.

생강즙에 소금을 버무려서 한번 볶으면 이걸 '강염'이라고 하는데
이걸 입 안에 넣고 삼키면 '토사곽란'이라고 해서 토하고 설사하고
복통 일어나고 아주 다리 근육까지 뒤틀릴 때 효과가 있습니다.

또 하나 다른 방법이 있습니다. 몸에 종기가 났을 때 소금을 밥알
로 반죽해서 종기 위에 붙여 보세요.

"야, 그런 비과학적인 방법이 어디 있냐?" 하겠지만 당장 종기가
가라앉습니다.

다래끼에도 소금에 반죽한 밥알을 붙이거나 아니면 소금을 볶아서
가제에 싸서 붙여도 금방 가라앉습니다. 그리고 소금물로 양치질을
하고 콧속을 씻어내면 구내염, 이뇨염, 편도선염, 축농증에도 효과
가 있고 감기까지 예방됩니다.

심지어 축농증으로 고생하는 분들, 치료를 아무리 해도 안되고 수
술까지 했는데 재발하는 경우 소금물을 콧속에 넣어 입쪽으로 뱉어

버리는 것을 매일 반복해 보십시오. 정말로 다른 약이 필요 없을 정
도입니다.

자, 이번엔 치질 치료제로도 소금은 대단합니다. 치질 수술을 하
고 염증이 생기지 않게 하기 위해서 소금물로 훈증을 하고 좌욕을 해
도 상당히 좋습니다. 여기에는 대나무 속에 천일염을 넣고 진흙으로
싸서 구워 낸 진액을 소금으로 만든, 죽염이라 하는 것을 사용하면
더 좋겠습니다만 죽염을 구하기가 쉽지 않은 분들은 일반 천일염을
사용해서 앞서 말한 여러 가지 방법들을 이용해 보십시오.

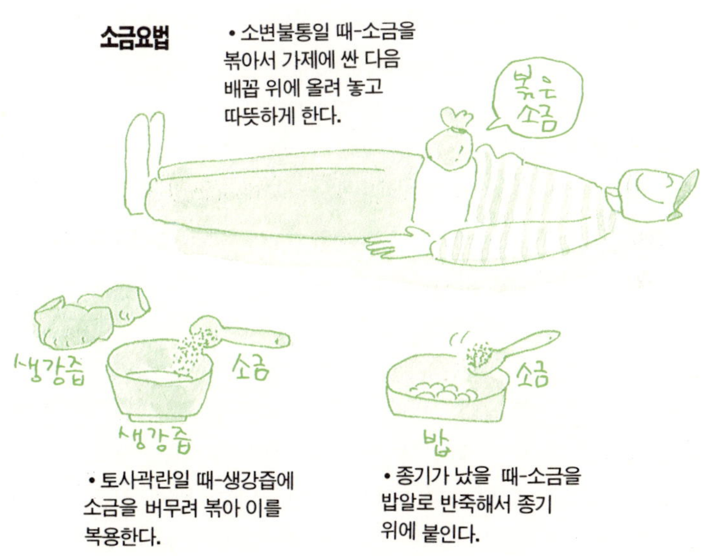

소변 보기가 어려울 땐 가오리가 정말 좋아요

가오리! 마름모꼴의 이 물고기는 입술의 신축 동작이 아주 놀랍도록 발달돼 있습니다. 어금니도 절구통 모양을 하고 있지요. 하여간 어느 모로 보나 식성이 대단한 놈이라는 것을 알 수 있지요. 그래서 그런지 가오리는 참 맛이 좋지요.

말린 가오리를 잘게 뜯어서 양념하여서 무쳐도 맛있고 내장을 빼고 크게 토막쳐서 백숙으로 만들어도 맛있구요.

또 토막친 것에 녹말을 묻혀서 끓는 물에 데쳐 만든 '가오리채'라는 요리도 있지요. 일명 분어채라고 하는 맛있는 일품요리입니다. 그리고 가오리를 장국이나 고추장물에 넣고 끓인 탕도 맛있다고 알려져 있습니다.

가오리가 맛만 좋으냐, 그게 아닙니다. 기막힌 약효가 있지요. 비타민이 아주 풍부합니다. 칼슘 함량도 의외로 많고요. 그래서 가오리를 동의보감에서는 '익인'이라고 얘기했습니다.

익인이란 '익', 도와준다, 이롭게 해준다는 뜻과 '인', 사람에게, 그러니까 다시 말하면 사람에게 이처럼 이롭게 도와주는 것도 없다 할 정도로 기막힌 약효가 있다는 것이지요. 이 기막힌 약효 중에 또 손꼽힐 게 뭐냐 하면 바로 소변을 맑게 해 준다는 것이죠.

소변이 항상 탁하신 분들 계시지요?

소변색이 노랗거나 양이 적거나, 약간 냄새가 있다거나 또는 쌀뜨물처럼 소변이 아주 뿌옇거나 소변을 봤는데 위에 기름이 떠 있는 것처럼 뭔가 둥실둥실 떠 있을 때 없습니까? 또는 소변을 볼 때 뻐근한 통증 같은 거 있는 분들 계실 겁니다.

어떤 분들은 소변이 금방이라도 나올 것 같은데 잘 나오지도 않고 아주 소변의 힘도 적고 두 갈래 세 갈래로 갈라지기도 하며 소변 볼 때에 통증도 있다는 분들 있지요. 하여간 소변이 탁하고 양이 적고 시원치 못할 때 가오리를 어떤 방법으로 조리하든 많이 잡수세요. 소변이 맑아지고 희어지고 양이 굉장히 많아집니다.

잠깐, 객적은 얘기 하나 하지요.

가오리 암놈의 성기 구멍은 몇 개일까요? 두 개랍니다. 그러니까 수컷의 교미기도 두 개이구요.

사실이냐구요? 저도 사실인지 아닌지 모르겠습니다. 그런 이야기가 전해져 내려오고 있으니까 객적은 얘기를 한번 드린 것입니다. 여하간 이상 야릇한 것이 바로 가오리입니다.

종류에 따라 80볼트나 되는 전기를 내는 놈도 있고 길이 250cm에 무게 500kg이나 나가는 믿지 못할 만큼 큰 대형 쥐가오리라는 것도 있으며, 일부일처를 철저히 지키는 부채 모양의 목탁가오리라는 놈도 있답니다. 몸빛은 붉은 갈색이고 머리 모양이 날개를 편 매와 비슷한 것도 있답니다. 이것은 매가오리라고 한답니다. 매가오리는 제주도와 부산에서 많이 난다지요. 그밖에 노랑가오리, 전기가오리, 꽁지가오리, 나비가오리 등 종류는 다양하답니다.

한문으로는 요어, 해요어, 홍어라고 하지요. 꼬리에 독이 있기 때문에 꼬리를 먹으면 가려움증이 생기거나 가슴이 답답해진다고 하니까 주의해야겠습니다.

속눈썹이 눈동자를 찌르면 들국화 달인 물을 드세요

속눈썹이 눈동자를 찌르는 병이 있습니다. 정말 희한한 병이죠? 그런데 이런 분들이 예상외로 많습니다.

동의보감에 의하면 「눈물이 방울방울 흐르고 점차 예막이 생기고 안검(눈꺼풀)이 긴장되면서 속눈썹이 거꾸로 들어가 눈동자를 찔러서 아픈 것을 도첩거목증이라 한다」라고 했습니다. '도첩거목증' 병명이 좀 어려우니까 그냥 속눈썹이 눈동자를 찌르는 병이라고 얘기합시다. 속눈썹이 눈 속으로 파고 들어가서 각막을 자극해 눈이 아프고 눈물이 흐르고, 빛만 보면 눈이 부시는 표증성 각막 혼탕마저 일으키는 증세가 바로 이런 병입니다.

동의보감에서 얘기하는 도첩거목증은 옛의서에서 여러 가지 병명으로 언급되어 사용되어 왔는데 지금은 한방에서 도첩이라고 부릅니다.

속눈썹이 눈을 찌르는 '도첩'의 원인에는 두 가지가 있습니다.

첫째는 풍열에 의한 것이 있는데, 풍열이 간장과 비장에 영향을 주어서 비열간풍을 일으킴으로써 속눈썹이 각막을 찔러 눈이 충혈되고 동통이 생기며 눈물 또한 심하게 됩니다. 그리고 긴장되기 때문에 수시로 눈을 깜박거리게 되고 눈꺼풀도 붓게 됩니다.

비열간풍의 증세는 배고픔을 쉬이 느끼는 반면 입에서는 구취가 나죠. 그리고 혀가 빨갛게 보이고 맥박은 빠르며 어지럼증을 느끼거나 소변이 붉고 대변이 염소똥처럼 동글동글 굳는 경우가 있습니다.

이럴 땐 비열간풍의 원인 치료가 있어야 도첩이 낫게 됩니다.

둘째로는 '기허'에 의해서 속눈썹이 눈 앞으로 파고드는 병증도 있습니다.

즉, 폐장과 비장의 기력이 약해져 눈꺼풀에 충분한 영양이 공급되지 못하여 눈꺼풀이 심하게 가렵고 속눈썹이 차례차례 눈 속으로 휘어들어 가서 각막을 자극함으로써 동통과 눈물과 눈부심 등이 나타나게 되는 것입니다.

이러한 병증들이 일종에 눈병을 앓고 난 후유증으로 눈꺼풀에 반응성 수축이 일어나 생기거나 눈꺼풀에 염증을 앓고 난 후유증으로 일어나기도 합니다. 어느 경우든 한방에서는 풍열과 기허 이 두가지로 치료하는데, 안과에서 속눈썹이 덧나지 않게 아예 전기로 지지는 경우가 있지요. 이런 경우 나중에 오히려 더 잘못 되는 경우도 있으니 조심해야 합니다.

동의보감에는 우선 사황산이라는 약을 쓰고 다음에는 오태산과 산효명목탕을 쓴다고 했습니다.

여기서는 쉽게 치료할 수 있는 민간요법을 일러드리죠.

감국이라고 해서 아주 노란 들국화가 있습니다. 아직 덜 핀 들국화를 말려서 건재약국에서 팔기도 합니다. 그 감국을 하루에 20g씩 차로 끓여서 복용하면 많은 도움이 될 수가 있습니다.

또 한가지 눈에 통증이 있을 때는 물푸레나무가 효과가 있습니다. 물푸레나무의 줄기를 꺾어서 잎과 함께 삶아서 그 물로 눈을 씻으면 됩니다. 눈곱이 끼었거나 통증이 있을 때 놀라운 효과를 기대할 수 있습니다. 다래끼가 나려고 가려울 때도 도움이 됩니다.

그밖에 눈의 피로를 회복시키는 데는 동물의 간이 좋은데 소, 돼지의 간을 덩어리째 청주를 넣고 쪄서 햇볕에 말렸다가 가루를 냅니다.
그 가루에 마늘가루와 메밀가루를 섞어 동글동글하게 환약을 만드는
데 수분이 부족하면 참기름으로 보충합니다. 이렇게 만든 환약을 청
주에 담갔다가 햇볕에 말려 식후에 한알씩 하루에 3번 먹으면 눈의
피로를 말끔히 씻어줍니다.

속눈썹이 눈동자를 찌르면 들국화 달인 물을 드세요

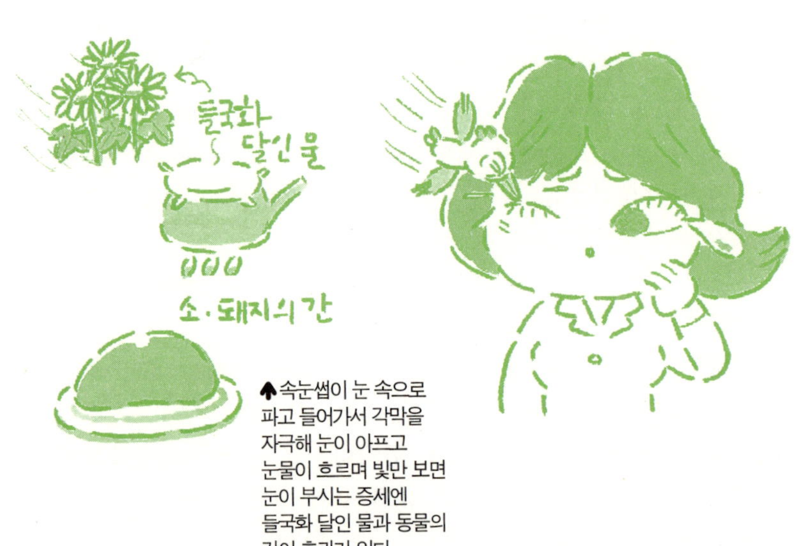

↑속눈썹이 눈 속으로
파고 들어가서 각막을
자극해 눈이 아프고
눈물이 흐르며 빛만 보면
눈이 부시는 증세엔
들국화 달인 물과 동물의
간이 효과가 있다.

숙취엔 감식초를 드세요

술 마신 다음날 숙취로 고생할 때 어떻게 하세요?

칡차를 마시거나 콩나물국을 잡수세요? 그거 좋지요. 칡이나 콩나물뿐만 아니라 인삼차를 끓여 마시거나 팥으로 팥죽을 쑤어 잡수시거나 팥 끓인 물을 마시거나 또는 매실로 차를 끓여서 마시는 방법도 좋습니다.

아니면 식초를 커피잔 한 잔의 물에다 3~4 티스푼 섞어서 마시는 것, 이런 것이 모두 숙취에 좋은 해독제 역할을 하지요.

그리고 상추도 생즙을 내서 한 잔씩 마시면 아주 좋습니다. 그럼 북어는 어떨까요? 우리 흔히들 숙취 다음날 북어국 끓여 잡숫잖아요. 물론 이거는 참 좋은 겁니다.

결빙 상태의 동태를 기화시켜서 건조한 그러한 더덕북어는 살이 연하고 더덕처럼 부슬부슬하여 맛까지 있다고 해서 으뜸으로 손꼽히고 있지요.

이것저것 가릴 것도 없습니다. 그냥 북어를 두드려서 껍질만 조금 벗기구요, 머리째 말간 탕으로 끓여서 마시세요. 메티오닌 성분이 함유되어 있어서 숙취를 아주 신속하게 풀어주면서 간장 피로를 재빨리 회복시켜 주는 그런 작용이 있습니다.

동의보감에 보게 되면,「극도로 피로해졌을 때 북어가 상당히 좋다」고 얘기를 했었거든요. 그런데 북어에는 사실 칼슘이나 철분이나 비타민 A・B_1・B_2 또는 나이아신 등이 함유돼 있고 단백질도 아주 풍부하기 때문에 그래서 아마 극도로 피로할 때 북어가 좋다고 얘기를 했나 봅니다.

숙취로 아주 피곤해서 꼼짝하기 싫을 때 북어국이 아주 좋겠지요. 이뇨작용도 굉장히 크답니다. 그래서 소변을 시원하게 보게 해 주는 것이 바로 북어지요.

또 무슨 요로결석이나 비뇨기결석 같은 때에 맥주를 많이 마신다는 사람도 있는데 맥주보다 북어국 좀 많이 끓여 잡수세요. 백탕으로 끓여 잡수시는 게 더 좋겠지요?

식초는 어떻겠어요? 물론 좋겠지요. 식초는 숙취 상태인 아세트알데히드를 빨리 개선해 주지요. 갈증도 풀구요.

감식초는 이중 효과가 있지요. 감 자체도 숙취에 좋고 식초도 숙취에 좋기 때문입니다.

빨갛게 익은 연시를 으깨어 용기에 담고 25~30℃에서 1년 이상 자연 발효시킨 후 짜서 70% 정도를 걸러 냅니다. 여기에 알코올 농도가 4~8%가 되도록 맑은 물과 섞은 후 초산 발효를 시켜 3개월 정도 경과되면 훌륭한 감식초가 되죠.

이렇게 만들어 놓은 감식초를 평소에 성인병 예방으로 마셔도 좋고 숙취가 되었을 때도 마시세요.

너무 번거롭다구요? 그렇다면 시판하는 감식초를 사다가 물에 타서 마시면 되지요.

숙취엔 감식초를 드세요

숙취로 고생할 때

➡ 숙취에 좋은 식품에 북어국, 식초 등이 있는데 가장 효과가 뛰어난 것은 감식초이다.

감식초 만들기

❶ 연시는 빨갛게 익은 것으로 준비한다.

❷ 연시를 잘 으깬다.

❸ 밀폐용기에 으깬 연시를 담고 25~30℃에서 1년 이상 자연발효 시킨다.

❹ 발효시킨 연시를 깨끗한 가제에 넣고 짜서 즙을 받는다. 여기에 4~8% 농도의 알코올을 부어 발효시킨다.

❺ 3개월 정도 발효시키면 훌륭한 감식초가 된다.

술 드신 다음날은 부추를 드세요

봄철의 부추는 인삼, 녹용보다 좋다는 말이 있습니다. 부추는 잎의 폭이 좁고 부드러우며, 녹색이 짙고 향기와 윤기가 있는데다가 약효도 많기 때문에 이런 말이 전해오는 것입니다.

예로부터 불가와 도가에서는 음력과 분노를 일으키는 5가지 자극적인 채소를 꺼리고 있는데, 이를 '오훈채', '오신채'라고 불러왔습니다. 불가, 도가에서 말하는 오훈채의 의미는 약간 다르지만 음력을 불러 일으키는 것들을 금기시한 점에서는 같습니다.

음력이란 말은 정력강장제로서 달래, 마늘, 두릅, 파, 부추 등을 들 수 있습니다.

부추는 자양강장 효과가 뚜렷하다 해서 일명 '기양초'라고도 부릅니다. 아울러 부추를 게으름쟁이들도 재배할 수 있을 정도로 저절로 잘 자라는 강한 생명력을 가지고 있어서 게으름쟁이풀이라고도 합니다.

부추는 이처럼 강한 생명력을 지니고 있을 뿐만 아니라 다양한 성분을 함유하고 있고 여러 가지 약효를 지니고 있습니다. 비타민 A, B_1, B_2, C, 칼슘, 철분 등이 특히 많고 정장작용을 해서 혈액을 맑게 하고 세포에 활력을 주고 있습니다.

그리고 식욕증진, 소염, 항균, 해열작용까지 갖고 있습니다. 그러

니까 부추를 드시면 식욕이 굉장히 좋아진다, 소염·항균·해열을
돕는다라는 효과가 있으며 독특한 향기는 신경을 진정시키고 비타민
B_1의 흡수를 좋게 하며 탄수화물의 이용률을 높입니다.

특히 부추는 '간의 채소'라고 불리는데 이는 간장기능을 굉장히
강화하는 채소라는 말로 동의보감에서는 간에만 좋은 것이 아니라
신장병에도 마땅히 부추채를 먹는다 해서 부추가 신장에도 좋음을
지적한 바가 있습니다.

예로부터 부추는 나물무침이나 김치, 잡채 등 여러 가지 조리를 해
서 늘 먹어 왔는데 다다익선이 반드시 옳은 것은 아닙니다. 아무리
약효가 뚜렷한 부추라 해도 지나치게 먹으면 정신이 흐려지고 눈이
침침해지게 됩니다.

술을 마셔서 온몸이 후끈 달아오르고 얼굴이 붉어진 상태에서 부
추를 안주로 먹게 되면 이익보다는 해가 더 많습니다. 열병 후에도
부추를 먹는 것이 바람직하지 않습니다. 그 까닭은 무엇일까요?

술을 먹고 얼굴이 붉어졌을 때 왜 부추가 안 좋을까요? 그 이유는
부추가 굉장히 열성식품이기 때문입니다. 그래서 예로부터 열병 후
10일 이내에 부추를 먹게 되면 병이 즉시 재발한다는 말이 있을 정도
입니다. 열이 너무 많은 부추를 열이 있을 때 먹으면 안 좋다는 이야
기입니다.

이렇게 열성식품이기 때문에 꿀이랑 함께 드시는 것도 좋지 않습
니다. 우리 몸이 굉장히 차거나 수족이 냉하고 하복부가 냉해서 자주
설사를 하시는 경우에는 부추가 좋습니다. 술을 드신 다음날 설사가
잦거나, 배가 살살 아픈 경우에도 역시 부추가 매우 좋은데 그것은
바로 부추가 열성식품이기 때문입니다.

이같은 경우에 부추가 장 내의 독성물질을 제거하고 인체의 방어
기능을 강화시켜 지사작용을 하기 때문에 부추죽을 쑤어서 드시면

설사가 멎게 됩니다.

부추에 식초를 타서 살짝 끓인 그 물을 따끈하게 해서 마시게 되면 장이 항상 약하신 분들, 장에 항상 이상발효가 일어나서 부글부글 배가 끓는 분들에게 상당히 좋습니다. 물론 부추를 생즙으로 내서 사과즙과 함께 섞어서 드셔도 좋은 효과가 있습니다.

부추 20g과 토사자 20g을 함께 넣고 물 6사발을 붓고 2사발 정도가 될 때까지 조린 후 하루에 여러 차례 나누어 드시면 자양강장 효과가 매우 큽니다.

정력이 떨어지거나 허리나 다리 같은 데 힘이 없고 시큰거리고 아프신 분, 눈이 어찔어찔하고 머리가 항상 잠에서 덜 깬 것 같이 무겁고 멍한 경우, 입이 자주 마르고 귀가 잘 울리는 분들, 어느 때는 손이 후끈 달아 올랐다가 조금만 추워져도 금방 손발이 냉해지는 그러한 남성들에게도 자양강장제로 부추 20g과 토사자 20g을 함께 끓여서 복용하면 상당히 도움이 됩니다.

토사자라고 하는 것은 부추 이상으로 열성식품이고 동의보감에서는 숙지황과 토사자 두 가지 약만 가지고도 우리 인체 기능을 강화시키는데 굉장히 도움이 된다고 예로부터 말하여 왔습니다.

식초의 신비를 아십니까?

우선 편지를 한 통 소개하죠.

「저희 어머니는 저혈압이신데, 두드러기와 가려움증이 있고 하루에 수차례 몸이 추웠다 더웠다, 머리가 아팠다가 어지러웠다가 하시곤 합니다. 그리고 머리가 띵하기도 하고 안절부절하는 증세가 알레르기에 걸린 이후 시작되셨습니다. 식중독이 알레르기로 변한 것인데 약물 치료도 했지만은 소용이 없어서 문의드립니다」

그러니까 알레르기 식중독에 의한 알레르기성 두드러기의 가려움증과 더불어 머리가 아팠다가 어지러웠다가 머리가 띵하다고 하는 증세를 호소하신 분입니다. 이런 분들이 어찌 한두 분이겠습니까? 굉장히 많죠!

어떤 때는 생선 식중독에 걸리고 어떤 때는 돼지고기 또는 복숭아, 이런 등등에 의해서 식중독에 의한 알레르기성 두드러기로 아주 고질적인 분들이 상당히 많습니다. 특히 편지 주신 분의 경우에는 탱자 말린 거하고 화피를 사다가 달여 먹었는데 머리가 더 어지럽다고 그렇게 쓰셨네요.

탱자는 급성 두드러기에 매우 효과가 있습니다. 그리고 화피라고 하는 것은 벗나무 껍질인데 이것은 만성 두드러기에 효과가 있습니다. 그러나 식중독이 굉장히 오래 되신 분의 경우 그때는 자꾸 재발하는데 사소한 것에도 두드러기가 나고 얼마나 고생스럽습니까? 이럴 때는 근본적으로 그 독성을 우리 몸에서 제거해야죠. 그래서 제가 권하고 싶은 두 가지 방법을 소개합니다.

하나는 우선 숯가루입니다. 간장 속에다 숯덩어리를 넣게 되면 부글부글 발효된 것 다 거둬들이죠. 또 숯가루는 지혈도 시키고 물기도 금방 빨아먹는 작용을 합니다. 이렇게 숯가루가 우리 몸 속에 들어가게 되면 독이 있는 가스들을 모두 흡수합니다. 항상 헛배가 부른다거나 변이 부글거린다거나 하는 분들의 경우에도 그걸 다 빼냅니다.

무슨 중독 걸렸습니까? 이러한 독성들을 그 숯이 모두 흡수합니다. 그리고는 체외로 배설시키기 때문에 숯가루를 권하는 겁니다. 두번째 권할 것이 바로 식초입니다. 식초는 너무 효과가 있기 때문에 이런 분들 뿐만 아니라 다른 증세를 가진 분들에게도 제가 식초의 효능에 대해서 말씀드릴려고 하는 겁니다.

첫째, 식초는 스트레스를 완화시켜 주는 작용이 있습니다.

스트레스가 쌓이게 되면 피로 물질이 더 많아지게 되겠죠. 근데 그 스트레스를 어떻게 풀어 줄 수가 있겠습니까?

우리 냉면 속에다가 식초 좀 많이 넣어서 잡숴 보십시오. 금방 스트레스가 풀어질 것입니다.

스트레스가 쌓이게 되면 칼슘 성분이 부족해지게 됩니다.

둘째, 식초는 탁한 혈액을 제거하는 작용이 있습니다. 혈액의 대사도 빨리 시켜 줍니다. 그래서 동맥경화를 예방해 주고 혈압도 떨어뜨립니다. 산성화 체질을 막아 주어서 더위가 시작되는 철에 각종 질병을 예방할 수도 있습니다.

셋째, 식초는 지혈작용이 있습니다, 수렴진통 작용이 있습니다, 그러니까 결국 혈액을 보호합니다. 코피가 잘 납니까? 대변 속에서 출혈이 잘 생깁니까? 이같은 각종 출혈성 질환에 식초가 좋습니다.

조직세포에 유산 단백을 억제하기 때문에 근육의 경직을 방지할 수가 있습니다. 어깨 근육이 딱딱하게 굳어지면서 결립니까? 이런 분들의 경우 식초를 조금만 더 음식에다 섞어서 잡숴 보십시오. 반드시 효과가 있습니다.

식초는 해독 살충작용이 굉장히 큽니다. 어육이나 체독의 해독제로 쓰여질 뿐 아니라 방사능에 오염된 야채도 식초로 씻으면 안전하다고 할 정도로 잘 알려져 있습니다. 식초는 피를 돌봐 줍니다. 그러니까 어지럽다, 지금 머리가 띵하다, 머리가 맑지 못하다, 이럴 때에 식초를 들게 되면 산소가 헤모그로빈과 결합되는 것을 굉장히 높여 주기 때문에 머리를 맑게 해주고 어지럼증 증세를 없애 줍니다.

정말 그럴까요? 의심되시지요? 실제로 어지럼증으로 자기 꼬리를 물려고 뱅뱅뱅뱅 돌고 있는 그런 개를 보셨습니까? 개를 가만히 관찰하다 보면 개가 자기 꼬리를 물려고 하다 보니까 뱅뱅 막 돌죠. 이런 개들은 식초가 지금 부족한 것입니다.

그때에 먹이에다 식초를 조금만 섞어 주게 되면 그러한 증세들이 완전히 개선됩니다. 결국은 식초가 머리가 어지럽고 띵한 데도 도움이 된다는 얘기이죠. 더군다나 식초는 피로 회복제도 됩니다. 간도 보호하게 됩니다. 아울러서 타액과 위액의 분비 작용까지 있습니다. 그리고 여드름이 많이 난 경우에도 식초를 이용해 보십시오. 상당히 도움이 됩니다.

신경불안증에는 멸치나 백합 달인 물이 좋아요

동의보감 중에 내경편 권 1을 보면 「심자일심지주」라는 원문이 있습니다.

우리말로 쉽게 풀이하면 마음은 몸의 주인이 된다 라는 뜻이죠. 그러니까 결국 마음을 얼마나 중요시 여겼는지 알 수가 있습니다.

특히 마음의 병이라고 할 수 있는 불안, 강박관념의 심경증과 마음에 고민으로 생기는 심신증 같은 것으로 흥분하고 초조하거나 우울하고 가슴이 뛰는 등 정신신경계 장애가 오는 것을 우리는 신경불안증이라고 얘기하죠.

어느 때는 얼굴에 열이 나고 손발이 찬 경우도 있고, 또 어느 때는 어깨가 결리고 머리가 아프며 냉증과 어지러움도 동반하게 됩니다. 또 어느때는 갑자기 발작적으로 흥분, 불안해지게 되는데 이는 여성에게 많고 이런 여성들은 하반신이 굉장히 찬 경향을 띄죠. 또 온몸이 화끈거리고 피가 머리로 몰린 듯하고 흥분, 불안해지는 분들은 심장 또는 혈관 계통의 질환을 주의해야 합니다.

그러면 이러한 신경불안증을 어떻게 하면 해소시킬 수 있을까요? 동의보감에서는 이렇게 얘기했습니다.

병을 다스리고자 하면 먼저 그 마음을 다스려야 한다. 그 마음을 반드시 바르게 하여 도에 합당하게 하고 병자로 하여금 모든 마음 속의 의심이나 걱정, 생각 또는 모든 불평을 제거해야 한다. 세상만사 모든 것이 공허요, 종일 이루어 놓았다는 것도 모두 망상이요, 내 몸도 알고 보면 모두 헛된 환념이고 화나 복 또한 모두가 본시 없는 것이며 생이나 죽음이나 모두 한낱 꿈과 같은 것이라 한번 깨닫고 나서 이를 알면 마음이 자연히 청정해져서 질병도 자연히 낫게 된다. 이렇게 되면 약이 입에 이르지 않았는 데도 병은 이미 나은 것 같고 참된 사람은 도에 가깝게 이르는 것이다.

얼마나 좋은 일입니까? 결국 마음으로 병이 생기고 병은 마음으로 고친다는 얘기가 되겠습니다. 그런데 이렇게 하기가 조금 힘드신 분의 경우 실생활에서 어떻게 했으면 좋겠는가 하는 건데, 우선 손발을 따뜻하게 해야 됩니다. 그리고 시금치 같은 식품들이 신경불안증을 많이 해소시키는데 좋은 음식으로 알려져 있죠. 신경 흥분을 진정시키고 사고력도 높이며 뇌의 활동을 강화시키기 때문입니다. 그리고 취침 전 30분쯤 전에 미지근한 온수에 목욕을 하시면 많이 도움이 됩니다.

한방에서는 백합병이라는 병이 있는데 백합병은 현대의 노이로제와 같은 증세입니다. 그러니까 말 안 하고 침묵을 지키고 말을 한다고 해도 굉장히 적게 하며, 졸리면서도 잠이 오질 않고 또 움직이려고 해도 움직여지지 않고 먹으려고 해도 입맛이 당기지 않아 못 먹게 되며, 어느 때는 오한이나 발열이 나며 입고 쓰고 소변도 붉고 맥도 빠르고 한 것을 백합병이라고 그럽니다. 그런데 그 백합병에 좋은 약이 바로 백합이라고 합니다. 백합은 나라의 뿌리지요. 그러니까 이 나라의 뿌리가 100개 뭉쳐서 이루어진 것이 백합이라고 합니다.

백합은 맛이 달고 독이 없습니다. 꽃이 핀 걸 약으로 쓰는데요. 이것이 신경을 안정시키는데 그렇게 효과가 있습니다. 이 뿌리를 꿀로 버무려서 쪄서 먹으면 되는데 하루에 15g 내지 30g 정도로 하루에 두 번 잡수시면 되겠습니다.

　또 한 가지 방법은 멸치를 많이 잡수세요. 멸치는 칼슘·인·철분·나트륨·칼륨이 듬뿍 들어 있는 식품으로 특히 칼슘 함유량이 많아 신경 안정에 큰 효과를 냅니다.

　우리 식탁에 자주 오르는 된장국에 멸치를 이용하면 건강유지에도 도움이 되고 신경 안정제로도 가치를 발휘할 수 있습니다. 멸치볶음, 멸치튀김도 자주 만들어 잡수세요.

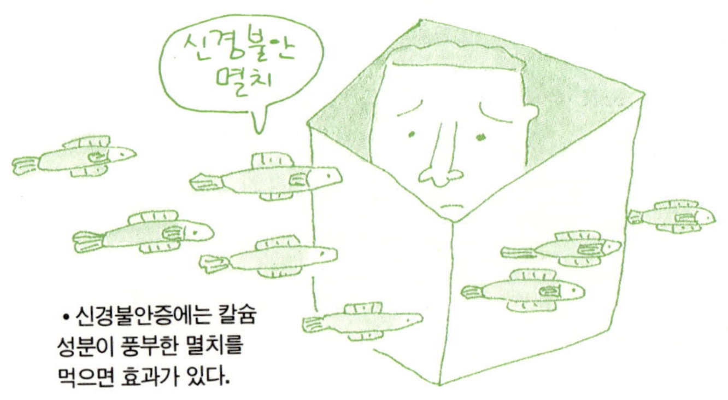

• 신경불안증에는 칼슘 성분이 풍부한 멸치를 먹으면 효과가 있다.

신장이 약한 분은 달팽이를 달여서 마시세요

"신장이 약한 경우에 좋은 방법이 없을까?"하고 물어오시는 분들이 많습니다. 어떤 분은 "신장이 약해졌을 때 체력이 있는 동안 단식을 하면 어떨까요?"하고 말씀하시기도 하는데 이는 조심하시는 게 좋습니다.

물론 어설픈 치료로 오히려 악화시키면 정말 불치병이 되고 말기 때문이지요.

경험상 단식 요법도 좋다고 말씀을 드릴 수가 있습니다. 그러나 증세나 체질 또는 체력이 사람마다 모두 다르므로 이것을 누구에게나 권장할 수는 없습니다.

그런데 신장에 단식이 좋다는 얘기를 어디서 들으셨는지 무턱대고 단식을 하는 게 좋지 않느냐고 물으시는데 그건 이렇습니다.

단식은 한 가지 힌트에 지나지 않으므로 흥미가 있는 분들은 단식을 한번쯤 생각해 보시는 것도 괜찮겠죠. 그러나 이것보다 더 중요한 것은 왜 단식이 좋은가 하는 의미를 마음 속에 잘 새겨두셔야 된다는 겁니다.

그러니까 과식을 하는 것, 모든 것에 욕심이 너무 많아지는 것, 이것들이 신장에 부담을 주고 더 악화시키니까 신장이 약하다고 생각하시는 분들은 단식까지는 몰라도 소식을 하고 과욕을 부리지 않으시면은 신장의 기능이 회복된다는 겁니다.

몸이 피로하십니까? 얼굴이나 손발이 붓습니까?

통증이 없고 이런 증세만 있으니까 그냥 방치하다 보면 큰 일만 만들게 됩니다.

오줌이 탁해지는 것도 적신호입니다.

신장은 혈액의 불필요한 물질을 배설해서 깨끗한 피를 전신에 보내는 그러한 역할을 하죠? 따라서 여기에 고장이 생기고 기능이 약해지게 되면 선택적으로 재흡수하지 않게 되어서 몸 전체에 이상이 생기게 됩니다.

술 좋아하시는 분들, 위장이나 간장만 경계하시죠? 그러나 신장의 손상도 굉장히 큽니다. 그러니까 단식이나 소식이 싫다면 한번 달팽이에게 주목을 해 주십시오.

프랑스 요리 에스카르고가 바로 이 달팽이 요리인데, 이것은 밤의 요리라 하여 강정작용이 큰 것으로 알려져 있지만 이 외에 신장을 강화시키는 역할도 합니다.

달팽이는 어떻게 복용해야 할까요? 이것을 일단 구워서 잡숴 보십시오.

소라를 구워서 잡숴 보셨죠? 바로 소라 굽는 방법과 같은 방법으로 굽습니다.

구운 달팽이를 껍질에서 꺼내서 햇볕에 말려놨다가 잘 달여서 통째로 마시는 방법인데 이것을 계속 드시는 게 포인트입니다.

동의보감에서는 이 달팽이가 이뇨작용이 굉장히 크다고 했습니다. 신장이 약할 때 달팽이도 좋은 방법 중의 하나임을 알아두시죠.

양파는 동맥경화나 고혈압에도 좋습니다

언제인가 해외토픽에 이런 얘기가 있었습니다.

'이란의 한 노인이 장수했습니다. 그리고 굉장히 건강했습니다. 결혼생활도 원만해서 자녀를 굉장히 많이 두었습니다. 그 건강이나 장수의 비결이 뭔가 하고 그를 인터뷰한 결과 양파를 굉장히 다량으로 매일 복용을 하고 있다는 것이 밝혀졌습니다'

그리고 여름철에는 양파만큼 좋은 게 없다고들 합니다. 양파의 원산지는 페르시아죠. 우리는 아라비아 쪽의 사람들을 회회인이라고 불렀죠. 그래서 양파를 한문으로 표현할 때에 '회회총'이라고 부릅니다. 물론 본초강목 그리고 동의보감에는 이것을 회회총이라고 하지 않고 '산총'이라고 합니다.

동의보감에서는 「양파는 아주 맵고 그리고 열이 있는 식품인데 이것을 익혀 먹게 되면 굉장히 달고 맛있다」고 얘기했습니다.

그러나 양파가 아무리 좋다고 하더라도 오래 먹게 되면 정신이 산만해지거나 맥을 손상시킵니다. 양파는 성욕을 자극하는 효능도 있는데, 너무 과다하게 복용을 하면 결과적으로는 성욕에 손상을 주게 됩니다. 즉, 그 자극의 정도가 너무 커서 결국은 손상을 받게 된다는 것이죠. 과연 정말 그럴까요?

양파는 아무래도 열성 식품이고 맵기 때문에 눈을 침침하게 만들

수가 있습니다. 또 본초강목과 동의보감에서는 충치를 앓는 자가 양
파를 먹게 되면 더 심해진다고 얘기했습니다.

아무튼 이 양파의 역할에 대해서 얘기해 볼까요?

소나 말의 뼈를 삶을 때 양파를 넣고 삶게 되면 뼈가 아주 물러진
다고 합니다.

갈비찜을 할 때에 요즘 뭘 넣고 합니까? 키위를 넣고 갈비찜을 하
면 갈비가 굉장히 물렁물렁해지고 아주 부드러워진다고 하죠. 양파
를 넣어도 마찬가지 효과가 나타나는 것입니다. 바로 이것은 옛날 본
초강목과 동의보감에 나와 있던 방법들입니다.

이렇게 뼈까지 물러지게 할 정도로 강력한 작용은 우리 몸 속에 어
떤 결석이 생겼을 때에 이것을 흩어지게 하고 체외로 배출시켜 주는
데에도 상당히 도움이 된다는 뜻입니다.

양파는 심장병에 특효가 있을 뿐만 아니라 속을 덥히고 소화를 촉
진시키며 식욕을 증진시킵니다. 그러니까 여름철에 식욕이 떨어지고
소화가 덜 되고 배가 굉장히 냉해지고 할 때에도 양파가 매우 좋다는
것입니다.

'오장의 기' 그러니까 일종의 모든 내장기 에너지를 상당히 이롭
게 해줍니다. 그것 뿐만이 아닙니다. 고혈압과 동맥경화에도 상당히
유효합니다.

양파껍질에는요, 프라노이드라는 성분이 들어 있는데 이것은 혈관
을 강화하는 작용이 있습니다. 양파에 있는 나트륨과 칼륨의 양을 비
율로 따져 본다면 칼륨 쪽이 많습니다. 칼륨은 나트륨을 체외로 배출
시키기 때문에 칼륨을 많이 섭취하게 되면 염분 제한의 효과까지 있
게 됩니다.

우리 조금 더 양파 쪽으로 얘기해 볼까요? 양파에는 '씨시틴유도
체'라는 성분이 들어 있는데 이것은 혈관의 내벽이나 혈액 그 자체에

작용해서 혈액순환을 원활하게 해주는 작용이 있습니다. 혈액순환이 잘 되면 더불어서 혈압 상태가 개선이 되겠죠. 그래서 동의보감에서도 고혈압과 동맥경화증 같은 데 유효한 것처럼 풍에도 상당히 효과적인 것이 양파라고 얘기했습니다. 바로 이런 까닭입니다.

여름철이 되면 여자들 짧은 치마 입고 지나다니죠? 그걸 보면 다리 오금 있는 데가 퍼렇게 정맥이 돋아가지고 꼭 지렁이가 기어가는 것처럼 혈관이 마구 툭툭 튀어나온 것을 볼 수가 있습니다.

그리고 달리는 말 있지 않습니까? 그 말의 다리에도 이런 정맥류가 생길 수 있습니다. 그때에 어떻게 하겠습니까? 프랑스에서는 양파를 먹였다고 합니다. 그러면 이것이 풀어진다고 합니다. 마찬가지로 우리 몸에도 정맥류가 잘 생깁니다. 이럴 때에는 혈전을 용해하고 혈액순환을 개선시키는 양파가 상당히 도움이 된다는 얘기가 되겠습니다.

당뇨병에도 굉장히 도움이 됩니다. 당뇨병으로 피로한 것은 체내에서 탄수화물의 분해가 불완전해서 젖산이 축적되기 때문이고 이 젖산이 단백질과 결합하게 되면 근육을 수축시킵니다.

바로 이 근육의 피로감을 회복시켜 주는 게 양파입니다.

이 양파는 불면증에도 상당히 좋기 때문에 링 모양으로 썰어서 머리맡에 펼쳐놓기만 해도 공기 중의 이 성분이 호흡에 의해서 체내에 흡수되어 불면증을 고칠 수 있다고 합니다.

그러니까 여름철에 소화 안 되고 식욕없고 잠 못 주무시는 분들은 양파를 이용해 봅시다.

어지럼증, 두통에는 천마가 효과 있습니다

천마라는 약재에 관해 들어 보신 적 있으세요?

천마는 난초과에 딸린 여러해살이풀이지요. 이것을 일명 정풍초라고도 합니다. 이 풀은 바람이 불면 움직이지 않고 바람이 불지 않으면 스스로 자기가 흔들린다고 해서 정풍초란 이름이 붙었다니 참 희한하지요.

그런데 그 뿌리가 또 희한하게 생겼습니다. 그 뿌리가 남성 생식기를 닮았거든요. 그래서 우리말로는 좀 쑥스러운 이름을 갖고 있지요. '수자해좆'이라고 합니다.

이 천마는 그래서 남성용 강장 강정제로 많이 사용되고 있는데요, 이러한 강장 강정제 외에 현기증, 즉 어지럼증과 두통에 참 좋다고 알려져 있습니다.

어느 정도 좋은가 하면 원나라 때의 명의 '나천익'은 '어지럼증은 이 천마가 아니면 고칠 수가 없다'고 극단적으로 표현했을 정도지요. 그만큼 어지럼증, 두통에 효과 있는 게 이 천마라는 약입니다.

어지럼은 여러 가지 원인에 의해서 일어나겠죠.

혈압이 높으신 분들 간혹 가다가 뒷목이 뻣뻣해 오면서 어지러움을 느낄 수 있겠죠.

동맥경화에도 마찬가지로 어지럼증이 옵니다. 그리고 메니에르씨 증후군이라고 하는 병도 있어요. 이 메니에르씨 증후군이라는 것은 어지럼증과 동반해서 그냥 눈도 뱅글뱅글 돌고 귀까지 멍멍해지면서 귀에서 소리가 막 들립니다. 그러면서 아주 매슥매슥거리게 되지요.

이렇게 어지럼증, 이명증, 매스꺼움 이 세 가지 증세를 동반하는 게 메니에르씨 증후군입니다.

또 너무 허약해도 어지러울 수 있겠죠. 바로 이 천마는 고혈압이나 동맥경화 또는 메니에르씨 증후군 또는 허약해서 오는 어지럼증 모두에 통용될 수 있습니다. 복용 방법은 하루에 8g 정도씩만 끓여서 차처럼 마시면 됩니다.

아주 효과가 있을 거예요. 그러나 만약 어지럼증이 계속된다고 하면 한의사와 상의해서 전문적인 치료를 받도록 해야 되겠습니다.

어지럼증 · 두통에는 천마가 효과 있습니다

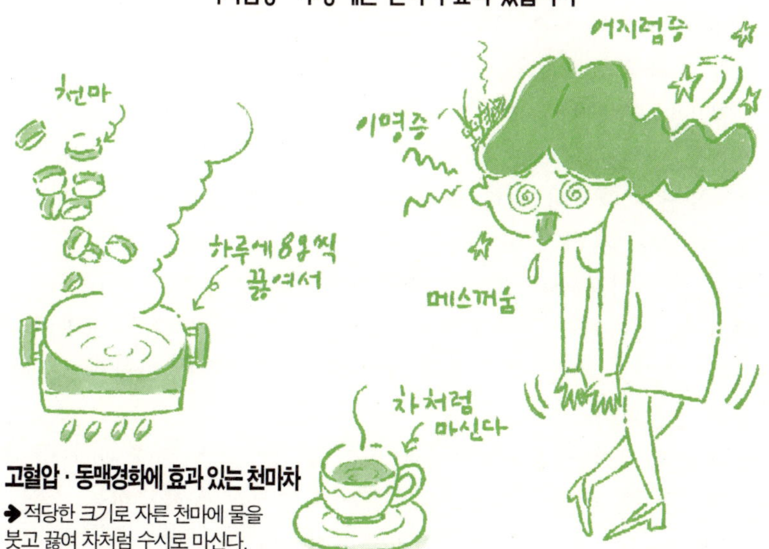

고혈압 · 동맥경화에 효과 있는 천마차
➡ 적당한 크기로 자른 천마에 물을 붓고 끓여 차처럼 수시로 마신다.

어지럼증이 심하면 어떻게 하나요?

어지럼증에는 여러 가지의 원인이 있습니다. 여기서는 그 원인에 대해서 말씀드리지 않고 어떤 원인이든 그저 어지럼증을 통칭해서 식품으로 뭐가 좋은가 하는 것만 일러 드리도록 하겠습니다. 물론 원인에 따라서 그 식품이 다 다릅니다. 그러나 그냥 여러분들께서 생각하시기에 '원인은 잘 모르겠지만 그냥 요새 자꾸 어질어질해' 하시는 분들은 이런 음식을 평소보다 조금 더 잘 잡수시라는 의미에서 말씀드리는 겁니다.

원인을 규명하지 말라는 것이 아니니까, 그것을 우선 전제로 하고 드십시오. 어지럼증에는 바지락이나 꼬막 같은 것들이 굉장히 좋습니다. 물론 재첩이나 대합 등과 같은 조개류도 모두 좋다는 얘기가 되죠. 왜 그러냐 하면 여기에는 비타민 $B_1 \cdot B_2$ 그리고 철분, 코발트 등등의 조혈 성분들이 굉장히 많기 때문입니다.

피가 좀 모자라는 분들! 이런 분들, 어지럽죠? 그럴 때에 이런 바지락, 꼬막, 재첩, 대합 등이 좋다는 얘기입니다. 아울러서 굴도 굉장히 좋습니다.

굴이라고 하면 강정·강장제로 널리 알려질 정도로 효과가 참 좋습니다. 굴 많이 드셔 보십시오. 피가 모자라는 분들로서는 스태미너도 좋아지고, 피부 색깔도 벌써 틀려집니다. 여기에는 타우린이라는 성분과 비타민 E 등이 굉장히 많습니다. 그래서 남녀 모두 이것을 많이 드실수록 좋은 거죠.

그 외에는 콩으로 만든 어떤 제품도 모두 좋습니다. 콩나물을 '두채아'라고도 하는데, 이 콩나물은 우리 나라만의 아주 독특한 식품입니다.

훈자왕국이라고 하는 곳은 아주 장수한 마을로 알려져 있는데 거기서는 지붕 위에다가 콩 같은 것을 놓고서는 싹을 틔워서 먹는데요, 우리 나라 콩나물과 같은 방법이죠. 여기에는 비타민 C가 그렇게 많기 때문에 참 좋습니다. 물론 콩나물 외에도 두유나 콩 가공식품 종류는 모두 좋습니다.

왜 그러냐 하면 콩에는 단백질의 함량이 쌀의 약 5배, 그리고 밀가루의 4배 이상이 되기 때문입니다. 그 단백질을 구성하고 있는 아미노산 중에서 필수아미노산의 비율도 비교적 높습니다.

그리고 지방 함량은 쌀의 20배 이상이 됩니다. 그 중에서 불포화지방산이 80% 이상이 되고 그 중 리놀산이 50%가 될 정도이며 항산화 작용을 하는 레시틴도 많이 들어 있습니다. 콩에는 또 무기질과 비타민들도 상당히 많습니다.

콩에는 사포닌 성분도 있는데 바로 이 콩의 사포닌은 인삼 속에 들어 있는 사포닌과 유사한 성질을 갖고 있습니다. 그러니까 그 비싼 인삼을 못 잡수신다 해도 콩, 콩나물 그리고 두유 이런 종류로 자꾸 보충을 해보십시오. 그러면 인삼을 섭취함으로써 얻는 사포닌과 같은 유사한 물질을 거기서 얻을 수가 있을 겁니다.

아울러서 시금치 같은 것도 어지럼증을 고치는 데 참 도움이 많이 되는 그러한 식품입니다.

시금치! 우리 이거 좀 등한시하기 쉽습니다. 왜냐고요? 사람들은 이상하게 비싼 것은 효과가 많은 것으로 알고 싼 것은 효과가 적은 것으로 압니다. 그러나 시금치만큼 좋은 게 또 없습니다.

비타민 A・B・C・D・E 그리고 엽산, 철분, 칼슘, 마그네슘, 요오드 등 미네랄도 굉장히 풍부합니다. 그리고 철분을 흡수시켜 주는 비타민 C가 너무너무 많기 때문에 결국 어지럽다고 하시는 분들의 경우에 시금치가 좋다는 얘기입니다.

떫은 성분인 수산이 포함되어 있기 때문에 이것을 제거하기 위해서 살짝 데쳐낸 다음 그 물을 버리고 사용하십시오. 바로 이 수산이 결석의 원인이 됩니다.

흔히들 신장결석 등을 갖고 있는 분들은 시금치라든지 이런 것 드시지 말라고 그러죠? 그것은 왜인지 아십니까? 시금치 속에 수산이 있기 때문입니다. 그런데 실질적으로, 아주 다량의 시금치를 생으로 먹지 않는 한 그런 염려는 사실 드뭅니다. 그런데 우리들이 너무 지레 겁을 먹어가지고 결석 있으니까 시금치 먹지 말자고 그러죠? 그리고 그 수산은 떫은맛 낸다고 그랬죠. 그러니까 살짝 데쳐서 그 물을 버리고 요리를 하면 수산이 없어지는데 뭐 걱정할 것이 있습니까? 그렇다고 너무 데치면 비타민 C나 이런 성분들이 모두 파괴되며 미네랄도 소실되니까 너무 오래 데치지 말고 살짝 데친 후 한번 드셔 보십시오.

그 외에 또 좋은 것은 국화꽃입니다. 국화꽃 아주 보기 좋죠? 그 국화의 잎을 뜯으십시오. 그리고 찹쌀풀 같은 것을 쑤어서 국화 꽃잎을 그 찹쌀풀에다가 넣으셔서 옷을 입히십시오. 그런 후 옷을 입힌 국화꽃을 말려 두십시오. 이렇게 옷 입힌 국화 꽃잎을 튀겨서 술안주 하셔도 너무너무 좋구요, 향기도 좋습니다. 아울러 어린아이들도 이 국화 꽃잎의 맛을 매우 좋아합니다. 아무튼 이것도 어지럼증을 예방할 수 있는 방법입니다.

여드름이 많이 나면 삼백초차를 드셔 보세요

삼백초라는 약에 대해서는 잘 모르실 거예요. '멸'이라고 불리거나 또는 '약모밀'이라고 불립니다.

이 풀은 뿌리, 줄기가 하얗습니다. 또 꽃필 무렵에는 잎 세 개가 흰색을 띱니다. 그리고 꽃도 흰색을 띠고요. 이렇게 세 가지가 모두 흰색을 띤다고 해서 삼백초라고 이름을 붙였다지요.

그런데 잎과 줄기에서는 특이하고 역겨운 독취가 납니다.

그래서 가까이 하기에는 조금 무리가 오지요. 그런데 이 독취는 테카노일 아세트 알데히드라는 성분 때문에 나는 것인데, 이 성분이 있어야 약효가 뚜렷해지니까 약간의 독취가 있더라도 그냥 참고 한번 써 보세요.

생잎을 바짝 말려서 건재약국에서 팔고 있기 때문에 구하기는 어렵지 않습니다.

이것으로 차를 끓여 마시면 동맥경화, 고혈압, 중풍을 예방하고 변비가 아주 심할 때 풀어 주지요. 그리고 두드러기에도 그렇게 좋을 수가 없습니다.

하루에 20g씩 차처럼 끓여서 마시면 됩니다. 특히 두드러기에는 이 삼백초 잎을 찹쌀로 쑨 풀로 얇은 옷을 입혀서요, 바삭바삭한 튀김을 만들어서 잡수셔도 도움이 많이 됩니다.

그런데 삼백초가 두드러기에 좋다면 혹시 여드름에는 어떨까 하는 생각이 드시지요?

물론 여드름에도 도움되지요. 특히 고름이 생긴 여드름 그리고 이마와 턱에 많이 난 그런 여드름에 좋습니다.

여드름 중에서도 꼭 부위에 따라서 다르냐 하신다면 당연히 그렇다고 할 수 있습니다.

이마와 턱에 이런 여드름이 많이 난 것은 대개는 월경이 순조롭지 못해서 오는 것이기 때문이지요. 그러니까 월경불순이나 호르몬 분비의 균형이 무너졌을 때 이렇게 이마와 턱에 여드름이 많이 나는 거지요.

그러니까 이런 부위에 여드름이 집중해서 많이 날 때는 한번 삼백초차를 끓여서 잡숴 보세요.

참고로 말씀드리지요.

이마와 턱에 여드름이 많이 나는 것은 월경불순이나 호르몬 분비의 균형이 무너졌기 때문이라고 그랬지요?

그렇다면 양볼에 여드름이 많이 나는 이유는 무엇일까요? 그것은 간기능이 약하기 때문입니다. 간에서 해독 작용을 제대로 하지 못해서 오는 것이지요.

코 주위에 여드름이 많이 나는 것은 단 것이나 기름진 것을 많이 먹은 까닭이요, 입 주위에 여드름이 많이 나는 것은 비위장 소화기 기능이 약하기 때문입니다. 그러니까 여드름이 많이 나는 부위에 따라 그 이유를 구분해서 대책을 세우도록 하세요.

여름철 감기, 인삼·오미자 달인 물을 드세요

옛날부터 오뉴월 감기는 뭣도 걸리지 않는다 해서 매우 경시하는 경향이 있지만 사실 이때야말로 감기에 주의해야 할 때입니다. 아테네가 멸망한 원인이 감기라는 설도 있습니다.

그리고 동의보감에서는「감기를 만병의 근원이다」라고 얘기를 했습니다. 미국 통계에 의하면 여름철 감기는 전인류의 약 20%가 걸린다고 하며 한 사람이 평균 일년에 열번 이상 감기에 걸린다는 통계도 있습니다.

아무튼 여름철 감기는 전 인류의 20%가 걸린다니까 여름철 감기, 이거 만만하게 보셔서는 안됩니다. 감기를 일으키는 감염성 인자는 약 130여 종에 달하고 있습니다만 여름철 감기는 너무 춥게 했거나 알레르기 같이 비감염성 인자에 의해서 일어나는 경우가 더욱 많습니다.

우리 동의보감에서는 여름철 감기를 두 가지로 나누었습니다. 하나는 '양서' 그리고 하나는 '음서'라고 불렀습니다. '서'라고 하는 것은 '더위'라는 뜻입니다. 그러니까 '양서'라고 하는 것은 너무너무 양기가 심해서, 그리고 '음서'라는 말은 음기가 너무 성해서 걸린 감기가 되겠죠. '양서'라고 하는 것은 고온환경에서 피로하고 과로해서 온 병이요, '음서'라고 하는 것은 요샛말로 하면 냉방병의 일종이라고 볼 수 있습니다.

양서, 즉 더위를 먹게 되면 발열이 굉장히 심합니다. 그리고 사람의 의식이 아주 몽롱해질 정도가 됩니다. 여기에는 물론 여러 가지 타입이 있습니다. 기관지염을 일으키는 타입도 있습니다. 인후 또는 결막에 염증을 주로 일으키는 그런 타입들도 있습니다.

그런데 '음서'라고 하는 것은 뭔가? 이것은 냉방병입니다. 그래서 양서에 비해 오한이 많은 것입니다. 바람도 싫어지며 오풍도 굉장히 심합니다.

아무튼 여기에도 타입은 있습니다. 주로 콧물을 많이 흘리는 비염성 타입도 물론 몸을 차게 해서 온 병이므로 소화가 제대로 되지 않습니다. 이렇게 소화가 제대로 되지 않는 소화기형 타입도 있고 다음에는 뼈 마디마디가 모두 다 쑤시는 류머티스성 타입을 띠는 경우도 많습니다.

그러면 우리는 어떻게 할까요? 감기를 계기로 기초질병이 악화되고 혹은 여러 가지 합병증을 잘 일으키게 되니까 이것을 빨리 막아야 되는데 예방법이라고 하는 것은 보편적으로 건강수칙을 잘 지키는 것이겠죠.

여름철에 더위로 잠들기 어렵다 하더라도 잠을 좀 자도록 노력하십시오. 될 수 있는 대로 더위에 너무 지치지 않도록 하셔야 됩니다.

운동을 하더라도 아침이나 저녁에 하셔야 합니다. 낮에 하게 되면 내부장기의 체온이 5℃ 이상 오르게 되고 그렇게 되면 뇌나 장기에 변화가 오게 되어 여름철 감기가 오기 더 쉽게 되며 아울러 저항력이 떨어지게 됩니다.

외출 후에 양치질을 하는 것, 손발을 씻는 것, 영양을 고루 섭취하는 것, 너무 냉한 음식을 먹지 않는 것이 여름철 감기를 예방하는 방법이겠습니다. 다시 말해서 날 것을 먹거나 혹은 고온이 너무 심한 데서 과로하는 것을 피해야 하며 지나치게 실내를 차게 해서 외부와의 온도 차이를 크게 해서는 안된다 하는 것입니다.

다 아는거죠. 이걸 누가 뭐 모르나요? 그러나 이 보편적인 건강수칙을 지키는 길만이 제대로 된 감기 예방법입니다.

가정에서 할 수 있는 처방약으로는 인삼, 오미자 4g씩에 맥문동(건재 약국에서 살 수 있음) 8g을 푹 끓여 차처럼 마셔 보세요. 아니면 지렁이가 효과가 있다고 합니다.

지렁이를 쪄서 햇볕에 말렸다가 다려서 마시는 것도 효과가 있어요. 지렁이 4마리분이 1회분으로 한달 정도 계속 복용해 보세요.

인삼·오미자·맥문동차 만들기

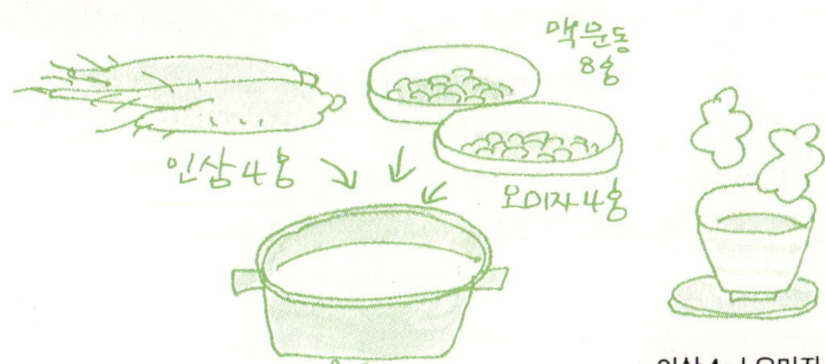

• 인삼 4g+오미자 4g+맥문동 8g을 물 6컵 정도에 넣고 약한 불에 끓이다가 4컵 정도로 줄면 차처럼 마시면 여름철 감기에 그만이다.

오십견일 때는 엄나무 껍질을 끓여서 차처럼 마시세요

어깨가 아프시다는 분의 편지를 하나 소개하면서 어깨 아픔에 효과적인 방법에 대해서 말씀드리죠.

「저는 52세의 회사원입니다. 40세 때부터 허리와 무릎의 통증으로 고생을 하다가 지난해 10월부터 오른쪽 어깨의 통증이 발병해서 행동에 불편을 느끼고 있습니다. 여러 가지 치료를 받아 보았지만 효과를 보지 못했습니다. 한의원에서는 오십견이라고 하는데 자세한 처방을 부탁드립니다」

과연 이것이 오십견인지 아닌지 편지의 내용만으로는 진단을 내리기가 어렵군요. 오른쪽 어깨가 아프고 행동에 불편을 느끼고 있다는 말만 있지, 보다 자세한 내용이 없기 때문입니다.

오십견하고 아주 비슷한 증세로 '견수증후군'이라고 하는 일종의 신드롬이 있는데 그것은 50세 이상인 분들에게 많이 오는 증세로 만성적이고 통증이 굉장히 광범위하게 번져옵니다. 그래서 그 어깨 둘레 근육이 경화, 즉 굳어집니다. 만져 보면 어깨 쪽의 근육이 딱딱하고 그 아픈 쪽의 손가락까지 아프게 됩니다. 그러다 나중에는 아픈 쪽의 손가락이 안으로 구부러진 상태에서 펴지지 않을 정도가 되기도 합니다.

그러다가 운동 기능이 회복되지 못하면 손가락 같은 곳의 근육들이 모두 뻣뻣해져서 경련을 일으키기도 하기 때문에 단순하게 편지 내용의 증세를 오십견이라고만 볼 수는 없겠습니다. 그렇다고 아직 반년밖에 되지 않았으니 견수증후군이라고도 할 수가 없군요.

명확히 구분한 다음 이것이 오십견이라고 진단된다면 제가 말씀드리는 방법을 이용하시면 되겠습니다.

오십견은 오십어깨라고 하는데 실질적인 전문용어는 '어깨관절주위염'이라고 합니다. 흔히 어깨 주위의 관절들이 노화해서 오는데 밤에 주무시다가 통증 때문에 깨기도 합니다. 움직임이 굉장히 불편해지게 됩니다. 그리고 이것은 갑자기 악화되기보다 완만하게 진행됩니다. 아울러서 팔이라든지 견갑골과 견갑골 사이의 등살이라고 얘기하는 곳까지 확산되는 통증이 생기기도 합니다.

그리고 특징적인 것은 '상완이두박근'이라고 하는 근육이 있습니다. 어깨 밑의 위쪽 팔에 보면 잡혀지는 근육이 있는데 그 부분에 고정적인 압통점이 있습니다. 이것이 오십견의 특징이므로 이것이 있는지 없는지 잘 구분하십시오. 그리고 어깨 관절을 옆으로 젖혀서 올리거나 후상방으로 들어올리기가 상당히 힘들다는 것이 특징입니다.

일단 오십견으로 확정이 되었다면 첫번째로 외용 방법이 있고 두번째로는 내복 방법이 있습니다.

첫번째 외용 방법으로는 천남성이라고 하는 약이 있습니다. 이것을 썰어서 말려 가지고 가루를 냅니다. 거기다가 밀가루, 식초를 같이 넣어서 걸쭉하게 반죽을 합니다.

천남성은 건재약국에서 구합니다. 천남성이 1의 비율이라면 밀가루도 1의 비율로 넣고 식초는 반죽했을 때 걸쭉하게 될 정도로 넣습니다. 그리고 이것을 가제에 싸서 환부에다 댑니다. 몇 시간이 지나면 그 환부가 새빨갛게 성이 납니다. 그러면 이것을 떼고 한참 쉬었다가 다시 대십시오. 이 천남성에는 독이 좀 있기 때문에 새빨갛게 성이 나게 됩니다.

　우리가 뜸을 뜨게 되면 환부가 타지 않습니까? 타면서 백혈구가 늘어나서 염증이 없어지고 병이 낫게 되는 것과 마찬가지로 천남성을 붙여서 그 부위를 벌겋게 발적시킬수록 그 부위의 혈액순환이 더 촉진되며 아울러 소염 작용을 일으키는 인자들이 몰려와서 그 부위의 영양, 산소 공급이 좋아져서 나을 수가 있는 것입니다. 대신에 피부에 큰 손상이 없도록 장기간 붙이지 말고 자주 갈아 붙이신다면 더욱 도움이 됩니다.

　다음은 내복약입니다. 내복약은 엄나무 껍질이 매우 좋습니다. 제가 고등학교 때 방학 동안 어느 산사에 가서 좀 있었는데 스님께서 신경통, 특히 어깨 아픈 분들에게 약을 지어 주어서 신도들이 병을 고치겠다고 몰려온 적이 있었습니다. 그래서 그 알 수 없는 약이 무얼까 하고 굉장히 궁금했었는데 나중에 알고 보니 그것이 바로 엄나무 껍질이라는 것이었습니다.

　엄나무 껍질은 '해동피'라고 불리는데 건재약국에서 살 수 있습니다. 풍을 제거하고 담도 제거한다는 약인데, 하루에 10g~20g씩 끓여서 차처럼 여러 번 나누어서 마시면 되겠습니다.

오십견일 때는 엄나무껍질을 끓여서 차처럼 마시세요

오십견의 특징

➜ 오십견일 때는 어깨 밑의 위쪽 팔에 잡혀지는 근육에
고정적인 압통점이 있고 어깨 관절을 옆으로 젖혀서
올리거나 후상방으로 들어올리기가 힘들다.

오십견의 외용약인 천남성연고 만들기

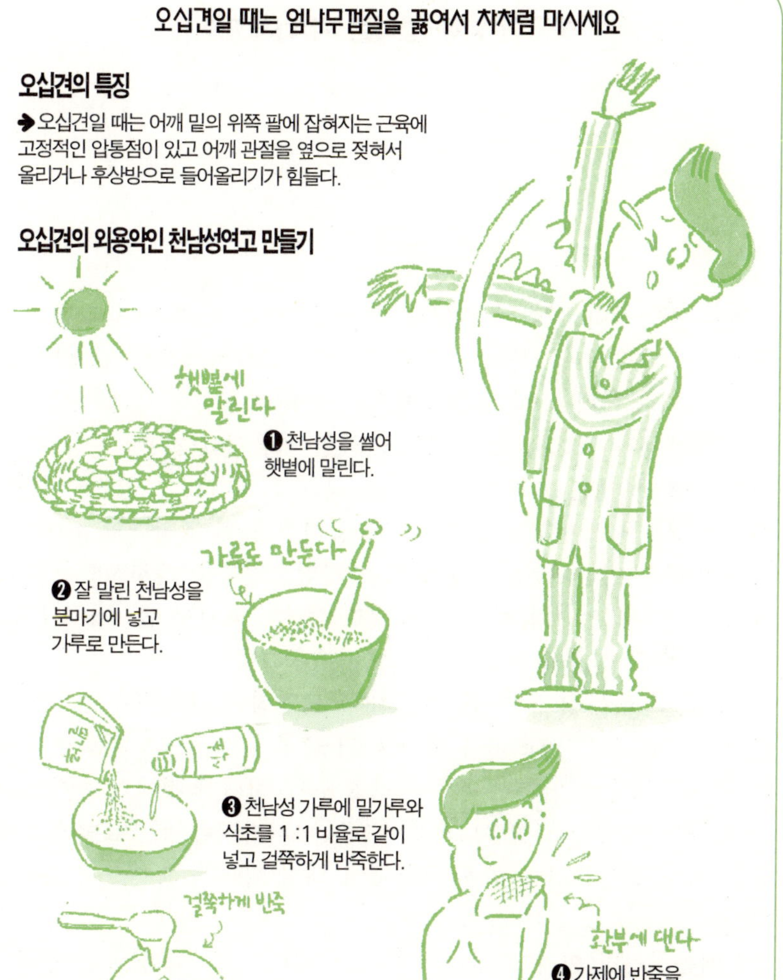

옻닭이 암에 좋다는 거 아세요?

위암이 굉장히 심해서 정말로 속수무책이라고 하는 그러한 분의 문의가 있었습니다. 문의 내용은 위암이 심해서 양방, 한방으로도 모두 고치기 어려울 때 민간요법으로 옻을 이용하는 방법이 있다는데 이것을 사용해도 좋은가 하는 그러한 내용이었습니다.

물론 옻이 어떤 효과가 있는지는 앞으로 얘기해 드리겠습니다만 어떠한 경우에도 항암의 보조요법에 불과한 것이지 항암의 절대적인 치료 방법은 아닙니다. 따라서 온갖 항암요법들을 행하시면서 이러한 것들을 보조로 사용해 보시는 것도 적잖이 효과를 볼 수는 있겠습니다. 하여간 신중을 기하시기를 바라겠습니다.

옻이라고 하는 것은 원래 복강 내의 종양성 질환에 특효가 있다고 알려져 있습니다. 그러니까 복강 내의 종양성 질환. 즉 위암이든 또는 난소나 자궁에 어떠한 종양이 생겼을 때 이러한 것에도 옻이 도움이 된다는 얘기가 되겠습니다. 이것은 어디까지나 보조요법에 불과함을 거듭 말씀드리고 이제부터 옻에 대한 말씀을 드리도록 하겠습니다.

옻에는 '건칠'이라고 하는 것이 있습니다. 그러니까 옻을 한문으로 표시할 때 '칠'이라고 그러죠. 그것을 말렸을 때에는 '건칠'이라고 불립니다. 이 건칠은 옻나무 줄기 껍질을 칼로 상처내어서 흘러나

오는 진을 모아서 말린 것입니다. 처음에는 회색이지만 물기를 없애게 되면 검붉은 색을 띠게 되는데 이 덩어리에는 벌집 모양의 작은 구멍이 있고 윤이 나며 쉽게 부서집니다.

그런데 옻을 칠이라고 그랬죠? 그것을 말린 것을 건칠이라고 그랬다면 생것은 뭐라고 그러겠습니까?

그것은 '생칠'이라고 그러겠죠. 생칠은 독이 많습니다. 그러므로 굉장히 주의해야 되겠죠. 생칠은 밀폐된 가마 안에서 가열을 해서 탄화시킨 후 약용을 해야만 독성도 줄고 위장 손상도 없게 됩니다. 이 것을 닭에다 같이 넣어서 복용하는 방법이 바로 '옻닭'이라고 하는 것입니다.

옻닭이 어디에 좋겠습니까? 지금 얘기한 것처럼 위암을 포함한 복강 내의 종양성 질환에 모두 도움이 되겠습니다만 우선 여자들이 냉증이 있거나 월경이 불순할 때, 또는 때가 아닌데도 불구하고 월경이 나오는 분들 있죠? 아직 젊은데도 말입니다. 그러한 분들에게도 도움이 됩니다.

남자 분들에게는 어떤 때 도움이 될까요? 작취미성이라… 어저께 술을 마셨는데 오늘 덜 깼죠? 이런 분들에게도 도움이 됩니다. 그렇다고 어저께 술 마신 것이 오늘 덜 깼다 하여 그 날 바로 옻닭을 잡수시는 분들은 적겠죠?

그러면 그 뜻은 뭐가 되겠습니까? 술에 의해서 간이 손상을 받을 때 간을 보호하고 간의 해독 작용을 돕는 데도 옻닭이 좋다는 얘기가 되겠습니다. 그리고 남성들의 강정제로도 이 옻닭은 굉장히 효과가 있습니다. 임상경험에 의하게 되면 이것은 사실입니다.

그런데 옻닭을 어떻게 만들어야 할까요?

우선 건칠과 닭을 함께 삶는 방법이 있습니다.

혹은 닭 내장을 제거한 뱃속에 새끼 손가락 길이만하게 자른 옻나무 껍질을 100g 정도 넣고 푹 고아서 탕으로 만들어 복용하는 방법도 있습니다. 어떤 방법이 더 좋은가 하는 것보다는 구하는 대로 쓰는 것이 좋습니다.

그러나 옻나무의 껍질을 손가락만하게 자른 것은 건재약국에서도 구하기가 어렵기 때문에 이것은 특별히 옻이 나는 어떤 지방에서 구해야 되겠죠. 여하간 어찌 됐건 이 두 가지 방법은 모두 효과가 있습니다.

옻과 닭이 배합이 되는 이유는 무엇일까요? 이 옻을 닭에 넣어서 함께 탕으로 끓이거나 쌀을 넣어 죽을 쑤고 또는 하다못해 닭을 넣지 않아도 달걀 흰자를 풀어서 옻과 함께 섞으면 옻을 탈 염려가 그만큼 적어지기 때문에 옻과 닭을 함께 이용하는 겁니다.

그리고 꼭 주의해야 할 점은 옻에는 '우르시올'이라고 하는 화학물질이 있기 때문에 전신에 알레르기 피부염을 일으킬 위험을 갖고 있는 것입니다.

그렇기 때문에 알레르기성 체질을 갖고 있는 분들은 옻을 아무리 닭에 넣었다고 하더라도 굉장히 주의를 해야 되겠죠.

옻닭이 암에 좋다는 거 아세요?

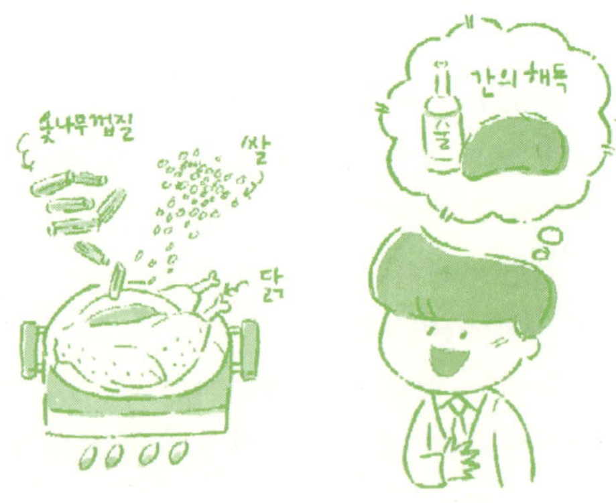

옻닭의 효능

◀ 옻닭은 위암을 포함한 복강 내의 종양성 질환 및 간의 해독, 강정제 등으로 효력을 발휘한다.

요로결석을 풀어주는 데는 조기가 좋답니다

매운탕거리로 좋은 생선 얘기를 좀 해보죠. 옛날 가난한 선비들이 먹을 것이 없어 배곯고 몸이 마르고 할 때 청어를 싸게 사서 먹으면 살이 찐다고 했습니다. 그래서 청어를 선비들이 먹어 살찌는 생선이라 하여 '비웃'이라고 불렀죠.

민어라는 생선도 있죠. 이것은 일반 백성들이 즐겨 먹는 아주 민간적인 생선이기 때문에 민어라고 불렀습니다.

그리고 이자겸이 전라도 영광 땅으로 귀향 가서 보니깐 이상한 생선을 먹고 있길래 자기도 먹어봤더니, 너무 맛이 좋아서 이게 무슨 생선이냐?고, 물으니 이름을 모르겠다고 했답니다. 이자겸이 이 생선을 엮어서 조정에 올리면서 이것은 '굴비'라고 이름 지었다고 합니다. 즉, 귀향살이를 하지만 내가 비굴하게 굴복은 하지 않겠다고 해서 굴비라는 이름을 붙였다고 합니다.

이 굴비가 바로 조기인데 하필이면 왜 조기라고 했을까요? 그것은 '조'라고 하는 것이 돕는다는 뜻이구요, '기'라고 하는 것은 기운이라는 뜻이니깐 즉, 기운을 돕는 생선. 이게 조기죠, 그러니깐 조기 매운탕이나 조기 구워서 잡수시는 거, 얼마나 몸에 좋겠습니까. 흰살 생선인데다 소화도 잘 돼죠. 위장 기능을 도와주죠. 그래서 동의보감에서는「조기는 맛이 달고 위장 기능을 도와주며, 헛배가, 부르면서 갑자기 설사하는 것을 다스려 주고 소화작용이 뛰어나다」 이렇게 애기를 했습니다.

그런데 조기가 이것 외에 전립선이나 또는 요로결석에 좋다 한다면, 그것 못 믿겠다고 하시는 분도 계실겁니다. 전립선 비대는 남자분들에게 굉장히 많죠. 50대 초부터 전립선이 붓기 시작합니다. 60대 70대 정도에는 상당히 많지요. 그래서 소변 보기가 힘들고 소변 횟수는 늘고 그러면서도 보고 나서 시원치 않고 그래서 항상 잔뇨의 불쾌감이 있는데 때로는 배뇨에 곤란이 있고요. 때로는 소변이 빠지지 못한 것이 신장까지 영향을 미쳐서 신장까지 물이 차는 경우가 생깁니다. 그리고 결석이 안 빠져서 허리가 아프다, 하복부가 아프다, 소변볼 때 아파 참기 어렵죠. 이런 때 조기가 효과 있다는 겁니다.

조기는 전립선을 강화시키며 소변보기 어려운 것을 풀어 주어 소변을 잘 보게 해주니깐 결국은 요도의 결석을 배출시키는 것까지 도움이 됩니다.

조기를 일명 '석수어' 즉 머리에 돌멩이가 든 생선이라고 합니다. 실제로 조기 머리 속에는 콩알만한 돌멩이가 들어 있는데, 이것이 결석을 풀어주는데 굉장히 도움이 됩니다. 바로 이 콩알만한 돌멩이를 '이석' 또는 '언해석'이라고 부르는데, 이것을 구워서 복용하면 그렇게 좋습니다. 물론 전립선이 힘들지 않고 요로결석도 없는 분들도 예방할겸 조기를 먹는 것이 좋으며, 또 식욕을 증진시킨다는 것까지 알아두시면 좋겠습니다.

요로결석에 좋은 게 또하나 있습니다. 습한 마당 구석이나 개울 옆에서 피어나는 '범의귀'라는 풀인데요, 맛이 좋아서 튀김이나 나물, 샐러드로 해먹으면 결석도 없애고 영양도 섭취할 수 있어 아주 좋습니다.

범의귀잎은 마치 우리 몸의 신장 모양을 하고 있어서 신장의 묘약이라고까지 불릴 정도로 이뇨 작용만큼은 확실합니다. 꾸준히 먹으면 부기도 가라앉히고 결석도 다스려 줍니다.

　여기서 하나 알아둘 것은 요로결석이 생겼을 때 간혹 암으로 오진되어 놀라기도 하는데 이때는 정확한 진단이 필요합니다.

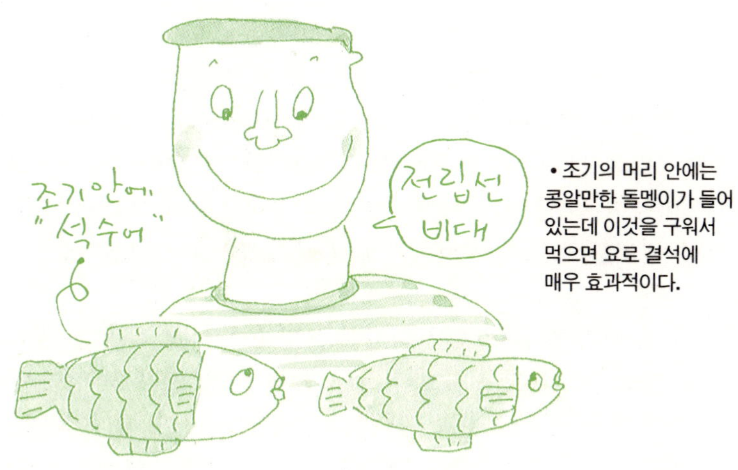

• 조기의 머리 안에는 콩알만한 돌멩이가 들어 있는데 이것을 구워서 먹으면 요로 결석에 매우 효과적이다.

요통에는 부추술과 술 목욕이 효과 있어요

요통, 이것은 아무리 얘기해도 다 못할 정도로 내용이 너무 많습니다. 그만큼 허리가 아픈 분들이 많기 때문입니다. 운전 조금만 해도 허리가 아프고, 조금만 누워있어도 허리가 아프고… 그래서 저는 항상 그런 얘기를 합니다. '방바닥에 방석 깔고 앉지 마십시요.'라고요.

우리는 흔히 음식점에 가서 의자에 그냥 앉으라고 하면 좀 푸대접 받는 것 같고, 방석 깔고 앉으라고 하면 더 대우 받는 것 같아서 대개 항상 방석 깔고 앉으려고 합니다. 그러나 이것이 허리에 굉장히 좋지가 못하다는 것을 아셔야 합니다. 그리고 운전하실 때도 상당히 주의를 하셔야 해요.

허리가 아픈 원인에는 허리를 갑자기 삔 경우가 굉장히 많지요. 그러니까 좌우 어느 한쪽이 아프거나 앞으로 구부리면 통증이 굉장히 심해지면서 기침이 나거나 재채기를 해도 아플 때는 혹시 척추간의 완충기 역할을 하는 추간판에 문제가 있나 알아봐 주셔야 됩니다.

그리고 허리에서 다리까지 죽 아픈 경우도 있는데, 이때도 역시 앞으로 구부렸을 때 더 아픈 경우가 있고요, 정지 상태에서 움직이려고 할 때 아픈데, 조금만 더 움직여 주면 통증이 좀 풀어지기도 합니다. 이것도 역시 척추가 변형된 경우가 아닌가 알아봐야 됩니다.

그리고 심한 통증이 계속되는데 아주 판자처럼 경직되어서 구부릴 수 없거나, 혹은 배뇨곤란까지 있을 정도로 허리가 아프기도 합니다. 이럴 때는 특수 진단이 필요합니다. 그래서 허리가 아프다 하면 무심코 넘어가지 마시고, 일단 전문의와 상의를 한 뒤 대책을 세워야지요.

그러나 진찰 후 특별한 질병이 없이 허리가 아플 때 가정에서 할 수 있는 방법을 알려드리죠.

부추로 술을 담가서 잡숴보세요. 부추 60g 정도를 물 10컵에 끓여 한 컵으로 졸여서 그 한 컵 졸인 물에 청주를 4분에 1컵 정도 부어서 섞으세요. 이렇게 해서 마시면, 남자분들은 물론 잘 마실 수 있겠으나 술을 잘 못 마시는 여자분들도 쉽게 마실 수 있습니다.

동의보감에 의하면 「부추는 정구지 또는 졸이라고 불리우는데 어혈을 굉장히 맑게 해준다」고 합니다. 우리 몸속의 피를 굉장히 맑게 해주지요. 그리고 우리의 몸을 매우 따뜻하게 해 주는 성질을 갖고 있습니다.

그리고 부추의 씨는 허리가 아프거나, 무릎이 약하고 무릎까지 시큰거리고 심지어는 밤에 꿈 속에서 몽정을 하는 경우, 그리고 여자들의 백대하에까지 두루 좋다고 합니다. 남녀 성인들의 요통에는 이것 한 번 해볼 만하겠지요.

동의보감에서 적극적으로 권했던 부추술 한번 마셔 보십시오. 그리고 이 속에 청주도 섞는다 하니까 청주가 마치 우리 나라 술이 아니고 일본 술처럼 자꾸 오해를 하시는데, 청주라는 것은 이름 그대로 맑은 술입니다.

청주가 일본으로 전래되었다고 기록되어 있는 신라 「법사방」이라고 하는 의서가 있는데, 거기에는 '온주를 약욕으로 쓴다'고 했습니다. 그것으로 미루어 보아 약으로 쓰였던 술이 아주 탁한 탁주가 아니라 맑은 청주라는 것을 알 수가 있지요. 이것이 일본으로 전해져서 일본의 청주가 유명해진 것뿐입니다.

그리고 한국에서도 역시 이 청주를 목욕물에 섞어서 목욕을 했던 경우도 있습니다. 그러니까 결국은 청주를 목욕탕 물에 섞어서, 즉 탕욕조 하나 가득에 청주 2리터 정도를 타서 그 물로 따뜻하게 목욕을 하면 요통을 쉽게 고칠 수가 있습니다. 특히 그럴 때는 전신을 다 담그는 것도 좋지만 횡경막 이하만 뜨거운 탕 속에 오랫동안 담궈 놓으면 혈액순환이 횡경막 이하 쪽으로 집중되겠지요. 그러면 자연적으로 허리가 더 좋아집니다. 부추술 그리고 청주를 욕조에 타서 하는 술 목욕 모두가 요통에 좋은 민간요법입니다.

부추술 만들기

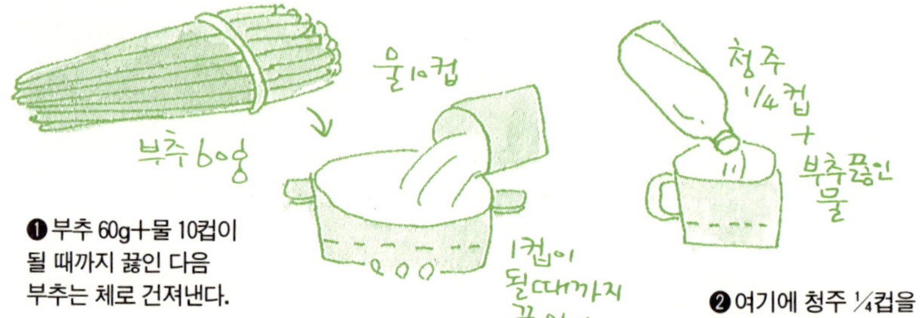

❶ 부추 60g＋물 10컵이 될 때까지 끓인 다음 부추는 체로 건져낸다.

❷ 여기에 청주 ¼컵을 섞어서 마신다. 단, 위장이 약하거나 알레르기 체질인 사람은 피한다.

위 · 십이지장궤양에는 율무차도 좋아요

북제주군에서 보내온 편지입니다.

「여러 해 동안 십이지장궤양으로 고생을 해서 작년 7월경 궤양치료가 완치되었다는 의사의 말을 들었습니다. 심한 고통으로 잠을 못 자고 괴로워하던 증세가 사라져 갈 때쯤에 갑자기 허리가 몹시 아프더니 등쪽을 가로질러 일직선으로 통증이 오기 시작했습니다. 신경외과에서 치료를 받았으나 별 효과가 없었습니다. 그러자 이번에는 앞가슴 쪽으로도 퍼지면서 통증이 왔습니다. 이어서 손과 발에 쥐가 나더니 다음에는 봄 전체 쪽으로 쥐가 나기 시작했습니다. 피곤하면 더욱 심해집니다」 하는 내용입니다.

궤양 증세가 있으면 상복부에 통증을 느끼는 것도 느끼는 거지만 또 그와 연관되어 허리 · 위 · 등쪽부터 가슴있는 쪽까지 통증이 오는 수도 있고, 때로 비위장 소화기 계통은 손 · 발 · 사지 말단 부위와 연관이 되어 있기 때문에 비위장 소화기 계통이 약해졌을 때에는 손, 발에 쥐가 잘 나거나 저리거나 하는 경우까지도 생길 수가 있습니다.

소화기 궤양이라고 불리는 것 중에 위장의 소만부 또는 위 유문부에 잘 생기는 것이 위궤양이죠. 또 십이지장 기시구에 많이 생기는 것이 십이지장궤양입니다. 위궤양과 십이지장궤양 두 궤양 증세를 합쳐서 우리는 소화성 궤양이라고 합니다.

이 궤양은 사춘기 이후 특히 40대 중년에 발병하기 쉽구요. 여자보다 남자에게 발병율이 높습니다. 그리고 두뇌를 많이 쓰고 늘 긴장해 있어야 하는 분들, 그리고 혈액형으로 따져 보면 O형인 분들에게 많이 생긴답니다. 아울러서 위산이나 단백분의 효소인 펩신에 의해서 위점막과 십이지장점막이 파괴되는 것을 소화성 궤양이라고 합니다.

이 소화성 궤양은 음식을 잘못 먹었을 때, 한랭한 기후 그리고 정서적 자극 등이 있었을 때에 일어날 수 있습니다. 정서적으로 굉장히 불안하다, 식습관이 바르지 못하다 하는 것들이 모두 원인이 되고 카페인이라든지 술·담배라든지 또는 자극성 음식 같은 것들이 모두 다 궤양을 일으키는 요인이 되겠습니다. 따라서 이러한 요인들을 제거하도록 노력해야 되겠죠.

대개 위경련과 더불어 상복부에 통증이 일어나게 되는데 그 통증은 발작적이고 반복되는 경우가 많습니다.

식사를 했는가, 안했는가, 또는 식사시간과 어떤 관계가 있는가에 따라서 그 발작적인 통증에 특성을 갖게 되는데 예를 들면 십이지장궤양의 경우에는 식후 2시간 정도 지난 공복이나 새벽에 통증이 많이 오고 위궤양인 경우에는 식후 30분~2시간 사이에 아픈 것이 특징이겠죠.

그 통증도 묵직하고 은근한 둔통, 불에 타는 듯한 그러한 작열통, 그리고 헛배가 부른 듯 팽팽해지면서 복부가 터질 것 같은 그런 창만통, 그 다음에 송곳 같은 예리한 것으로 찌르는 듯한 자통 등등 그 통증의 양상들이 매우 여러 가지이고 어느 때는 허리, 그리고 등 쪽에서 앞가슴까지 일직선으로 통증이 있게 되는데 그 통증이 아주 심하여 나중에는 몸 전체에 쥐가 나는 경우까지 있게 됩니다.

여하간 이러한 소화성 궤양인 경우에 좋은 방법은 율무차 같은 것을 복용하는 것입니다. 진통작용과 소염작용도 있으나 칼로리가 굉장히 높기 때문에 궤양환자의 영양식으로는 그만입니다. 율무를 잘 볶아 하루에 20g씩 끓여 마셔도 좋고 아니면 볶은 율무를 가루내어서 미숫가루처럼 물에 타서 마셔도 좋습니다.

그 다음에 감자 전분도 도움이 됩니다. 이것은 항궤양작용이 있기 때문입니다. 껍질을 벗기고 눈을 도려 낸 생감자를 강판에 갈아서 유리컵에 받아두게 되면 컵 밑에 앙금이 가라앉고 위로 붉그스름한 물이 고이게 되는데, 물은 버리고 앙금만 걷어서 한번에 알약 한알에 해당되는 양의 전분을 복용하시면 상당히 도움이 됩니다. 이러한 것은 알레르기 체질의 개선에도 도움이 많이 되기 때문에 한번쯤 해보시는 것도 좋을 것 같군요.

그리고 아울러 이런 경우에는 좋은 방법 중의 하나로 '계내금'이라는 약이 있습니다. 이 계내금이라고 하는 것은 얼마나 소화를 촉진시키는지 모릅니다. 또한 이것은 식욕을 증진시켜 잘 안먹고 밥투정하는 아이들, 그리고 위궤양이나 십이지장궤양의 통증이 있어서 밥을 먹기 힘든 경우, 식욕이 떨어진 경우에도 상당히 도움이 됩니다. 그리고 위장의 점막을 보호해 주기 때문에 계내금을 사다가 곱게 가루를 내어 한번에 6g 정도씩 하루에 3~4회 공복에 복용하게 되면 상당히 도움을 받을 수가 있습니다.

위궤양엔 감초를 달여 드세요

'약방의 감초'라는 속담처럼 감초는 참 많이 쓰이는 약재입니다. 그러나 장시간 복용하게 되면 테소시코티코스테론 유사 작용으로 인하여 몸이 붓고 혈압이 오를 수 있습니다. 즉 제2차성 알데스트론증을 일으킬 수 있으니 오랜 시일에 걸쳐서 매일 너무 많은 양을 가정에서 쓰지는 마십시오.

그러나 감초, 이것 좋은 점도 참 많지요. 공해시대에 독소를 제거하는 데 감초가 아주 좋습니다.

또 위궤양에도 참 좋습니다. 감초만 달여 마셔도 위궤양에 도움이 됩니다. 그런데 또 감초하고 오적골이라는 약재를 같은 양씩 배합해서 가루내 가지고 복용해도 위궤양에 도움이 많이 됩니다.

오적골이란 갑오징어 속에 들어 있는 뼈입니다. 세 번 내지 네 번 공복에 온수로 복용을 하시면 됩니다.

감초는 항펩신 작용을 하면서 위벽의 국소에 직접적인 항궤양 작용을 하게 됩니다. 그리고 위장 평활근에 대해서는 진정작용을 합니다. 그래서 위궤양에 좋다는 것이죠.

감초 한 가지만 달여서 들어도 위산을 떨어뜨리고 항펩신작용을 하며 위장 평활근의 경련을 떨어뜨리는 작용을 하지만 단 위궤양이 천공을 일으켰을 땐 안되죠. 그러니까 위궤양이 어느 정도인가 보시고 그리고 전문의의 진단과 처방을 받으신 후 보조요법으로 감초와 오적골을 드시면 좋습니다.

이때 썰어 놓은 감초 중 가장 좋은 품질인 원감초 1호를 구입하여 살짝 씻어 잘 말린 것하고 오적골을 같은 양씩 배합해서 가루내 가지고 드세요.

많은 양을 한꺼번에 드시지 말고 한 번에 3~4g씩 하루에 서너 번 공복에 온수로 잡수시는 것이 좋다는 내용이 되겠습니다.

잠깐, 여담 삼아 재미있는 이야기 하나 들려 드리지요. 오징어 이야기입니다.

오징어는 까마귀를 무척 좋아한답니다. 그런데 물 속에 사는 오징어가 까마귀를 어떻게 잡아 먹지요? 그래서 꾀를 부린답니다. 오징어가 죽은 척하고 바닷가를 둥둥 떠다닌다는군요. 그러면 죽은 동물의 시체라면 사족을 못 쓰는 까마귀가 얼씨구나 하고 달려든대요. 그때 오징어는 잽싸게 까마귀를 거머쥐고 물 속으로 잠수하여 맛있게 먹는다는군요.

사실인지 아닌지 모르겠지만, 예부터 이런 이야기가 전해져 오기 때문에 오징어를 한문으로 표기할 때 오적어라고 쓰지요. 까마귀 오 자를 써서 오적어라고 쓰니까, 다시 말해서 오징어는 '까마귀의 적수'라는 뜻이지요.

그러면 오징어의 적수는 누구인 줄 아세요?

고래라고 합니다. 고래가 오징어를 무척 좋아한답니다.

커다란 입으로 한꺼번에 오징어떼를 씹지도 않고 꿀떡 삼키는 것이지요. 그러니 소화가 제대로 되겠어요? 특히 오징어의 눈은 소화가 잘 안되지요. 소화 안된 이것들은 고래의 뱃속에 뭉쳐 있게 되지요. 어느 정도 뭉치면 고래가 거북스러워합니다. 그래서 바닷물 속으로 뱉어 버리지요.

이 덩어리는 가벼워서 바닷물 위로 떠오르게 되고, 이것이 햇빛과 공기를 받게 되면 굉장한 향기를 발산한답니다. 이름하여 용연향이라는 것이 이것이지요.

용연향은 대개 작은 덩어리이지만, 어떤 것은 무척 크답니다. 영국에서 언젠가 바다에서 건져낸 용연향은 무려 250kg이나 되더래요.

이 용연향이 귀하기는 귀한 것인가 보지요.

흥부전에 보면 제비가 물어다 준 박씨를 심어 열린 박을 쪼개 보니 그 속에서 용연향을 칠한 부채까지 나왔다고 하지 않습니까? 용연향 부채는 부치지 않아도 저절로 찬바람을 일으킨다고 합니다. 그만큼 용연향의 향이 짙다는 얘기지요. 그러다 보니 향이 짙은 용연향을 약으로도 쓰고 있지요.

용연향뿐이 아닙니다. 오징어 자체가 약이지요.

차멀미날 때 말린 오징어를 씹고 있으면 괜찮구요. 위궤양이 있을 때 말린 오징어를 알루미늄 호일에 싸서 구워 가루내어 복용하면 좋다고 하지요.

그러나 위궤양에는 말린 오징어보다 갑오징어 속에 있는 오적골이라는 뼈가 더 효과 있지요.

그래서 위궤양에 오적골을 감초와 함께 가루내어 드는 거랍니다. 한번 해보세요.

위염이시라구요? 초룡담이 있답니다

편지 하나를 소개해 드리죠. 금년 41세된 남자로써 소화기 계통이 좋지 않다고 합니다.

「속이 쓰려서 진단을 해보니까 만성 위염이라고 해서 약을 복용했더니 다소 호전되기에 복용을 중단했는데 해가 거듭될수록 속쓰림이 더 심해지고 거북스러워졌습니다. 그래서 최근에 위내시경 검사를 받았는데, 원발성 위염으로 판명되어서 다시 약을 복용했습니다. 덕분에 좀 나아졌으나 금년에 감기약을 복용했더니 또 다시 속쓰림이 시작되었습니다」라는 호소였습니다.

이분은 7년이나 위염이 반복 재발해서 고생한다고 하셨는데, 이것은 증세가 너무 어려워서가 아닙니다. 이 정도의 위염이나 위내시경 결과가 원발성 위염으로 판명된 경우는 병의 정도를 상·중·하로 나누었을 때 하 정도에 불과합니다. 상 정도에 속하는 분들이라면 이미 벌써 나았습니다.

그런데 이 분은 상에 속하지 않고 하에 속하는 정도로 하찮은 정도의 질병이기 때문에 지금까지 낫지 않고 7년 동안 계속된 것이죠. 왜 그런가 하면 약을 일주일 정도 복용을 하니까 금새 위염증세가 없어지기 때문에 그 다음부터는 다시 무절제한 생활을 시작했기 때문입니다. 아프면 또 약을 복용했을 테구요. 최근에는 15일쯤 복용을 했더니 또 좋아지더래요. 그래서 또 그냥 뒀죠. 그랬더니 감기약 먹고 또 나빠졌다구요. 이런 경우를 두고 이렇게 표현할 수 있겠습니다. 시멘트를 발라놓고 그날 밤을 잘 지내고 그 다음날 잘 견디면 되는데 그만 거기를 밟아버린 겁니다. 이래서 병이 악화되는 것이지 결코 증세가 심각해서 그런 것은 아닙니다.

그러니까 반드시 꾸준하고 확실한 치료를 해야 하며 잠시 나았다고 생각되더라도 어느 기간 동안은 주의를 하셔야만 됩니다. 속이 쓰리다, 배가 아프다 하는 분들이 굉장히 많습니다.

더군다나 신경이 약한 어린 아이들을 보십시오. 엄마 속 많이 썩힙니다. "밥 먹어라" 하면 "배 아파요" 하는 거죠. 이렇게 먹기를 거부하는 바람에 아이들 데리고 밥그릇 들고 쫓아다니면서 먹이려고 하다 보니까 엄마 마음이 얼마나 상하겠습니까?

이런 경우가 굉장히 많은데 이것은 실질적으로 위와 장이 정말 아파서 그럴까요? 사실은 그게 아니라 신경질적인, 마음이 약한 아이들 또는 정서적으로 불안을 가진 아이들에게 이 증세가 굉장히 많고 더불어 소화불량 등을 같이 포함하는 경우가 많습니다.

그래서 옛날에 어떻게 했습니까? 소화가 안됩니다, 배가 아픕니다, 그러면 할머니가 배를 문질러주면서 "내 손이 약손이다"라고 하시면 나았습니다. 그것은 결국 할머니의 손이 지압을 통해가지고 그 배를 낫게도 해줬지만 할머니의 손으로 전달된 사랑, 정성, 정서적인 안정 이것이 결국 약이 됐다는 얘기죠.

심리적인 효과에 의해서 복통 같은 것은 많이 나을 수가 있습니다. 어린 아이들이나 신경이 예민한 분들일수록 이러한 사랑의 약손이 주는 심리적 효과가 크기 때문에 결국 약에만 너무 의존하지 않도록 하시는 것이 좋겠습니다.

어떤 분들은 의식적으로 또는 무의식적으로 이러한 복통을 호소하는 경우들이 굉장히 많기 때문에 이런 때에는 어떤 방법을 쓰면 좋은 가요? 바로 지금 얘기한 것처럼 사랑의 약손이 기본적으로 필요하지만 때로는 속이 너무 차서 소화불량과 복통을 자주 느끼는 경우가 있는데 이때에는 생강차를 많이 드십시오. 그리고 지금과 같이 원발성 위염이다, 또는 만성 위염이다 하는 등등으로 속이 쓰리기도 하고 배가 자주 아픈 분들은 칡뿌리를 끓여서 뜨거운 상태로 마시는 것도 굉장히 좋습니다.

'초룡담' 뿌리를 끓여서 차로 복용하시는 것도 굉장히 좋습니다. 초룡담, 이것 굉장히 멋있는 이름 아닙니까?

'초'라고 하는 것은 풀이죠. '용'이라고 하는 것은 우리가 흔히 말하는 상서로운 동물인 용입니다. '담'이라고 하는 것은 쓸개입니다. 즉 용의 쓸개처럼 생긴 풀이다 라는 뜻인데 이것 정말 기가 막히게 좋습니다.

옛날에 시인 보들레르 있죠? 모파상 있죠? 이런 분들은 다 뭐를 좋아했습니까? '압생트'라고 하는 술을 좋아했습니다. 그 술이 뭡니까? 바로 이 초룡담으로 만든 술이었습니다. 굉장히 쓰고 독한 술이었지만 그걸 먹으면 속을 버리지 않았습니다. 왜요? 이 초룡담 자체가 '건말'이라고 하는 이름으로 불리워지는 것처럼 소화기 기능을 강화시키는 작용이 있기 때문입니다.

물론 보들레르나 또는 모파상 같은 사람들은 정신적으로 약간 이상이 있었다고 할 정도로 술을 너무 좋아하는 경향들이 있었지만 다른 술도 아니고 이 압생트를 즐겨 들었던 까닭에 속은 상하지 않고 살아갔을 겁니다. 이것을 건위제, 지사제, 청열제처럼 생각하시고 하루에 10g정도씩 차로 끓여서 마시면 굉장히 도움이 될 것입니다.

위염이시라구요? 초룡담이 있답니다

신경성 위염이나 소화불량일 때

↓복통을 호소하며 밥 먹기를 거부하는 아이는 대개 신경질적이고 정서적으로 불안한 상태일 경우가 많다. 이런 아이에게 좋은 식품이 초룡담이다.

↑하루에 초룡담 뿌리 10g 정도씩을 차로 끓여 마시면 건위제, 지사제, 청열제 역할을 톡톡히 해낸다.

↑위염으로 인한 속쓰림이나 복통에는 칡뿌리를 차로 끓여서 뜨겁게 마시는 것이 좋다.

위장·비장 기능이 약할 때 밤을 드세요

겨울, 데이트하실 때에 혹시 군밤 사가지고 연인이랑 같이 잡숴 보셨습니까?

여기 서거정의 시 한 편을 먼저 소개합니다.

「밤꽃 피어 눈 내린 듯 향기 진동하고 밤송이 달리고 달려 하늘에 뭇별 내려앉은 듯…」

서거정은 밤을 이렇게 표현했습니다. 참 얼마나 기가 막힌 표현입니까?

밤꽃은 눈 내린 것 같고 밤송이는 밤 하늘에 뭇별이 내려앉은 것처럼 그렇게 아름답다는 거죠. 군밤 잡수시면서 별도 없이 그런 밤에 한번 걸어봐도 운치 있겠죠?

밤이 얼마나 좋은지 알려드릴까요?

맛만 좋은 게 아니라 양질의 단백질을 상당히 많이 함유하고 있습니다. 칼슘, 철, 칼륨과 더불어 쌀의 4배나 되는 비타민 B_1도 포함하고 있습니다.

또 비타민 C가 엄청나게 많고, 밤의 노란색을 띠는 카로티노이드 색소는 체내에 흡수되어 비타민 A로 바뀌어 영양작용을 합니다.

동의보감에서는 「맛이 달고 성질이 따뜻하고 그리고 독이 없는 것」이라고 했습니다.

양위건비, 그러니까 위장과 비장의 기능을 강화시켜서 소화불량, 구역질, 설사를 치료해 줍니다.

바로 이런 까닭에 먹어도 살이 찌지 않는 다이어트 식품으로 좋습니다. 그러나 너무 많이 잡수시게 되면 가슴이 답답해질 수도 있으니까 적당히 복용합시다.

또 한 가지 「보심강근, 즉 심장을 보하고 근육을 강하게 해준다」하고 동의보감에서 얘기했습니다. 허리와 다리에 힘이 없고 통증이 있는 경우에 좋다는 얘기가 되겠죠.

말린 밤은 신장의 특효약이고 생밤은 강정제입니다. 생밤은 또 알코올을 분해, 산화하는 성분이 있으므로 술안주감으로 첫손에 꼽히지요.

각종 출혈도 지혈하는 작용이 있습니다. 그러니까 혹시 변 보실 때 치질 때문에 피가 많이 나오시는 분들, 이때에 밤을 많이 잡수시면 도움이 됩니다.

그리고 밤은 지사작용도 있습니다. 그래서 옛날에는 설사, 이질 등등에 다 사용했었습니다.

걸핏하면 묽은 변을 보고, 푸른 변을 보는 어린 애기들 있죠? 그래서 살이 안 붙습니다. 그런 아이들 밤 가지고 암죽을 만들어서 먹여 보십시오.

참 기가 막히게 뼈도 강해지고 근육도 강해지고 비위장도 강해지고 참 좋습니다. 그러면서 동시에 기침을 멈추는 작용이 강하기 때문에 기침에도 효과가 대단합니다.

밤암죽을 어떻게 만들까요? 밤을 갈아 물을 조금 뿌리고 체에 거른 다음 곱게 갈아 체로 거른 쌀과 같이 냄비에 넣고 천천히 끓여 내는 죽입니다.

꼭 밤암죽을 만들어 먹어야 하는 것은 아닙니다.

고려 때는 찰밥에 기름과 꿀을 섞고 밤, 잣, 대추를 넣은 별미를 즐겼다고 하지요? 이것이 약밥이지요. 이렇게 만들어 드셔도 좋겠습니다.

또는 밤편이나 밤 경단, 밤 주악을 만들어도 괜찮습니다.

밤편은 밤을 간 즙에 녹말과 꿀을 섞은 다음 조려서 떡 모양으로 만든 것이고, 밤 경단은 밤을 삶아 으깬 뒤 체로 내린 가루를 찹쌀가루로 만든 경단에 꿀과 함께 묻힌 떡이며, 밤 주악은 잣이나 계피나 말린 생강이나 깨 등을 꿀에 범벅하여 만든 소를 밤과 찹쌀가루로 익반죽하여 만든 피 속에 넣고 송편 모양으로 빚어 기름에 지진 뒤 설탕과 계핏가루를 입힌 것이지요.

어떻게 해서 드시든 여하간 많이 드세요.

밤 경단 만들기

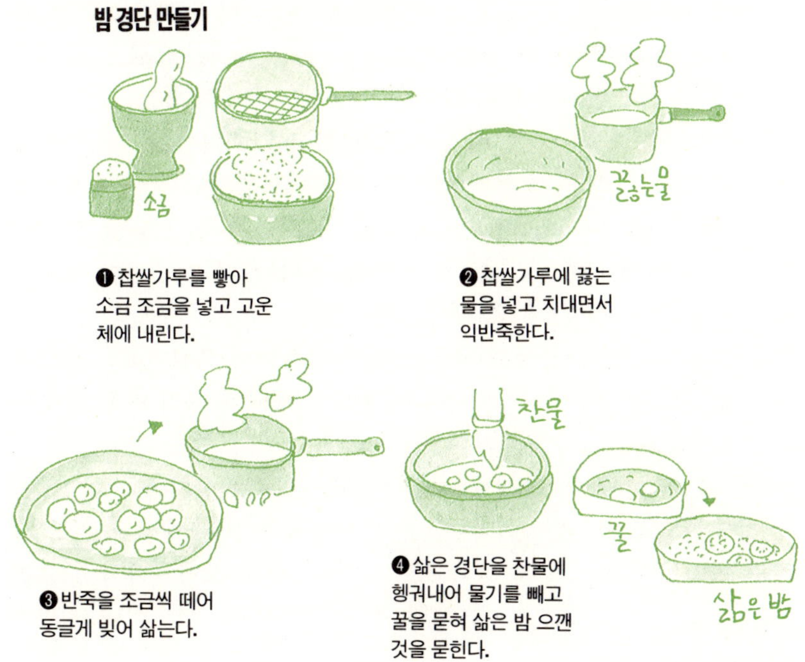

❶ 찹쌀가루를 빻아 소금 조금을 넣고 고운 체에 내린다.

❷ 찹쌀가루에 끓는 물을 넣고 치대면서 익반죽한다.

❸ 반죽을 조금씩 떼어 동글게 빚어 삶는다.

❹ 삶은 경단을 찬물에 헹궈내어 물기를 빼고 꿀을 묻혀 삶은 밤 으깬 것을 묻힌다.

의욕이 떨어질 땐 생맥산이 좋아요

「저는 여러 해 전부터 배가 아파서 고민입니다. 배가 아프니까 힘이 없고 그리고 의욕도 없고 생기도 없고 모든 게 하기 싫어집니다. 항상 속이 거북하고 트림도 많이 나오고 뱃속에서 꾸르륵 소리도 나고 아랫배가 쑤시는 것 같고 검은빛의 설사를 하며 소변도 조금씩 자주 보는데 특히 잠자리에 들게 되면은 5~10분 간격으로 소변을 봅니다」하는 내용의 편지가 배달되었습니다.

얼마나 괴롭겠습니까? 배가 아프고 힘이 없으며 의욕이 없고 생기도 없고 모든 게 하기 싫어집니다. 게다가 트림에다 배에서 꾸르륵 소리가 나는 등 의욕이 상실되어 있는 것도 문제겠습니다만 잠자리에 들게 되면 5~10분 간격으로 소변을 본다니 정말 충분한 수면도 못 취하고 너무 고생스러운 게 많겠습니다.

물론 사소한 어떤 증세로 고통을 받는 경우들 참으로 많죠. 그런데 때로 편지를 보내주신 분들 중에서 제가 소개해 올리기가 굉장히 어려운 경우들도 상당히 많습니다.

무척이나 안타까운 증세를 호소하시는 분도 있습니다.

「뇌종양으로 판정을 받고 수술을 했는데 네 번이나 수술을 하고 종양은 제거됐지만 식욕이 감퇴되고 현재는 시력 장애에까지 이르러 눈이 보이지 않을 정도로 악화됐는데 병원에서는 그냥 기다려 봐라

하고 얘기한다. 본인으로서는 점점 글도 못 읽고 글도 쓸 수가 없다」
는 사연이었습니다.

증세가 이렇게까지 악화되면 달리 손쓰기가 어렵습니다.

그러나 배가 아프다 또는 힘이 없다, 의욕도 없다, 생기도 없다,
모든 게 하기 싫다, 소변을 자주 본다 또는 대변도 설사 비슷하게 나
온다 등등의 증세에는 도움이 되는 처방이 동의보감에 있습니다.

이것은 '생맥산'이라고 하는 처방입니다. 동의보감에서는 이와 같
은 증세에 으레 쓸 수 있는 처방들을 몇 가지 소개하고 있습니다.

동의보감에서는 첫째 소화기가 굉장히 약할 때는 '삼령백출산'이
좋다고 얘기했습니다.

이 처방은 강장작용도 합니다. 건위 소화작용도 합니다. 그리고
설사를 멈추게 하는 지사작용도 있기 때문에 위와 장이 약하고 또는
간이 좋지 못하고 만성 소모성 질환이 있는 경우에 좋습니다. 그리고
여름철에 특히 좀 차고 냉한 음식만 먹었다 하면 소화 장애가 생겨
헛배가 불러오르고 배가 부글부글 끓으면서 설사하며 여름을 타는
경우, 체중이 감소되면서 얼굴마저 까맣게 그을리는 그런 경우들,
조금만 움직여도 더위에 숨가쁘고 나른해지고 이것이 심해지면서 때
로는 가슴도 답답해지는 그러한 경우에 좋은 처방이 바로 '삼령백출
산'입니다.

그리고 두번째로 동의보감에서 '황기건중탕'이라는 것도 소개하고
있습니다.

이것은 몸이 약하고 기운이 없으며 더위를 이겨내지 못하고 피곤
하여 주체하지 못할 정도로 많은 땀이 나는 경우, 그러나 조금 날씨
가 추워지기만 하면은 손발이 냉해지고 배나 허리나 무릎 같은 데가
찬바람이 술술 막 들어오는 것처럼 그렇게 또 추위를 못 이겨내는 경
우, 그리고 조금만 찬 음식을 먹었다 하면 복통이 굉장히 심해지는

그런 경우에 '황기건중탕'이 잘 맞는 처방이 되겠습니다.

물론 이 처방은 위궤양에도 상당히 도움이 됩니다. 궤양 환자들에게도 진통작용과 더불어 궤양을 근본적으로 치료하는 데 도움이 되니까 한번 이용해 보십시오.

그리고 처음에 소개한 이분처럼 심장이 약해서 더욱 어려운 경우에는 '생맥산'이 좋습니다.

식은땀이 납니까? 나른합니까? 숨이 가쁩니까? 갈증도 나고 마른기침이 납니까? 맥은 아주 뚝 떨어지고 의욕도 없습니까? 다시 말해서 입이 마르고 진액이 다 빠진 듯하고 아울러 식은땀도 나며 기침도 좀 나고 숨이 가빠오고 배에서 꾸르룩 소리가 나며 생기도 없고 모든 게 하기 싫으면서 복통까지 있는 경우 이럴 때에 생맥산이 굉장히 도움이 됩니다.

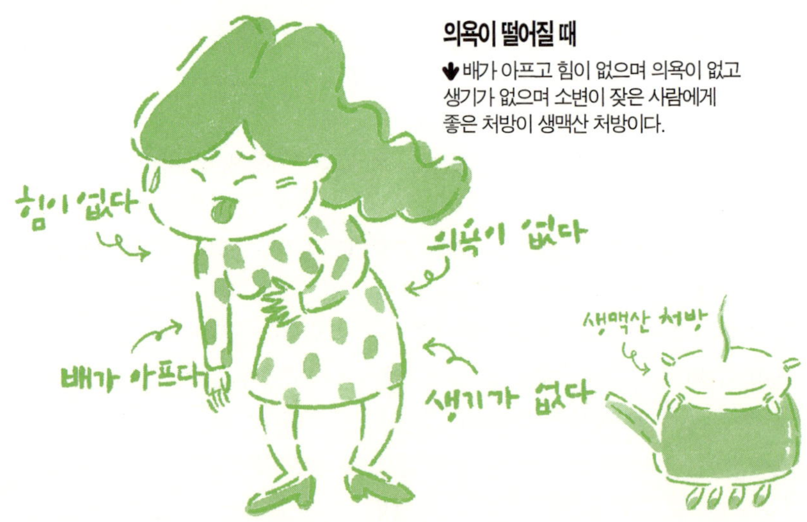

의욕이 떨어질 때

↓ 배가 아프고 힘이 없으며 의욕이 없고 생기가 없으며 소변이 잦은 사람에게 좋은 처방이 생맥산 처방이다.

임파가 붓거나 입안 종양에 '하고초'가 좋습니다

58세 되는 남자분에게서 온 편지입니다.

「안녕하십니까? 저는 6개월 전에 몸이 피곤하던 중 혀에 조그마한 궤양이 생겨 2주간에 걸쳐 치료를 받은 후 지금은 약간 볼록하게 상처가 있을 뿐 완치되었습니다. 문제는 그 무렵 턱 밑의 임파절이 콩알만하게 부어 있더니 없어지지가 않는다는 점입니다. 병원에서 X선 촬영, 혈액검사, 조직검사 등을 해 보았으나 결핵성 임파선염도 아니고 암 세포도 발견되지 않았습니다. 병원에서는 이 부위를 절개하여 떼어내면 간단히 치료가 된다고 하지만 저는 수술보다는 약물로서 치료를 하고 싶습니다.」

이럴 경우 가정에서 해 볼 수 있는 방법을 하나 소개하겠습니다.

동의보감에서는 「심장과 비장에 열이 굉장히 많아서 혀 밑에 또 하나의 조그마한 혀처럼 궤양이나 종양이 생기고 임파가 부어오르는 경우에는 '부들꽃 가루'를 조금씩 개어서 그 부위에 바르거나 복용하는 방법이 좋다」고 하였습니다.

이 외에 '용석산'이란 약도 있는데 이 약은 건재약국에서 정확하게 잘 조제해서 써야 합니다.

물론 동의보감에도 용석산이 약용으로 좋다고 쓰여 있습니다.

그리고 동의보감에는 이런 처방도 있습니다. 「만약 열이 조금 있는 경우라면 '청위사화탕'이 좋다」고 했는데 이 한방 용어는 일반분들에게 잘 알려지지 않았으므로 한의사와 상의 후 진단을 받아 처방받는 것이 더 합리적입니다.

그러면 동의보감에 근거하지 않았으나 일반적으로 도움이 될 수 있는 방법은 없을까요? 있습니다.

그것이 무엇이냐 하면 바로 도라지 같은 것을 많이 잡수시라는 것하고, 하고초라는 약이 있는데, 이것은 꿀풀이라고 불리는 약으로 이것을 끓여서 차처럼 복용을 하면 그러한 임파 종양 같은 것 또는 혀에 볼록하게 솟아 있는 궤양 같은 것을 현저하게 없애줍니다.

이 하고초는 혈압도 떨어뜨리기 때문에 연세가 좀 있으신 분들에게는 아주 좋은 것이고, 또 어린아이들이나 청소년들 중에서 기름기가 너무 많아서 머리에도 기름이 많아 가지고 머리에 딱지 같은 것이 앉고 목 뒤부터 어깨까지 꼭 여드름처럼 뭐가 돋아나고 종기 같은 것이 한번 생기게 되면 조금 있다가 없어지는가 하면 또 생기고 자꾸 재발하는 아이들이 있습니다.

이런 아이들의 경우에도 이 하고초를 하루에 20g에서 많게는 40g까지 끓여서 차로 복용하게 하면 그러한 것들이 말끔하게 사라지게 됩니다. 어린아이의 여드름 같은 것과 종기 같은 것이 계속 반복되는 데까지 좋은 효과를 보므로, 목의 임파선염이나 목의 임파결절 같은 데도 아주 좋은 방법이 되겠습니다.

아울러서 영지도 굉장히 도움이 됩니다. 영지와 당귀 두 가지만 끓여서 차로 복용하게 되면 생체 면역 반응을 증가시켜 항상 병색이 만연하고 골골한 사람과 안색이 누렇게 뜨면서 종양이 생기는 사람에게도 좋습니다.

잇몸에 염증이 생기면 소금이나
산초를 식초에 달여 바르세요

　잇몸 염증으로 고생하시는 분들 많지요. 잇몸 염증이라고 그러니까 염증이 생겨서 몸에 고름이 나는 것으로 생각할 수도 있겠지만 사실은 칫솔질을 할 때 잇몸에서 피가 나시는 분들, 그리고 치아가 잘 흔들리는 분들, 이런 분들은 모두 잇몸에 염증이 있기 때문입니다. 구취가 생기는 것, 이것도 잇몸 염증일 수가 있지요.

　잇몸의 염증이 왜 생기는가 하면 치태나 치석이 엉겨붙어서 염증이 생긴것이지요. 치태, 치석 이게 무슨말인가 하시겠는데 치태라는 것은 음식물의 찌꺼기나 세균이 당분하고 결합해서 치아의 표면이나 잇몸에 부착이 된 일종의 지금 말하면 프라그 같은 것이 치태라고 할 수 있습니다. 그리고 이런 프라그, 즉 치태가 아주 딱딱해져서 만들어진 것은 치석이라고 합니다.

　치태, 치석 이걸 좀 유식하게 프라그라고 하면 요샛말처럼 들리지요. 그런데 동의보감엔 치상이라는 말이 나옵니다. 치상이 무엇이냐고요? 동의보감 외형편 권 2를 보면 「치아에 황흑색의 것이 부착되어 있는데 마치 물렁뼈의 모양을 하고 있다」하여 이를 '치상'이라고 했습니다. 바로 이것이 치태, 치석이 되겠습니다. 그래서 치아를 고치려면 「우선 이물질이 끼어 있는지 잘 살펴서 있다면 감도로 긁어내야 한다」라고 했습니다. 감도라는 것은 요샛말로 치과에서 쓰는 일종에 매스를 얘기합니다.

그러면서 동의보감은 계속합니다. 「만약 그렇게 감도로서 이 치상, 치석을 긁어내지 않으면 치아가 잇몸에 붙지 않고 들떠서 떨어지게 된다」라고 했고 「이 뿌리가 노출되어 치아가 동요하는 것을 소금으로 고친다」고 했습니다. 그러니까 소금으로 마찰을 하고 따뜻한 열탕을 만들어서 양치질 하기를 100번 반복하면 5일만에 치아가 굳어진다, 그리고 잇몸 출혈에도 「소금물로 양치하면 즉시 낫는다」라고 얘기했습니다.

소금물 소금물 하니까 하찮게 여기는 분이 있는데 그렇지 않아요.

최근 얘기 하나 할까요? 양방에서 치질 수술 한 분에게 "소금물로 좌욕을 하십시오. 그러면 치질 수술 후유증도 안 생기고 참 좋을겁니다"라고 얘기를 했더래요. 그런데 말을 안 듣더랍니다. 그러니 자꾸 항생제만 쓸 수밖에요. 할 수 없어서 그 의사가 소금물에 빨간 약을 타서 뻘겋게 만들어서 돈받고 파니까 그것으로 열심히 좌욕을 하더랍니다. 그러니 나았죠.

소금물이라는 게 참 기가 막힌 겁니다. 결국 치아를 튼튼하게 하고 잇몸의 염증을 없애 소금물로 양치하거나 소금으로 잇몸을 마사지해 보십시오. 그리고 잇몸에 혈액순환을 촉진시키기 위해서 손가락으로 칫솔질을 해보세요. 이것 참 좋은 방법입니다. 그리고 수면과 휴식을 충분히 취하는 것도 도움이 됩니다.

또 다른 방법은 추어탕 먹을 때 산초가루 뿌려먹죠. 그 산초를 식초에 달여서 그걸 잇몸에 바릅니다. 아니면 입안에 따뜻하게 물고 있다가 일부는 뱉어버리고 삼켜지는 것은 삼키고 이렇게 하는 것도 좋은 방법입니다.

이밖에 다시마 가루를 만들어 잇몸에 바르고 마사지 해 보세요.

다시마는 염증을 가라앉힐 뿐 아니라 수분대사를 도우며 진통작용 또한 뛰어나 잇몸이 붓고 통증이 있는 잇몸 질환의 초기 증세에 잘 듣습니다.

국이나 무침 부각을 만들어 먹어도 좋고 통증이 심할 때는 다시마를 까맣게 구워 가루로 만든 다음 잇몸에 발라 줍니다.

가지 꼭지나 가지 가루로도 치료를 하는데 가지 꼭지는 5~6개를 그늘에 말렸다가 물 5컵을 부어 물이 반으로 줄 때까지 달여서 그 물에 굵은 소금을 넣고 하루에 2~3회 양치질을 하면 통증도 가라앉고 잇몸에 피가 나는 것도 멈추게 됩니다. 아니면 가지의 껍질이나 꼭지 등을 알루미늄 호일에 싸서 프라이팬이나 오븐에 검게 구운 다음 분마기에 넣고 가루내어 아픈 잇몸에 바릅니다. 소금에 절인 가지 장아찌로 이를 닦는 것도 통증을 가라앉히는 방법입니다. 잇몸을 마사지 하듯 닦으면 더욱 효과를 높일 수 있습니다.

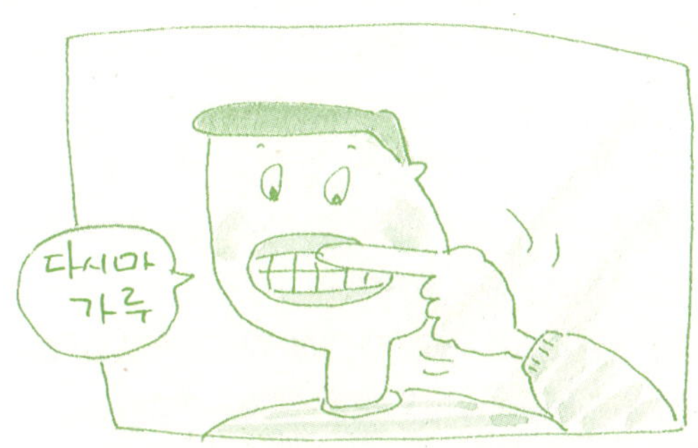

• 다시마가루를 잇몸에 바르고 마사지하면 잇몸 염증에 매우 효과적이다.

잔기침이 심할 때 생강차에 엿을 녹여 드세요

시시때때로 감기 참 극성부리지요? 그래서 많은 분들이 감기 때문에 정말 고생했다고 말하는 경우를 우리는 주변에서 흔히 보게 됩니다.

어떤 분은 감기로 몸이 쑤시고 또 오싹 추워 오고 하여간 이 고생스런 증세는 사라졌는데 한 20여 일 동안 잔기침이 계속 남아서 내리지 않는다고 호소하시는 분까지도 있습니다.

이럴 때 대처하는 일상적인 방법은 우리 모두들이 알고 있는 것과 똑같지요?

양치를 자주 하라 그리고 수면을 충분히 취하라. 그리고 식사는 조금씩 여러 차례 하라. 몸을 따뜻하게 하라 뭐 이런 것은 다 상식적이고 한번쯤 얘기 드리는 내용입니다.

이런 상식적인 것 말고 한창 아프실 때 동의보감에 나오는 패독산 같은 것을 드시게 되면 감기의 고통을 참 빨리 경감시켜 드릴 수가 있습니다. 그러니까 감기에 한약이 참 효과적이니까 너무 고생하시지 말고 인근 한의사분을 찾아 상의를 한번 해보세요. 그러면 아마 고생을 훨씬 덜 하시게 될 겁니다.

그런데 일단 고생은 다 끝났는데 아직까지 잔기침을 하게 되고 가래가 조금씩 끓고 그리고 코에 뭐가 탁 막힌 것 같아서 음성이 가라앉고 잘 나오지 않는다고 호소하시는 분들을 위해 집에서 간단히 해결할 수 있는 방법은 없을까요?

우선 엿을 하나 사오세요. 그 엿을 뜨거운 물에다 넣고 녹입니다.

그리고 거기다가 생강가루를 조금 넣습니다. 마치 생강차 타 마시는 것과 같죠? 이렇게 해서 마셔 보십시오. 그러면 그 잔기침들이 다 내립니다.

그 다음에 또 좋은 것 하나가 있습니다. 배 있죠? 그 배 한 개를 갖다가 위를 잘라내서 그 속을 파낸 다음 그 속에다 꿀을 넣고 위의 뚜껑을 다시 덮은 다음에 찌세요. 그리고 그것을 꼭 짜서 그 즙을 한 번 잡숴 보십시오. 그러면 잔기침들이 빨리 내리게 됩니다.

잔기침으로 괴로울 때의 처방

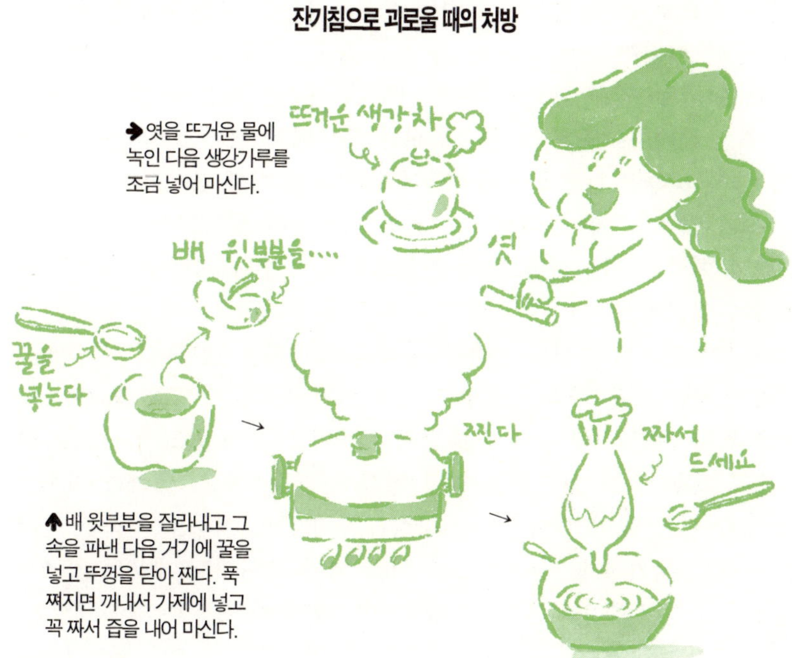

→엿을 뜨거운 물에 녹인 다음 생강가루를 조금 넣어 마신다.

↑배 윗부분을 잘라내고 그 속을 파낸 다음 거기에 꿀을 넣고 뚜껑을 닫아 찐다. 푹 쩌지면 꺼내서 가제에 넣고 꼭 짜서 즙을 내어 마신다.

젊어서 고집 센 분 치매증 잘 걸려요

치매! 좀 어려운 용어라서… 잘 모르시면 그냥 속된 말로 표현해서 노망 또는 망령이라고도 불리죠. 하여간 될 수 있으면 노망이나 망령이라는 말 대신에 치매증이라고 합시다.

일반적으로 뇌에 외상을 입었던 분들, 그리고 영양장애가 있던 분들일수록 이러한 치매증이 잘 옵니다. 또는 뇌가 무엇에 감염되었거나 혹은 뇌로 가는 산소의 양이 너무 부족됐을 때도 이런 치매증이 올 수 있습니다. 혹은 독성의 물질을 복용해서 거기에 중독이 된 경우, 다시 말하면 알코올 중독자들에게 이러한 치매 증세들이 더욱 잘 올 수가 있죠. 그리고 나머지는 뇌의 세포들이 퇴화해서 옵니다. 그러니까 이것은 자연적인 노화 현상으로서 누구나 치매증이 생길 수 있다는 것이죠.

그래서 평소에 자신의 마음을 아름답게 가져야 됩니다. 이 치매증이라고 하는 것은 가역적일 수도 있고 비가역적일 수도 있습니다. 그 뜻은 뭐냐 하면 치매는 다시 정상으로 돌아올 수도 있고 정상으로 돌아오지 못할 수도 있다는 것인데 정상으로 돌아오지 못하는 경우가 더 많습니다. 그리고 이것은 지능상태가 평균치 이하로 저하된 그러한 상태를 얘기하게 됩니다. 그러니까 뇌에 고이피질 세포의 구조적 장애나 변성이 수반되는 것이 바로 이 치매증이죠.

　예를 들면 심한 비만성 뇌 수축을 일으키고, 또 뇌세포가 변성을 하기 때문에 기억력도 떨어집니다. 지능이 감퇴합니다.

　그런데 기억력이 떨어져도 신기하게 떨어지는 것 있죠? 옛날 것은 모두 기억하는데 최근의 것은 기억을 못합니다. 그래서 딸자식이, 며느리가 모시고 있는 시어머니를 찾아갔을 때 "어머니, 점심 드셨어요?" 그러면 "저, 며늘 아기가 줘야 먹지" 그럽니다. 틀림없이 줬는데도 그러니 며느리는 얼마나 속탑니까? 그런데 딸이 "엄마 옛날에 나 어떻게 했지?" 그러면 "너 아기 때 뭐 이렇고 저렇고" 하며 옛날 것은 다 압니다. 그러니까 결국은 밥 안 먹은 것도 사실과 똑같게 되죠. 그거 누가 믿겠습니까? 그러니까 정말 속상한 것이 이겁니다. 그리고 아울러서 추상적인 사고와 판단에 장애가 옵니다. 그래서 결국은 판단을 옳게 하지 못합니다.

　그리고 성격이 변합니다. 성격이 어떻게 변하냐 하면 정말로 사람을 피곤하게 만들 정도로 고집스럽고 융통성 없는 그런 성격으로 변하기도 합니다. 어떤 분은 굉장히 난폭해지기도 합니다.

　그리고 이런 할머니들은 문을 열고 자꾸 바깥으로 나갑니다. 그러니까 집을 잃어버리죠. 아무리 목걸이를 해줘도 길거리에서 잃어버리니 어떻게 합니까? 그리고 이런 할아버지들도 문제가 됩니다. 할아버지들이 그만 얼굴도 두껍게 여자들을 그렇게 쫓아다닙니다, 미장원도 기웃거립니다, 그러니까 동네가 부끄러워서 견딜 수가 없습니다.

　이런 경우 어떻게 하겠습니까? 그렇다고 허구헌 날 붙들어 놓거나 아니면 같이 모시고 다닐 수도 없습니다. 아기도 아닌데 어떻게 합니까? 대소변을 제대로 가리지 못하니까 그걸 일일이 누가 다 수발을 듭니까?

　불면증도 옵니다, 망상증까지 생깁니다, 행동에 장애가 생기고 건망증까지 생기게 됩니다. 그리고 외모 상태나 위생적인 개념이 결여됩니다. 결국은 대변 본 것을 손에 묻혀 가지고 벽에다 바르기도 합니다. 이 얼마나 어렵습니까?

얼굴도 다듬지 않습니다. 그러니까 얼굴이 굉장히 추해집니다. 옆에서 머리 감겨 주고 얼굴을 씻어 줘도 그걸 또 더럽힙니다. 옷도 더럽힙니다. 그냥 아기처럼 베개를 저고리 같은 것으로 싸가지고서 그것을 겨드랑이에 끼고 있습니다. 꼭 아기들이 인형을 안고 있는 것처럼 말입니다.

어떤 때는 거친 언어를 사용합니다. 그리고 어떨 때는 아주 모호한 언어들을 되풀이합니다. 그러니까 무슨 말인지, 무엇을 표현하는지도 모릅니다. 그러니까 서로 짜증이 나게 됩니다. 우울해지는 분들, 불안해지는 노인들도 있습니다.

이것은 다 어디서 왔을까요? 이것은 젊었을 때부터 자기 고집이 너무 셌던 분들, 젊어서부터 용서를 안하고 이해를 못했던 분들일수록 이런 증세들이 더 많이 옵니다.

그러니까 늙어서 이런 일이 없도록 하려면 젊어서부터 용서하고 사십시오. 이해하고 사십시오. 사랑하고 사십시오. 그리고 융통성 있게 사십시오.

여하간 이럴 때에 좋은 방법으로 동의보감에 나오는 '우황청심환', 그리고 '황련해독탕'이라는 처방이 있습니다. 우황청심환은 좀 비싸니까, 황련해독탕이라는 것을 잡수시게 되면 상당히 증세가 완화될 수도 있습니다. 그렇다고 해서 정상으로 돌아오기는 좀 어렵기는 하지만, 하여간 이런 것으로 조금씩 도와주시도록 하십시오.

황련해독탕'은 황련·황금·황백·치자 각 4.8g으로 구성된 처방입니다. 끓여서 수시로 차처럼 장기 복용해 보십시오.

중풍 예방에는 채소즙이 좋습니다

중풍, 고혈압, 동맥경화 이러한 성인병들이 점차 늘어나고 그것은 젊은층에게까지 파급되고 있습니다. 그래서 이제는 이것이 꼭 나이 많은 노인층에서만 생기는 병이 아니고 보편화된 병이 되었습니다. 그래서 모든 분들이 이 병에 대해 굉장히 관심이 깊습니다.

자! 중풍을 예방하기 위해서 어떻게 해야 할까요? 먼저 원인을 알아야 예방이 되겠죠. 그 원인을 무엇이라고 얘기했습니까.

허하다, 그리고 습이 있다, 그리고 또 여러 가지를 동의보감에서는 얘기했습니다. 이렇게 원인을 여러 가지로 얘기해서 여러분들 이해가 잘 되시겠습니까? 잘 안되시죠. 그렇다면 일단 바깥에 바람이 부는가 한번 내다봅시다.

자! 바깥에 바람이 붑니다. 그러면 바람이 왜 불까, 이것부터 생각해 봅시다. 바깥에 바람은 왜 부는가, 그건 기압과 기압에 차이가 생겼기 때문입니다. 마찬가지로 인체 내에서도 기와 기에 대사변동이 있게 되면 체내에도 바람이 불게 됩니다. 이를 '내풍'이라고 그럽니다. 그래서 동의보감에서는 기가 허하게 되면 풍을 일으킨다 하고 주장한 겁니다.

그러면 자연계에서는 왜 기압과 기압에 차이가 생겨서 바람이 불까요. 그것은 태양열 때문이겠죠. 예를 들어봅시다.

　바다와 땅은 태양열에 의해서 뜨거워지기도 하고 식기도 하는 등 차이가 있죠. 그래서 그 기압의 차이로 낮이면 바다에서 땅으로 바람이 불고 밤이면 땅에서 바다로 바람이 불게 되어 있죠. 마찬가지로 인체 내에서의 기와 기의 대사변동도 열 때문에 일어나게 됩니다. 지나치게 감정에 변화가 있습니까, 또는 어떤 화가 울적이 됐습니까, 이것이 소위 홧증 즉 열을 일으킵니다. 그래서 동의보감에서는 「중풍의 원인을 '화'」라고 주장하는 겁니다.

　자연계에서의 기압은 건조하면 가벼워지고 습하면 무거워지죠. 그래서 기압과 기압에 차이가 일어나는 겁니다. 마찬가지로 인체 내에서의 기와 기의 대사변동도 습에 의해서 좌우됩니다. 기후로 습했든 비만해서 습했든 습하다는 건 체내의 수분대사가 잘 안되는 것이고 수분대사가 잘 안되면 비생리적인 체액이 체내에 고이게 되는데 이것을 '담'이라고 합니다.

　그래서 동의보감에서는 중풍의 원인을 '습담'이라고 부르는 것입니다. 물론 이외에도 중풍을 '고량지질'이라고 불렀습니다. 그건 무슨 뜻이냐 하면 기름진 음식을 과잉섭취한 것이 원인이 되는 질병이다 하는 것이죠. 여하간 중풍을 잡으려면 이런 중풍을 일으키는 인자들을 잡으면 될 것입니다.

　그러니까 우선 기를 잡아야 할 것입니다. 기분을 올바르게 하고 기운을 돋운다면 이미 중풍은 반 이상이 잡힌 것입니다. 기분이 흩어져 있고 기운이 떨어져 있는 상태라면 제아무리 명약이라도 그 효력을 다 발휘할 수 없는 것이 자명한 사실이 아니겠습니까?

　중풍을 잡기 위해선 홧증을 일으키지 않아야 할 것이고 습하지 않게 수분대사를 촉진하고 살아있는 물 즉 '활수'를 공급해야 되겠죠. 아울러 고량진미 즉 기름진 음식을 제한해야 될 것입니다.

　그렇다면 기를 잡는 방법은 무엇일까요? 그것은 채소를 다량으로 먹는 방법입니다. 태양에너지를 한껏 갖고 있으면서 가공되지 않은 우주의 기를 듬뿍 지니고 있는 채소의 생즙이야말로 인체의 기를 바로잡고 그 기를 신선하게 돋우는 생명수가 아닐 수가 없습니다.

그리고 홧증을 일으키지 않게 하는 방법은 무엇일까요. 육식을 하게 되면 성격을 조급하게 만들고 공격적으로 만들지만 채식을 위주로 하면 성격을 차분하게 만들고 홧증을 일으키지 않게 된다고 하니까 결국 '채소즙 요법'이 큰 효과를 나타내게 되겠죠.

또 습하지 않게 수분대사를 촉진하는 방법도 채소즙 요법에 있다고 하겠습니다. 설탕이나 소금을 넣지 않은 채소 생즙은 불필요한 수분을 체내에 축적시키지 않고 배설을 촉진하고 혈중의 과산화지질을 제거함으로써 동맥경화나 고혈압을 방지하여 중풍 치료에 큰 일익을 담당할 것입니다.

그렇다면 풍증을 잡으려면 하루에 얼마나 많은 양의 채소즙을 마셔야 할까요?

가장 유효한 양은 하루에 1천내지 1천5백ml가 가장 알맞습니다. 일종의 다량요법인데요, 한번에 다 마실 수 없기 때문에 두세 번 나누어서 복용하는 것이 좋고 공복에 복용하는 것이 매우 좋습니다.

그러나 채소즙을 만들 때는 몇 가지 주의해야 할 점이 있습니다. 첫째는 채소의 조직이 지나치게 파괴되지 않게 해야 되고요, 즙을 만들고 30분 내에 마시도록 합니다. 그 이유는 채소 조직이 파괴되거나 공기중에 오래 접촉되면 산화작용을 일으켜서 효과가 떨어지게 되기 때문입니다.

또 채소를 깨끗이 씻는다고 찬물에 오래 담그어 두어도 비타민 C가 파괴되므로 주의해야 됩니다. 하여간 중풍을 예방하는 방법, 그것은 채소요법에 있다고 생각해도 좋습니다.

중풍 예방에는 채소즙이 좋습니다

중풍에 걸리지 않으려면

➜ 기분을 올바르게 하고 기운을 돋운다면 중풍의 반 이상은 잡힌 셈이다. 더불어 홧증을 일으키지 말고 기름진 음식을 제한하며 채소를 다량 섭취하는 것이 중요하다. 특히 채소 생즙이 좋다.

채소즙 요법

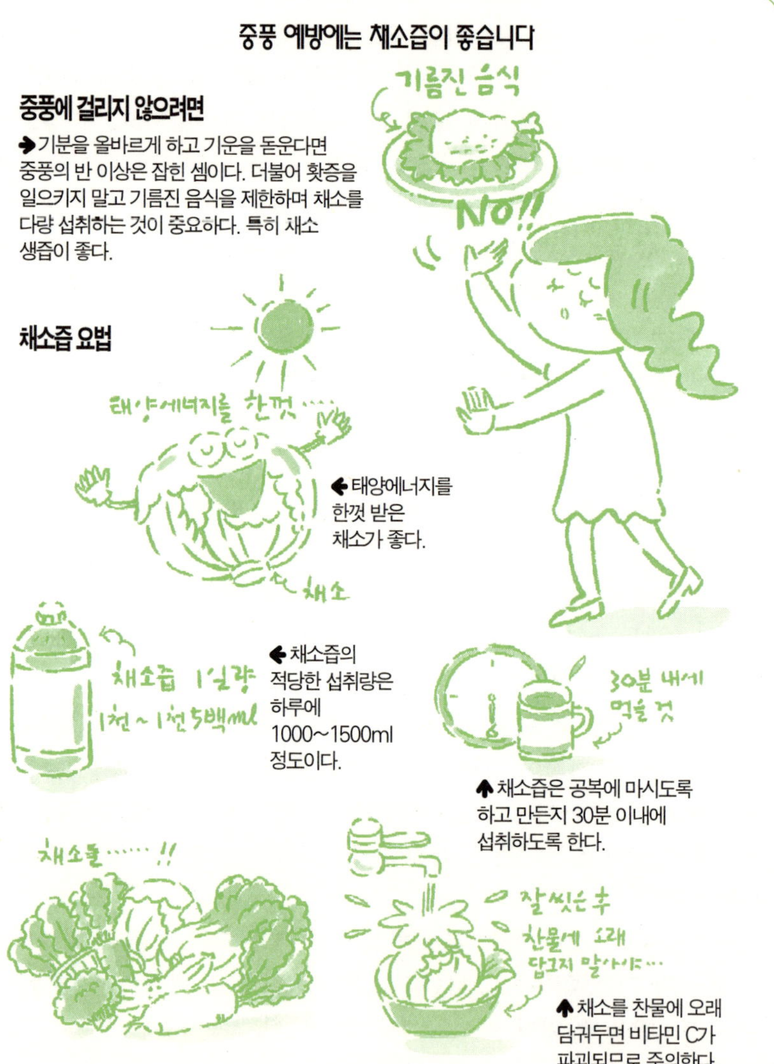

◀ 태양에너지를 한껏 받은 채소가 좋다.

◀ 채소즙의 적당한 섭취량은 하루에 1000~1500ml 정도이다.

▲ 채소즙은 공복에 마시도록 하고 만든지 30분 이내에 섭취하도록 한다.

▲ 채소를 찬물에 오래 담궈두면 비타민 C가 파괴되므로 주의한다.

천식이 심하면 배시럽 연근즙이 좋습니다

동의보감에서는 천식을 8종으로 구분했습니다. 그리고 천식을 크게 나누면 천증과 효증으로 나눈다고 했습니다.

「숨이 연속적으로 급해져 호흡이 곤란한 것을 '천증'이라고 하고 목구멍에서 소리나는 것을 '효증'이라고 한다」고 얘기했습니다. 즉, 호흡이 곤란한 경우인 '천증'과 목구멍에서 소리가 나는 효증으로 구분한다는 것입니다. 천증이란 것은 호흡이 발작적으로 급해지고 곤란한 것을 말하는데, 심하면 콧구멍을 벌름거리고 입을 다물지 못하고 어깨까지 들먹거리며 가래가 가랑가랑 끓기도 하는데 이를 '담천'이라고 부르죠. 때로는 기침을 수반하고 때로는 쌕쌕 울리는 소리가 나기도 합니다.

그리고 한방에서 천식을 허와 실로도 나누게 되는데, 헛증의 천식은 봄, 여름에 심하고 호흡이 급해지지만 가래와 침은 멀건 편이죠. 정신적인 스트레스 등에 의해서 오는 경우도 있고, 식사를 할 때나 또는 안정됐을 때 수그러들다가 일어나 움직이면 호흡이 아주 곤란해지는 그러한 경우도 있습니다. 또 전신 쇠약이 원인이 되는 '구천'이라는 것이 있고, 어깨를 들먹거리면서 배가 당긴다고 호소하는 '위허천' 등도 있습니다.

그 종류를 나누는 것은 결국 한의사의 진단을 받아야 정확할 것입니다.

그리고 허증의 반대로 불리는 실증의 천식이라는 것도 있습니다. 주로 가을, 겨울에 심해지는데 실천이라고도 부릅니다.

가슴이 답답하고 아파옵니다. 그리고 호흡곤란을 일으키고 침과 가래가 아주 걸쭉한 편이죠. 그리고 오한 발열을 느끼게 되고 바람을 쐬게 되면 증세가 더 악화되는 경우가 있습니다. 때로는 가래 끓는 소리가 너무 심하고, 기침을 하면 가슴에 심한 통증이 오는 경우가 있습니다. 하여간 이런 경우에 어떤 분들은 목구멍에서 물소리가 찍찍 나는 경우도 있지요. 입을 다물고 있어도 가래 소리가 들리게 됩니다. 그래서 일반적으로 이런 것들을 우리는 천식류 속에서 치료를 해야 되겠는데 굉장히 어렵다고 얘기를 하죠.

천식 중에서 가장 어려운 경우는 열이 있거나 맥이 굉장히 빠르며 땀은 나되 땀방울이 구슬같이 맺혀 흐르지 않거나, 어깨를 들먹이면서 괴로워하는 경우가 있는데, 이는 난치에 속합니다.

천식에서는 무엇보다 안정이 우선입니다. 만복감을 주지 않을 정도로 음식을 적게 들어야 됩니다.

천식에서는 무엇보다 안정이 우선입니다. 만복감을 주지 않을 정도로 음식을 적게 들어야 됩니다. 만복감이 들 정도로 음식을 많이 먹게 되면 아무래도 천식은 더 심해질 수밖에 없겠죠.

그 다음에 소금기, 달걀, 조미료, 초콜릿, 메밀, 토란 이런 것들은 모두 들지 않는 것이 좋습니다. 이런 것들은 모두 다 천식을 악화시키는 원인 물질이 되겠습니다. 술과 담배는 물론 금기가 되겠지요. 그리고 자기 자신만 담배 피우는 것을 금할 것이 아니라 담배 연기가 자욱하지 않은 맑은 공기 속에 있도록 하는 것이 좋지요. 다시 말하면 청결과 적당한 온도 그리고 습도가 잘 유지돼야 합니다.

집에서 만들어 먹을 수 있는 민간약으로는 살구씨나 아몬드를 가루내어 꿀에 타서 마셔 보세요. 좋은 효과를 기대할 수 있습니다. 그 밖에 수세미 즙을 받아 보관해 두고 증세가 있을 때 조금씩 마시는 것도 좋습니다.

또 한가지 방법으로 배시럽 연근즙을 알려드리죠. 배시럽 연근즙은 배 꼭지 부분을 1cm 정도 두께로 도려내어 뚜껑을 만듭니다. 그 다음 배의 씨와 속 부분을 도려내고 그 속에 황설탕 ½컵을 넣은 뒤 배 뚜껑을 덮어 은박지에 쌉니다. 그것을 미리 달구어진 석쇠에 올려 약한 불에서 구워 우러난 즙을 마십니다.

배시럽·연근즙 만들기

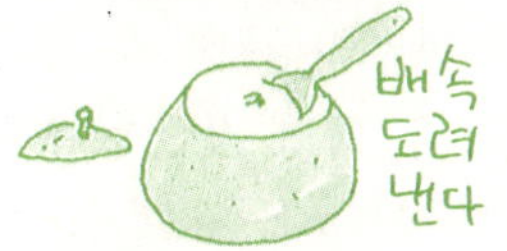

❶ 배 꼭지 부분을 잘라내고 배의 씨와 속부분을 도려낸다.

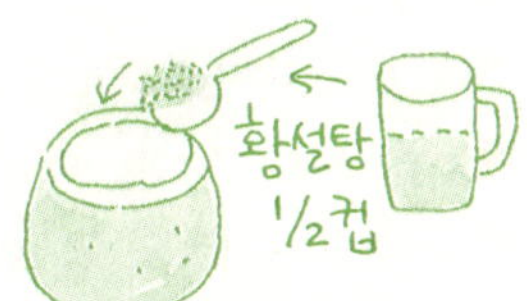

❷ 그 속에 누런 설탕 ½컵을 넣는다.

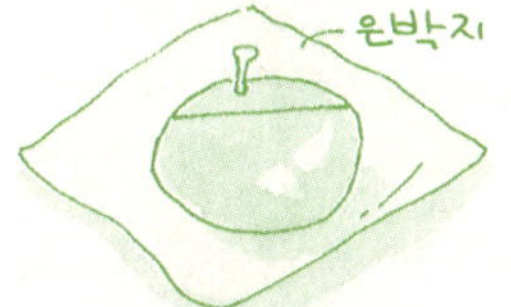

❸ 배 뚜껑을 덮고 은박지에 싼다.

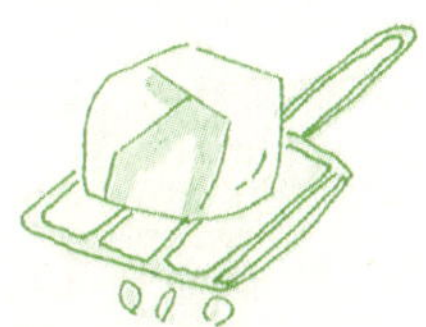

❹ 약한 불에서 뭉근하게 구워 은박지에 싼 배가 주저앉으면 가제에 밭쳐 그 물을 마신다.

초기 위궤양에 연뿌리 경단이 좋습니다

위궤양에는 연뿌리 경단이 아주 좋습니다.

먼저 연뿌리 경단 만드는 방법을 가르쳐 드리죠. 연뿌리를 잘 씻어서 껍질째 갈아 놓습니다.

그리고 달걀 흰자위, 조미료 등을 그 연뿌리 간 것에 같이 넣고 거기에다가 녹말가루를 넣은 다음 잘 반죽을 해서 경단을 빚어 기름에 튀겨내면 됩니다. 아주 간단하죠. 물론 이때에 닭고기라든지 또는 뭐 목이버섯이라든지 이런 것을 채썰어 잘 혼합해 가지고 경단을 같이 만들어도 좋겠죠. 그러나 번거로우시다면 그냥 연뿌리를 씻어서 껍질째 간 다음 달걀 흰자위 그리고 조미료 약간 그리고 녹말가루를 잘 반죽해서 기름에 튀기시면 아주 훌륭한 연뿌리 경단이 만들어집니다.

연뿌리를 한방에서는 우절이라고 했는데 동의보감에서는 이 우절이야말로 각종 출혈성 질환, 빈혈, 기침 등에 아주 좋을 뿐만 아니라 초강력 강정작용까지 가지고 있고 아울러서 비위장 소화기 계통에도 상당히 좋다고 얘기하고 있습니다.

위궤양이라는 것은 위 점막부터 시작된 위벽의 아주 극히 특이한 조직 결손 질환이죠. 다시 말해서 위벽에 한 개 내지 소수의 원형 또는 타원형의 궤양이 생기는 질환인데 위액의 강한 산성작용으로 위벽 자체가 소화되는 것이므로 이것을 우리는 소화성 궤양이라고 부르죠. 이거 40대 남자에게 많이 나타난다 하지만 아주 스트레스를 많이 받는 젊은 분들에게도 흔하기 때문에 설마하고 안심해서는 안됩니다.

가장 흔하게 나타나는 부위는 위의 끝 부분과 십이지장이 시작되는 부위이기 때문에 총칭 위·십이지장 궤양이라고 부르기도 합니다. 대개 통증, 출혈 그리고 위산의 과다 증세 등이 나타나는데 이 한 개의 특징 외에 만약 출혈까지 있게 되면 대변도 검어지지요.

이 정도까지 되면 연뿌리 경단 가지고 되는 것이 아니라 반드시 의사의 진단을 받고 올바른 치료 방법을 택하셔야 됩니다. 연뿌리 경단은 초기 위궤양 환자들에게 효과가 있습니다.

초기 위궤양을 동의보감에서는 조잡증이라고 했습니다. 배고픈 듯하기도 하고, 아픈 듯하기도 하고, 가슴이 답답하여 편치 않고, 트림이 나고 혹은 흉복부가 막힌 듯 부푼 듯하며 매스껍고, 점차 상복부 통증이 나타나게 되는 것이지요.

이럴 때 연뿌리가 좋다는 것인데, 꼭 경단이 아니면 어떻습니까? 그냥 연뿌리 생것을 강판에 갈아 생즙을 내어 마셔도 좋고 혹은 프라이팬에 놓고 진이 줄줄 흘러 나오도록 갈색이 되게끔 볶아 반찬으로 먹어도 좋겠지요.

이것을 연근조림이라고 하지요.

연뿌리를 끓는 물에 식초 몇 방울 넣고 살짝 데쳐 내어 찬물에 헹굽니다. 그리고 프라이팬에 놓고 간장을 넣은 다음 재료가 잠길 정도의 물을 부어 한소끔 끓입니다.

물이 끓어오르면 불을 줄이고 서서히 조려서 조림 국물이 반쯤 줄었을 때 물엿을 넣고 국물이 다 졸 때까지 바짝 조리면 됩니다.

반찬감으로는 연근조림뿐 아니라 연근튀김도 좋지요.

식초물에 담가 아린맛을 우려 낸 연뿌리를 잘게 썰어 밀가루, 녹말 가루를 반씩 섞어 물로 걸쭉하게 반죽한 뒤 소금을 조금 쳐 튀김옷을 만든 것으로 옷을 입혀 끓는 기름에 튀기면 먹기에도 좋은 연근튀김이 되지요.

연뿌리에는 필수 아미노산과 레시틴이 있습니다. 필수 아미노산 중에는 아스파라긴산, 아지닌, 타이로진 등이 함유되어 있구요. 특히 아스파라긴산은 피로 회복제인 각종 드링크제에도 들어 있듯이 독성물질을 중화하는 작용이 있는데, 이 성분이 부족하게 되면 몸이 허해지고 천식이나 두드러기 같은 알레르기성 질환에 걸리게 되며 위궤양을 초래한다고 하지요.

그런데 연뿌리에 이 성분이 풍부하니까 위궤양에 좋은 것은 당연하겠지요.

그리고 아지닌, 타이로진은 성장과 발육을 관장하는 필수 아미노산이며, 레시틴은 강장, 강간 효능까지 있으니까 참 좋겠지요? 연뿌리에는 비타민 C도 엄청나게 포함되어 있답니다.

이제부터 연뿌리, 정말 즐겨 들도록 하세요.

초기 위궤양에 연뿌리 경단이 좋습니다

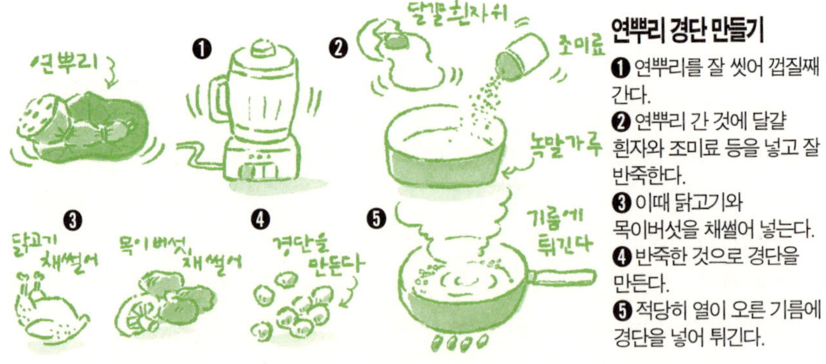

연뿌리 경단 만들기

❶ 연뿌리를 잘 씻어 껍질째 간다.
❷ 연뿌리 간 것에 달걀 흰자와 조미료 등을 넣고 잘 반죽한다.
❸ 이때 닭고기와 목이버섯을 채썰어 넣는다.
❹ 반죽한 것으로 경단을 만든다.
❺ 적당히 열이 오른 기름에 경단을 넣어 튀긴다.

추울 땐 쑥이 좋으니 자주 드세요

고려의 왕이 바닷길로 강화도로 갈 때에 손돌이라고 하는 뱃사공이 험한 곳으로 배를 몰았대요. 그래서 의심이 덜컥 난 왕이 그 손돌을 죽였답니다.

강화도로 가는 바다 한 가운데 암초가 있는 험한 이 길목을 그 후 손돌목이라고 부르지요. 그가 죽은 때 쯤이면 해마다 큰 바람이 불면서 굉장히 추워진다고 합니다. 이럴 때 부는 매서운 바람을 우리말로 손돌바람이라고도 하지요.

손돌바람만큼 거센 바람과 매서운 추위가 몰아닥치는 겨울에는 온몸이 후끈후끈해질 정도로 칼로리 섭취를 늘리는 것이 좋겠죠?

옛날 우리 조상들은 숯불을 활활 피워놓고 냄비를 올려 놓은 다음 쇠고기를 기름, 달걀, 파, 마늘 이런 거로 조리하면서 화롯가에 둘러앉아서 먹었다지요.

이것을 조선시대에는 난로회라고 불렀답니다.

또 신선로를 해 먹기도 하고 만두를 즐겨 먹었는데요, 만두는 아무래도 김치만두가 시절음식으로는 제일이었다고 조선시대의 세시기에 잘 적혀 있죠.

여기에는 두부도 추위를 이겨내는 데 참 좋다고 적혀 있지요. 두부를 가늘게 잘라서 고챙이에 꿰어 가지고 기름에 부치다가 닭고기를 섞어서 국을 끓여 먹었다지요?

여하간 이런 것들은 모두 추위를 이겨내는 놀라운 지혜의 소산이 아니겠습니까?

조선시대에 홍성모가 지은 동국세시기를 한번 펼쳐 봅시다.

「어린 쑥을 뜯어다가 쇠고기와 달걀을 넣고 끓인 것을 애탕이라고 한다. 또 쑥을 찧어 찹쌀가루에 섞어 떡을 만들고 볶은 콩가루를 꿀에 섞어 바른 것을 애단자라고 한다. 또 찹쌀가루로 동그란 떡을 만들어 삶은 콩을 꿀에 섞어 바르되 붉은빛이 나게 하는 것을 밀단고라고 한다. 이것들이 모두 초겨울 시절음식이다」

동국세시기에 기록된 것처럼 반드시 애탕이니 애단자니 뭐 이런 것까지 꼭 드실 필요까지는 없겠지요. 하지만 추울 때에는 쑥이 좋으니 자주 드시는 게 좋겠어요.

쑥을 쇠고기와 달걀을 섞어서 끓이든, 또는 찹쌀가루를 섞어 가지고 떡을 만들든 다 좋지만 차로 만들어서 잡수셔도 추울 때 몸이 화끈해질 수 있습니다.

쑥차는 추위도 잊게 하고 손발이나 복부도 따뜻하게 해주지요. 식욕도 돋우고 소화도 촉진합니다.

치네올이라는 독특한 향기가 식욕을 돋우는 것입니다. 혈액순환도 좋게 해주고, 그래서 요통이나 생리통 등에도 좋지요. 각종 출혈성 질환에 쑥차를 마시면 지혈이 아주 잘 됩니다.

그러나 월경 기간 중에는 어떻겠어요? 나와야 할 피가 나오지 못하게 될 테니 오히려 나쁘겠지요. 그래서 쑥차는 월경 기간 중에 마셔서는 안 됩니다.

맹자는 '7년 묵은 지병에 3년 묵은 쑥을 구한다'고 했으니 쑥이 얼마나 좋은지 잘 아시겠지요?

그리고 쑥은 이미 단군 신화에도 등장하지요.

중국의 서왕모가 즐겼다는 것도 쑥이고, 중국 요나라 왕은 발해의 요리사가 만든 쑥떡을 단오날에 먹었다는 얘기도 있지요. 일본 후쿠이 지방에서는 쑥으로 떡을 만들어 말렸다가 여름에 구워 먹었다고 하며, 그리스 신화에서는 쑥을 달의 신 아르테미스에게 바쳤다고 합니다.

북유럽에서는 쑥의 잎이 북쪽을 향하는 자력이 있다고 해서 점이나 주술에 이용했으며, 쑥을 가지고 여행을 하면 피곤하지 않다는 속언이 전해져 온답니다.

또 유럽에서는 마귀와 병을 쫓는 힘이 쑥에 있다고 믿었다지요? 에덴 동산에서 추방당해 죽은 뱀의 흔적이 쑥으로 변했기 때문에 쑥이 쓴 것이요, 쑥의 쓴맛이 마귀와 병을 쫓는다는 것이지요.

아무려면 어떻습니까? 사실이든 아니든 쑥은 병을 이겨내는 저항력을 키워주는 성분을 갖고 있으니까 많이 많이 들도록 합시다.

추울 땐 쑥이 좋으니 자주 드세요

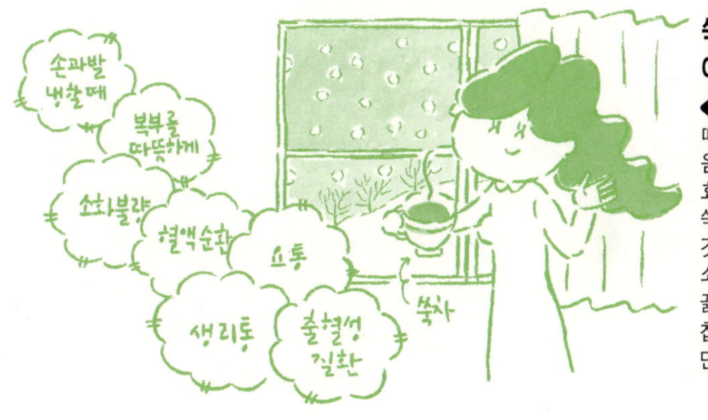

쑥은 추위를 이기게 한다

◀ 추위를 심하게 탈 때는 쑥으로 만든 음식을 먹는다. 가장 효과가 있는 것은 쑥차를 마시는 것이지만 쑥을 쇠고기와 달걀을 섞어 끓여도 좋고, 찹쌀가루와 섞어 떡을 만들어 먹어도 좋다.

치질엔 모란꽃 끓인 물로 좌욕하세요

1720년대 프랑스의 궁정에서는 왕후와 귀족들이 용변을 본 뒤에 밑을 닦는데 종이 대신에 모란꽃을 사용했다고 합니다.

왜 하필이면 모란꽃이었을까요? 이유는 잘 모르겠습니다. 그러나 모란꽃이 치질에 좋은 것만은 확실하게 애기 드릴 수가 있습니다.

모란꽃에는 하얀꽃도 있고 빨간꽃도 있고 참 여러 가지가 있지만 그 중에서도 붉은꽃이 가장 약효가 좋다고 합니다.

붉은색 모란꽃을 그늘에 말려 가지고 보관해 두세요. 그랬다가 이것을 적당히 한 움큼 집어 가지고 많은 물을 넣고 푹 끓여서 불그스름한 물이 우러나오게 만드세요.

그래서 뜨끈뜨끈하고 뜨거운 김이 막 오를 때에 그 김을 쏘이면서 좌욕을 하세요. 이렇게 좌욕을 자주 하시게 되면 치질에 도움이 된다는 애기입니다.

지나치게 기름진 음식을 즐기거나 또는 술을 굉장히 즐기는 분들, 그래서 치질이 생기신 분들 또는 운동이 부족해서 생긴 치질에 상당히 도움이 되는데요, 이 붉은 모란꽃 끓인 물로 좌욕을 하게 되면 고통이 훨씬 완화된다는 것은 틀림이 없습니다.

그러나 아주 지나친 치질 또는 치질이 너무 오래된 경우나 혹은 치루라고 해서 항문 안쪽으로 터널을 만들어서 농이 흘러나오는 경우,

이럴 때는 고통을 완화시키는 효과는 있지만 근본적인 치료 방법은 아니니까 달리 치료를 받으셔야 되겠지요.

붉은 모란꽃은 끓여 가지고 좌욕만 할 게 아니라 이것을 복용해도 좋아요.

치질뿐만 아니라 하반신의 여러 질병, 그 중에서도 월경불순에 좋으니까 아주 살짝 잡숴 보시는 것도 좋겠습니다.

치질엔 모란꽃 끓인 물로 좌욕하세요

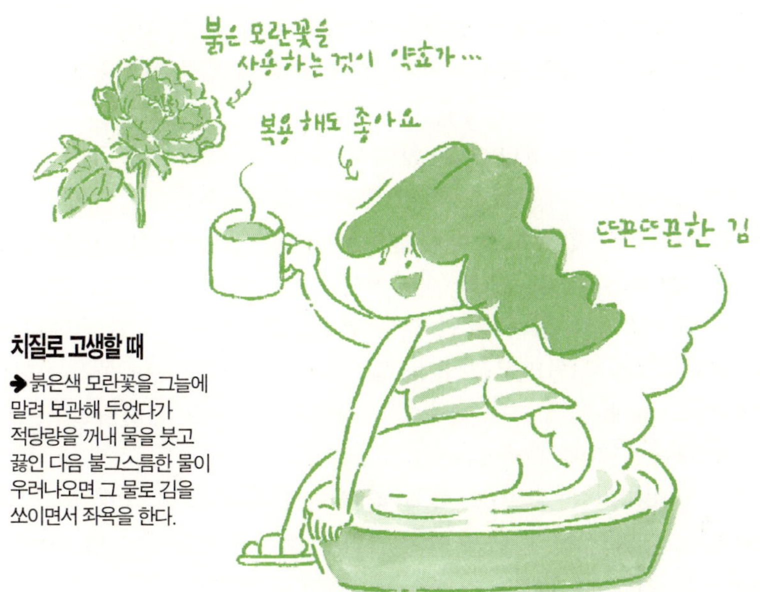

치질로 고생할 때

➜ 붉은색 모란꽃을 그늘에 말려 보관해 두었다가 적당량을 꺼내 물을 붓고 끓인 다음 불그스름한 물이 우러나오면 그 물로 김을 쏘이면서 좌욕을 한다.

콜레스테롤이 걱정되는 분 녹차 요구르트를 드세요

동의보감에서는 「녹차가 기분을 굉장히 안정시킨다. 소화가 잘 되도록 해 주고 머리를 맑게 해 주고 눈이 침침한 것을 해소해 주고 갈증을 풀어주며, 또 잠을 적게 자게끔 만들어 주면서 오래 복용을 하면 지방을 제거시키기 때문에 비만을 풀어 줘서 몸을 날씬하게 해 준다」하여 녹차를 상당히 찬양을 하고 있습니다.

그런데 그 녹차를 그냥 차로 끓여서 잡수시는 것도 좋지만 이왕이면 약처럼 어떻게 이용할 수 있는 방법이 없을까요?

여러분들 국화 있지요? 가을에 국화를 따서 그 꽃잎을 잘 말려 둡시다. 먼저 커피잔 좀 큰 것 하나에다가 녹차를 한 2g 정도 넣으세요. 그 다음에 국화 꽃잎 말린 것을 한 2g 정도를 또 그 컵 속에다가 넣으세요. 그러고는 뜨거운 물을 컵 하나 가득 붓고 한 5분 정도 우려내요. 그렇게 잘 우려낸 다음에 그 녹차와 국화는 건져내고요, 그 물, 즉 약물만 잡숴 보세요.

그러면 머리가 자주 아프다, 머리가 상당히 무겁고 잠에서 덜 깬 것처럼 항상 맑지 못하다, 눈이 침침하고 조금만 글을 들여다 보아도 눈이 짓무르는 적이 많다 할 때에 이 방법이 좋지요.

그런데 이때 녹차하고 국화를 우려내라고 그랬지, 끓이라고 말씀은 안 드렸다는 거 기억하세요.

끓이게 되면 굉장히 써지는 데다가 약효에 약간 차이가 생기기 때문에 살짝 우려내기만 하면 됩니다.

또 하나 녹차가 좋은 게 있지요. 히스테리에다 신경이 굉장히 쇠약한 분들이 있지요? 그리고 아주 화를 잘 내는 분들, 정신을 좀 안정시켜야겠다, 기분을 좀 편안하게 가라앉히고 싶다, 하시는 분들에게도 좋은 방법이 있습니다.

연밥이라고 있지요? 연씨요. 그것을 뜨거운 물에다가 5시간 정도 담가 두세요. 그 다음에 꺼내서 설탕과 함께 삶으세요. 그러면 그 국물이 아주 불그스름하면서도 달달해집니다.

거기에다가 차 끓인 것을 살짝만 집어 넣어서 섞어 잡수시게 되면 기분을 안정시키는 데 그것만큼 좋은 게 없지요.

아참, 녹차 요구르트라는 것을 아세요? 녹차와 요구르트를 섞은 것이지요. 그러니까 녹차를 분말로 만들어 티스푼 하나 정도의 양을 요구르트에 섞어 마시는 것입니다. 꿀이나 레몬을 타도 좋고 하루 1~2회 식전이나 식후에 마시지요.

그러면 콜레스테롤이 떨어진대요. 지방간이 개선되구요. 출산으로 비대해진 자궁을 원상회복시키는 데에도 도움이 되고 산후 변비를 낮게 하며 모유 분비를 원활하게 해 준답니다. 골다공증도 예방되고, 동맥경화나 고혈압도 막아준다고 하지요.

이것은 녹차의 영양을 고루 섭취할 수 있다는 장점이 있지요. 차로 끓여 마실 때보다 녹차의 여러 성분을 몽땅 섭취한다는 것입니다. 녹차에는 카로틴, 비타민 B・C・E 등과 철분, 칼륨, 칼슘, 식물성 섬유질 등이 풍부합니다. 특히 녹차에는 타닌이 있는데 차로 끓일 때보다 더 효율적으로 섭취됩니다.

어떠세요? 녹차 요구르트 마셔보면 좋겠지요?

콜레스테롤이 걱정되는 분 녹차 요구르트를 드세요

국화녹차 만들기

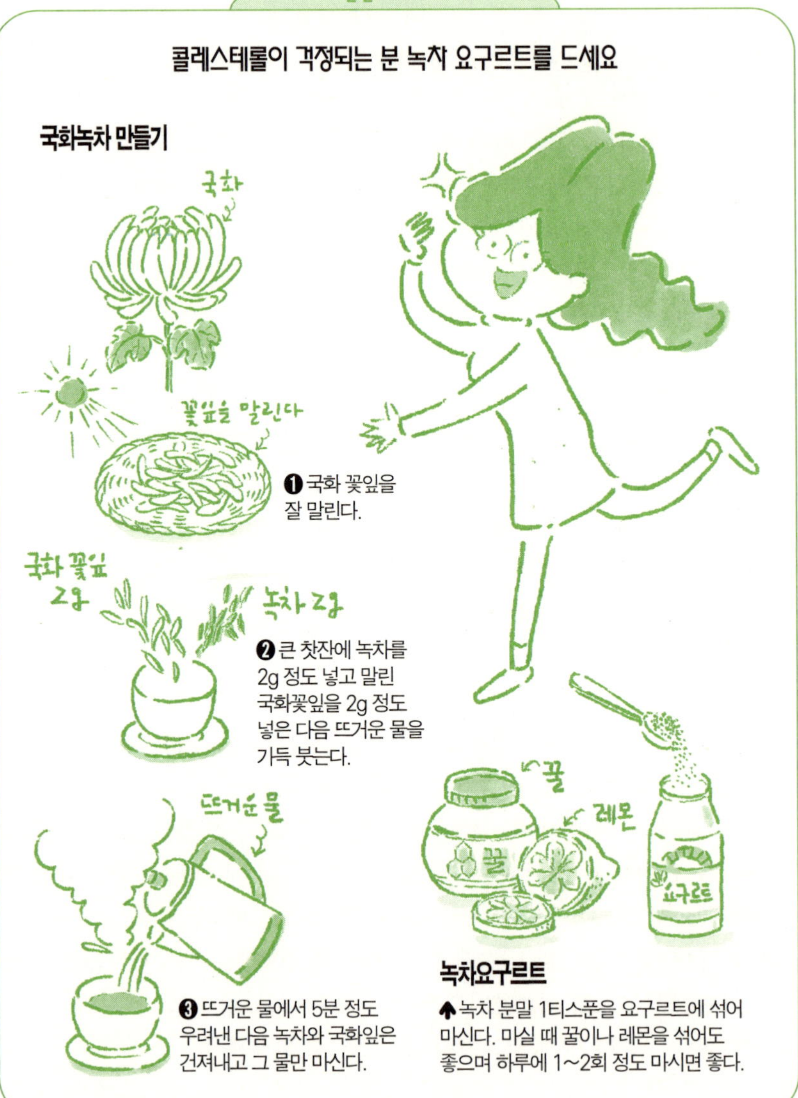

녹차요구르트

↑ 녹차 분말 1티스푼을 요구르트에 섞어 마신다. 마실 때 꿀이나 레몬을 섞어도 좋으며 하루에 1~2회 정도 마시면 좋다.

편도선염에는 새우젓 태운 것을 이용해 보세요

의학 고전에 의하면 목이 아프고 목이 마비되고 하는 데는 18가지의 원인이 있는 것으로 알려져 있습니다.

옛날에는 목이 아프다고 하면 성적으로 불만스러울 때 오는 질환으로 몰고 가서 여자들이 아파도 치료를 제때에 못 받는 일이 허다했죠. 물론 성적인 불만에 의해 목이 아프다는 것은 이 의학 고전에 의하면 전혀 엉터리죠.

그런데 아무리 18가지의 원인이 있다고 하더라도 이것은 거의 모두가 불화에 의해서 오는 경우들이 많습니다. 우리 몸이 스트레스를 받으면 몸에 '화'를 일으키기도 합니다.

때로는 내분비 계통이 약해져서 화가 일어나기도 합니다. 혹은 바깥에서부터 감기 기운이 들어서 열을 받기도 합니다.

열 중에는 진짜 실열이 있는가 하면 몸이 허해서 오는 가짜 허열도 있습니다. 하여간 목이 아픈 것은 대부분은 열에 의해서 오기 때문에 인후부는 될 수 있는 대로 시원하게 해 줄수록 좋습니다.

따라서 인후에 염증이 생기거나 마비가 오거나 통증이 있을 때 또는 편도선염이 있을 때에는 그것이 실화이든 허화이든 우선 목을 보해야겠죠. 그런데 보하기 전에 해야 될 것은 먼저 목을 시원하게 하십시오. 가장 좋은 방법은 아이스크림 같은 것을 조금씩 조금씩 녹여 잡수시게 되면 일단 염증을 내리는 데 도움이 될 수가 있습니다.

동의보감에서는 목 한쪽 편도만 붓는 경우를 「단아풍」이라고 불렀습니다. 이것은 치료하기가 상당히 어려운 겁니다. 또 양쪽에 붓는 경우는 「쌍아풍」이라고 불렀습니다. 그런데 이것은 치료하기가 굉장히 쉽다고 얘기했습니다. 그러니까 「편도가 한쪽만 붓는 경우는 치료가 조금 어렵고 편도가 양쪽으로 다 부은 것은 치료하기가 쉽다」는 동의보감의 내용입니다.

어떻게 치료할까요? 만약에 「진짜 열 즉 실화가 있을 때에는 '양격산'이라는 처방이 좋다」고 얘기했구요. 「몸이 허해서 오는 열, 허화일 때에는 '사물탕'을 쓰라」고 얘기했습니다.

사물탕이라는 것은 네 가지의 약재로 이루어진 처방입니다. 쑥지황, 당귀, 천궁, 백작약 등 네 가지로 이루어졌다고 해서 사물탕이라고 하는데 이것이 대표적인 보혈제 처방입니다.

우리 몸의 혈액이 굉장히 허할 때, 혈액을 보충해야 할 때 대표로 우선 첫손에 꼽히는 게 사물탕입니다.

그 사물탕으로 일단 허한 것을 보충해 주십시오. 그리고 거기에다가 뭐를 넣어서 쓰면 더 좋은가 하면 동의보감에서는 「도라지를 많이 넣어라」하고 얘기했습니다.

도라지를 한방으로는 길경이라고 부릅니다. 그 도라지가 편도선염을 내리는 데 상당히 도움이 많이 되죠.

목이 많이 부어 있다든지 또는 목이 마비됐다든지, 통증이 있다든지, 염증이 있어서 목에서 열이 막 난다든지 할 때에 그 도라지가 좋은 거죠. 가래가 많이 끓을 때에 도라지를 사용하는 까닭도 거기에 있습니다.

그러나 저런 약들은 다 잘 모르겠다 할 때에는 도라지만 끓여서 잡수셔도 도움이 많이 됩니다.

그리고 아울러서 한 가지 방법을 더 소개하죠.

새우젓을 그냥 한 움큼을 쥐세요. 그리고 씻지 말고 꼭 짜세요. 그것을 프라이팬에 넣고 그냥 태우세요.

까맣게 타면 그것을 곱게 가루를 내세요. 그리고 우유를 빨아먹는 스트로우를 60° 각도로 잘라 그 뾰족한 부분으로 새우젓 가루를 꾹 찍으세요.

그리고 그것을 어린아이들 같은 경우 편도선염이 있는 부위 쪽에 그 가루가 묻어 있는 뾰족한 부분을 가까이에 대고 바깥에서 스트로우의 한쪽에 입을 대고 끝을 훅하고 불어 보세요.

가루가 날아가서 그 편도선염이 부어서 아픈 부위에 떨어집니다. 몇 번만 이것을 거듭하면 물도 마시지 못하고 목소리도 내지 못하고 목이 아파서 꼼짝 못했던 경우에 아주 신기하게 치료가 됩니다.

새우젓가루 만들기

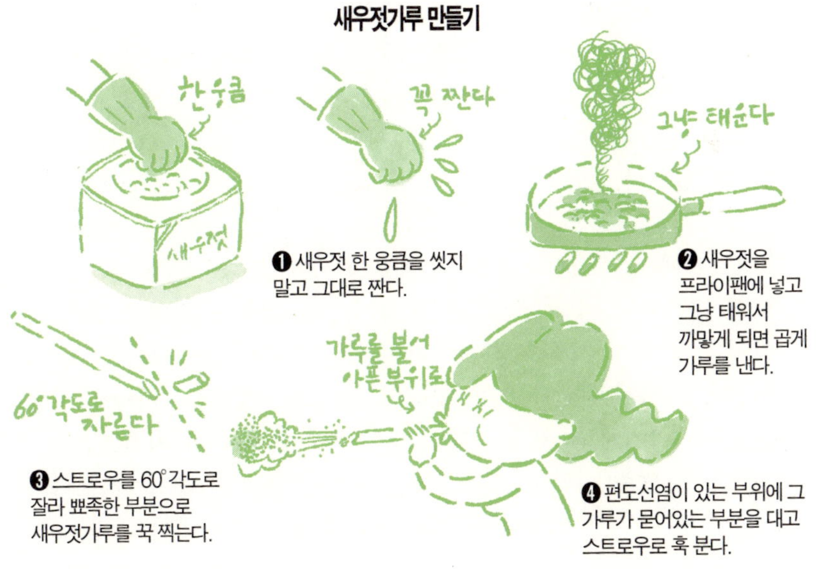

혈뇨가 보입니까? 차전초를 쓰세요

혹시 아침마다 소변을 보면서 색깔을 확인해 보시는 분들 계십니까? 건강에 좋다면 이것저것 해보시는 것도 좋지만 다음에 말씀드리는 것도 한번 체크해 보시는 것이 좋겠습니다.

우선 아침에 소변을 보실 때 소변의 색을 확인해 보십시오. 그리고 아침에 대변을 보실 때 대변의 색이나 형태도 꼭 확인해 보십시오.

또 아침에 칫솔질을 하시기 전에 혀를 살펴보십시오. 혀에 있는 설태가 건강을 알아보는 하나의 큰 거울이 될 수 있기 때문입니다.

자, 소변이 어느 때는 붉고 어느 때는 굉장히 희고 하는 경우를 본인 스스로 알 때가 많겠죠! 피곤하시면 소변이 농축되어 소변색이 붉거나 누렇거나 냄새가 나는 경우가 있겠죠. 이것은 모두가 열에 속합니다.

동의보감에서는 소변에는 여러 색깔이 있지만 붉은색을 띠는 것은 대개 열 때문이고 너무 흰 것, 너무 맑은 것, 비중이 굉장히 얕은 것은 아래쪽의 기가 약해서 생기는 것이다, 즉 '기허'한 증세라고 얘기했습니다. 따라서 하나는 열을 내려야 될 것이고 하나는 허냉한 것을 도와주거나 기허한 것을 보충해 주어야 된다는 얘기가 되겠죠.

아울러서 '혈림'이라고 하는 것은, 소변은 나오지 않고 가끔 피가 나오고 너무 아파서 쩔쩔매는 것을 말합니다. 그러나 '혈뇨'라고 하는 것은 소변 속에 피가 섞여 나오는 것이지만 통증은 없을 수 있습니다. 혈뇨와 혈림은 구분이 된다는 얘기입니다. 따라서 소변 속에 피가 섞여 나오는데 아프지 않은 것은 혈뇨라고 하고 소변이 잘 나오지도 않으면서 피가 나고 너무 아파서 쩔쩔매는 경우는 혈림입니다. 이것은 한방적인 분류입니다. 양방에서는 육안으로 보이는 혈뇨냐, 현미경으로만 보이는 혈뇨냐를 구분합니다.

육안으로 보일 정도로 벌겋게 피가 섞여서 나올 때는 방광에 이상이 있는 것입니다. 그러나 육안으로는 보이지 않지만 현미경으로 검사를 했을 때 알 수 있는 경우는 신장에서 기인한 것입니다.

그러면 다음에는 어느 때부터 피가 소변에 섞여 나오는가를 보십시오. 소변을 보는 처음부터 피가 섞여 나오는 것은 방광 경부 이하에서 생긴 질병에 의한 출혈 때문입니다. 반대로 소변을 보는데 제일 끝마무리에 피가 나오는 경우는 방광 경부 이상에서 출혈이 오는 것입니다. 그리고 소변을 볼 때 처음부터 끝까지 피가 섞여져 나오는 경우는 방광 이상 부위, 즉 신장과 관계가 깊을 수 있습니다.

또 요로 염증에 의한 경우는 냉증을 수반하게 되고 신장염의 경우에는 소변을 자주 보는 빈뇨증을 겸하게 되고 결석이나 종양에 의한 혈뇨는 엄청난 고통을 수반하게 됩니다.

물론 뚜렷한 원인을 발견할 수 없는데도 불구하고 혈뇨가 그치지 않고 계속되는 경우가 있습니다. 이러한 경우에는 특발성 혈뇨증이라고 합니다. 대부분은 병이 아니기가 쉬운데, 원인도 모르고 여하간 소변에 피가 섞여 나오는 이 특발성 혈뇨증을 앓고 있는 분들이 예상 외로 많습니다.

이럴 때는 어떻게 할 것인가? 동의보감에서는 이럴 때「차전초라는 것이 매우 좋다」하였습니다. 차전초는 질경이풀입니다. 질경이풀이라고 하는 것은 마차가 다니는 길에서도 그냥 짓밟혀도 살 정도로 매우 질기다고 하는 풀입니다.

「이 차전초를 즙을 짜서 복용하시면 특발성 혈뇨증에 매우 좋습니다. 만약 생즙을 짜기가 쉽지 않을 때는 차전자라고 해서 씨 말린 것이 있는데 그 씨 말린 것을 함께 달여서 마시거나 가루를 내서 마셔도 효과가 있다」고 하였습니다.

그 다음 「백모근이라고 하는 것도 도움이 된다」고 하였습니다. 백모근이라고 하는 것은 저 시골학교에서는 애들도 다 압니다. 아이들이 코피를 얼마나 잘 터뜨립니까?

어린아이들이 코피를 툭 터뜨리면, 선생님이 "야! 반장 밖에 나가서 논둑에서 삐삐꽃 뜯어 와" 그럽니다. 그래서 그것을 톡톡 찧어서 먹이면 당장 지혈이 됩니다. 그 정도로 삐삐꽃의 지혈 작용이 대단한데 이 삐삐꽃이 바로 백모근입니다.

이것은 피를 입으로 토하는 경우, 코피를 터뜨리는 경우, 대소변에 피가 묻어 나오는 경우 등 어느 경우이든 대단히 좋습니다.

그 다음에 좋은 것이 호박입니다. 이 호박이라고 하는 것은 호박꽃이 피는 호박이 아니고, 우리 마고자 단추 만드는 호박 있죠? 그것을 얘기합니다. 이것도 혈림이나 혈뇨에 매우 좋은데, 신장결석이나 방광결석으로 피가 섞여져 나올 때 이것을 가루내어 한번에 8g씩, 파 흰 뿌리 끓인 물로 복용하시면 매우 효험이 있습니다.

이 호박이라고 하는 것은 지질시대에 단풍나무나 소나무의 수지가 땅 속에 묻혀서 수소, 탄소, 산소 따위와 화합하여 돌처럼 굳어진 화합물을 말합니다.

혈뇨가 보입니까? 차전초를 쓰세요

소변으로 건강을 체크한다

➡ 소변 속에 피가 섞여 나오는데
아프지 않은 것을 혈뇨라고 한다.
이런 증상에 효과 있는 것이
차전초(질경이풀)이다.

차전초를 섭취하는 방법

❶ 차전초를
갈아서 즙을
짜서 먹는다.

❷ 차전자(차전초
씨 말린 것)
적당량에 물을
붓고 달여서
차처럼 마신다.

❸ 차전자를
가루내어 물에 타서
마신다.

호박 · 파뿌리 끓인 물 만들기

❷ 파 흰뿌리를 깨끗이
씻어 물을 붓고 끓인다.

❶ 호박을 가루 낸다.

❸ 마실 때 파 흰뿌리 끓인
물 한 잔에 호박 가루 8g
정도를 타서 마신다.

흥분성 신경쇠약에 연꽃씨가 잘 듣습니다

연꽃씨는 일반적으로 수렴성 강장약으로 알려져 있죠? 그러니까 우리 몸을 굉장히 건강하게 만들고 그리고 강정작용까지 하는 게 바로 연꽃씨입니다.

그러면서도 비만을 치료하는 치료제 역할까지 하죠.

특히 비위장 소화기 기능이 허약해져서 식욕도 없고 소화 흡수도 불량하고 설사가 잦은데도 불구하고 비만을 고질적으로 유지하는 그러한 타입에 굉장히 좋습니다.

'사람이 식욕이 없고 소화 흡수가 안 되고 설사가 잦으면 반드시 여위게 될 텐데 그런데도 어쩌면 그렇게 비만이 가시지 않고 고질적으로 유지됩니까?'하고 문의하는 분들은 다른 어떤 약도 함부로 쓸 수가 없죠? 설사를 더 유발할 수가 있기 때문입니다. 이럴 때에는 바로 이 수렴성 강장작용을 하며 우리 몸을 건강하게 만들면서도 비만을 치료하는 연꽃씨를 쓰는 것이 좋겠죠.

강정 강심작용이 아주 뚜렷해서 괜한 일에 흥분 잘하는 분이나 괜한 일에 화를 잘 내고 짜증 잘 내고 부산을 떠는 이런 분들에게도 좋습니다.

이런 분들의 증세를 좀더 설명하면 괜히 얼굴에 열감이 확 달아오른다거나 땀이 나게 되고 또는 가슴이 이유 없이 두근거리거나 어깨 근육이 경직되면서 어깨에 통증을 느끼게 되는데, 이것을 흥분성 신경쇠약이라고 합니다.

이런 분들, 잠 잘 주무시겠습니까? 잠도 못 주무시죠. 그리고 한밤중에 굉장히 부산스럽게 움직이다 보니까 온집안 식구 모두 깨우고 맙니다. 그리고 마치 조증처럼 항상 부산합니다. 이럴 때 연꽃씨를 복용하면 가슴이 두근거리고 수면 때 불안한 것, 이것 모두 개선시키게 됩니다.

그러면 어떻게 해서 먹는 걸까요? 연꽃씨 10g을 깨끗이 씻어서 잘 달구어진 프라이팬에 볶아 보십시오.

이렇게 볶은 것을 냄비에 넣고 물 3컵을 부어서 반으로 줄도록 팔팔 끓인 후에 찻잔에 담아 한번 마셔 보십시오.

반드시 효과를 봅니다.

혹은 연꽃씨를 더운 물에 담근 후에 굵은 껍질을 벗겨내고 반으로 쪼개 보십시오. 그러면 그 속에 파란 심지가 있습니다. 그 심지를 뺀 다음 잘 달구어진 프라이팬에 볶아서 가루를 내어 가지고 용기에 담아 두십시오. 그리고 필요할 때마다 그 가루를 4~6g씩 한 번에 온수로 복용해 보십시오. 틀림없는 효과를 얻습니다.

양동이에 뜨거운 물 담고 발을 담급니다

　나는 때때로 족탕법이라는 것을 실천합니다. 게으른 탓에 매일 하지는 못해도 머리가 무겁다거나 어깨가 결린다거나 소화가 덜 된다거나 술을 많이 들었다든가 하는 날에는 빼지 않고 족탕법을 합니다. 나의 건강법 중 가장 효과가 있는 방법입니다.

　족탕법은 간단합니다. 양동이에 뜨거운 물을 가득 담고 양다리를 담그어 무릎 밑까지 뜨겁게 하는 것이니까 얼마나 간단합니끼.

　이때 뜨거운 물이 식지 않도록 하기 위해 소금을 조금 타기도 하지만 무릎 위에 담요를 덮는 것만으로도 충분합니다. 수증기가 빠져 나가지 않아 물이 금방 식지 않습니다. 이렇게 뜨거운 물에 양다리를 담근 채 10여 분 앉아 있기만 하면 됩니다. 10여 분 동안 TV를 보며 즐겨도 좋고, 기도하는 마음으로 명상에 잠긴다면 더욱 좋습니다.

　10여 분 족탕을 하고 나면 이마에 송알송알 땀이 돋습니다. 이때 미지근한 물로 샤워하여 마무리합니다.

　족탕법은 이렇게 간단한 방법인데도, 그 효과가 대단해서 아프던 머리가 말끔히 가십니다. 굳었던 어깨 근육이 거짓말처럼 풀립니다. 인체 상부로 충혈되고 역상되었던 기가 뜨거워진 인체 하부로 몰려내려오기 때문에 효과 있는 것입니다.

　소화 안 되고 가스가 차서 복부가 팽만해졌을 때도 10여 분 족탕을 하면 금방 꼬륵꼬륵 속이 풀리는 소리까지 냅니다. 물론 잠자기 전에 족탕을 하고 샤워로 마무리하면 잠도 쉽게 들 수 있을 뿐 아니라 숙면을 취할 수 있어서 다음 날 하루종일 몸과 맘이 가뿐해집니다. 한 번 해 보세요.

기를 살려주는
동의보약

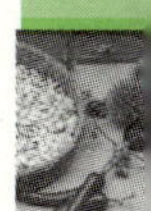

기력이 없으면 인삼조림을 드세요

기는 결국 우리들 몸에 있는 '에너지'입니다. 이 에너지를 잃으면 무기력증에 빠지고 마는 것입니다.

인천에서 50대의 남성분이 보내주신 서신을 보면「자신이 어떤 사적인 일에서 무엇을 추구하다가 일도 제대로 이루어지지 못하고 주위로부터도 억울한 느낌을 받게 돼서 고민하다가 음식 먹을 생각도 없어졌다」고 합니다.

그러다 보니 얼굴이 누렇게 되면서 몸이 여위고 가슴이 더부룩하고, 무언가 아래서부터 얼굴까지 기가 쭉 올라오는 것처럼 항상 치밀어 오는 것 같아서 가슴도 답답하고 아주 숨이 가빠오는 바람에 불면증까지 생겨 상당히 고생한다는 내용이었습니다. 이것이 바로 '기의 병'이죠. '기'라고 하는 것은 쉽게 얘기하면 '기운'이라는 말과 '기분'이라는 말입니다. 그러니까 결국은 하나의 에너지와 정신 신경 계통의 증세를 모두 기의 병이라고 보는 것이죠.

지금 얘기하는 것처럼 어떤 공적이거나 사적인 일들이 마음에 맞지 않고, 명예를 구하거나 재산을 구하거나 하는데 뜻대로 이루어지지 않는 경우들, 그리고 자신은 결벽하고 여러 가지 잘 했는데도 불구하고 주위로부터 '그것이 아니다'라는 얘기를 들으니 정말 속을 뒤집어 보일 수도 없고 그래서 그것 때문에 고민하는 경우에 이런 병이 생기기도 합니다.

여학생들의 경우에도 이와 비슷한 이유들로 월경까지 끊기게 되고, 그래서 학교 공부에 막대한 지장을 초래할 뿐만 아니라 육체적으로도 한참 성장기에 타격을 받아서 무기력증까지 찾아오는 경우마저 있습니다. 결국 마음의 병이라는 것이 얼마나 어려운 것인가 하는 것을 심각하게 느낄 수 있지요.

어떤 여자분의 경우에는 사랑하는 사람에게 오해를 받게 돼서 그것 때문에 머리가 아파오는데, 그 편두통이 얼마나 심한지 그 통증이 참을 수 없을 만큼 심하며 더군다나 토하기까지 하고 음식을 하나도 들지 못하여 바짝 여위는 증세까지 나타냅니다.

여하간 이렇게 마음으로부터 온 병들의 경우에는 음식 먹을 생각도 없어지고 얼굴이 누렇게 되어 몹시 여위게 되며 먹었다 하면 소화가 되지 못하거나 설사를 합니다. 또 어느 경우에는 아주 고질적인 변비로 고생을 하거나 가슴이 두근거리고 답답하고 조금만 움직여도 숨가쁜 그런 증세까지 오는 경우들이 있습니다.

더군다나 아주 심한 경우에는 불면증으로 잠을 전혀 자지 못하면서 아침에 일어나면 한 움큼씩의 머리카락이 빠질 정도로 고통스러운 것이 바로 기의 병입니다. 이런 것을 두고 '기가 울체되어 있다' 그래서 '기울증'이라고 부릅니다.

어느 때는 얼굴에 열감까지 느낍니다. 또 어느 때는 얼굴이 부석부석 붓기까지 합니다. 배가 포만해지기도 합니다.

이럴 때 잠을 제대로 주무시지 못한다면 '교감단'이라는 처방이 상당히 효과 있다고 동의보감에서는 얘기했습니다. 교감단이라는 처방은 향부자 600g과 백복신 150g을 가공해서 꿀로 반죽한 다음 달걀 노른자만하게 알약을 만들어서 한 번에 한 알씩 잘 씹어서 복용하는 방법입니다.

어느 때는 우리들이 너무 움직이지 않아서 안위한 나머지 기가 막혀서 울체되고 몸이 모두 쑤시게 되는 경우가 있습니다.

몸이 쑤신다고 하니까 "쉬어라 쉬어라"라고들 얘기합니다. 그러나 그것은 안위하기 때문에 기가 막힌 경우들입니다. 하여간 자주 움직이십시오. 아무리 무더운 여름철이라 하더라도 가만히 있으면 더위를 이겨내는 '내서 지수'가 떨어지게 됩니다. 내서 지수라는 것은 더위를 스스로 이겨낼 수 있는 정도를 말하는데 그 내서 지수가 높을수록 좋은 것입니다.

내서 지수를 높이는 데는 '운동'이 제일 좋습니다. 한낮은 피하고 이른 아침이나 약간 늦은 저녁 시간을 이용해서 조금씩 운동을 하십시오. 이렇게 하면 기의 울체도 풀어지고 아울러 더위도 이겨내게 됩니다. 그런데 때로는 몸이 너무 약해서 기력이 떨어졌다고 하는 경우가 있습니다.

기가 떨어지게 되면 숨결이 빨라지고 숨이 찬 것 같고 어깨가 들먹거려지고 그리고 여기저기가 아파오는 것 같은데 이런 경우도 바로 무기력증의 하나입니다.

혹시 기력이 떨어져서 꼼짝을 못하는 것 같습니까? 조금만 움직여도 숨이 차고 조금만 움직여도 땀이 줄줄 흐르게 되는 이런 것들도 모두 다 무기력증의 하나입니다. 이 무기력증에 대해 동의보감에서는 여러 가지 처방들을 얘기하고 있습니다만 그 중에서 가장 보편적인 처방 중의 하나가 바로 '인삼고'라는 처방입니다.

원기가 허약하고 정신이 미약해서 말을 해도 말에 힘이 너무 없는 경우에 쓸 수 있는 것인데, 이것은 인삼을 끓인 후 그 인삼 물만 졸여서 그것을 조청으로 만드는 것입니다. 한 번에 한 숟가락씩 하루에 3~6번까지 잡수시면 상당히 좋습니다. 여름철에 많이 도움이 되는 방법입니다.

기력이 없으면 인삼조림을 드세요

기울증일 때

➡ 마음의 병인 기울증에는 향부자와 백복신을 가공하여 꿀로 반죽한 교감단 처방이 효과 있다.

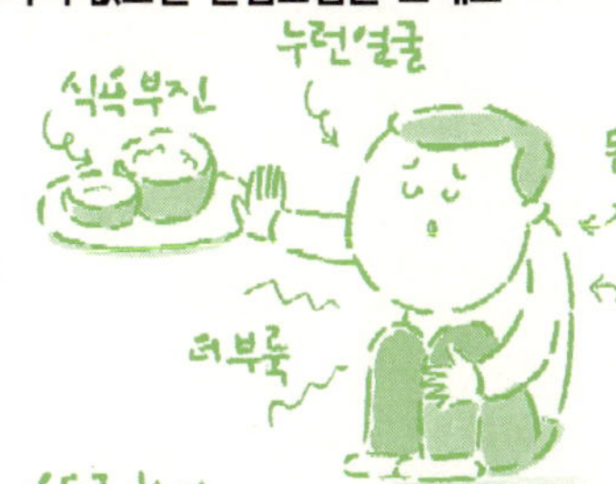

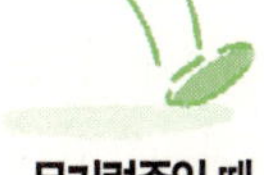

기울증으로 온몸이 쑤실 때

⬅ 무더운 여름이라도 운동으로 기운을 돋울 필요가 있다. 아침이나 저녁 시간을 이용해 지속적으로 운동을 하면 기의 울체도 풀어지고 더위도 이길 수 있게 된다.

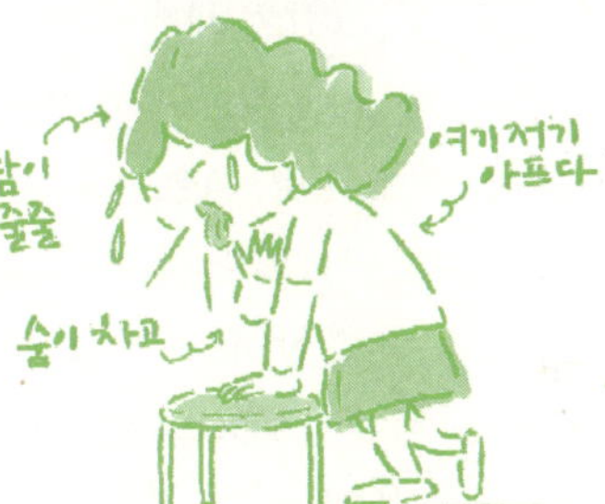

무기력증일 때

➡ 원기가 허약하고 정신이 미약해 말을 하기도 힘들 정도일 때는 인삼조청을 먹는 것이 좋다.

인삼조청 만들기

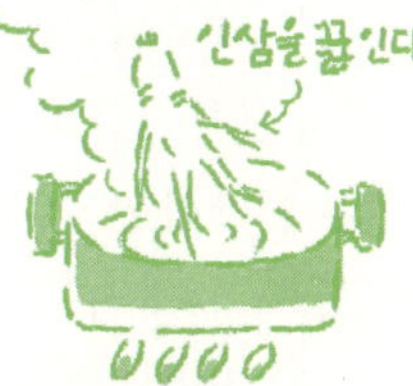

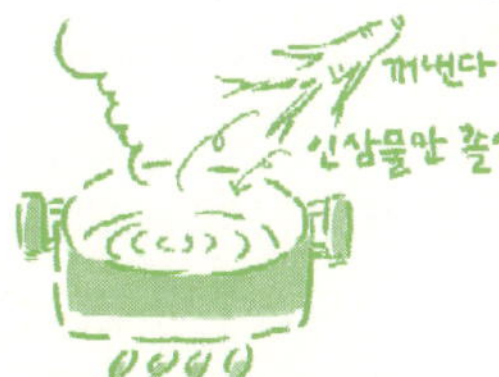

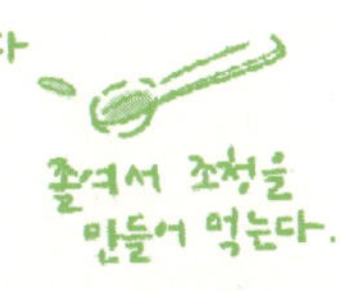

❶ 인삼에 물을 붓고 팔팔 끓인다.

❷ 어느 정도 끓으면 인삼을 건져내고 그 물에 찹쌀을 넣고 죽을 쑨다.

❸ 죽에 엿기름 가루를 넣어 삭힌 다음 그 물만 받아 졸이면 인삼조청이 된다.

기와 혈액이 떨어졌을 때 '인삼영양탕'을 드세요

봄도 깊어 중반쯤 되면 사실 이제는 식욕이 좀 돌아서야 되는데도 불구하고 식욕이 떨어져 고생하는 분들이 많습니다. 식욕만 떨어지냐 하면 그런 것도 아니죠. 피로합니다. 나른해서 움직이기가 아주 싫을 정도로 손,발, 온몸이 상당히 무겁습니다. 오후가 되면 피로가 더 심해지죠. 자, 어떤 때는 숨이 너무 차기도 합니다. 움직였다 하면 그 숨찬 것이 아주 더 심해지죠. 아랫배가 꼿꼿해서 편찮게 되고 허리와 등이 뻣뻣하게 굳으면서 괜한 일에 잘 놀라고 입이 마르거나 입술이 트고 자꾸 여위어져 가기도 합니다.

이렇게 봄철에 한참 활기차게 소생해야 되는데도 불구하고 식욕이 떨어져서 이토록 피로를 느끼면서 괜한 일에 잘 놀래기도 하고 입도 마르고 하는 경우에 뭐가 좋을까 하는 겁니다.

이럴 때에 좋은 처방이 바로 '인삼양영탕'이라는 처방입니다. 동의보감에서는 인삼양영탕이라 하는 것은 기가 떨어졌다, 혈이 모자란다 할 때에 모두 좋다고 했습니다. 그러니까 다시 말하면 기혈 부족에 좋다는 얘기가 되겠습니다. 우리 기가 떨어졌다는 얘기는 에너지가 떨어졌다는 얘기죠. 혈액이 떨어졌다는 얘기는 빈혈도 포함이 됩니다만, 혈액순환이 제대로 되지 못한 경우도 여기에 속한다고 볼 수가 있습니다. 기혈이 부족하게 되면 결국 숨이 차겠죠, 식욕도 떨어지면서 음식은 아무래도 적게 먹게 되겠죠, 추웠다 더웠다 자기 혼자 환열감을 느끼기도 하고 괜히 진땀이 흐르는 경우까지 생기게 됩니다.

'인삼양영탕'의 처방은 다음과 같습니다. 백작약 8g, 당귀·인삼·백출·황기(꿀물에 볶은 것)·육계·진피·자감초 각 4g, 숙지황·오미자·방풍 각 3g, 원지 2g, 생강 3쪽, 대추 2개인데 끓여서 따끈하게 마시면 됩니다.

그러면 이 인삼양영탕이 어디에 좋은가 다시 한 번 정리해 봅시다. 식욕이 떨어진 경우에 좋다고 했는데 다음과 같은 경우에 몇 가지가 나에게 해당되는가, 한번 세어 보십시오. 그 중에서 다섯 가지가 해당되면 인삼양영탕은 아주 적절한 처방이 되겠습니다.

첫번째 모발이 자꾸 빠집니까?

두번째 얼굴에 윤택한 느낌이 없이 거칠어집니까?

세번째 문득문득 잘 잊어버리고, 집중이 되지 않고 의욕이 떨어집니까?

네번째 식욕이 당기지 않고 먹었다 해도 소화가 덜 됩니까?

다섯번째 심장이 후들후들 떨리고 잠들기가 어렵고 때로는 잠이 들어도 깊은 잠을 주무시지 못합니까?

여섯번째 온몸이 말라가고 피부가 굉장히 거칠어지고 검어집니까?

일곱번째 손톱이 마르고 근육에 탄력이 떨어지는 것 같습니까?

이와 같이 일곱 가지 중의 다섯 가지가 해당된다면 그분은 인삼양영탕을 드셔야 됩니다. 바로 동의보감에서 얘기하는 기와 혈이 부족해서 오는 경우이기 때문입니다.

이 인삼양영탕은 이외에도 여러 가지로 좋고 또 많이 쓰이는데, 최근에는 일본에서 '셰그린증후군'에 바로 이 인삼양영탕이 좋다는 것이 밝혀졌습니다.

세그린증후군이란 것은 무얼까, 이것은 눈물샘의 분비물이 적어지고 타액선의 분비물도 적어지는 병입니다.

그러니까 눈물샘의 분비물이 적어지면 건조성 결막이 일어나게 되겠죠. 그래서 눈이 뻑뻑해집니다. 그 다음 타액선 분비가 줄어들게 되면 구강건조증이 일어나겠죠. 입이 바짝 마르는 거죠. 그래서 말을 할 때 보면 입이 말라서 입을 자꾸 축여야만 되는데, 연세 드신 분은 이런 경우가 굉장히 많습니다. 눈물샘도 마르고 타액선도 마르고 해서 말을 오랫동안 하지 못하는 경우가 많습니다. 의치가 있는 분들도 마찬가지인데, 일본에서는 이와 같은 세그린증후군 환자 188명에게 인삼양영탕을 투여한 결과 8주 내지 12주만에 혈청단백 알프신이라든지 하는 것들이 현저히 개선되어 중증의 경우 11% 정도, 경증 60% 정도가 개선되었다고 합니다.

물론 빈혈, 특히 재생불량성 빈혈도 마찬가지입니다. 8주를 투여하게 되면 16%가 개선이 되고 16주를 투여하게 되면 24% 개선된다고 할 정도니까요. 우리 재생불량성 빈혈 같은 것 잘 안 고쳐져서 무척 애를 많이 쓰지 않습니까? 이럴 때도 역시 좋다는 얘기입니다.

동의보감에서 기혈 부족에 인삼양영탕이 좋다고 한 것이 실험적으로 입증이 되고 있는 거죠.

빈혈이 심하고 허약한 체질, 여자분들 중에서는 혹시 아이를 낳은 후나 혹은 임신중절 뒤에 허리가 아픈 경우에도 이 처방이 도움이 많이 되겠습니다. 이것을 그때그때 달여서 1첩씩 복용을 하셔도 좋고 남자 분들의 경우에는 20첩을 한몫으로 해서 거기에다 소주를 붓고 2주 동안 익힌 다음 그 술을 하루에 3번 식간에 소주잔으로 한 잔씩 마셔도 좋습니다.

실천해 보세요

기와 혈액이 떨어졌을 때 '인삼영양탕'을 드세요

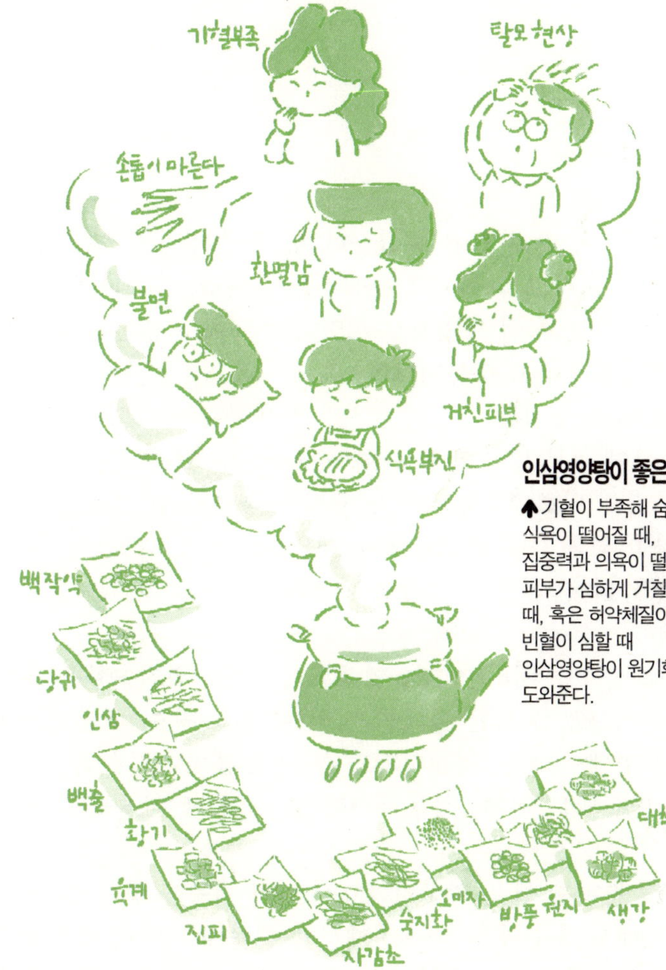

인삼영양탕이 좋은 이유

↑기혈이 부족해 숨이 차고 식욕이 떨어질 때, 집중력과 의욕이 떨어지고 피부가 심하게 거칠어질 때, 혹은 허약체질이나 빈혈이 심할 때 인삼영양탕이 원기회복을 도와준다.

기운이 용솟음치게 하는 '우담흑두' 를 아십니까?

'우담흑두'에 대해 들어 보셨습니까? 우담이라고 하면 소의 쓸개입니다. 흑두라고 하면 검은콩이라는 얘기죠. 그러니까 소 쓸개에다가 검은콩을 어떤 방법으로 섞었다는 뜻이 되겠는데 한방적인 용어로 우담흑두라고.부릅니다.

우담은 담즙 분비를 촉진하는 작용을 비롯해서, 건위 작용 그리고 위에 산이 너무 많은 것을 중화하는 작용이 있습니다.

동의보감에 의하면 「소 쓸개는 황달에 좋고 살충 작용도 하면서 옹종이라고 하는 종양을 치료하는 데 그만이라」고 하였습니다. 더욱이 「눈을 밝게 해 주고 경풍을 다스리는 효과까지 있다」고 했습니다.

사실 소 쓸개는 비타민 B를 활성화시키면서 혈액순환을 촉진해서 비생리적으로 응체된 혈액의 병적 어혈을 흡수, 배설시키거나 생리적인 혈액이 전신 말초까지 고루 배포될 수 있게 해 줍니다. 따라서 손발 또는 국부, 복부가 차갑고 시릴 때 사용하면 상당히 좋습니다.

또 담즙 분비를 더욱 촉진시키고 소화기 기능을 좋게 하며 속쓰림증을 없애고 흡수력을 높이기 때문에 온몸에 기력이 충분해집니다. 따라서 기운이 용솟음치고 영양 상태가 좋아지며 혈액순환은 더욱 좋아집니다.

한의학에서는 '비중사말' 이라는 말을 씁니다. 비위장 소화기 기능은 사지 말단까지 영향을 미친다는 뜻이지요. 따라서 소 쓸개를 들면 비위장 소화기 기능이 좋아지므로 사지 말단까지 힘이 뻗치고 몸이 따뜻해지며 저림증까지 없어집니다.

그리고 손발이 차고 아랫배가 냉하고 대하가 그치지 않거나 월경불순일 때에도 이 소 쓸개를 이용하면 좋은데 과연 어떻게 이용할까요?

바로 우담흑두를 이용하자는 것입니다.

소 쓸개 한 개에다가 검은콩 백 알을 넣어서 음지에서 며칠 동안 말립니다. 그러면 그 소 쓸개가 완전히 다 말라버리죠. 그때에 콩만 꺼냅니다. 그 콩은 소 쓸개의 물을 잔뜩 흡입한 상태에서 말랐기 때문에 효과가 대단히 좋습니다. 그 콩을 식후와 취침 전에 14개씩 온수와 함께 씹어 삼키시면 됩니다.

더구나 검정콩은 신진대사를 돕는 아스파라긴, 혈액을 정화하는 레시틴과 우레아제를 비롯 각종 효소를 많이 함유하여 간장과 신장의 기능을 강화시키는 것으로 잘 알려져 있지요? 간장과 신장이 강화되면 어떻게 될까요? 그렇게 되면 혈액이 깨끗이 정화되겠지요. 별관도 생생하게 되겠지요. 그렇다면 피부도 고와질 것이구요.

검정콩은 일반적으로 부족한 경향이 있는 리신, 트립토판 등의 아미노산이 풍부한 효소와 더불어 몸의 냉증을 없애고 스태미나를 증강시킵니다. 또 칼슘, 비타민 B_1 · B_2 등도 많구요. 이렇게 기막힌 검정콩을 또 기막힌 소 쓸개와 배합한 우담흑두는 그야말로 기, 기, 기막힌 것 아니겠습니까?

남성불임증에 좋은 처방이 있습니다

동의보감에서는 「여성의 불임증에 '육린주'라고 하는 처방이 좋다」고 얘기했습니다. 즉, 다시 말하면 「여성이 기운도 떨어지고 혈액도 모두 허해서 월경이 불순하거나 끊어지거나 덩어리지면서, 탁해지거나 또는 생리중에 복통과 요통이 있고 식욕이 부진하고 몸이 여윈 상태에서 임신하지 못할 때에 육린주가 효과있다」는 것입니다. 그런데 그 육린주가 여성의 불임증에만 쓰이는 것이 아니라 남성 불임증에도 효과적이라는 것입니다.

남성 불임증의 원인을 한번 살펴보면 우선 정액의 양이나 형태는 정상적이지만 정자의 활동력이 거의 없는 경우가 있습니다. 이를 '사정증'이라고 부릅니다. 그리고 정액검사상으로는 정자가 없지만 부속성선에는 정자가 합류되어 있는 경우를 '무정자증'이라고 부릅니다.

영구적인 무정자증 타입과 일시적인 무정자증 타입이 있는데, 선천적인 고환발육 장애를 비롯해서 후천적으로 고환에 염증이 일어나는 어떤 질병 또는 정삭정맥류, 음낭수종 또는 정관폐색 등이 원인이 될 수 있으며 정자를 만드는 물질의 결핍이나 내분비 이상 또는 어떤 물질의 중독 따위가 원인이 될 수도 있습니다.

하여간 정액의 양이 정상치에 훨씬 못미쳐서 1㎖보다 더 적은 경우가 있는데, 이를 '정액감소증'이라고 부릅니다. 한방에서 흔히 '정액청냉증'이라고 하는데, 정액이 부족한 경우, 정자 수가 모자라는 경우 등을 얘기하게 되겠습니다.

자! 하여간 정액이 사정 후에는 액체 상태에서 젤리 상태로 되어서 점액질로 응고되어야 합니다. 이것은 정낭의 응고인자에 의해서 이루어지는데 이렇게 액체화된 것이 사정한 후에 젤리처럼 되는 것은 정액이 질로부터 바깥으로 흘러나가지 않고 질 안에 머물게 하기 위해서입니다. 그러나 5분 내지 30여분이 경과하면 전립선에서 분비되는 단백질 분해 효소와 섬유소 용해 효소의 촉매작용에 의해서 응고되었던 정액이 투명한 액체로 변화됩니다. 이렇게 젤리 상태에서 완전히 액체로 되어야 임신이 가능한데요, 그런데 만약의 경우 정낭에 만성 염증을 비롯해서 전립선이나 기타 부속성선에 문제가 있을 때는 이 액화작용이 제대로 이루어지지 못해서 1시간이 넘어도 응고된 것이 풀어지지가 않습니다. 그대로 있는 것이죠. 이와같이 될 때에는 정자의 활동성이 떨어져서 임신이 어렵게 되겠지요. 이것을 '정액의 액화불량증'이라고 하는데 남성불임증의 딱 6분의 1정도가 이 정액의 액화불량증에 의해서 일어난다고 할 정도입니다.

자, 그 정도를 어떻게 가늠하느냐 하는 것은 의사와 잘 상의해 보십시오.

이때에 좋은 처방으로 쓰이는 것 중의 하나가 바로 육린주라는 것이죠. 자, 남성의 불임증에 좋다는 육린주, 그 속에는 숙지황과 토사자라는 약이 섞여져 있습니다.

동의보감에서는 「숙지황과 토사자 두 가지만 섞으면 쌍보환이라는 처방이 되는데, 이게 기혈이 부족하고 정액이 부족된 경우에 상당히 좋다」라고 얘기했습니다. 육린주 속에 들어있는 숙지황과 토사자, 동의보감에 나오는 쌍보환의 처방이 바로 이것입니다.

숙지황은 정액을 늘리고 기혈을 활성화시키며 골수를 늘린다고 합니다.

토사자라는 것은 정력이 아주 강한 토끼가 이 식물을 즐겨 먹기 때문에 그 토끼를 묶어둘 정도였다고 해서 이름 자체를 토사자라고 했답니다. 이것은 정말로 정액을 활발하게 만듭니다. 그래서 결국은 근육을 강하게 하고 정액을 늘리고 신장기능의 허약으로 음경 속이 냉하면서 정액이 저절로 흘러내리는 것을 다스리는 것이 바로 토사자입니다.

그런데 이러한 성분 외에 여러 가지 성분들 즉 다시말하면 음낭 밑이 축축한 경우를 풀어주는 약들, 그리고 근골을 강하게 하면서 성신경쇠약을 개선하는 약들 등등이 포함된 것이 바로 이 육린주입니다. 남성의 불임증 그리고 남성 정력 쇠약증에 좋은 처방입니다.

'육린주' 처방은 다음과 같습니다. 숙지황·토사자 각 160g·인삼·백출·백복령·백작약·두충·녹각상·천초 각 80g, 당귀·천궁·감초 각 40g인데, 가루내어 물로 빚어서 복용하면 됩니다.

남성불임증에 좋은 처방이 있습니다

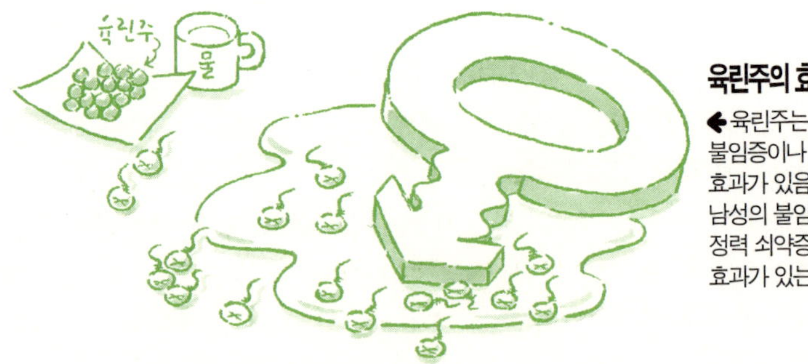

육린주의 효능

← 육린주는 여성의 불임증이나 월경 불순에 효과가 있음은 물론 남성의 불임증과 남성 정력 쇠약증에도 탁월한 효과가 있는 처방이다.

노환에 좋은 보약을 알려 드리죠

몸을 보하는 보약에 관한 모든 처방은 노인분들에게도 물론 좋겠죠. 그런데 그 중 특히 연세 드신 분들에게 더욱 좋다 하는 처방을 한 가지 말씀드리려고 하는 겁니다.

연세 드신 분들 중에 간혹 차라리 돌아가는 것은 어렵지 않겠는데 이렇게 힘이 없어 하루하루 살려니까 이것 자체가 너무 힘들다고 얘기하시는 분 계시지요? 사실 그럴 겁니다.

어려운 질병이나 암으로 투병하는 분들 역시 사실은 돌아가는 것이 정말 더 두려운 게 아니라 그때까지 투병하는 과정, 그 고통을 견디기가 너무 어렵다는 얘기와 같은 것이겠죠?

'연세 드신 분들 체력이 떨어졌을 때 약간씩 몸을 도와주는 것이 얼마나 중요한 건가?' 하는 것을 실감할 때가 많습니다.

병원으로 찾아오시는 모든 노인네들을 만나뵙게 되면 말을 하실 때에 벌써 음성에 힘이 많이 떨어져 있고, 조금만 움직여도 숨이 굉장히 차고, 옆에 있으면 숨소리가 가랑가랑하고 울립니다.

팔, 다리에 힘이 없다 보니 '침대에서 내려오실 때 주의해서 천천히 내려오세요' 하는 얘기를 절로 드리게 되지요. 이 얼마나 안타깝습니까? 여러 검사를 해 봐도 뚜렷한 병이 없습니다.

다만 노화가 원인이라는 얘기뿐입니다. 이렇게 병은 없고 여러 가지 약을 써도 특별한 효험이 없이 자꾸만 노쇠해 갈 때에 당장 그 노쇠함을 약간이나마 막고 몸을 도울 수 있는 보약으로 '양의 고' 라는 처방이 있습니다.

동의보감에 나오는 이 양의고는 이름 그대로 두 가지를 가지고 만들었습니다. 인삼하고 숙지황 두 가지로만 만든 약이니까 참 간단합니다. 그리고 이것을 잡수시면 기력도 납니다. 미열이 항상 있어 피로를 느끼거나 머리가 맑지 못하고 또는 두통이 잦을 때, 몸이 초췌해지면서 입이 마르고 갈증이 심할 때, 인후가 아프거나 목소리가 잘 쉴 때, 가래가 많이 끓거나 조금만 움직여도 숨이 차서 고생스러울 때, 마음이 안정되지 못할 때, 무기력하고 다리에 힘이 없으며 빈혈까지 있고 어지러우며 눈이 침침해지면서 시력이 떨어질 때, 식욕이 없고 여위면서 대변이 굳을 때도 좋습니다. 그러니까 한번 젊은분들께서 부모님께 효도하는 마음으로 인삼과 숙지황 두 가지를 끓여서 차처럼 드려도 좋고 조청을 만들어 드려도 좋습니다.

인삼 300g을 물 15사발에 하룻밤 담근 후 뭉근한 불과 센 불로 교대로 달입니다. 완전히 달여지면 걸쭉해진 약물을 짜서 받아낸 다음 다시 한번 재탕해서 약물을 받아, 초탕한 것과 재탕한 것을 함께 섞어 계속 졸이다가 다시 걸쭉해지면 그 다음엔 중탕을 해서 달입니다.

이것이 조청처럼 되면 꿀 300g을 넣어 잘 혼합해서 용기에 담아 보관해 두고 매일 3회, 1회 4~6g씩 더운물에 타서 녹여 공복에 복용하면 됩니다.

뇌졸중에 효과 큰 우황청심원에 대해서 알려 드리죠

동의보감에서는 「우황청심원이 중풍을 다스린다」, 그러니까 「뇌졸중을 다스린다」고 얘기했습니다.

즉 「인사불성이 되거나 가래가 막혀서 호흡이 통하지 않거나 혹은 정신이 혼미해지거나 언어가 막히고 혀가 잘 돌지 못하고 신경 마비로 입과 눈이 비뚤어지고 손발이 말을 듣지 않을 때, 그때에 우황청심원을 쓴다」고 동의보감에서는 얘기합니다.

그런데 사실은 총 서른 가지의 약물을 꿀로 반죽해서 알사탕만한 크기로 빚어서 금박을 씌운 이 우황청심원은 중풍뿐만 아니라 고혈압, 동맥경화증, 아이들 경기에도 좋습니다.

또 심장 쇠약이나 심장 신경증, 이런 데도 굉장히 유효합니다. 신경성 심장 질환이라고 하는 것은 심장에는 기질적인 병변이 없는데도 마치 심장 질환이 실제 있는 듯이 심장 박동이 약해지거나 일정하게 뛰지 않으며 가슴이 조여드는 듯 아프고 답답하고 또 조금만 움직여도 숨이 차고 호흡 곤란이 오며, 아무렇지도 않은 일에 가슴이 후다닥거리면서 심한 피로감을 느끼는 일종의 심인성 질환입니다.

이때에도 동의보감에 나오는 우황청심원이 좋다는 얘긴데, 이것은 강심 작용, 혈관 확장 작용, 해열 진정 작용이 대단해서 이런 질병과 증세에 상당히 도움이 됩니다. 더군다나 적혈구나 헤모글로빈 양도 증가시키기 때문에 구급 소생의 효과가 대단히 크죠.

'춘향이가 변사또 수청 분부를 거역한 죄로 곤장을 맞고 가사 지경에 이르렀을 때에 춘향이를 살려낸 것도 바로 이 우황청심원이다' 하는 고전 이야기도 있습니다.

'이때 남원 한량들이 춘향의 소식 듣고 이숙이, 군평이, 군빈이, 떠중이, 중헌, 약정 등물이 모두 춘향의 경상을 보고 혹 위로도 하며, 혹 청심원을 풀어 넣으며, 한바탕 분분히 지저귀다가…'

이처럼 가사 상태에서 깨어나게 하는 구급 소생의 약, 그래서 옛날엔 동지 후에 내의원에서 제조해 임금께 올리고 임금은 대신들에게 상비약으로 하사하기까지 했다지요. 연로한 대신들에겐 필수의 상비약이었으니까요. 그런데 조선 정조 시대 때에 김매순이 기록한 「열양세시기」라는 책에는 이런 내용이 나옵니다.

'중국 북경 사람들은 청심원이 다 죽어가는 사람들을 소생시키는 신단이라고 하여 우리 사신이 북경에 들어가기만 하면 왕공 귀인들이 모여들어 구걸하지 않는 자가 없었다. 왕왕 들볶이는 것이 귀찮아 약방문을 전해 주어도 만들지를 못하여서 왜 이것을 만들지 못하나 이상하게 생각할 정도였다' 라는 내용입니다. 그러니까 우리나라 청심원이 중국의 왕공 귀인들마저 탐내어 구걸하다시피 할 정도로 그만큼 좋다는 내용을 이렇게 기록한 것입니다.

지금도 우리 청심원이 외제 청심원보다 낫습니다. 동의보감을 근거로 하여 만들어진 우리 청심원은 서른 가지 약재로 구성되어 있지만 외제 청심원은 이와 달리 4~5종의 약재로만 제조되어 있습니다. 청심원이 좋다지만 어느 누구에게나 무조건 다 좋은 건 아니죠. 자궁 홍분 작용이 있으므로 임신 중, 특히 임신 말기에도 좋지 않습니다.

뇌졸중에 효과 큰 우황청심원에 대해서 알려 드리죠

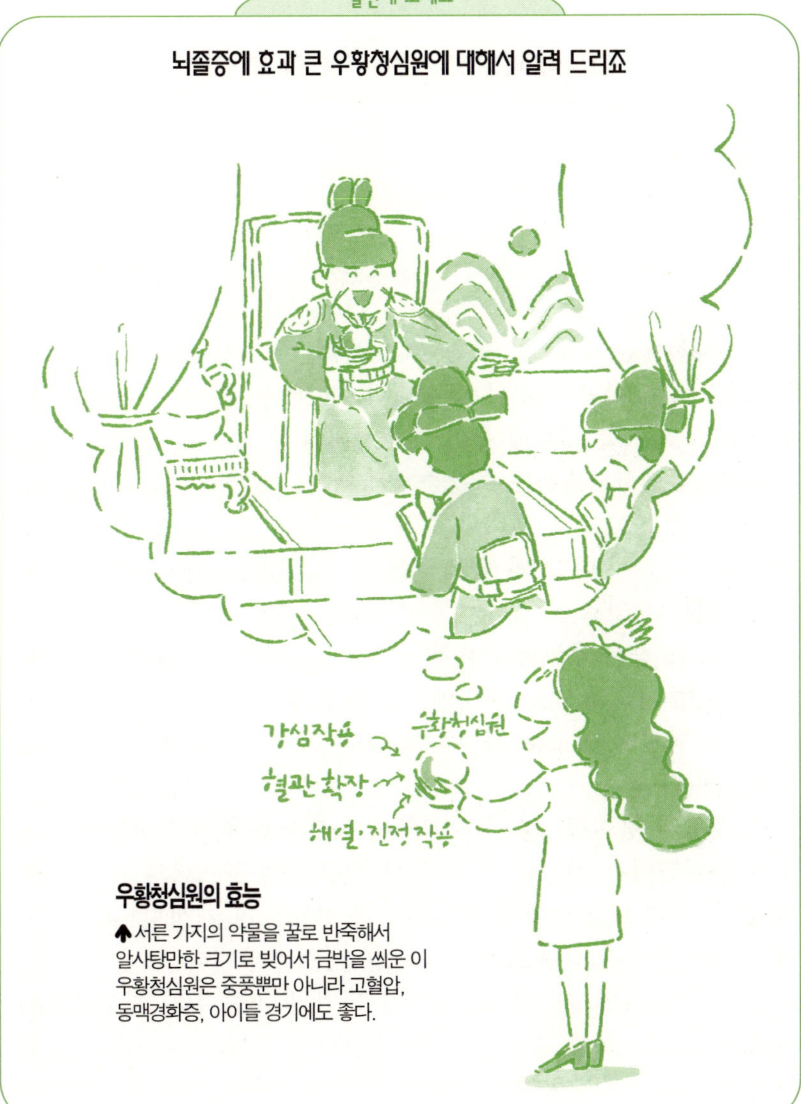

우황청심원의 효능

↑ 서른 가지의 약물을 꿀로 반죽해서
알사탕만한 크기로 빚어서 금박을 씌운 이
우황청심원은 중풍뿐만 아니라 고혈압,
동맥경화증, 아이들 경기에도 좋다.

당뇨병 피로엔 '약두부탕'을 드세요

피로회복에는 콩이 참 좋습니다. 특히 당뇨병으로 극심한 피로를 느낄 때는 이만한 것이 없습니다. 피로만 풀어주는 게 아니라 당뇨병 그 자체를 개선해 주기 때문입니다.

동의보감에서도 「콩은 소갈증에 좋다」고 얘기를 했습니다. 소갈이 뭡니까? 소변으로 체내의 수분이 소모된다, 그리고 갈증이 난다해서 '다뇨', '다갈'의 증세들을 가지고 있는 것이니까 결국 당뇨병이라는 얘기죠.

그러니까 콩은 당뇨병에 의해서 오는 피로회복에 상당히 좋습니다. 콩을 주식으로 먹는 지방에서는 당뇨병이 적다는 발표도 있습니다. 또 동물을 콩으로 사육하게 되면 췌장이 비대해진다는 보고도 있습니다.

즉 췌장의 랑겔한스샘이 비대해지고 인슐린을 분비하는 베타세포가 증식된다는 것입니다. 따라서 콩은 랑겔한스샘의 베타 세포의 변성, 위축으로 야기될 당뇨병을 근본적으로 개선할 수가 있는 아주 가능성 있는 식품으로 인정되고 있는 것입니다.

날콩, 좋겠죠? 그러나 소화가 잘 되지가 않습니다. 당뇨병으로 피로를 느끼는 분들 중에 날콩을 주머니에다 넣고 다니시면서 하나씩 하나씩 잡수시는 분들 있죠? 그러나 소화흡수가 덜 되기 때문에 될 수 있으면 다른 방법이 더 좋겠습니다.

볶은 콩은 60%가 소화됩니다. 삶은 것은 70%, 된장은 80%, 두부는 95%가 소화가 됩니다. 그러니까 될 수 있는 대로 두부 종류처럼 소화가 잘 되는 것을 이용하는 것이 좋겠죠?

특히 미꾸라지를 넣은 약두부탕이 아주 좋을 것 같습니다.

이것은 일명 '도랑탕'이라고 불립니다. 당뇨병에 제격이고 피로회복에 으뜸입니다.

도랑탕은 어떻게 만드냐구요? 우선 냄비에 두부와 미꾸라지 산 것을 넣고 천천히 물을 데웁니다. 물이 뜨거워지기 시작하면 미꾸라지들이 두부 속으로 들어가게 됩니다.

이때 불을 높여 물을 팔팔 끓입니다. 이렇게 되면 미꾸라지들이 두부 속에서 모두 익게 됩니다.

이것을 납작납작하게 잘라서 양념장에 찍어 먹으면 되는 겁니다. 맛도 좋고 영양도 그만이죠.

미꾸라지 자체도 비타민, 칼슘이 뱀장어보다 많아서 피로회복에 좋다는 얘기 들으셨죠? 한번 해봅시다.

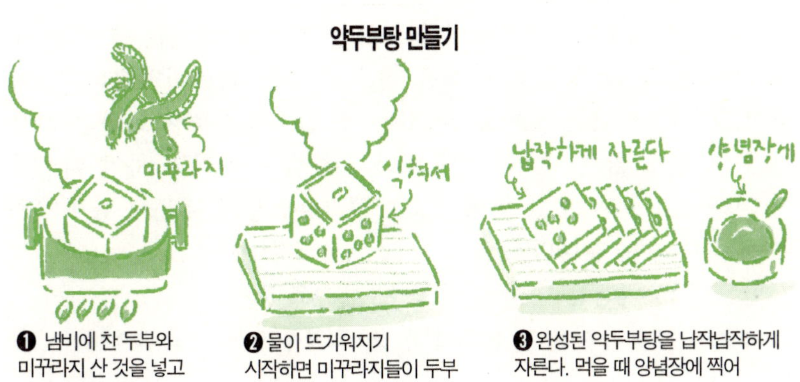

❶ 냄비에 찬 두부와 미꾸라지 산 것을 넣고 천천히 물을 데운다.

❷ 물이 뜨거워지기 시작하면 미꾸라지들이 두부 속으로 들어가 익게 된다.

❸ 완성된 약두부탕을 납작납작하게 자른다. 먹을 때 양념장에 찍어 먹는다.

뱀장어 두충 요리가 정력 증강에 그만이에요

류머티즘 참 고질적인 질병이죠. 이 병으로 고생하시는 분들은 아마 이만한 고통을 지닌 질병은 세상에 또 없을 거라고 이구동성으로 말을 하실 겁니다. 류머티즘, 정말 고통스럽고 또 끈질기고 고치기도 어려운 질병 중의 하나입니다.

그런데 뱀장어와 두충을 가지고 요리해 잡수시면 다소 류머티즘에 도움이 된다고 하면 한번 해 보실 의향이 있으시겠어요?

뱀장어는 잘 아시죠? 비타민 A의 보고라고도 불립니다. 쇠고기의 200배 정도나 되는 다량의 비타민 A를 함유하고 있는 것이 바로 뱀장어입니다.

뱀장어는 예부터 '어린아이나 또는 환자들에게는 될 수 있는 대로 주지 말라' 할 정도로 이것은 참으로 좋은 식품이었습니다. 즉 강장 효과가 크다는 것이죠. 이것은 또 말초혈관을 강화하는 작용이 있고 눈도 밝게 해 줍니다. 게다가 풍습 마비라고 하여 여기저기 저려오고 쑤셔 오고 마비되고 아픈 데에 좋기 때문에 류머티즘에 응용이 되는 겁니다.

한편, 두충이라는 한약 많이 들어 보셨죠?

이것도 마찬가지로 간장과 신장을 도와주면서 근육과 뼈를 굉장히 강화시켜 줍니다.

혈압도 아주 저하시킵니다. 진정, 진통 작용까지 있습니다. 그러니까 약효를 보다 쉽게 풀이하자면 간기능 강화, 정력 증강, 요통과 류머티즘 개선 등등에 두충이 아주 효과적이라는 얘기죠.

따라서 뱀장어와 두충을 합친다면 그 약효는 놀라워지지 않을 수 없을 겁니다. 둘 다 간기능을 돕죠, 정력을 늘리죠, 동맥경화와 고혈압을 예방할 수 있죠.

류머티즘에 쓰이는 요리 방법은 우선 뱀장어를 토막내서 간장과 마늘을 넣고 살짝 양념을 한 다음 석쇠에다 굽습니다. 다 구워졌으면 초고추장에 두충물을 넣어 섞은 것에 찍어 먹으면 간단하게 드실 수도 있겠죠? 아니면 장어양념구이를 해먹을 때 두충물을 넣어서 해먹어도 아주 훌륭한 요리가 됩니다.

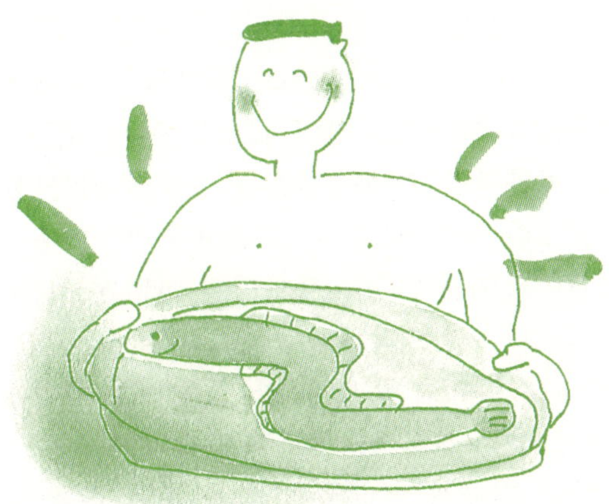

뱀장어는 강장 효과가 커서
말초혈관을 강화하고
눈도 밝게 해준다.
뿐만 아니라 여기저기
쑤시고 마비되는
류머티즘에도 좋다.

보약 중의 보약 '우귀환'을 아세요?

보약 중의 보약을 얘기할 때 '우귀환'이라는 처방을 빼놓을 수 없겠죠.

좌귀환이 우리 몸의 기본적인 영양 물질이 모자랐을 때에 쓸 수 있는 처방이라면 우귀환은 우리 몸을 구성하고 있는 가장 기본적인 열에너지원이 모자랐을 때에 쓰는 것입니다. 한방에서는 '좌신수, 우명문'이라는 말을 씁니다. 신장 기능상 좌측은 영양 물질을 주관하고 우측은 열에너지를 주관한다는 것이지요.

우리 몸을 지탱해 주는 기본적인 열에너지원을 한방의 전문 용어로는 '원양'이라고 부릅니다. 이 '원양'이 부족했을 때에 우귀환을 처방하는데, 그러면 이 열에너지원이 모자라면 어떻게 될 것 같습니까?

이것은 마치 우리 몸이라는 솥에다가 밥을 만드는데 그 바닥에 불을 땔 나무 땔감이 너무 없다는 것과 비교할 수 있습니다.

솥에 쌀을 넣고 물을 붓고 밑에서 땔나무에 불을 붙여 밥을 짓는다고 가정합시다. 이때 땔나무의 불이 모자라게 되면 밥이 안 되겠지요. 물이 홍건하게 고이고 생쌀 그대로이겠지요. 혹은 밥은 만들어질지 몰라도 진밥이 되겠지요. 이제 이것을 우리 인체에 비유해 보지요.

솥은 비위장 소화기이고, 쌀이나 물은 우리가 섭취할 음·식이 되겠구요,·땔나무의 불은 바로 열에너지원이 되겠지요. 그러니까 열에너지원이 부족하면 어떤 현상이 생길지 확연히 알 수 있겠지요?

즉 열에너지원이 모자라게 되면 소화기 계통 쪽이 굉장히 허해지고, 냉해지게 됩니다. 그러다 보니까 괜한 일에 메슥메슥해지고요, 때로는 구역감이 생길 수가 있습니다.

또 복부가 불어나게 되고 때로는 먹은 것을 토하게 되며 배꼽 주위가 흔히 아프다고 합니다. 어린아이들이나 노인들을 보십시오. 괜히 배꼽 둘레가 벌떡벌떡 뛴다고 합니다. 배꼽 주위에다가 손을 올려놓게 되면 손바닥이 덜썩거릴 정도로 뭔가 뛴다고 합니다. 그 밑에 무슨 뭉치 같은 것이 벌떡벌떡 뛰면서 돌아다닌다고도 얘기합니다.

배꼽 주위가 살살 아프고 설사가 나기도 합니다. 그래서 소화가 안 된 생쌀 같은 설사를 하거나 진밥 같은 붉은 변을 보기도 하겠지요. 또 그 설사는 새벽같이 일어나는 게 특징입니다. 그리고 오후보다는 오전중에 설사를 한두 번 더 하는 경우들이 많습니다. 소변이 잦습니다. 그리고 하복부서부터 생식기 쪽으로 굉장히 차가우면서 통증이 오게 됩니다. 하초가 모두 차서는 무릎에서 찬 바람이 술술 나게 됩니다. 괜히 몸이 잘 붓습니다. 부종이 잘 생기기도 합니다.

이럴 때에 쓸 수 있는 처방이 바로 '우귀환'입니다. 참 좋은 보약입니다.

빈혈이 심할 때 힘좋은 메기가 좋답니다

송나라 때 매성유라고 하는 사내의 아내되는 조씨가 하루는 남편에게 이렇게 푸념을 했답니다.

"당신이 벼슬에 오르는 것은 메기가 대나무 꼭대기에 오르는 것과 무엇이 다르냐"하고 말입니다. 그러니까 메기가 대나무 꼭대기에 오를 수 없듯이 아주 변변치 못한 당신이 어찌 벼슬에 오르겠느냐고 하는 비아냥거림이겠지요.

그런데 정말 메기가 대나무 꼭대기에 오를 수 없을까요? 아니면 있을까요?

시경의 주석에 따르면 「메기는 비늘이 없어서 매끄럽지만 대나무에 오르는 재능이 있다」라고 풀이했답니다.

메기는 물이 내리흐르는 곳이면 훌쩍 뛰어넘어서 대나무 꼭대기까지 오른다고 합니다.

이 말은 '메기는 힘이 장사다' 라는 뜻을 내포하고 있는 것이 아닐까요?

메기는 정말 힘이 장사지요. 메기는 정말 자양강장의 대표적인 어류로 손꼽힙니다. 메기 중에서도 등이 푸르고 입이 작은 놈이 있는가 하면 입과 배가 큰 놈도 있습니다. 그래서 이름을 각각 다르게 부르지요.

등이 푸르고 입이 작은 것을 한자로 '점'이라 하고, 입과 배가 함께 큰 것을 '화'라 하며, 등이 누렇고 배가 흰 것을 '외'라고 표기합니다. 하여간 통칭해서 동의보감에서는 메기를 '점어'라고 불렀습니다.

그런데 왜 점어라고 불렀겠어요?

그 까닭은 메기의 타액이 점액질처럼 끈끈하기 때문입니다.

그래서 메기는 몸을 보익하는 효과가 대단하다는 것이죠. 그러니까 드시고 한번 힘을 내 보세요.

동의보감에서는요, 메기가 몸을 돕는 작용뿐만 아니라 이수 작용도 뛰어나다고 얘기했어요.

이수 작용이라는 것은 몸이 잘 붓거나 소변의 양이 적고 시원치 않을 때 그 증세를 아주 시원하게 풀어 줘서 소변도 잘 나오고 몸이 부석거리는 것도 내려준다는 것이죠.

메기에는 철분도 굉장히 많이 들어 있기 때문에 빈혈 환자들, 노인네들, 어린 아이들에게도 아주 좋습니다.

맛도 좋지 않습니까? 오죽하면 메기를 일명 '종어'라고 했겠어요. 어류 중에서도 종가집에 해당될 만큼 맛이 가장 뛰어나다는 뜻이지요.

얇게 썰어 칼등으로 자근자근 두드려서 부드럽게 하여 양념한 쇠고기와 듬성듬성 썬 호박을 냄비에 넣고 볶다가 쌀뜨물로 끓여 냅니다. 국물이 끓으면 메기를 토막내 넣고 무, 당근 등을 넣어 한소끔 끓인 다음 고추 등을 넣어 다시 끓여 내면 맛이 좋지요. 허나 메기를 푹 고아 곰을 만들어 들어도 약효는 좋습니다. 부종이 있을 때는 고아서 드세요.

빈혈이 심할 때 힘좋은 메기가 좋답니다

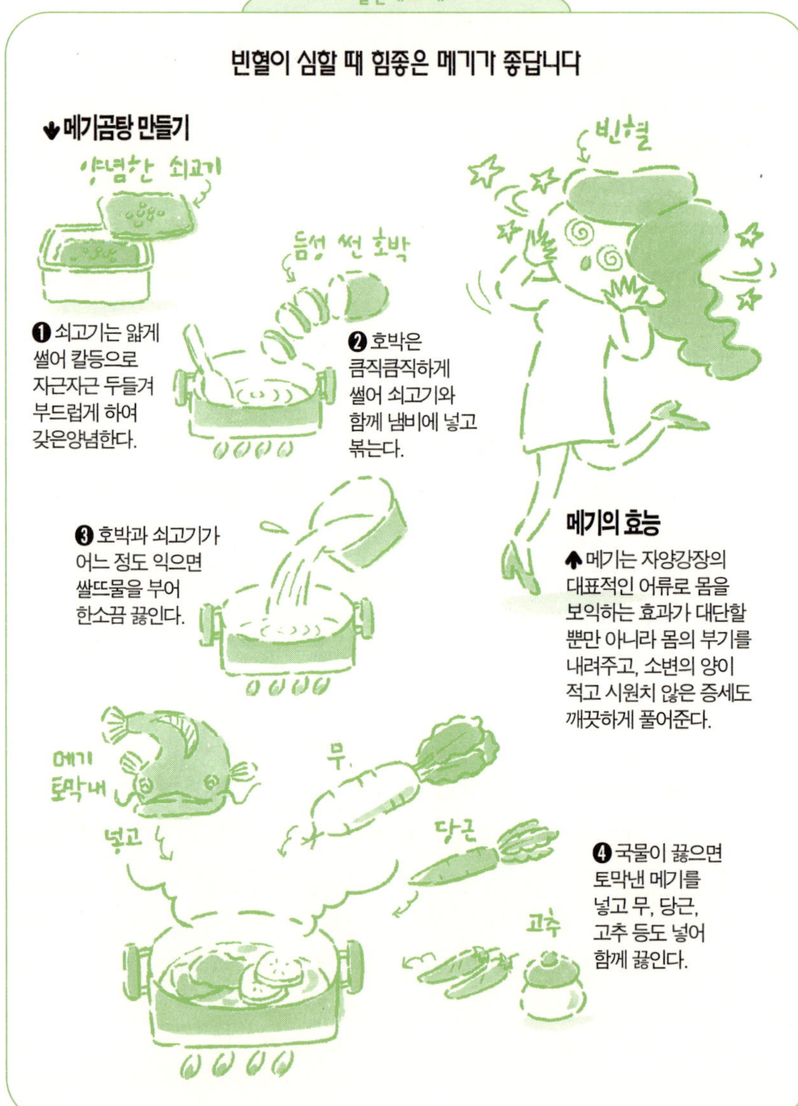

↓ 메기곰탕 만들기

❶ 쇠고기는 얇게 썰어 칼등으로 자근자근 두들겨 부드럽게 하여 갖은양념한다.

❷ 호박은 큼직큼직하게 썰어 쇠고기와 함께 냄비에 넣고 볶는다.

❸ 호박과 쇠고기가 어느 정도 익으면 쌀뜨물을 부어 한소끔 끓인다.

❹ 국물이 끓으면 토막낸 메기를 넣고 무, 당근, 고추 등도 넣어 함께 끓인다.

메기의 효능

↑ 메기는 자양강장의 대표적인 어류로 몸을 보익하는 효과가 대단할 뿐만 아니라 몸의 부기를 내려주고, 소변의 양이 적고 시원치 않은 증세도 깨끗하게 풀어준다.

뻐근한 어깨를 푸는 여러 비법을 알려 드리죠

요사이 운전을 한다 또는 책상에 앉는 자세가 불량하다, 컴퓨터를 오랫동안 다룬다는 등등의 이유 때문에 어깨가 뻐근하고 무거운 경우들이 꽤 많죠. 물론 경추 이상이 원인일 수도 있습니다.

일종의 노화현상이라고 볼 수 있는 변형된 경추증 또는 소위 경추(목뼈) 디스크로 알려진 경추 추간판증, 경추 염증, 외상, 경완 신경통 등의 경우에도 어깨가 뻐근하고 무거울 수가 있겠죠.

또는 어깨의 관절염 또는 오십견이라고 해서 어깨 주위 관절의 부위에 염증을 일으키는 경우들도 없지 않습니다.

근육의 피로, 갱년기 장애 혹은 고혈압이나 저혈압증일 때도 어깨가 뻐근하고 무겁다고 얘기하죠. 동맥경화증이나 빈혈이 심할 때도 마찬가지입니다. 물론 심장병이나 간장병, 당뇨병, 폐결핵증 등의 병이 있을 때도 어깨가 뻐근하고 무겁고 또 비타민 결핍증이 있을 때도 마찬가지입니다. 따라서 자신의 어깨가 뻐근하고 무겁다고 할 때에는 단순히 피로해서 그런가보다 하고 혼자서 판단하시지 말고 항상 전문의의 진단을 받고 무슨 이유에 의한 것인지 명확하게 알아두시는 것이 좋겠죠.

만약에 경추 디스크일 때에는 엄지손가락, 둘째 손가락, 셋째 손가락 쪽이 주로 저리는데 비해서 흉곽출구증후군일 때는 넷째 손가락, 다섯째 손가락 쪽이 더 저리는 것이 특징입니다.

늑골과 쇄골 사이의 좁은 통로를 통하여 동맥과 정맥이 출입하며 경수에서 나온 신경 다발도 이 통로를 통하여 팔로 나오게 되는데 이때 어떤 원인에 의하여 통로가 좁아지게 되면 혈관과 신경이 압박되어 어깨에 통증을 느끼게 되고 목으로 통증이 파급되면서 손가락 끝까지 저림증과 부기가 올 수 있습니다.

그러니까 어깨가 뻐근하면서 무거우면 어느 손가락이 더 저린가에 중점을 두고서 진단해야 되겠죠.

그럴 때에는 우선 침 치료를 받는 것이 상당히 좋습니다.

체력이 저하되어 있지 않고 시간적으로 여유가 있다면 매일 치료를 받되, 만일 그렇지 못하면 격일에 한 번씩 치료받으세요.

최근에는 침 치료를 받을 때 저주파나 초음파를 이용한 치료를 겸하고 있는 실정이며 경우에 따라 레이저 광선을 이용하거나, 적외선요법 혹은 경추 견인 요법을 실시하기도 합니다.

그리고 아울러서 그 부위를 자꾸 뜨겁게 찜질하세요.

특히 가는 모래, 굵은 소금, 솔잎을 같은 분량씩 섞어 광목 주머니에 넣고 찜통에 쪄서 뜨겁게 하여 찜질하는 것이 좋습니다. 그리고 웅담이나 아니면 돼지 쓸개도 괜찮습니다. 웅담 또는 돼지 쓸개를 성냥개비 빨간 알맹이 크기만하게 떼어 소주에 타서 녹여 마십니다.

혹은 지네를 가루내서 닭을 끓인 물에다 그것을 넣어 끓여서 복용하는 방법도 상당히 도움이 됩니다.

닭 끓인 국물 100ml에 지네를 볶아서 가루낸 것 6g을 넣고 팔팔 끓여서 한번에 다 마십니다. 심하면 하루에 3회 공복에 드세요. 또는 인삼과 마른 밤을 5대1의 비율로 섞어 차처럼 끓여 마시는 방법도 좋습니다.

소화 기능이 약할 땐 '지출환'을 만들어 드세요

음식으로 소화기가 상한 데는 찬 음식에 상한 것도 있고 뜨거운 음식에 상한 것도 있겠죠? 갓 병든 것도 있고 오래 병든 것도 있을 것이고, 그리고 허증도 있을 것이고 실증도 있을 것입니다.

그러니까 결국 소화기가 허약하다고 했을 때에는 막연하게 허약한 것만 생각하지 말고 이것이 과연 허증이냐 실증이냐를 잘 가늠해야 되겠죠.

허증인 경우에는 먹지 못하면서도 배는 고파하며 먹어도 곧 배가 불어나는 것 같습니다. 헛배가 부르거나 혹은 배고픈 것과 배부른 것도 모르고 음식 생각도 나지 않고 혹은 위가 허하면서 구역감이 나거나 토하기까지 합니다. 그러면서 가슴이나 목구멍에 무엇이 걸린 것 같기도 한데 실제로 음식에는 체하지 않은 경우들도 있는 게 이 허증입니다.

동의보감에서는 허증과 실증을 구분할 때 명치 밑을 한번 눌러보라고 했습니다. 손으로 명치 밑을 눌러서 아프지 않으면 이것은 허증입니다. 그리고 손끝으로 명치 밑을 눌러서 찌르는 것 같이 아플 때 이것을 실증이라고 했습니다.

그러니까 처방이 각각 달라지겠죠.

속이 트릿하고 소화가 되지 않고 가스가 찬다고 하는 분들 있

죠. 이럴 때에 동의보감에서는 '지출환' 이라는 처방이 좋다고 그
랬습니다. 지출환은 백출이라는 약 80g하고요, 지실이라고 하는
약 40g을 가루 내어서 알약으로 만든 것입니다.

백출, 지실을 건재 약국에서 구입하여 흐르는 물에 잘 씻어 통
풍이 잘 되는 곳에서 말린 다음 가루 내어 밀가루로 쑨 풀로 3~
4g 크기의 알약을 만들면 됩니다. 밀가루로 쑨 풀도 좋지만 찹쌀
로 쑨 풀로 반죽해서 알약을 만들어도 좋고 혹은 꿀로 반죽해도 됩
니다.

이것은 비위장 소화기 계통을 보호하면서 소화를 잘 시키고 가
래를 삭이고 화를 내리므로 정신 신경 계통 쪽이 굉장히 약하고 스
트레스에 의해 소화가 잘 안 되는 분들에게 쉽게 건강을 찾을 수
있게 합니다.

또 한 가지, 동의보감에서는 「비위장이 허하고 음식이 잘 먹히
지 않으며 소화가 잘 안 되면서 가슴이 더부룩하고 몸이 몹시 허약
한 분들의 경우 '전씨이공산' 이라는 처방이 매우 좋다」고 했습니
다.

그러니까 이것은 아주 허약한 분들, 노인네들 그리고 병후에 소
화기 계통이 회복되지 못한 분들에게 상당히 좋겠죠. 하여간 스트
레스에 의한 소화기 장애, 아니면 허증에 의한 소화기 장애 등에
모두 좋은 처방들이 동의보감에 있습니다.

손발이 차거나 어지럼증에는 인삼주를 드셔 보세요

경기도 이천군에서 보내온 편지 한 통을 소개해 드리겠습니다.

「저희 아버님께서는 올해 68세이신데 아버님은 술과 담배가 과하신 편입니다. 근데 심한 어지럼증에 보행이 불편하실 뿐만 아니라 바로 서시지도 못할 정도입니다. 여러 가지 약과 함께 소의 지라가 좋다 하여 많이 드시는데 별로 효과가 없습니다. 정말 소의 지라가 어지럼증에 효과가 있는지 그리고 술과 담배는 어떤 관계가 있는지 알고 싶습니다. 또한 어머니께서는 조금만 걸어도 다리가 저리고 아프시다고 하시며 발이 차서 한여름 삼복 더위에도 솜버선을 신으셔야 할 정도입니다. 그래도 항상 발이 차다고 고통스러워하십니다. 약도 많이 드시고 그랬지만 지금은 거의 포기한 상태입니다」

우선 아버님의 경우에는 소의 지라가 어지럼증에 좋다는 것은 일리가 있는 얘기입니다. 그러나 술과 담배가 과하신 편이라고 했는데 그러한 상태에서 어지럼증을 고치기가 상당히 어렵겠죠. 또 보행이 불편할 뿐만 아니라 서지도 못할 정도인 그 어지러움은 술과 담배를 일단 절제하시는 길밖에는 없다고 생각됩니다.

그리고 어머님께서도 다리가 저리고 아프고 발이 너무 차서 한여름에도 솜버선을 신어야 할 정도라고 하니까 그것도 굉장히 문제입니다만 이런 경우에는 인삼주가 상당히 도움이 되겠습니다. 아버님의 경우도 술을 좋아하시니까 인삼주를 드리면 좋겠죠.

인삼은 이름 그대로 인체를 닮았다는 신비의 영약입니다.

여러분들 로미오와 줄리엣이라고 하는 셰익스피어의 희곡 얘기를 들어 보셨죠? 거기에서 줄리엣이 지하에서 깨어나서 뭐라고 그럽니까? 죽었다 살아난 공포 속에서 하는 얘기가 뭐냐 하면 "맨드레이크의 비명 소리가 들리는 것 같다"라고 얘기합니다.

그 대사에 나오는 멘드레이크라는 것은 우리의 인삼처럼 유럽에서 얘기하는 사람의 모양을 그대로 닮은 식물입니다. 재미있는 것은 이 맨드레이크를 뽑을 때 뽑혀져 나오면서 비명을 지른다고 합니다. 그리고 그 맨드레이크의 비명 소리에 질려 사람이 미친다고 합니다. 그래서 맨드레이크를 뽑을 땐 사람이 귀를 막고 개의 뒷다리에다가 끈을 묶은 다음 맨드레이크에다 묶어서 개를 때리면 개가 놀라서 펄쩍 뛰는 바람에 맨드레이크가 빠집니다. 그러면 개는 그 소리를 듣고 미치지만, 사람은 귀를 막았기 때문에 미치지 않고 그 영약을 얻는다는 겁니다.

그만큼 유럽에서도 사람의 인체를 닮은 그것을 굉장한 영약으로 생각했습니다.

인삼도 마찬가지로 사람을 닮았기 때문에 아주 신비한 영약으로 여겨집니다.

그 중에서도 어린 아기의 모습을 닮은 인삼을 동자삼이라고 했습니다. 그리고 남녀의 생식기를 닮은 그러한 삼을 음양삼이라고 했고요. 그리고 여기에 버금가는 것으로 여체를 빼닮은 인삼을 꼽고 있습니다. 어떤 것은 봉황이 날아가는 모습을 하고 있고 어떤 것은 용이 무지개를 타고 하늘을 나는 듯하며, 어떤 것은 거북이 엎드린 모양을 띠기도 합니다.

그래서 봉황삼, 용삼, 구삼 이런 것들은 장수의 묘약으로 여겨지고 있습니다. 이런 모양에 따라서 인삼을 구한다는 것은 쉬운 일이 아니겠죠.

그래서 결국은 수삼이니 백삼이니 홍삼이니 하는 것들을 구할 수밖에 없는데 대개 홍삼은 비싸니까 백삼을 구하십시오. 그리고 곡삼이나 반곡삼, 직삼 중에서는 직삼이 조금 낫습니다만 뭐 여유가 없으시면 곡삼도 괜찮습니다.

하여간 다시 거론할 필요 없이 인삼은 효과가 굉장히 좋습니다. 신진대사를 아주 좋게 해주고 저항력을 높여 줍니다. 성 신경도 아주 예민하게 해주어서 의욕적인 모습을 갖게 해주고, 적혈구와 혈색소를 늘려 주니까 인삼을 들고 나면 양볼이 불그스름해지고 전신의 피부가 젊게 유지되겠죠. 또 항상 눈에 총기가 돌게 해주니까 아름다운 눈매를 만들어 줍니다.

그리고 인삼주는 손발이 차서 삼복 더위에도 솜버선을 신어야 할 때, 그때에 몸을 따뜻하게 해줍니다. 어지럽고 술이 잘 깨지 않습니까? 인삼으로 이것 모두를 풀어 줄 수 있습니다.

소화기 계통을 강하게 해줍니다. 그래서 누렇게 들뜬 얼굴이 당장 피어납니다. 피부가 건실해지고 윤택해집니다. 모공이 조절되어서 귤껍질 같던 피부가 몰라보도록 보드라워지게 됩니다.

군살이 붙지 않고 전체적으로 아주 몸매가 좋아지게 됩니다. 따라서 빈혈이 있거나 하는 분들의 경우에는 이런 인삼주를 드시는 것이 상당히 바람직합니다.

스태미나를 위한 약용 음식 열 가지를 소개합니다

첫째, **호도차**가 좋습니다.

만드는 법은 우선 겉껍질을 벗긴 호도 반 컵을 따뜻한 물에 20분 정도 담갔다가 속껍질을 모두 벗겨냅니다. 그리고 깨끗이 씻어 물기를 닦은 대추 10개를 호도와 함께 넉넉한 물에 잘 삶아 물렁해지면 대추씨를 빼서 삶은 호도와 함께 믹서로 갑니다.

이것을 넣고 찹쌀가루 3큰술, 합환피 8g을 물 6컵으로 끓여 4컵으로 졸인 약물과 함께 냄비에 넣고, 약한 불에서 나무주걱으로 저어가며 끓입니다. 마시기 알맞은 농도가 되면 소금 약간으로 간을 맞춰 마십니다.

호도와 대추는 신경 안정제 역할도 하지만 원기를 돋우며 기력을 강화시키기도 합니다. 특히 호도는 칼로리가 높고 단백질과 지방이 풍부한데, 호도의 지방은 혈중 콜레스테롤의 저하 작용이 있는 필수지방산이 많지요. 또 무기질과 비타민 B_1이 풍부해서 피부 미용에도 좋고 변비에도 좋으며 불면증에도 좋습니다.

한편 합환피라는 약재는 예로부터 건망증이나 불면, 초조, 불안 등에 써 온 훌륭한 신경 안정제로서, 정력 강화 작용이 뛰어나 부부 관계를 희열과 '합환'의 경지에 이르게 합니다. 그래서 약 이름도 합환피입니다.

둘째, **구기자차**가 좋습니다.

구기자 1200g을 뜨거운 물에 5분 담갔다가 건져서 깨끗이 씻은 후 채반에 널어 물기를 뺍니다. 그리고 숙지황 200g을 청주 350ml에 고루 적셔 찜통에 찝니다. 구기자와 찐 숙지황을 합쳐 4500ml의 물로 끓여 반으로 졸면, 짜서 건더기는 버리고 약물만 나무주걱으로 휘저으면서 걸쭉한 조청으로 곱니다. 다 곤 조청은 용기에 담아 완전히 식힌 후 밀봉해서 서늘한 곳에 보관합니다. 1일 3회, 1회 2~3g씩 조청을 떠서 한 잔의 뜨거운 물에 풀어 설탕 약간으로 맛을 내어 마십니다.

구기자는 비타민 A·B군·C, 칼슘, 철, 코발트 및 알카로이드인 베타인, 배당체인 다우코스텔린 등이 들어 있어서 자양강장 작용이 뛰어나지요. 간 세포 내에 지방 침착을 억제하여 간 세포의 신생을 촉진하며 '신허' 증을 개선합니다.

'신허'하면 허리, 다리가 새큰거리고 힘이 없어 보행시에 금방 쓰러질 것 같고 정력이 쇠약해지고, 때 아니게 정액이 힘없이 저절로 흘러내리기도 하며 잔기침이 잦게 됩니다.

셋째, **엉겅퀴차**가 좋습니다.

건재약국에서 말린 엉겅퀴를 구입하여 4g을 소쿠리에 담고 흐르는 물로 잘 씻어 물기를 뺍니다. 3컵의 물로 끓여 1컵으로 만들어 마십니다. 이때 대추살을 얇게 저며 띄우거나 실백을 띄워 마신다면 더 운치도 있고 맛도 있고 효과도 좋겠지요.

엉겅퀴는 피를 맑게 해 주며 지혈, 소염, 진통의 작용이 있으며 정력을 증진시키는 익정 작용이 강합니다.

그래서 엉겅퀴차를 '마시는 정력제'라고 부르지요. 엉겅퀴에는 1m 이상 자라는 항가새와 30cm 정도밖에 자라지 않는 조방가새의 두 가지가 있어, 한방에서는 대계, 소계라는 약명으로 구분하고 있지만, 어느 것을 구해도 상관이 없습니다. 엉겅퀴 생것을 구해 생즙을 내어 마셔도 좋습니다.

넷째, **쇠간 완자밥**도 좋습니다.

만드는 법은 먼저 쇠간 100g을 얇은 막을 벗긴 후 소금으로 살살 비벼 흐르는 물에 씻어서 핏물을 뺍니다. 이것을 얇게 저며 칼집을 낸 다음 마늘가루, 생강가루, 후춧가루, 맛술을 뿌립니다.

한편 쌀 1컵에 소금 1작은술, 식용유 1작은술을 넣고 고슬고슬하게 밥을 짓고 피망, 양파, 당근, 표고버섯 등 있는 재료를 충분히 이용하여 다져서 약간씩 넣고 둥글게 완자 모양을 만듭니다. 이제 이 완자 모양의 밥에 이미 만들어 놓은 쇠간을 씌우고 풀어놓은 달걀에 적셔 빵가루를 묻혀 튀겨서 먹습니다.

간은 고기 중에서는 유일하게 비타민과 미네랄을 풍부하고 균형 있게 함유하고 있으며, 야채나 곡류에 부족한 비타민 B_{12}와 필수 아미노산 중의 메티오닌도 많이 들어 있습니다. 비타민 A는 시금치의 약 4배, B_1은 콩나물의 약 3배이며, 과산화지질을 감소시키는 비타민 B_2는 대두의 약 10배입니다. 또 엽산, 아연, 구리 등도 많이 함유하고 있지요. 엽산이 결핍되면 빈혈과 우울증이 오며, 아연과 구리의 비율이 편중되면 간장 장애를 일으킵니다.

그래서 간을 먹으면 전신에 활력이 생기고 정력이 증진됩니다. 간은 윤택이 나고 단단하며 신선한 것을 골라야 합니다.

다섯째, **난유**가 좋습니다.

난유는 이렇게 만들지요. 달걀 20개에서 노른자만 취해 프라이팬에 넣고 약한 불에서 볶습니다. 익힌 달걀처럼 누른색으로 되다가 곧 짙은 갈색이 되고, 이것을 계속 볶으면 푸슬푸슬한 상태가 되어 이상한 냄새를 내면서 아주 까맣게 됩니다. 이것을 주걱으로 눌러 주면 까만 액이 나옵니다.

이것이 난유인데, 대략 2시간 정도의 시간이 걸려야 얻을 수 있습니다. 이것을 용기에 담아 밀봉하여 보관하고, 1회 1티스푼씩 1일 3회 공복에 먹습니다.

난유는 신체의 세포가 영양을 흡수하게 하고 신진대사를 촉진시켜 주며 혈액순환을 촉진합니다. 근육의 영양원이 되고 심장 기능을 돕습니다. 난유에는 레시틴과 리놀산 등의 불포화지방산이 함유되어 있어 뇌세포를 활성화시키고, 신진대사와 에너지대사에 중요한 역할을 한다고 하지요. 나쁜 콜레스테롤을 배설시키고 좋은 콜레스테롤을 증대시키는 작용을 하며, 칼로리가 피하지방에 저장되는 것을 에너지화하기 때문에 비만을 방지합니다. 또 신경의 자극 전달에 중요한 역할을 하는 콜린이 함유되어 있어서 자율신경의 정상적인 기능을 촉진합니다.

특히 신경을 많이 쓰는 남성의 피로회복과 정력 증강에 효과적이며 술, 담배를 많이 할 때 좋지요.

여섯째, **바지락조청**이 좋습니다.

우선 싱싱한 바지락을 엷게 탄 소금물에 하룻밤 담가서 해감시켰다가 냄비에 넣습니다. 약한 불에서 국물이 뽀얗게 우러나올 때까지 서서히 끓여 반으로 줄어들면 불을 끄고 바지락을 건져내고 식힙니다. 이렇게 만들어진 바지락조청을 용기에 담아 냉장고에 보관하고 식전에 소주잔으로 한 잔씩 마십니다.

바지락은 간 세포에 중성 지방이 쌓여서 간장이 비대해지고 간 기능이 저하되는 지방간에 좋습니다. 한의학에서는 '간신동원'이라는 용어를 곧잘 씁니다. 다시 말해서 간 기능과 신장 기능은 근원이 같다는 말이지요. 비뇨생식기 및 내분비계가 약해지면 간 기능도 떨어지고, 간 기능에 문제가 있게 되면 비뇨생식기 및 내분비계에도 문제가 생긴다는 것입니다. 따라서 간 기능을 돕는 바지락은 스태미나를 강하게 하는 데도 좋다는 얘기입니다.

바지락은 또 양질의 단백질을 함유하고 있으며, 피를 만들어내는 비타민 B_{12} 및 칼슘과 철분 등이 풍부합니다.

일곱째, **양파사과조청**도 좋습니다.

양파의 겉껍질을 벗기고 씻지 않은 채 사과와 같은 비율로 섞어 생즙을 냅니다. 생즙을 계속 졸여 묽은 죽처럼 되었을 때 벗겨낸 양파의 담홍색 겉껍질을 가루내어 섞고 냄비 밑바닥이 눌어붙지 않도록 나무주걱으로 저어가면서 된 죽처럼 쑵니다.

이렇게 만들어진 양파사과조청을 냉장고에 보관하고 1회에 1~2티스푼씩, 1일 2회 공복에 온수로 복용합니다.

양파는 실험 결과 혈전을 예방하고, 이미 생긴 혈전을 녹이는 작용을 합니다. 따라서 뇌혈전을 예방하고, 뇌혈전에 의한 중풍 후유증에 좋습니다. 다리에 많이 생기는 정맥류에도 좋지요. 심근경색도 예방합니다. 혈관을 튼튼하게 하며 콜레스테롤 중 인체에 도움이 되는 양질의 콜레스테롤을 늘리고 인체에 해가 되는 나쁜 콜레스테롤을 줄입니다. 혈압도 떨어뜨립니다. 미용에도 좋고 정력 강화에도 도움이 됩니다.

양파의 겉껍질에는 혈압 강하 작용이 있으므로 양파만으로 조청을 만드는 것보다 양파의 겉껍질을 함께 넣어 조청을 만드는 것이 더 효과가 있습니다.

여덟째, **살모사술**이 좋습니다.

만드는 법은 크게 두 가지가 있습니다. 우선 살모사를 산 채로 병에 넣고 물을 부어 밀봉합니다. 5, 6일이 지나면 살모사 체내외의 오물이 다 떨어지고 깨끗해집니다. 이것을 다른 병에 옮기고 소주 1500ml를 부어 2~3개월 동안 냉암소에서 익힙니다. 그후 1회 20ml씩, 1일 1~2회 복용합니다.

또 다른 방법은 이렇습니다. 말린 살모사 50g을 가루가 될 때까지 곱게 빻아서 설탕 50g을 섞습니다. 이것을 용기에 넣고 소주 700ml 정도를 부어 15~30일 동안 냉암소에서 익힌 후, 위와 같은 요령으로 복용하면 됩니다.

살모사는 난태생으로 몇 마리의 새끼를 초여름에 낳지요. 그래서 '복사' 라고 부르며, 살모사술은 '복주' 라고 합니다. 살모사의 껍질과 내장을 제외하고 말린 것을 '반비' 라고 하지요. 그래서 살모사술을 일명 '반비주' 라고도 합니다.

강정, 강장, 흥분, 해독, 배농 등의 작용이 있으며 혈압 강하, 혈류 증진, 근수축력 지속, 강심 등의 작용도 있습니다. 살모사의 단백질은 쇠고기의 3배, 칼슘은 100배 이상, 인은 60배, 철분이 4배 가량 함유되어 있습니다.

아홉째, **소부랄 알약**이 좋습니다.

소의 부랄 600g을 찜통에서 쪄서 적당히 얇게 썰어 채반에 겹치지 않게 널어 그늘에서 말립니다. 수시로 뒤적여서 잘 마르도록 해 줘야겠지요. 여기에 한약재를 넣습니다. 참마(산약) · 육종용 · 파극 각 150g을 흐르는 물에 잘 씻어 바짝 말린 후 소부랄 말린 것과 함께 합쳐 가루를 냅니다. 이 가루를 살짝 끓인 꿀로 반죽하여 0.3g 무게의 알약을 빚어 매식전에 50~70알씩 따끈한 술로 복용을 합니다.

이것은 정력 쇠약과 정자 결핍성 남성 불임증에 효과가 있습니다. 해수, 천식에도 놀라운 효과가 있구요. 테스토스테론 성분, 스테로이드, 사포닌, 아르기닌, 비타민 C 등이 함유되어 있습니다. 생체 열에너지원이 쇠약하여 허리와 무릎이 시리고 아프며 음위증 즉 임포텐츠가 있거나 유정, 몽정 등이 있을 때도 이용됩니다.

한약재인 참마는 약명이 산약이지요. 동의보감에 의하면 「허약한 것을 보해 주며 여위고 초췌한 것을 도와 살찌게 하고 오장의 기능을 충실하게 하며 기력을 더해 주고 피부, 근육, 뼈를 튼튼하게 하며 심장 기능을 원활하게 하고 정신을 안정시키고 의지를 강하게 하여 신경 기능을 튼튼하게 한다」고 하였습니다. 특히 소화 기능을 돕고 정력을 키우며 유정, 몽정, 조루증을 개선시키지요.

또 육종용은 '사막의 인삼'으로 알려진 정력제요, 파극 역시 대단한 절륜 약재입니다.

열째, **녹용수프**도 좋습니다.

만드는 법은 이렇습니다. 프라이팬에 버터 2큰술을 넣어 녹이고 밀가루 2큰술을 넣어 노르스름하게 볶습니다. 녹용 4g을 물 3컵으로 끓여 반 컵으로 졸여, 버터에 볶은 밀가루에 넣고 우유 반 컵, 굴 적당량을 넣어 입자가 생기지 않도록 골고루 풉니다. 여기에 소금과 후춧가루로 간을 하고 파슬리 가루를 뿌려 먹습니다.

녹용은 생식 기능 흥분 작용이 있음이 실험적으로 입증되었습니다. 에스트로겐 배설을 늘리고 고환에서 핵산대사를 왕성하게 합니다. 조혈 기능을 자극하여 혈구의 생성을 늘리고 골수 세포를 증가시키며, 부신피질 기능 촉진 작용을 합니다.

굴은 아미노산을 풍부하게 함유하고 있으며, 비타민 E, 철분, 칼슘이 많고, 당질도 많이 함유하고 있습니다. 이 당질의 50% 이상이 글리코겐으로, 이것이 즉효성 자양 강장제로서 효과를 발휘하는 것이지요.

스태미나를 위한 약용 음식

❶ 프라이팬에 버터 2큰술을 넣어 녹이고 밀가루 2큰술을 넣어 노르스름하게 볶는다.

❷ 냄비에 녹용 4g을 넣고 물 3컵을 부어 반으로 줄 때까지 끓인다.

❸ 녹용물에 버터와 밀가루 볶은 것을 넣고 우유도 반컵, 굴도 조금 넣어 골고루 저어준다.

❹ 소금과 후춧가루로 간하고 먹을 때 파슬리 가루를 뿌린다.

신경성 소화 장애엔 귤껍질이 그만입니다

소화기 계통이 허약할 때 좋은 처방에는 여러 가지가 있겠습니다만 여기서는 가장 간단한 방법을 일러 드릴려고 합니다.

우선, 비위장 소화기 계통은 왜 허약해질까요? 이것부터 알아야 속시원히 해답도 내릴 수 있겠죠? 여기에는 여러 가지 원인이 있겠죠? 동의보감에서는 음식에 의해서도 소화기가 나빠질 수도 있고 또는 어떤 외부적인 기후라든지 어떤 다른 것도 원인이 될 수 있지만 무엇보다 정신적인 스트레스가 가장 크게 작용을 한다고 했습니다.

그래서 특히 많은 사람들이 이 부분에 약간씩의 이상을 갖고 있기도 한데요, 현대인들은 무척이나 많은 스트레스를 받고 삽니다.

다르게 얘기하면 꿈과 현실의 괴리가 그만큼 크다고도 할 수 있습니다.

동의보감에서는 이렇게 얘기했습니다. 「실현될 수 없는 일을 지나치게 생각하게 되면 비위장 소화기 계통이 약해져서 배가 창만해진다」

그러니까 배가 더부룩해진다는 뜻이죠?

또 「음식을 적게 먹게 된다」고 했습니다. 다시 말하면 식욕이 없어지게 된다는 뜻이 되겠습니다.

　그리고 「더 심해지면 구토도 하고 설사도 하고 상당히 여위게 되고 팔, 다리가 나른해지면서 쩌릿쩌릿해오기도 하고 그리고 팔, 다리 말초 쪽은 아주 차지고 어깨와 등이 뻣뻣해지면서 아파온다」라고 얘기했습니다.

　그러니까 어깨의 근육이 굳어지는 분들, 또는 등살이 바르다고 등의 근육이 쩍쩍 벌어지는 듯해서 고통을 호소하는 분들, 이런 분들은 비위장 소화기가 약해져서라기보다 실현될 수 없는 어떤 일에 너무 집착을 하고 미련을 두고 그것을 이루려고 애를 썼는데 그게 너무 지나쳐서 그런 것이죠.

　그러다 보니까 때로는 숨이 가빠오고 그리고 피부에 감각이 없어지면서 조금만 움직여도 저절로 땀이 납니다.

　이럴 때에 좋은 음식이 뭘까요? 여기에는 귤 같은 음식이 있습니다.

　그러면 좋은 약은 뭘까요? 동의보감에서는 이렇게 음식을 먹지 못하고 살이 빠지고 몸이 허약해져서 초라해지는 경우에는 '귤피전원'이라는 처방이 좋다고 그랬습니다. 귤피전원 참 도움이 되는 처방이니까 기억 한번 해 보십시오.

　귤피전원이라는 처방에는 당연히 귤피가 주약재입니다. 그래서 처방 이름도 귤피전원이 아니겠습니까? 귤피란 귤의 껍질을 말하지요.

　그러니까 신경을 많이 써서 온 소화기 장애에는 귤이 좋다는 것입니다. 귤에는 구연산과 비타민 C 등이 많이 들어 있어서 감기나 성인병에도 좋지만, 이 성분은 부신피질 호르몬을 분비하는 것을 촉진하지요. 부신피질 호르몬이 분비 촉진되면 스트레스가 잘 풀리게 되지요. 신경을 안정시킨다는 얘기입니다.

　동의보감에는 '귤피일물전'이라는 처방도 있습니다. 귤피 한 가지 약재만 끓이는 처방이라고 귤피일물전이란 이름을 붙인 것인데, 귤피 40g만 달여 먹어도 신경성 질환을 고칠 수 있다고 했습니다. 기막히지 않아요?

귤껍질만 끓여 마셔도 신경이 안정된다니까요.

동의보감에는 「기막힌 경우, 기가 뭉친 경우에도 이 처방을 쓴다」고 했으니까, 신경성 소화 장애에도 쓸 수 있겠지요.

귤은 정말 향기가 좋은 위장약으로 소화를 돕고 체기도 풀어줍니다. 생리기능이 잘 발휘되도록 돕는 작용을 하고, 가래를 삭히며, 구토와 딸꾹질까지 내리게 하지요. 그러니까 귤도 많이 드시고 귤껍질도 많이 끓여 마시세요.

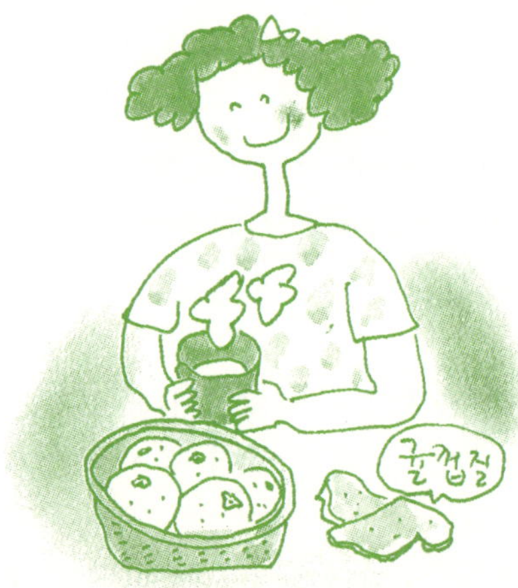

귤껍질을 버리지 말고
깨끗이 씻어서 말렸다가
차로 달여 마시면
신경성 소화 장애에도
좋으며 가래를 삭히고
구토와 딸꾹질까지
내리게 한다.

신경쇠약, 어지럼증에 좋은 보약을 알려 드리죠

옛풍습에 설날 이후 7일째 되는 날을 사람 인(人)자를 써서 '인일'이라 부르고 그 당시의 임금님께서 구리로 만든 거울을 신하들에게 모두 하사했던 일이 있었답니다.

그 거울은 '도인승'이라고 불렸는데, 그 뒷면에다가는 신선의 그림을 그려넣었다고 합니다. 불로장수 만병회춘을 기원하는 임금님의 마음을 담기 위해서죠.

그런데 실제로「만병회춘」이라는 책도 있었습니다. 그 만병회춘에는 정말 만병을 제거해 주고 또 회춘시키는 아주 좋은 처방들이 여러 가지가 소개되어 있는데요.

그 처방 중에는 '자음건비탕'이 있습니다. 이 처방은 어디에다 쓸까요?

동의보감에서는 음허증 즉 우리들 인체를 구성하고 있는 어떤 구성 물질들이 부족됐을 때, 신장의 무슨 호르몬이라든지 수분이라든지가 부족되어 심장에 있는 열을 꺼 주지 못할 때, 또 비위장 소화기 계통이 상당히 약해졌을 때 쓴다고 소개하고 있습니다.

이런 증세가 있을 때는 우선 심장이 괜히 두근두근거립니다. 그리고 건망증이 굉장히 심해집니다. 매사에 불안을 느끼게 됩니다. 거기다가 또 잠이 잘 안 오는 경우들이 있습니다.

왜 누구는 노고지리와 함께 깨어나는데, 왜 누구는 동창이 밝다 못해 햇빛이 방안 가득 퍼질 때까지 일어나지 못할까요? 게을러서 그럴까요? 천만에요.

한의학적으로 음허한 게 원인일 수도 있습니다. 여기서 음허란 인체에 영양을 공급하는 물질의 부족을 뜻합니다. 그렇다면 음허의 까닭은 무엇일까요?

그 원인 중 하나가 '열'일 수도 있습니다. 그래서 아침에 못 일어나는 겁니다. 열이 있으니까 피부는 물론 오장 육부 내장기까지 모두 윤기를 잃고 건조해질 수 있습니다.

특히 위장과 대장에 진액이 고갈되어 건조해지거나 변이 굳어질 수 있습니다. 신장 역시 영양 상태가 나빠져서 정력이 떨어지고 허리나 다리에 힘이 빠지기도 하겠지요.

또 잠만 안오느냐 하면 깊은 잠을 못자고 꿈도 굉장히 많아집니다. 식욕이 감퇴되고 조금만 먹었다 하면 배가 더부룩해서 견딜 수가 없다고 그럽니다.

권태스럽고 피로해집니다. 얼굴이 누렇게 들뜹니다. 눈앞이 까맣게 가물가물거리고 머리는 아주 빙빙 돕니다. 그래서 그것을 '현훈'이라고 부릅니다.

이럴 때에 쓰는 처방이 바로 '자음건비탕'입니다. 어지럼증 많이 느끼고 매사에 불안하면서 신경이 약하신 분들 한번쯤 이용해 봄직한 처방입니다.

이 처방은 '심계정충증'이라는 병증에도 좋습니다.

심계 증세란 정서적 원인이나, 심장에 영양을 공급하는 영양물질과 심장 기능 추진 에너지 등이 부족되었을 때, 또는 어혈이나 비생리적 체액의 정체 등이 가슴이나 명치 밑에 몰렸을 때 일어나는 병증으로 심장 박동이 항진되고 가슴이 두근거리며 불안해지는 병증입니다.

정충 병증이란 심계 증세와 대체로 비슷한 병증인데, 다만 병증이 심한 정도가 다를 뿐입니다. 심계 증세는 위의 증세가 이따금 나타나며 기능적 장애에서 비롯된 것이라고 한다면, 정충 증세는 지속적으로 나타나며 가슴이 두근거릴 때에는 불안증을 더욱 심하게 느끼고 때로는 가슴 부위에서 배꼽 부위까지 한꺼번에 두근거릴 정도로 병증이 심합니다. 물론 기질적 장애에 의해서 온 경우가 많습니다.

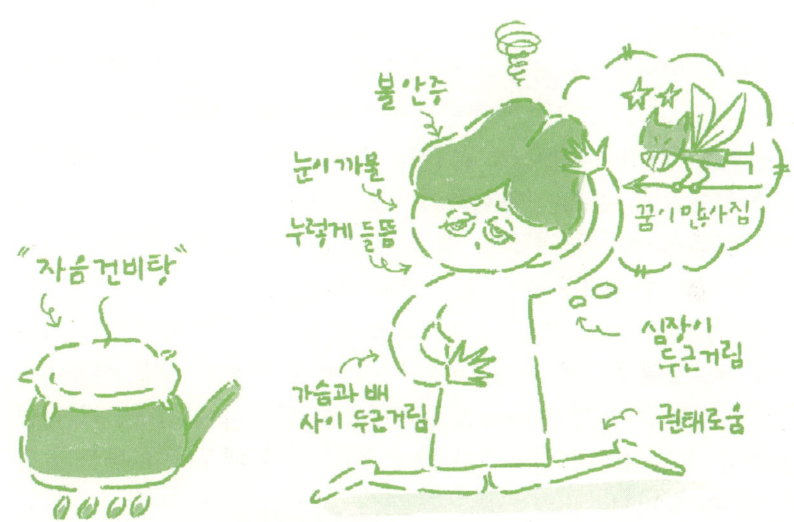

음허증에 좋은 보약

↑ 우리들 인체를 구성하고 있는 어떤 구성 물질이 부족됐을 때는, 우선 심장이 괜히 두근거리고 건망증이 심해지며 매사에 불안해진다. 이런 증세를 완화시켜 주는 처방이 자음건비탕이다.

양기가 떨어집니까? 부추를 드세요

부추를 보통 시장에서 사다 먹지만 집에서도 화분에 길러 여린 잎을 그때그때 뜯어 무쳐 먹으면 여리고 싱싱한 그 맛은 별미가 아닐 수 없지요.

특히 요사이는 새 품종인 솔잎부추가 개발되어 정말 여린 잎을 즐길 수 있습니다. 그런데 부추에는 어떤 효능이 있을까요?

부추는 '신양허증'에 좋습니다. 부추의 효능은 이 한마디로 다 압축할 수 있습니다. 신양허증이 무어냐구요? 한마디로 양기가 허해져서 생긴 여러 증세들 즉 양기 허약 증후군을 말합니다.

그렇다면 신양허증은 어떤 증세로 나타나는 것일까요?

정력이 떨어지고 유정, 몽정, 조루 같은 성 신경 쇠약이 나타납니다. 또 정액량이 줄고 고환이 조그마하게 위축됩니다. 성욕마저 감퇴됩니다. 여성의 경우라면 월경불순이 있거나 월경통이 심하며 냉이 많이 흘러내려 외음부가 항상 젖어 있기 때문에 외음부가 잘 헐기까지 합니다.

손발이 너무너무 냉하고 아랫배도 냉합니다. 그 까닭에 식욕이 없고 소화가 안되며 찬음식을 들면 더 심합니다. 특히 술을 마신 다음 날이면 어김없이 설사를 하거나 혹은 새벽녘에 설사가 잦고 혹은 설사까지는 안 하더라도 배가 항상 부글부글 끓으며 불편합니다.

또한 허리나 엉치까지 냉해서 요통이나 무릎 통증이 있습니다.

괜히 불안하고 초조하고 정서적으로 도저히 안정되지 못하며 숙면을 취할 수 없습니다. 특히 소변을 자주 보는데 왠지 시원치 못하고 소변이 물처럼 맑거나 혹은 소변 속에 실 같은 것들이 둥둥 떠다니거나 매우 뿌옇지요.

이 양기 허약 증후군은 인체의 근본적인 열에너지원이 모자라서 오는 것입니다.

부추는 인체의 열에너지원을 돋우는 보온 효과가 있습니다.

동의보감에서는 부추가 더운 성질을 갖고 있는 식품이라고 했습니다. 그래서 보온 효과가 있다는 것이지요.

한편, 부추는 위와 장의 기능을 강화하고 촉진합니다. 항균 작용도 있어서 위와 장의 세균성 질환이나 식중독 같은 것도 풀어 주지요.

또 부추를 상식하면 통풍에 걸리지 않는다고 알려져 왔지요.

아울러 부추는 강장 작용을 합니다. 여러 내장기도 강하게 만들어 주며, 철분이 많아 혈액을 정상화하며 세포에 활력을 주는 힘이 있습니다.

특히 부추는 간기능을 강하게 해주기 때문에 간에 너무 좋지요. 즉 간기능을 강화해서 해독 작용을 한다는 뜻입니다. 그래서 중국에서는 음력 정월에 부추 등 오신채를 먹으면 일년 내내 전염병을 예방할 수 있다는 풍습이 있었답니다.

이렇게 간이나 심장이나 호흡기 기능이 강화되면 물론 정력도 한층 강화됩니다.

부추는 또 몸 안에 원활히 흐르지 못하고 뭉쳐 있는 피가 제대로 순환되도록 돕는 기능도 가지고 있다고 합니다.

　뜨거운 성질을 갖고 있는 부추는 어혈을 풀고 혈액순환을 돕습니다. 어깨가 결린다, 허리가 아프다, 어혈로 입술 색깔마저 푸른 자줏빛을 띠고 얼굴이 검어지면서 기미가 잔뜩 앉는다 할 때도 부추를 들면 효과가 있습니다. 물론 지혈 작용도 하므로 출혈성 질환에 보조요법으로 부추를 드세요. 혹은 부추즙을 바르기만 해도 지혈 작용에 좋습니다.

　어혈이 풀리고 혈액순환이 좋아지면 선신 기능이 고양되고 페니스로 가는 혈액의 유입량도 좋아지기 때문에 정력도 한층 좋아질 수밖에 없을 겁니다.

　부추는 또 신경 안정제 역할을 합니다. 영양가가 높고 카로틴, 비타민B_1 · B_2 · C 등이 풍부합니다. 특히 부추 속의 유화알릴 성분은 신경을 진정시키는 작용도 하고, 비타민 B_1의 흡수를 좋게도 하지요. 그래서 정서 불안과 스트레스를 풀고 집중력을 키워줍니다. 온몸의 피로감이나 무력감을 없애며 식욕을 돕고 소화를 촉진하기도 하며, 심장이 심하게 고동치거나 숨이 차오르는 것을 막아줍니다. 손발이 저리거나 붓는 증세도 말끔히 없애주지요.

　그렇다면 부추를 어떻게 먹는 것이 좋을까요?

　첫째, 부추죽을 쑤어 먹는 법이 있겠지요.

　부추죽은 설사를 다스리거나 감기에도 매우 좋은 것으로 알려져 있습니다. 다시마, 가다랭이포를 우려낸 국물에 된장으로 맛을 내고 현미밥을 넣거나 쌀을 불려 넣고 약한 불에서 끓이고 부추를 넣고 뜨거울 때 먹어야 효과가 있습니다. 뜨거운 부추죽에 후추를 듬뿍 뿌려 먹으면 웬만한 설사도 금방 멈춘다고 하지요.

　그런데 부추죽은 몸을 따뜻하게 하고 정장 작용을 합니다. 정력도 무지무지하게 강하게 해주지요. 몸이 약한 분들, 열심히 들어보세요.

혹시 만들기가 번거롭게 여겨지면 부추를 그냥 된장국에 넣어 끓인 다음 뜨겁게 마셔도 좋습니다. 정력제이기도 하지만 감기나 기침에도 좋지요. 감기 때는 이것을 뜨겁게 마시고 땀을 내도록 하세요.

둘째, 부추를 생즙을 내어 마셔도 좋습니다.

부추를 깨끗이 다듬어 씻어 물기를 뺀 다음 잘게 썰어 분마기에 넣고 곱게 갑니다. 즙이 생기면 가제로 싸서 꼭 짭니다. 여기에 청주를 조금 섞어 잠자기 전에 마시면 신양허증에 의한 스태미나 부족에 효과적이지요.

청주를 섞지 않은 부추 생즙은 식중독에 의한 설사 때도 좋고, 기침이 그치지 않거나 천식으로 호흡이 가빠오고 가슴이 답답할 때도 좋습니다. 저혈압에도 매일 아침마다 한 컵씩 마셔 보세요. 놀랍도록 개선될 테니까요.

부추 생즙만 마시기가 역겨우면 부추 생즙에 뜨거운 물을 타시면 마시기가 한결 좋아지죠. 이렇게 여성들 월경불순에 또 그렇게 좋다는 것입니다. 월경 주기가 고르지 못한 여성들이 많지요. 이런 분들 중에는 예상 외로 신양허증인 경우가 많습니다. 또 월경통으로 꼼짝 못하고 쩔쩔매는 경우에도 큰 도움이 됩니다. 부추즙을 뜨거운 물과 섞어 마신 다음 1시간 정도 조용히 누워 안정을 취하세요. 진통제를 들지 않아도 충분히 견딜 만해집니다.

아참! 임신해서 입덧이 심한 경우 있지요? 음식을 하나도 들지 못하고 음식 얘기만 들어도 메스꺼워 견딜 수 없을 때도 부추 생즙이 좋답니다. 부추 생즙에 우유를 섞어 마셔 보세요.

구토 또는 아침마다 구역질이 심한 경우에는 부추 생즙 한 컵에 생강즙을 약간 넣고 마셔도 좋습니다.

셋째, 기름에 볶아 마늘, 간장을 조금 넣어 먹어도 좋겠구요. 잘

게 썬 부추에 달걀, 설탕, 소금, 기름을 넣고 프라이팬에 살짝 볶아 먹기도 하지요.

넷째, 부추를 데쳐서 참깨 등을 넣어 무쳐 먹으면 이것 역시 정력제로 그만이지요. 물론 빈혈에도 좋고 식욕을 증진시키기도 하니까 입맛이 통 없을 때 많이 드세요.

다섯째, 부추의 잎이나 부추의 뿌리만 약으로 쓰는 게 아닙니다. 부추의 씨도 훌륭한 약이지요. 9월에 꽃이 진 뒤에 10월이면 '삭과'가 여무는데, 이 속에 여섯 개의 검은색 씨가 들어 있지요. 이 씨를 채취하여 약으로 쓰는데, 동의보감에서는 이것을 '구자'라는 약명으로 부르고 있습니다.

부추씨 3g을 한 잔의 물에 넣어 절반으로 달여 한 번에 마셔도 좋고 또는 부추씨를 볶아서 가루낸 것 4~6g을 부추생즙으로 복용해도 좋습니다.

또는 부추씨를 식초에 삶아낸 다음 이것을 볶아 가루내어 온수로 공복에 먹습니다. 혹은 부추씨를 물로 끓이다가 찹쌀을 넣고 파를 썰어 넣은 다음 끓여서, 그 즙을 마셔도 좋습니다.

정력제로 이름난 요법인데, 유정이니 몽정이니 조루증이니 하는 데도 도움이 되지만 소변이 잦다, 야간 빈뇨증으로 한밤중에 소변이 마려워서 자주 깨어난다, 전립선의 기능이 좋지 못해 소변을 보기 어렵다는 데도 좋고 어린이의 야뇨증에도 아주 좋은 치료제가 됩니다.

물론 요통에도 좋지요. 특히 신허요통이라고 해서 비뇨생식기 계통의 기능이 약해져서 오는 요통에 좋다는 것입니다.

이럴 때도 부추씨를 끓여 마시거나 부추씨를 볶아 가루낸 것을 부추 생즙으로 복용합니다. 이때 부추 생즙에 청주를 조금 타면 더 좋습니다. 생즙을 마시기 어려워하는 분들은 부추를 중불로 끓이세요. 센불로 끓이면 안됩니다. 다 끓여져서 물이 반으로 줄면 부추를 건져내고, 부추를 우려낸 그 물에 청주를 타서 그것으로 부추씨 가루를 복용해도 됩니다.

부추씨는 끈질기게 떨어지지 않는 딸꾹질에도 좋습니다. 부추씨를 가루내어 4g씩 온수로 복용하도록 합니다.

그러면 부추를 사용할 때의 주의점을 알려 드리지요.

첫째, 부추는 잎 길이가 약간 짧고 부드러우며 녹색이 짙고 윤기가 있는 것이 약효도 좋습니다.

둘째, 부추잎을 채취할 때는 한낮을 피해야 합니다.

셋째, 부추는 봄에 먹으면 향긋하고 여름에는 냄새난다고 옛책에 기록된 것으로 보아 주로 봄에 부추를 즐겼던 것 같습니다.

넷째, 음식 배합으로는 돼지고기와 가장 잘 어울린다고 합니다. 흔히 부추를 쇠고기와 함께 볶아 먹지만 옛책에는 쇠고기와는 그리 잘 어울리지 않는다고 했지요.

다섯째, 참깨는 강한 엽록소를 갖고 있는 부추와 합치면 가장 이상적인 음식이 됩니다. 맛으로도 부추와 참깨는 너무 잘 어울립니다. 그러므로 부추 요리를 할 땐 참깨를 듬뿍 치세요.

여섯째, 혹시 아토피성 피부로 고생하는 분들 있으세요? 그런 분들은 부추를 적게 드세요. 증세를 악화시킬 수 있습니다.

일곱째, 항상 몸이 뜨거운 체질도 부추가 맞지 않습니다.

여덟째, 부추가 설사에 좋다, 식중독에 좋다고 했지만 욕심 내서 한꺼번에 다량을 복용하시면 오히려 설사를 멈추게 하기는 커녕 멀쩡한 장까지 자극하여 설사를 일으킬 수도 있습니다. 그리고 급성 설사에는 너무 서둘러 부추를 드시지 마세요.

그런데 전염성 질환의 하나인 설사일 때는 부추죽으로 치료할 생각을 하지 말고 우선 의사의 치료와 지도를 받도록 하세요.

여름철 보약, 뱀장어 · 추어탕 · 삼계탕이 그만이죠

여름철이 되면 더위 때문에 의욕도 떨어지고 만사가 나른해지지요? 이럴 때 좋은 보약으로 뱀장어나 추어탕 등이 알려져 있습니다.

뱀장어나 추어탕이 일종의 여름철 스태미나 식품이고 또 치료제이기도 한 것처럼 한방 보약이라는 것도 생명력의 보강과 함께 질병을 퇴치하는 치료제로서의 의의가 있습니다. 즉 보약과 치료를 겸한 것이 한방 보약이라는 뜻이죠.

'쌍화탕'을 예로 들면 쉽게 이해할 수 있을 것입니다. 쌍화탕이라는 것은 '음양이라는 한 쌍의 생명력을 증강시키는 보약이다, 조화시키는 보약이다'라고 해서 붙은 이름입니다. 그러면서도 피로 끝에 걸린 감기 같은 것을 치료해 주는 치료제이기도 합니다. 그러니까 쌍화탕은 보약이면서도 감기 같은 것을 치료하는 치료제이기도 한 귀중한 보약입니다.

보약이란 이처럼 기혈을 보충해서 쇠약하기 쉬운 대사 기능을 촉진시키므로 건강을 유지 또는 증진케 해서 보다 의욕 있는 인생을 창조해 주는 약이지요.

이보다 더 귀한 약이 또 어디에 있겠습니까.

그런데 여름에 보약을 들면 땀으로 다 소실되므로 헛수고일 뿐이다라는 속설을 믿고 있는 사람들이 많으니 참으로 애석한 일입니다.

그러면서도 더위에 지쳤다고 해서 뱀장어 또는 추어탕을 드는가 하면 삼계탕을 드시니 이해 못할 일이 아닙니까? 일반인이 믿고 있는 속설에 의하면 삼계탕도 땀으로 다 소실되고 뱀장어나 추어탕도 땀으로 다 소실될 텐데 그런 헛수고를 되풀이한다는 것 자체가 잘못이 아니겠습니까?

아무튼 더위에 땀을 흘리고 피로해서 식욕이 부진할 때는 이렇게 닭에다 인삼, 황기, 마늘, 대추, 찹쌀 등을 넣어서 푹 고아 만든 삼계탕이 기력을 회복하고 삼복 더위에 보약이 된다는 것을 알고 있는 것처럼 여름철 더위 때일수록 한방 보약을 조금씩 들어서 체력을 보강하는 것이 건강과 활력 넘치는 삶을 사는 지혜라고 할 수 있겠습니다.

삼계탕은 여름철 보약

↓ 더위에 땀을 흘리고 피로해서 식욕이 부진할 때 닭에다 인삼, 황기, 마늘, 대추, 찹쌀 등을 넣어 푹 고아 만든 삼계탕이 기력을 회복시켜 준다.

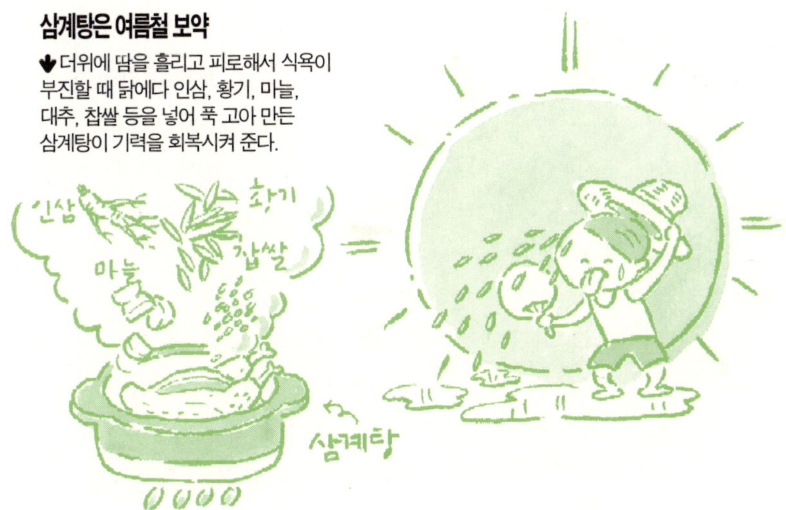

웅담, 알고 드세요

우리 단군신화에 보면 곰이 동굴 속에서 백일 동안 있었다는 얘기가 있지요. 바로 곰은 그런 암굴이나 큰 고목나무의 빈 곳에서 한 3~4개월, 그러니까 100일 이상을 쉽니다. 동면이라고는 하지만 뱀이나 개구리 같은 가사상태 동면이 아니고 에너지 소모를 줄이기 위해서 쉬고 있는 것이지요. 그리고 '주례'라고 하는 중국의 책에는 곰을 그린 깃발은 적군을 토벌하는 뜻의 상징이라고 써 있습니다. 그래서 싸움터에 나가는 군대는 이 깃발을 펄럭이면서 출전했다고 합니다. 바로 이 곰은 용감함의 대표적인 상징입니다.

그러면 곰이 이렇게 용감해질 수 있는 비법은 무엇일까요? 우리도 그것을 배우면 그렇게 용감해지지 않을까 해서 옛날 명의 중의 명의 '화타'라는 분이 이 곰의 동작을 본떠서 우리들이 할 수 있는 체조법을 개발했습니다. 그걸 '웅희'라고 하는데, 한번 해봅시다.

우선 똑바로 누워보십시오. 그리고 두 손으로 무릎 아래를 쥐고 머리를 치켜들고 오른쪽으로 일곱번, 왼쪽으로 일곱번 옆구리를 바닥에 대는 겁니다. 그 다음엔 두 손으로 무릎 아래를 쥔 채 땅에 쭈그리고 앉습니다. 그리고 왼손 오른손을 번갈아가면서 땅을 짚는 방법이 명의 화타가 개발했다는 웅희체조법입니다.

이렇게 하면 사람이 용감해진다는 말인데, 곰에는 버릴 게 하나도 없습니다. 고기도 먹고 기름도 약에 쓰고 그 중에서 발바닥이 제일이라고 하지요. 발바닥, 네 발바닥 중에서 특히 오른쪽 앞발바닥이 제일 비싼데, 우리나라에도 엄청난 고액으로 이걸 사먹는 사람이 있으니 문제가 많지요. 그 중에서 특히 효과있다는 게 바로 곰 쓸개, 즉 웅담이 되겠습니다.

동물의 간세포를 실험적으로 변성시킬 때 웅담을 준 무리들은 범위가 한정되어 변성합니다. 5일이 되면 웅담을 준 무리에서는 간세포가 정상으로 전환하는 것이 눈에 띄게 많아집니다. 9일에는 웅담을 안 준 무리보다 웅담을 준 그 무리들이 더욱 재생상태가 좋아져서 모든 괴사의 병소가 소실되고 있다는 것이 실험적으로 입증되었습니다. 그러니까 웅담은 간과 관계되는 모든 질병 변성 간세포를 급속히 회복시킨다는 것을 이해하시면 되겠습니다.

그밖에 우리 몸속에 있는 혈액을 잘 돌게 합니다. 그래서 타박상을 입었다 해도 이것을 먹으면 순환이 잘 되고, 혈액이 탁하거나 혈액순환이 좋지 않아서 쑤시고 아플 때도 좋다는 얘기입니다.

웅담을 먹으면 바로 이담작용, 즉 담즙 분비를 촉진시킵니다. 담즙은 알칼리성이기 때문에 위산을 중화시킬 수가 있지요. 따라서 위산과다 환자들이 이걸 먹으면 속이 쓰리고 아플 때 효과가 있습니다.

신성 고혈압, 대상포진, 피로에도 쓸 수 있고 그리고 비타민 B를 활성화시키는 역할도 합니다. 예를 들어서 비티민 B로 만든 약들, 신문이나 방송에 많이 나오지요. 비타민 B 복합체들이 왜 그렇게 많겠습니까? 그것은 비타민 B를 우리 몸에서 활성화시키지 못하니까 체외에서 넣어주자는 건데, 웅담이 바로 그런 역할을 합니다.

좋은 것만 구하면 웅담이 효과가 있는데, 가짜가 너무 많아서 주의해서 구하셔야 됩니다. 수출입 조합에서 보증한 것을 구하는 것이 좋겠습니다.

원기를 북돋우는 데엔 '녹용대보탕'이 정말 좋습니다

'녹용대보탕'은 녹용을 비롯해서 생강, 대추 등 18가지의 재료를 배합해서 처방한 약입니다. 이 재료들이 우리 몸을 크게 보한다 해서 녹용대보탕이라는 이름이 붙여졌지요.

기와 혈액이 쇠약할 때, 음과 양이 모두 부족될 때, 정액의 소모 등 모든 허로와 손상 등의 증세를 통틀어 다스릴 수 있는 처방이 바로 이 녹용대보탕인데 특히 양허 증세에 효과가 매우 큽니다. 양허 증세라는 것은 다음과 같은 증세를 호소하는 양기 허약 상태인 일종의 신드롬입니다.

기운이 떨어집니다. 언어에도 힘이 없어 말을 할 때에 말소리가 그냥 기어들어가는 소리이죠. 동작에도 힘이 없습니다. 손가락 하나 움직이기가 정말 어렵고 백지장 하나 들기도 힘듭니다. 또 무기력해지고 극도로 피곤해지며 눈에 광채가 없어 가지고 항상 눈꺼풀이 덮이는 것 같습니다.

뿐만 아니라 식은 땀이 자꾸 흐르는데 특히 밤에 잠잘 때 땀을 많이 흘리고 눈을 뜨면 땀이 거둬집니다. 맥은 가라앉아서 아주 힘 없이 무력하게 박동합니다.

본인 스스로도 내 맥박이 왜 이래 할 정도입니다.

그러나 이런 분들은 겉으로 보기에 일반적으로 몸이 비대하기 때문에 '그 몸을 가지고 항상 아프다고 거짓말하지 말라'고 하며 주위 사람들이 믿어주지 않습니다. 겉보기에는 얼굴도 하얗고 보기 좋지요. 그런데 자세히 보면 얼굴이 허여면서도 약간 부은 듯한 느낌을 주는 사람들이 있습니다.

이분들에게 좋은 것이 바로 '녹용대보탕'입니다. 이 처방의 구성을 보게 되면 우선 녹용을 들 수 있겠는데, 녹용이 비싸면 녹용을 빼셔도 됩니다.

나머지 약재만 가지고 잡수셔도 '추위를 탄다, 빈혈이 온다 또는 불임증이 생긴다, 임포텐츠가 온다, 심장 박동이 굉장히 약하다, 손발이 차다' 하는 데에 모두 도움이 됩니다.

왜냐 하면 이 처방에는 '육종용'이 들어 있기 때문이죠. 이것은 음경을 발기시키는 힘이 대단하다고 정평이 나 있는 약이며, 말이 교미할 때 말의 정액이 떨어진 곳에서 자란다는 귓속말이 전해져 오듯이 어찌나 기운을 돋우는지 일명 '사막의 인삼'으로 불리기도 하는 약재가 바로 육종용입니다.

또 두충도 들어 있지요. 정액을 늘려 주고 소변이 찔끔거리거나 근육과 뼈가 약한 것을 튼튼하게 해 주는 약재입니다. 여기에 생식기와 음기를 강하게 한다는 석곡, 정액과 골수를 자양한다는 육계 등이 고루 들어 있습니다.

까닭에 녹용이 들어가면 더 좋겠지만 부담이 된다면 빼고 나머지 약재만으로 처방을 구성해서 들어 보세요. 꼭 도움이 될 것입니다.

육개장 · 추어탕도 보신탕 못지 않아요

여름만 되면 보신탕 찾는 분들 많죠? 아직까지도 보신탕을 찾는 분들이 상당히 많고 그것이 복 음식으로 자리를 잡고 있는 것처럼 여겨질 정도로 보신탕을 애용하는 경향은 여전합니다. 물론 중국에서도 다양한 보신탕 요리들이 있습니다.

북한에서는 단고기라는 이름으로 보신탕을 먹고 있으며 특히 중국에서는 얼마나 많은 보신탕 요리가 있는지 모릅니다.

예를 들어서 소금 간을 해서 삶은 코의 고기, 훈제한 혀, 채친 뺨고기, 굽고 양념한 턱고기, 구운 꼬리고기, 바나나와 함께 기름에 튀긴 간, 기름에 잰 염통, 또는 포를 뜬 것, 돼지기름으로 볶은 개의 곱창 등등 하여간 중국에서는 엄청나게 다양한 종류들이 있습니다. 그러다보니 이 사람들은 이것을 '지양'이니 '향육'이니 하고 부르고들 있습니다.

북한에서는 개고기를 단고기라고 부른다고 앞에서 말씀을 드렸습니다. 국이나 수육, 무침 등 10가지 이상의 요리를 하는데 육개장처럼 끓인 단고기국은 뼈를 완전히 발라내고 고기는 가닥가닥 찢어 넣었기에 끝맛이 개운하고 깻잎이 없어도 비위가 안 상하고 먹을 수가 있노라고 남북회담 취재차 북한에 다녀온 기자가 글을 쓴 적도 있습니다. 여기에 비하면 우리의 보신탕 요리는 너무 단순한 경향까지 있습니다.

용탕이니 구장이니 뭐 여러 가지 이름으로 많이 불리워지죠. 그런데 이것을 못 먹는 분들이 있죠.

그러다 보니까 "복 더위를 이겨내는 데는 이게 제일가는 음식인데 이걸 못 먹는 사람들은 얼마나 안타까우냐? 그러면 쇠고기 가지고 만들자…" 해서 만든 것이 육개장이죠. 그리고 "쇠고기 말고 개고기 대신에 뭐 다른 것으로 만들자"해서 대구탕이라고 하는 것도 생기게 된 겁니다. 그러니 결국은 육개장 또는 대구탕 같은 것을 여름에 복 더위 물리치느라고 잡수시는 것은 보신탕 잡수시는 것과 비슷하다고 생각을 하시면 되겠죠. 하여간 대동소이합니다.

그런데 규합총서에는 이런 얘기가 있습니다. 「개를 잡을 때는 상처를 내지 말고 잡아야 된다」 이렇게 말입니다. 사실 인간으로서는 동물의 비참한 죽음을 통해 음식을 만들고 있으니 역시 조금 생각해 볼 견지가 있습니다.

그렇다면 다른 육류에서 찾아볼 수가 없는 특이한 보신 성분이 개고기에 들어있긴 한 걸까요? 별다른 강정·강장 성분이 함유되어 있는 것은 절대 아닙니다.

예를 들어서 개고기와 쇠고기의 100g당 함유성분을 비교해 보아도 개고기의 경우 단백질이 18.5g인데 쇠고기는 20.1g입니다. 쇠고기가 오히려 낮죠. 지방질과 같은 경우도 4.1g인데 비해서 쇠고기는 5.7g이니, 이렇게 따지게 된다면 결국 하나도 다를 것이 없다는 얘기입니다.

다시 말해 이 보신탕이 복을 이기는 데 특별히 좋다는 것이 아니라는 얘기니까 결국 대구탕이나 육개장으로 복을 물리치는 것도 지혜 중의 하나일 것입니다. '아! 그렇기 때문에 예로부터 우리 선조들이 육개장이나 대구탕 등을 만들어 놓았구나' 이렇게 생각하시고 자신의 몸을 보신하면 되겠죠.

하여간 개고기도 다른 육류와 마찬가지로 하나의 영양 공급원에 불과할 뿐입니다. 개고기에 양념을 한 요리나 각종 한약재를 넣어 만든 '무술환'이라고 하는 알약, 또는 개고기에다가 한약을 넣어 무슨 약탕을 만들거나 중탕을 하는 방법들도 도움은 되겠습니다만은 반드시 이것만이 방법은 아니라는 애기입니다.

그 외의 방법 중의 하나로 추어탕과 같은 종류도 여름철에 잡수시면 아주 좋은 것이죠.

추어탕을 다 끓인 뒤 먹기 직전 비린내를 없애고 맛을 좋게 하기 위해 후춧가루 대신에 산초가루를 뿌려 향신료로 쓴다면 얼마나 좋겠습니까?

산초라고 하는 것은 아주 매콤한 맛이 나고 향기가 독특한 향신료로 우리 한방에서는 조피나무, 초피나무 등의 열매를 여기에 쓰고 있습니다. 산초에는 매운 성분 뿐만 아니라 소화기 계통의 기능을 굉장히 좋게 하는 효과가 있습니다. 결국 위하수나 위확장에도 좋고 거담, 소염, 이뇨 작용에도 상당히 도움이 된다는 말입니다. 따라서 여름철에 추어탕에 산초가루를 넣어서 잡수시는 것도 하나의 방법이 되겠습니다.

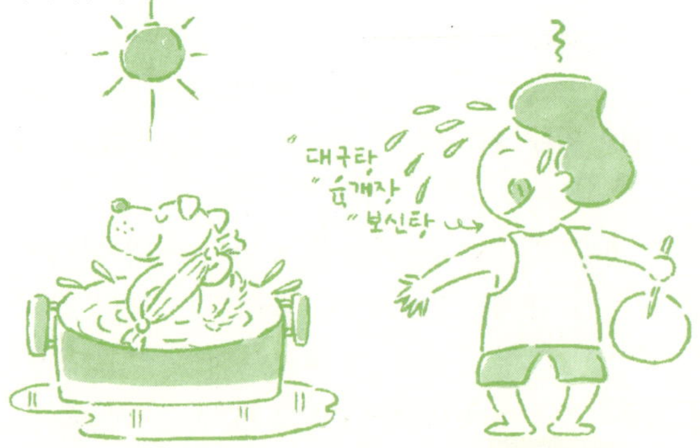

여름 더위를 이겨내는 음식들

← 보신탕이 특별히 복을 이기는 데 좋은 것은 아니다. 대구탕이나 추어탕, 육개장도 여름을 이길 수 있는 훌륭한 몸보신 요리이다.

인삼 체질이 아닐 땐 연뿌리 · 당귀 · 오디를 쓰세요

인삼이나 창출, 오미자 등은 비타민이 풍부하게 함유되어 있는 한약재입니다. 이런 약재를 상복하시면 여러 가지로 좋은데 간혹 인삼이 체질에 맞지 않는 분들 계시죠? 바로 그런 분의 편지를 한 통 받았습니다.

「금년에 68세 된 할머니인데요, 수족이 차서 늘 겨울이 걱정입니다. 발은 발대로 손은 손대로 얼음같이 차고 시려서 장갑을 두 개나 끼어야 다닐 수 있을 정도랍니다. 한약도 먹어봤습니다만 기관지도 안 좋고 소화도 안 되고 변비가 있고 혈액순환이 안 되고 하는데 인삼 같은 약을 먹으면 열이 자꾸 오르는 체질이니까 뭐가 좋은지요. 무슨 조제약 말고 식품이나 또는 집에서 소화 잘 되고 혼자 해서 먹을 수 있는 것을 좀 알려 주십시오」라는 내용입니다.

그러니까 인삼 같은 것이 잘 안맞는 체질은 연뿌리 · 당귀 · 오디 이 세 가지를 잘 이용하시면 되겠습니다.

연뿌리는 우리 반찬으로도 많이 먹고 있죠. 연뿌리도 쉽게 구할 수 있겠지만 연씨 즉 연자육이라고 불리는 것도 건재약국에서 쉽게 구할 수 있습니다.

그런데 보통 연잎을 다 버리는데 사실 연잎이 참 좋은 겁니다. 여기에도 비타민 C가 굉장히 풍부하기 때문이죠.

옛날에 태평천국을 건립했던 홍수전은 이 연잎을 말려서 그것으로 쌀과 함께 죽을 쑤어 가지고 먹었다고 합니다. 그것을 하비죽이라고 불렀는데 이것이 결국 그 '태평천국을 일으켰던 원동력이다. 홍수전이 수많은 여성을 농락했던 정력의 근원이다, 기력을 돋워 줬던 것이다' 라고 알려져 있습니다.

여하간 연뿌리나 연씨나 연잎이나 어떤 것도 모두 좋은데, 여기에는 강심 작용이 있고 혈압을 떨어뜨리는 작용이 있기 때문에 연세가 드신 분들일수록 굉장히 좋습니다.

그런데 연뿌리 같은 경우는 졸여서 반찬으로 잡수시면 되겠고 연씨 그러니까 연자육은 약간 미지근한 물에 한 10분 정도 담갔다가 꺼내서 땅콩 껍질을 까듯이 겉껍질을 벗기십시오. 껍질 벗긴 연씨, 즉 연자육을 두 쪽으로 쪼개세요. 그러면 그 속에 파란 심이 있지요. 이 파란 심은 빼버리세요. 그리고 그 살만 말렸다가 가루 내어서 쌀과 함께 죽을 쑤어서 잡수시면 기력을 회복하는데 굉장히 도움이 됩니다.

그 다음에 당귀도 좋은데요, 하루에 20g씩 끓여서 복용하시면 됩니다. 당귀차나 혹은 남자분의 경우라면 당귀로 술을 담그셔서 잡수셔도 좋습니다.

당귀는 변비가 있거나 혈액순환이 안돼서 손, 발이 굉장히 냉하고 저리고 통증이 있는 경우에도 아주 좋습니다. 비타민 B_{12}가 많기 때문에 어지럼증 같은 데에도 좋은 보혈제의 대표적인 약이 바로 당귀라는 약입니다.

'혈허' 가 되면 머리가 어지럽습니다. 눈앞이 아찔거립니다. 귀가 울립니다. 가슴이 막 두근두근 뜁니다. 잠을 못 자게 됩니다. 얼굴에 혈색이 적어지고 맥박이 약해지고 월경 장애가 있게 됩니다. 이런 경우에 당귀를 쓰면 보혈 작용에 의하여 이런 것들이 말끔하게 가실 수가 있습니다.

그리고 성선에 대해서도 일정한 정도의 자극 작용이 있고 항비타민 E 결핍 작용이 있기 때문에 몸을 굉장히 젊게 회춘시켜 줍니다. 비타민 E가 들어 있지 않은 먹이를 흰쥐에게 먹이게 되면 즉시 성선에 변화가 오게 됩니다.

이때에 그 먹이에다 당귀를 섞어 주게 되면 금방 개선된다는 실험 논문까지 있을 정도입니다. 비타민 E가 부족한 증세일 때 회춘시킬 수 있는 약이 바로 당귀입니다. 하루에 20g씩 차로 또는 술로 담가 드셔도 좋습니다.

또 오디라고 하는 것을 술로 담가 드십시오. 이것은 뽕나무의 익은 열매입니다.

동의보감에서는 「연년익수 불로장수」의 약으로 꼽고 있는데 이것은 혈액을 보하고 영양 물질인 진액을 생성시켜서 기억력도 증진시키고 정신을 아주 맑게 만드는 작용까지 합니다. 특히 비타민 A·C가 많이 들어 있습니다. 오디를 술로 담그시면 도움이 많이 될 것입니다.

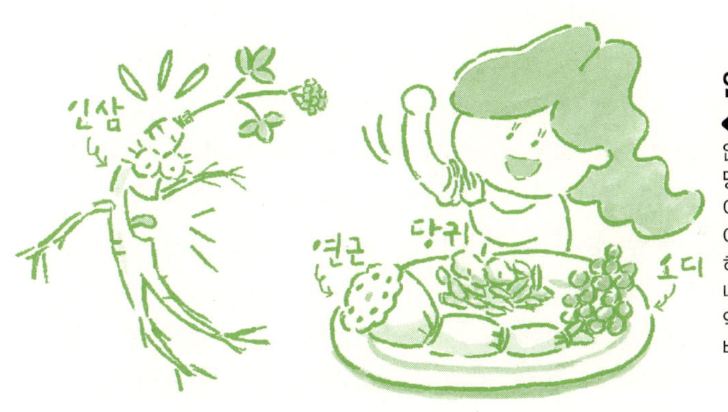

인삼 대체 식품

◀ 인삼이 체질에 맞지 않는 사람은 연뿌리, 당귀, 오디를 이용해도 된다. 이들은 심장을 튼튼히 해주고 혈압을 내려주며 보혈제 역할을 하는 인삼에 버금가는 식품들이다.

'장수의 술' 오디주를 만들어 봅니다

집에 마당이 있다면 봄에 뽕나무를 심어 보는게 어떨까요 점점 뽕나무가 줄어드는 것 같아서 한편으로는 안타깝기만 합니다.

뽕나무는 잎도 꽃도 가지도 뿌리도 그리고 열매까지 하나도 버릴 것 없이 약으로 쓰여지지요.

「뽕잎은 열을 떨어뜨리고 갈증을 없애며 그리고 소변을 시원하게 뽑아 준다」고 동의보감에 설명되어 있거든요.

「뽕나무 가지는 몸을 가뿐하게 해 주고 뿌리 수염은 중풍 후유증으로 마비된 것을 풀고 뿌리 껍질은 기침, 천식 이런 데에 좋다」고 동의보감에서 그랬습니다.

그리고 뽕나무에 돋는 버섯은 '상황'이라고 해서 중풍, 동맥경화 그리고 암 같은 데에 효과 있다고 합니다. 또 뽕나무 가지에는 열매가 열리는데 그 열매가 바로 '오디'입니다.

그게 갈증을 풀어주고 모발을 검게 해 주고 또 오래 먹게 되면 배고픈 줄도 모른다고 하니까 뽕나무는 그야말로 유익한 나무겠지요. 오디로 담근 술을 동의보감에서는 '상심주'라고 불렀습니다, 장수의 술로 알려져 있지요.

「관절을 부드럽게 하고 귀와 눈을 밝게 하면서 정신을 안정시켜 준다」 이렇게 얘기하니까 몸도 가벼워지고 얼굴색도 좋아져서 건강하게 오래 사시는 데에 정말 도움이 되겠죠.

오디술 담는 방법은 어떻게 하느냐구요?

오디 600g에 소주 1.8ℓ를 붓고 밀봉해서 2개월 정도 숙성시키면 됩니다.

신선한 오디를 깨끗이 씻어서 물기를 완전히 빼고 술에 담궈야 되겠지요. 술이 익으면 여과해서 술만 받아 가지고 다시 용기에 담습니다.

건더기는 버리지요. 거기에다가 적당량의 꿀을 섞은 다음 서늘한 곳에 보관했다가 소주잔으로 한 잔씩 마시면 되지요.

맛이 어떻겠어요. 참 좋습니다. 그리고 색깔도 포도주색보다 더 진하면서도 참 곱지요.

포도당, 사과산 이런 것들이 그 속에 듬뿍 들어 있어 가지고 빈혈에도 좋고 정력 쇠약에도 좋고 하물며 더위 잘 타는 분들 있지요. 그런 분들에게도 이게 정말 약이 됩니다.

동의보감에서 이거 오랫동안 들면 갈증도 없앤다고 그랬지요. 원기를 돋구어 주는 데에도 좋습니다.

오디술 담그기

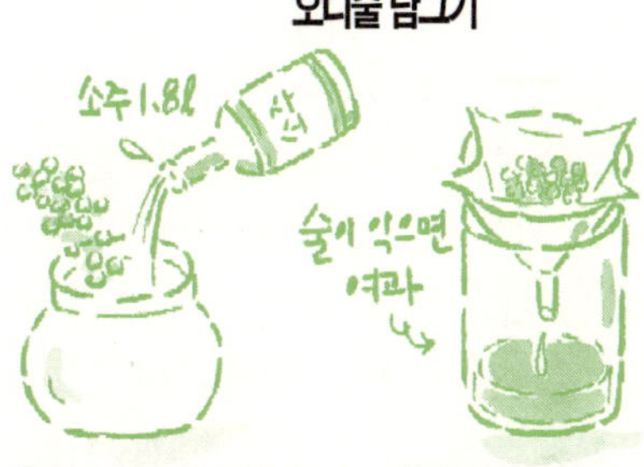

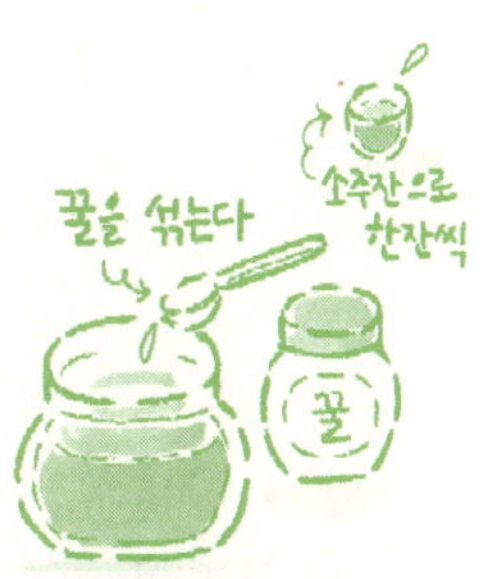

❶ 신선한 오디 600g을 깨끗이 씻어서 물기를 완전히 뺀다.

❷ 밀폐용기에 오디를 담고 소주 1.8ℓ를 부어 밀봉한 다음 2개월 정도 숙성시킨다.

❸ 술이 익으면 걸러서 술만 받아 다시 용기에 담는다.

❹ 거른 술에 적당량의 꿀을 섞은 다음 서늘한 곳에 보관했다가 소주잔으로 한 잔씩 마신다.

정력이 약한 분은 옻닭을 드세요

'옻'이란 말 들어보셨죠? '옻탄다'하는 말에요. 자 말린 옻을 '건칠'이라고 부릅니다. 그러니까 나전칠기 등에 쓰이는 '칠'이라 하는 것은 '생칠', 즉 '생옻'이며, 마른 옻은 '건칠'이라고 부르죠. 동의보감에는 「마른 옻은 성질이 따뜻하고 독이 조금 있는데, 어혈을 푼다」라고 얘기했습니다. 그래서 여자 분들 월경불통이 되고, 하복부에 통증이 오고 응어리 같은 것이 생겨 땅땅하게 굳어 아플 때에도 효과가 좋다는 것이죠.

그리고 골수를 충족시킨다고 했습니다. 그러니깐 뼈 속에 영양물질을 듬뿍 주어서 골수가 풍부해진다는 뜻이 되겠지요. 「옻을 응달에서 말려 벌집같이 된 약용으로 쓴다」라고 동의보감에서 얘기했는데, 여기서 옻에 대한 흘러간 얘기 하나 하지요.

옛날 수나라에 양재라는 임금이 있었죠. 이분이 비첩만 134명을 두었습니다. 그러다보니 아무래도 스태미너를 강화시켜야겠지요. 그래서 전국에 비방이 있는 것은 모두 알리도록 했습니다. 그때 발굴된 처방이 있는데, 그게 '익다산'이라는 것입니다. 그것은 전윤의 명약으로 알려져 있는데, 거기에는 이런 숨은 일화가 있다고 합니다.

화보라고 하는 어떤 80먹은 주인이 정력이 쇠약해져서 모종의 약을 만들다가 그만 죽어버렸습니다. 그런데 그의 하인 중에는 익다라고 하는 75세 먹은 노인이 있었습니다. 그 노인은 허리가 굽고 백발에다 다리에 힘이 없어서 어린애가 걷는 것처럼 아장아장 걸을 정도로 아주 약하였는데, 화보의 아내가 이 약을 누구 줄 사람이 없으니깐 '익다'라는 그 하인에게 주었답니다. 그런데 익다가 이 약을 20일 동안 먹고서 30대 남자같이 돼서 번식, 금선이라는 두 하녀를 첩으로 삼아 그 나이에 자녀를 넷이나 두게 되었답니다. 그리고 화보의 아내도 익다라는 하인과 같이 살았는데, 화보의 아내는 하녀들과 익다 사이가 너무 좋은 것을 보고 질투를 해서 그만 이 익다를 죽였답니다. 그리고서 익다의 정강이 뼈를 딱 잘라보니깐, 아주 맑은 골수들이 그 속에 잔뜩 있었답니다. 그래서 결국 이것이 수나라 양재에게 발굴되어 1등으로 당첨된 처방이지요.

이게 '익다산'인데 익다산 속에 들어있는 것이 바로 '건칠'입니다. 그 정도로 건칠은 상당히 골수를 충족시킨다는 것이죠.

동의보감에 「마른옻 건칠이 골수를 충족시킨다, 월경불통에 쓰인다, 하복부에 통증이나가 응어리 있을 때 쓰인다」하는 이유가 이런 뜻이 되겠습니다. 이 건칠이라는 것은 옻나무 줄기 껍질을 칼로 상처내서 흘러나오는 진을 말린 건데요. 처음에는 회색이던 것이 물기가 없어지면서 검붉은 색으로 변하게 되죠. 벌집 모양으로 작은 구멍이 나면서 윤기가 자르르하게 돌게 되지요. 이것을 밀폐된 가마에서 가열해 탄화시키면, 독이 없고 위 손상도 없게 됩니다.

그래서 이 옻을 어떻게 이용하느냐 하면, 닭의 내장을 제거하고 뱃속에다 새끼손가락 크기의 옻나무 껍질을 100g 정도 넣어 탕으로 끓여서 드시게 되면 상당히 도움이 많이 됩니다. 수족이 냉한 분들에게 좋고 강정효과까지 있으며 여자 분들의 대하 월경불순에도 좋은 요법이 되겠습니다. 단, 알레르기성 체질이 있는 분들은 금하는게 좋겠지요.

옻닭보다 더 간편한 식품으로는 미역뿌리도 있습니다. 미역뿌리는 초강정 식품이며 만병을 예방합니다. 그러나 함부로 많이 먹으면 요오드 과잉증에 걸릴 염려가 있으니 조심하세요.

미역뿌리는 식초에 무쳐 먹어도 좋고 된장에 절여 두었다가 꾸준히 먹으면 정력뿐만 아니라 혈압도 낮아지고 변비, 비만에도 좋습니다.

정력이 약한 분은 옻닭을 드세요

스태미나 강화에

↓ 동의보감에 마른 옻은 성질이 따뜻하고 독이 조금 있는데 어혈을 푼다고 했다. 때문에 월경불통이나 하복부 통증, 스태미나 강화 등에 효과가 크다.

→ 미역 뿌리도 정력 강화는 물론 변비, 비만에 효과가 있다.

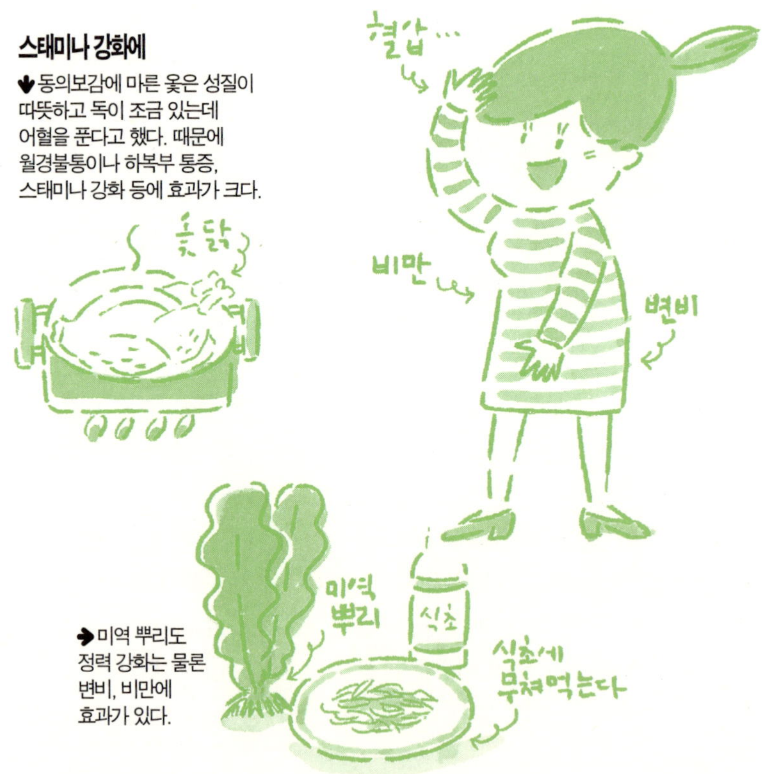

중풍 후유증에 진달래꽃술이 좋습니다

깜찍한 철부지 계집아이와 같은 꽃, 진달래. 그러나 서럽도록 연약한 꽃이 진달래입니다.

선녀의 딸이 죽어서 핀 꽃이라서 그럴까요?

옛날 선녀와 진씨라는 나무꾼 사이에서 태어난 계집아이가 있었 대요. 이름이 '달래'였다지요.

깜찍하고 철부지인 이 계집아이가 어느덧 예쁘게 자라서 처녀가 되었습니다. 그러나 새로 부임한 사또가 탐이 나서 못살게 굴었다 는군요.

사또의 엄청난 권력 앞에 이 연약한 딸아이가 견뎌낼 수 있었겠 어요? 그만 사또 손에 억울하고 서럽게 죽임을 당한 거지요.

그런 어느날 그 무덤가에 핏빛처럼 붉은 꽃이 피어났대요. 처녀 로 다시 태어나는 것을 한사코 거부하고 깜찍한 철부지 계집아이 모습을 그대로 닮은 꽃으로 환생한 것이지요.

성은 진이요, 이름은 달래였던 선녀의 딸이 환생한 꽃이라고 하 여 진달래라 부르게 되었대요.

그래서 코스모스가 사색과 우수에 잠긴 성숙한 여인과 같은 꽃 이라면 진달래는 정말 깜찍한 철부지 계집아이와 같은 꽃입니다. 서럽다 못해 가슴 하나 가득 한이 맺혀 피를 토하는 한국적 한을 듬뿍 지닌 꽃이 진달래입니다.

끝이 다섯 갈래로 얇게 째진 연분홍색 진달래꽃은 입안에 넣으면 그냥 살살 녹아버릴 것 같습니다. 혹시 어린 시절 양지바른 언덕을 내달리며 입술이 빨갛게 물들도록 진달래꽃을 따먹던 추억을 갖고 있지 않으세요?

옛어른들은 진달래의 정취를 보다 수렴하기 위해서 진달래꽃을 먹어서 이를 체내에 기화시켜 봄의 정취를 그대로 인체 내에 동화시켜 왔습니다.

특히 음력 3월 3일 삼짇날에는 진달래꽃으로 각종 음식을 만들어 먹었다고 하지요. 약간 신맛이 나는 이 꽃을 탕으로 만들어 먹기도하고 기름을 짜서 쓰기도 했답니다.

무엇보다 운치 있는 것은 진달래꽃을 찹쌀가루 반죽 위에 얹고 지진 화전이 있고 또 진달래꽃을 녹두가루에 반죽하여 만든 꽃국수라는 화면이 있었으며, 진달래꽃으로 빚은 꽃술인 두견주가 있었지요.

두견주란 진달래를 옛날엔 두견화라고 불렀던 데서 붙여진 이름입니다.

옛날 촉나라 임금 두우가 억울하게 죽어 그 넋이 두견새가 됐대요. 이 두견새는 너무너무 억울해서 날이면 날마다 울기만 했다지요. 울다울다 새빨간 피를 토하면서 울었대요. 두견새가 토해낸 핏속에서 핏빛도 선명한 빨간 꽃이 피어났대요. 그래서 이 꽃을 두견화라고 한대요. 바로 진달래지요.

그러나 두견화라고 해서 다 핏빛은 아닙니다. 두견화에는 붉은 꽃이 피는 홍두견과 흰꽃이 피는 백두견이 있는데, 흰 진달래꽃은 희귀하다고 하지요.

그러나 진달래꽃술은 운치와 풍류로만 마시는 것이 아닙니다.

약용술로 불리는 진달래꽃술의 유래를 더듬어 올라가 보면, 이 술을 약용하는 의미를 쉽게 이해할 수 있을 겁니다.

고려의 개국공신인 복지겸 장군이 말년에 원인 모를 병을 얻어 지금의 충남 당진에 내려와 휴양을 할 때, 그의 열일곱 살 된 딸이 꿈 속에서 신선의 가르침을 받고 처음으로 빚은 술이 바로 진달래꽃술, 즉 두견주라는 것입니다.

이같은 유래로 미루어 봐도 이 술의 약용적 가치를 능히 짐작할 수 있을 겁니다.

그런데 복지겸 장군이 말년에 얻었다는 원인 모를 병이란 도대체 어떤 병이었을까요?

진달래꽃술로 완치되었다는 것으로 미루어 보건대 풍증이 아니었을까 합니다. 진달래꽃술은 풍증에 좋은 술입니다. 중풍 후유증에 좋고, 신경통, 관절염 등에도 뛰어난 술이지요.

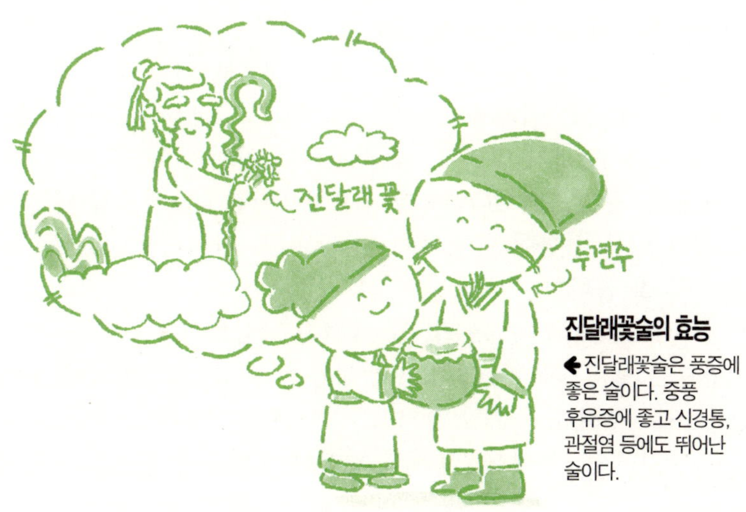

진달래꽃술의 효능

◀ 진달래꽃술은 풍증에 좋은 술이다. 중풍 후유증에 좋고 신경통, 관절염 등에도 뛰어난 술이다.

'침실의 약주', 달걀술 드셔 보세요

달걀술이라고 들어 보셨어요? 감기에 좋다고 알려져 있지요. 이 달걀술 한 잔을 마시게 되면 화끈하게 땀이 납니다. 그러다 보니까 해열이 되지요. 그리고 감기 때에 영양 보충하게 되면 웬만한 감기 다 이겨내지 않습니까? 그래서 달걀술이 감기에 좋다는 것이죠.

그런데 달걀술을 '감기 걸리는 것 같다. 어째 어실어실 춥기도 하고 열이 조금 있는 것 같기도 하다'고 할 때 그냥 잡수시고 이불 잘 덮고 주무시게 되면 금방 떨어지게 되지요.

그러나 고열 감기에는 달걀술 잡수시면 오히려 이거 더 악화되 겠지요. 그러니까 고열 감기 때는 쓰는 게 아닙니다.

물론 달걀술은 감기에만 쓰는 게 아니고 '침실의 약주'라는 이 름으로도 잘 알려져 있지요. 왜 하필이면 침실의 약주일까요?

이거는 '불면증에 효과가 있다 또는 정력 증강에도 좋다', 그래 서 이런 이름이 붙여진 것이죠. 정말 이거 한 잔 잡숫고 주무시면 잠이 참 잘 옵니다.

정력에도 좋다는 거는 뭐, 잘 알려진 사실이지요.

만드는 법은 참 간단해요. 달걀을 푸세요. 젓가락이나 숟가락 같은 거로 풀려면 충분치 않지요. 그러니까 각반기로 거품이 날 정 도로 달걀을 잘 푸세요. 그래서 완전히 풀어지면 이것을 따끈하게 데운 청주에 그냥 타 가지고 잘 저어서 그냥 마시면 되지요.

마시기 순하고 부드러운 술이 되지요. 양질의 단백질도 공급되구요, 만들기도 편하니까 매일 저녁 한 잔씩 잡수셔도 무방하지요. 그러나 과음은 하지 마세요.

그런데 술을 들지 못하는 분은 어떻게 할까요?

그럴 때는 '난유' 라는 걸 드세요. 난유라고 하는 거는요, 달걀 노른자를 태워서 만든 기름이지요.

흰자는 빼고 노른자만 태워서 만든 겁니다. 이것을 티스푼으로 하나 정도씩 하루에 세 번 정도 잡수시게 되면 심장 질환이나 소화기 질환에도 효과가 있구요. 그리고 이 난유는 외용을 해도 좋습니다.

상처가 나거나 어디 벌레에 물렸거나 이럴 때에 이걸 바르면 그 상처에 흉터도 없이 깨끗하게 낫는다고 할 정도니까 괜찮지요.

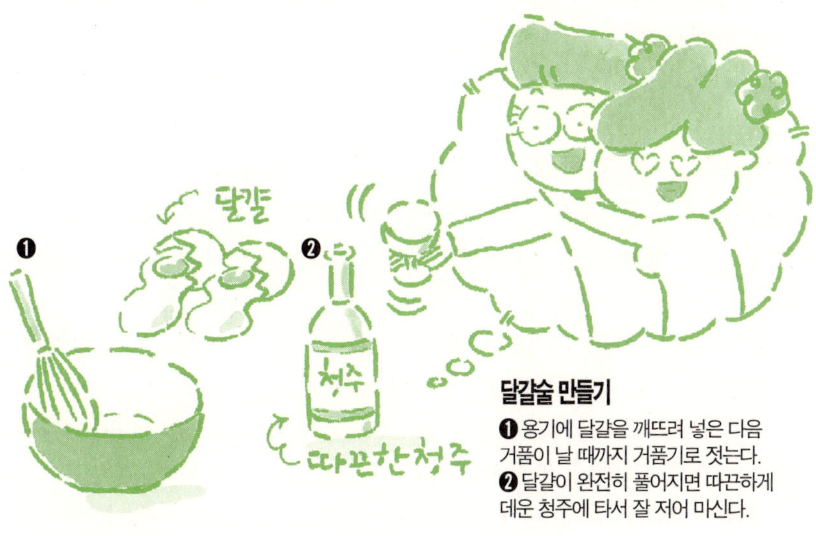

달걀술 만들기

❶ 용기에 달걀을 깨뜨려 넣은 다음 거품이 날 때까지 거품기로 젓는다.
❷ 달걀이 완전히 풀어지면 따끈하게 데운 청주에 타서 잘 저어 마신다.

폐기능 허약증엔 자라가 좋아요

호흡기 계통이 약해지면 흔히들 잔기침을 자주하게 되고 가래가 나오거나 열이 나기도 하는데, 그 열이 오후가 되면 조금씩 더 나는 경우도 있습니다.

또는 양뺨이 발그스름하게 붉어지고 입술도 붉어지며 입안이 마르게 되는 그런 경우들도 있습니다. 뿐만 아니라 상당히 피곤해져서 엑스선도 찍어보고 검사를 해봤더니 호흡기에는 아직 이상이 없다고 합니다.

그런데 나타나는 증세를 보자면, 정말 호흡기가 나빠서 그런 것 같죠?

이런 경우를 한방에서는 '폐로' 또는 '폐허'라는 병명으로 부릅니다. 하여간 병명이 무엇이든간에 호흡기가 약해졌을 때는 어떻게 하면 좋을까요? 우선 증세부터 먼저 살피고 대책을 세워야겠죠?

동의보감에서는 「호흡기 계통이 약해지는 데에도 정신적인 스트레스가 크게 작용한다」고 얘기했습니다.

어떤 스트레스일까요? 앞일을 너무 근심하게 되면 호흡기 계통 쪽이 약해지고 기가 부족해진답니다.

그래서 명치 밑이 아주 차게 되고 그리고 가슴과 등이 아프게 됩니다. 이것이 더 심해지면 머리카락에 윤기가 없어져서 머리카락이 잘 바스라집니다. 그리고 몸의 진액이 몹시 줄어들어서 피부가 약간 쪼글거리게 되고 입이 마르게 되고 가래가 성하게 되며 혹은 잔기침이 나고 가래침에 피가 묻어 나오는 경우까지 있습니다. 또 숨이 차고 열이 나기도 합니다.

이럴 때 어떻게 대책을 세우면 좋을까요? 음식으로는 우선 '자라'가 참 좋습니다.

자라를 고아서 잡수시고 그 자라의 등껍질은 말려뒀다가 식초에 집어넣어 몇 번 구운 다음 그것을 끓여서 차처럼 잡수시게 되면 이런 증세 참 빨리 내리죠.

그럼 처방으로는 어떤 것이 있을까요? 동의보감에서는 '인삼황기산'이라는 처방을 권하고 있습니다. 인삼황기산이라고 하는 것은 괜히 열이 오르고 식은땀도 나고 가래가 나고 기침이 나는 경우에 쓰이는데 이 속에도 자라 등껍질이 들어 있거든요. 참 효과적인 처방이 '인삼황기산'입니다. 한번 이용해 보시죠.

사실 자라는 하나도 버릴 것이 없답니다.

자라는 알에서 깬 지 5~6년 정도가 지나면 한 번에 예순 개 가량씩 알을 낳는데, 이 알이 보신제로 이름이 높지요.

자라알을 소금물에 절여 젖은 종이로 여러 겹 쌉니다. 그리고 이것을 짚을 태운 잿불 속에 묻었다가 익고 나면 종이와 껍질을 떼어 내고 먹지요. 어린이는 한두 알, 어른은 너덧 알을 먹습니다.

물론 자라피도 빼놓을 수 없는 보신제이지요. 철분, 칼슘, 비타민 등이 풍부하고 양질의 단백질로 구성되어 있기 때문입니다. 살코기 역시 질이 좋은 단백질과 필수 아미노산, 비타민 B_1, B_2가 풍부해서 기운을 북돋우는 영양식입니다.

구이나 탕으로도 해 먹습니다. 목을 자르고 껍데기와 껍데기 속의 내장을 떼어 낸 다음 토막내어 구기자, 산약, 황기, 생강 등과 함께 술 반, 물 반으로 푹 고아 국물을 내어 먹어도 좋습니다.

혹은 자라를 삶아 익혀내고, 그 국물에 두부, 당근, 달걀을 넣고 물에 갠 녹말가루를 풀어 걸쭉하게 끓여낸 후, 양념한 자라 고기를 이 수프와 함께 먹어도 좋습니다.

그러면 떼어 낸 자라 껍질은 어떻게 할까요? 버릴까요? 안되지요. 이게 얼마나 귀한 약재인데요. 그냥 들어도 좋지만 앞에서 말씀 드린 인삼황기산 처방에도 들어간다고 했잖아요.

이 자라 등껍질을 숙지황, 황백과 함께 가루를 내어 찹쌀 미음으로 반죽한 다음 0.3g 크기의 알약을 만들어 20~30알씩 복용합니다. 이거 번거롭다구요? 그렇다면 이런 방법 말고 더 간단한 방법을 일러 드릴게요. 자라 등껍질을 식초에 담갔다가 프라이팬에서 볶습니다. 다시 식초에 담갔다가 볶습니다. 이렇게 서너 차례 반복한 다음 가루내세요.

이 가루를 1회 4~6g씩, 1일 3회 정도 온수로 복용하면 호흡기가 약할 때 아주 좋습니다. 뭐, 대추를 넣고 곤 물로 마시면 더 좋겠지요.

그런데 이걸 복용하면 호흡기 약한 데만 좋은 게 아닙니다. 스트레스를 많이 받아 때때로 무안을 당한 듯 얼굴이 달아오르거나 머리가 무겁고 어깨와 등이 뻐근할 때도 좋습니다.

어때요, 한번 해 보고 싶지요?

피를 맑게 하는 '당귀' 를 아십니까?

'당귀' 라는 약재에 대해서 한번 더 자세히 알아 볼까요?

당귀는 승검초 뿌리인데요, 이것 하나만 차로 끓여 복용하셔도 참 좋습니다.

하루에 12g 정도의 분량을 끓여서 수시로 나누어서 차로 복용해 보세요. 남녀노소 모두에게 참 좋습니다.

이것은 보혈 작용을 합니다. 혈액을 보충한다는 뜻인데 풍부한 비타민 B_{12} 그리고 엽산류의 물질을 함유하고 있기 때문에 적혈구가 모자랄 때, 혈색소가 감소될 때, 또는 저혈당증일 때 이런 것을 모두 개선해줄 수가 있죠. 골수에 조혈 기능을 근본적으로 강화하는 게 바로 당귀입니다.

당귀는 보혈 작용뿐만 아니라 활혈 작용을 한다고 알려져 있습니다. 즉 피의 순환을 아주 촉진해서 혈액순환을 돕는다, 혈액 성분들을 정상화시킨다는 뜻이죠.

당귀에는 또 청혈 작용이라는 피를 굉장히 맑게 해주는 작용까지 있기 때문에 관상동맥이나 뇌혈관을 비롯한 전신 맥관계의 혈류 양을 증가시키고 혈관의 압력을 저하시키면서 혈중 지방질을 제거해 줍니다.

따라서 혈액이 일정한 뒤에 병적으로 머물러서 꼭 멍이 든 것처럼 정체되는 어혈 같은 것을 아주 없애주는 데 그만큼 좋은 게 없습니다.

협심증이나 또는 피가 잘 안 통해서 혈전이 된다는 얘기를 많이 듣죠?

그리고 이 혈전에 의해서 중풍이 오고 그 중풍 후유증으로 손발을 잘 못 쓸 때 그리고 아울러서 혈액이 부족해서 머리가 멍하고 맑지 못하고 두통이 올 때 사지가 모두 저릿저릿하고 수족이 굉장히 냉할 때도 도움이 됩니다.

남녀노소 모두 하루에 12g씩 차로 끓여서 복용을 해 보세요.

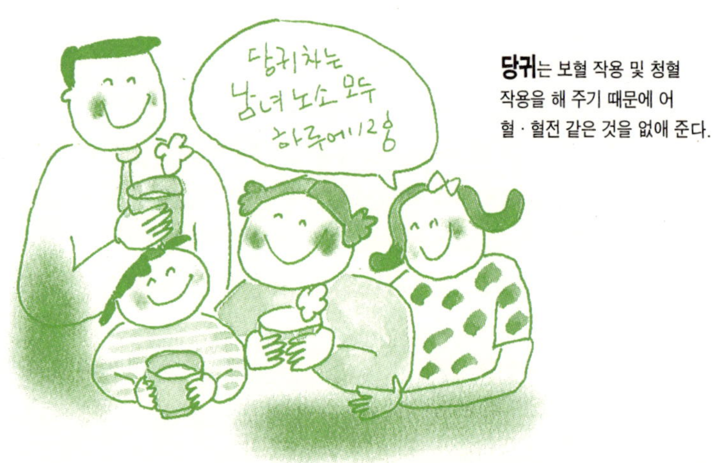

당귀는 보혈 작용 및 청혈 작용을 해 주기 때문에 어혈 · 혈전 같은 것을 없애 준다.

PART 3

건강한 여성을 위한
동의음식

가슴에 멍울이 느껴지세요?

유방에 잘 생기는 멍울에 대해서 알아보도록 하겠습니다. 동의보감에는 남자와 여자의 유방에 생기는 병은 조금 다르다고 얘기했습니다. 그러니까 유방에 생기는 멍울이 여자에만 있는 것이 아니라 남자에게도 있다는 얘기입니다. 요샛말로 하면 남성 유방의 여성화를 말합니다.

왜 그렇게 될까요? 여자는 간이나 위가 기능이 손상되면 유방에 병이 생기고 남자는 간이나 신장에 이상이 생기면 유방에 병이 생긴다고 하였습니다.

술을 엄청나게 마시는 알코올 중독자의 경우 유방이 여자처럼 부어오르고 멍울이 잡히는 경우가 있습니다. 이것 모두가 간과 신장이 손상되었기 때문입니다. 동의보감에서도 대개 성을 내면 울화가 일어나게 되고 성생활이 지나치게 되면 간 기능에 이상이 생겨 병이 오게 되며 신장이 허약해지게 되면 유방에 멍울이 생기게 되면서 붓고 아프게 된다고 하였습니다.

여하간 남자에게도 유방에 병이 생깁니다만 여자의 경우 유방에 멍울이 잘 생깁니다. 그래서 혹시 유방암이 아닌가 하고 걱정을 많이 합니다. 유방이라고 하는 것은 양명경에 속하게 되는데, 젖 먹는 아이의 가슴에 담이 몰려 있어 입김이 뜨거울 때 젖꼭지를 물린 채 잠을 자면 그 뜨거운 기운이 유방에 들어가서 멍울이 생기게 되는데 이 것을 '취유'라고 합니다.

취유라고 하는, 유방에 멍울이 생긴 증세는 반드시 아픈 것을 참아 가면서 유방을 주물러 젖을 모두 빼내고 멍울이 풀리게끔 만들어야 합니다. 이때 동의보감에서는 「'지패산'이라고 하는 약을 쓰라」고 했습니다.

아기는 젖을 물고서 잠을 잡니다. 엄마도 같이 잠이 듭니다. 이때 멍울이 잘 생기는데 이것을 풀어줄 때 지패산을 사용하라는 것입니다. 이것은 임산부이거나 아기를 갓 낳아 젖을 먹이는 산모에게만 쓰 이는 것이 아니라, 산모와는 관계없이 일반적으로 처녀건 부인이건 유방에 멍울이 생긴 경우에는 이 지패산을 쓸 수 있다고 했습니다.

지패산이라고 하는 것은 백지 4g, 패모 4g을 가루내서 술에 타서 복용하는 방법입니다. 동의보감에는 여기에다가 「당귀, 천궁, 승마 를 더 넣으면 좋다고 했습니다만 백지, 패모 두 가지 약만 가루를 내 서 술에 타서 마셔도 멍울이 잘 풀어진다」는 얘기입니다. 한번 써볼 만하죠.

그런데 산모가 아닌 분들이 유방에 왜 멍울이 생길까요? 아기 젖 을 먹이면서 그냥 잠든 것도 아닌데 말입니다. 이것을 동의보감에서 는 이렇게 얘기했습니다.

「부인들이 근심을 하고 성을 내고 억울한 일이 오랫동안 쌓이고 쌓 이게 되면 위장 계통의 기능이 약해지고 간장 기능이 침울해져서 유 방 속에 바둑알만한 멍울이 생긴다. 이것은 아프지도 가렵지도 않 다. 이것이 아주 오래 경과하면 까맣게 꺼져 들어가는데 이렇게 되면 고치기 어렵다」

그러나 이것은 유방암은 아닙니다.

이것을 동의보감에서는 '유방결핵'이라고 합니다. 그렇다고 폐결핵과 같은 결핵이 아니고 바둑알만한 멍울이 생긴다고 해서 유방결핵이라고 합니다. 대부분의 여자들이 한이 맺혀 가지고 유방에 멍울이 생겼다는 것입니다. 이것을 오랫동안 그냥 두면 까맣게 되어 암으로 변할 수 있다는 것입니다.

여하간 어떻게 고칠 것인가? 동의보감에서는 처음부터 안정을 시키고 마음을 풀어 주면 나을 수가 있다고 했습니다.

중년부인이 이 병에 걸렸을 때 멍울이 터지기 전에 치료하면 나을 수 있으나 터져서 헐게 되면 낫기가 어렵다고 하면서 이때 동의보감에는 이렇게 얘기했습니다.

「부인이 온갖 일이 뜻대로 되지 않아 우울한 생각이 쌓여 유방에 멍울이 생길 때 '단자청피음'이 대단히 좋다」

단자청피음이라고 하는 것은 청피 16g을 끓여서 먹는 처방입니다. 너무 간단하죠. 어찌나 걱정이 많고 한이 맺혔던지 유방에 멍울이 생겼는데, 청피라는 약을 16g만 끓여 먹으면 이것이 해결해 준답니다.

물론 이 외에도 간의 울화로 혈이 상하게 되어 유방에 멍울이 생긴 것은 '청간해울탕'이 고쳐줄 수 있다고 하였습니다.

'청간해울탕' 처방은 다음과 같습니다. 당귀·백출 각 4g, 패모·적복령·백작약·숙지황·치자 각 3g, 인삼·시호·목단피·진피·천궁·감초 각 2g인데 끓여서 복용하면 됩니다.

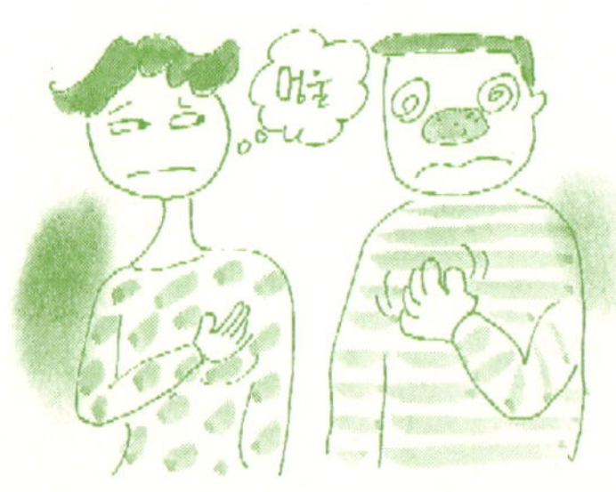

가슴에 멍울이 느껴지세요?

➡ 여성의 경우 근심이 많거나 성을 내고 억울한 일을 오랫동안 마음에 담고 있을 때 가슴에 멍울이 생기기 쉽다. 남성도 가슴에 멍울이 생길 수 있는데 알코올 중독자나 간과 신장이 손상된 경우 그러하다.

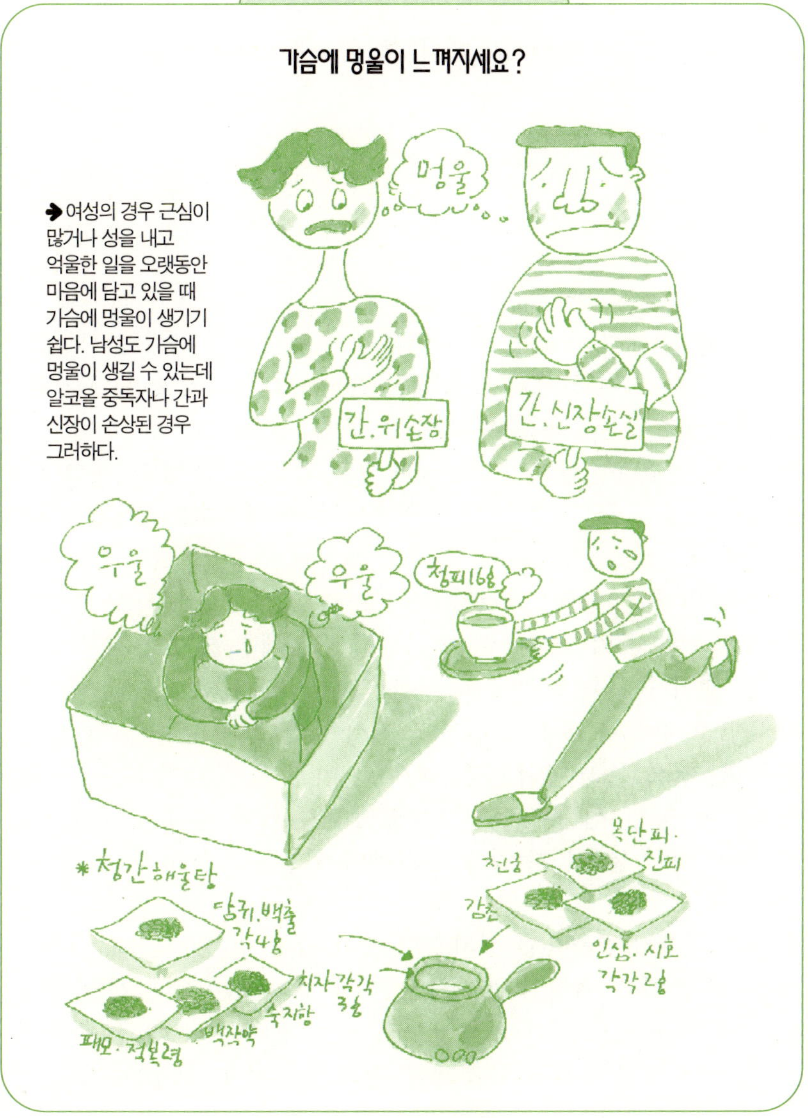

갱년기 여성에게 매실조청은 너무너무 좋아요

매실 좋은 건 본 책의 '매실이 좋은 이유 다섯가지를 알려드리죠' 에서 자세히 알려드리겠습니다만 이번에는 성장기의 아이들과 갱년기 여성에게 두루두루 좋은 '매실조청' 에 대해 말씀드리죠. 매실조청, 이거 너무너무 좋은 거 있지요! 만들기도 그리 어렵지 않습니다. 매실이 한창인 6~7월에 한번 집에서 만들어 보세요. 그리고 두고두고 드세요.

덜 익은 푸른 청매, 그것도 알이 고르고 색이 선명하고 껍질에 흠이 없으면서 벌레먹지 않은 신선한 풋청매를 6, 7월 제철에 사서 잘 씻어 물기를 완전히 뺀 다음 껍질을 벗기고 씨를 발라낸 후 과육만을 취하여 강판에 갈거나 믹서에 넣고 갑니다. 이것을 약 짜는 면 천으로 꼭 짜서 즙을 내세요. 이 즙을 도자기그릇이나 법랑냄비에 넣어 센불에서 한 번 끓였다가 약한 불에서 주걱으로 잘 저어 밑이 눌러붙지 않게 주의하면서 걸쭉하게 고아 조청처럼 만듭니다.

즙의 색깔이 갈색으로 변하고 거품이 나면 주걱으로 떠 봅니다. 꿀을 떠 보았을 때처럼 끈적하고 질질 늘어나는 실이 생길 정도로 끈기가 생겼으면 완성된 것으로 보면 됩니다. 그러니까 실 같은 점질이 생길 정도로 농축해야 좋다는 거지요. 색깔은 약간 짙은 갈색, 그러니까 흑갈색 비슷하게 될수록 좋습니다. 이 매실조청을 소독하여 잘 말린 용기에 넣어 잘 밀봉해서 냉장고에 보관해 두고 그때그때 따끈한 물,혹은 찬물에 2~3티스푼씩 타서 마십니다. 이때 꿀을 조금 섞어도 좋습니다. 마시기가 한결 수월해지고 영양가도 높아지기 때문이지요.

잠깐! 주의할 게 있군요. 매실조청을 물에 타서 마시려고 매실조청을 뜰 때 젖은 수저로 뜨지 마세요. 두 스푼을 뜰 때도 한 스푼 떠서 입으로 빨아먹고 그 스푼을 그대로 조청에 넣어 또 뜨면 안 됩니다. 습기가 가해지면 조청이 곧 변질될 수 있기 때문이지요. 그러니까 매실조청을 많이 만들었을 때는 여러 용기에 나누어 보관해 두고 먹으면 좋겠지요. 그래야 변질되는 것을 최소화할 수 있으니까요. 여하간 젖은 수저로 매실조청을 뜨지 마세요.

또 잠깐만요! 매실조청을 물에 타서 마시니까 마시기 거북스럽다구요? 매실조청의 맛이 입에 맞지 않으면 매실조청을 콩가루에 굴려 먹기 좋을 만큼의 크기로 알약을 만들어 먹어도 좋습니다. 팥알 크기만하게 알약처럼 만들면 먹기 좋겠지요. 온수로 이 알약을 꿀꺽 삼키면 거북스럽지 않으니까 비위가 약한 여성분들이나 어린이도 잘 먹을 수 있답니다. 성인이라면 8g 정도씩을 1회분으로 하여 1일 3회 공복에 복용하는 것이 좋고, 어린이라면 나이에 따라 가감하여 2~4g씩을 1회분으로 하여 1일 2회 정도 복용하면 됩니다.

또 잠깐만요! 매실조청을 만들려면 얼마나 많은 매실이 필요한지 아세요? 매실 1kg을 즙으로 내면 40g 정도가 되며, 이것을 조청으로 만들면 약 20g 정도밖에 안된다고 하지요. 그러니까 매실조청을 만들려면 정말 어마어마한 매실이 필요합니다.

그런데 왜 이 얘기를 하냐구요? 그건 조청을 만들어 놓고 물에

2~3티스푼 정도씩만 타서 마시라고 하니까 어떤 분들은, '에개! 그렇게 조금 먹어서 뭔 도움이 될거라고' 하면서 욕심껏 많이 한 꺼번에 드시는 분들이 간혹 있기 때문에 이런 말씀을 드린 겁니다.

적은 양이기는 하지만 아주아주 농축된 것이기 때문에 정말 충분한 양입니다. 그러니까 절대로 혼자 생각으로 맘껏 듬뿍듬뿍 타서 잡수시지 마세요. 그런데 매실조청은 어디에 좋을까요? 매실조청 역시 매실이 갖고 있는 효능을 고스란히 다 갖고 있습니다. 피로도 풀고 체질도 개선하며, 피부 미용에도 좋고, 위장기능을 강화하고 정장 작용을 하여 대변을 정상화시키고, 해열 작용과 간 기능을 활성화시키는 작용도 있으며, 살균 및 해독 작용까지 하지요. 그러면서도 특히 대장균, 티프스균, 콜레라균 등에 대한 살균 작용이 강하고 정장 작용을 하므로 급만성 설사 및 세균성 설사 등에 효과적입니다. 여름철에 찬 음료를 많이 들고 설사를 할 때, 피서지에서 물 갈아 마시고 설사할 때, 또는 술을 마시고 다음날 걸핏하면 설사할 때에는 매실조청을 드세요.

또 매실조청에는 카테긴산이 함유되어 있어 장 연동 운동을 활발하게 하여 장내 유해균을 죽이므로 단백질의 분해를 돕고 체력을 강하게 합니다. 식중독이 흔한 여름철에 먹으면 위 속의 산성이 강해져 식중독을 예방할 수 있지요.

매실조청은 칼슘의 흡수를 도와 뼈를 튼튼하게 하므로 골다공증에도 좋습니다. 다이어트를 심하게 하여 영양 상태가 부실해져서 뼈가 약한 경우, 갱년기 여성으로 뼈가 약한 경우, 혹은 노화로 뼈가 약해진 경우에도 좋지요. 물론 여성에게만 좋은 게 아니고 성장기의 어린이 발육에도 도움이 됩니다. 어린이의 뼈도 튼튼하게 해주고 키도 쑥쑥 자라게 해주지요. 또 편도선염이나 감기로 목이 붓고 아플 때는 뜨거운 물에 마늘 한 쪽을 갈아 짠 즙과 함께 매실조청을 물에 희석해서 양치하고 약간은 마시도록 해 보세요. 감기의 열도 뚝 떨어지고 목도 편안해지지요.

여성들은 비위가 약한 경우가 흔해서 멀미를 잘 하지요. 어린이들도 마찬가지이구요. 이렇게 멀미를 할 때에는 차를 타기 30분 전쯤에 매실조청을 찬물에 타서 마시세요. 멀미 안 하고 즐거운 여행을 할 수 있을 겁니다. 혹은 매실장아찌 한 개를 입에 물고 살살 녹여 그 물을 삼키는 것도 효과 있습니다.

여성들 중에는 상습적으로 머리가 아파 고생하는 분들이 의외로 많습니다. 심하면 편두통과 함께 구토를 동반하기도 하지요. 물론 두통뿐이 아니지요. 여성은 임신, 출산을 겪어야 하고 월경을 통하여 매달 엄청난 양의 혈액을 소모시키고 있으니까 빈혈이 오기 쉽지요. 또 여성은 여성이라는 섬세한 감성과 더불어 가족 관계나 사회적 관습 따위에 의해 신경이 자연히 예민해지기도 하고 울화가 가슴 속에 가득 쌓이기 쉽잖습니까? 그러니까 두통, 빈혈, 신경쇠약에는 매실조청을 찬물에 타서 꿀을 조금 타 마시세요. 매실은 정서 안정과 함께 항스트레스 작용을 하기 때문입니다.

그뿐이 아닙니다. 매실조청은 내복만 하는 게 아니라 외용을 해도 좋습니다. 이 조청을 무좀, 종기, 염증, 피곤해서 입술이 부르트거나 물집이 잡혔을 때, 벌레에 물렸을 때, 멍이 들었을 때 발라주어도 효과가 있습니다.

티눈에 외용을 해도 좋습니다. 티눈이 있는 부위를 뜨거운 물에 불려 각질을 벗겨내고 이곳에 매실조청을 두툼하게 발라둬 보세요. 신기한 효과를 얻으실 겁니다. 물론 말린 매실씨를 발바닥 장심에 붙이고 반창고로 고정시켜 놓아도 좋습니다. 이 방법은 티눈만 없애는 게 아니라 구부정한 등을 곧게 펴주지요. 믿기 어렵지요? 그렇다면 한번 해 보세요.

실천해 보세요

갱년기 여성에게 매실조청은 너무너무 좋아요

매실 조청 만들기

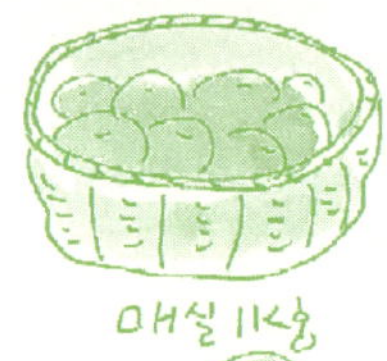

❶ 풋청매 1kg을 잘 씻어 물기를 완전히 뺀다.

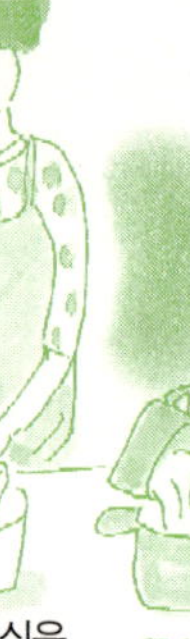

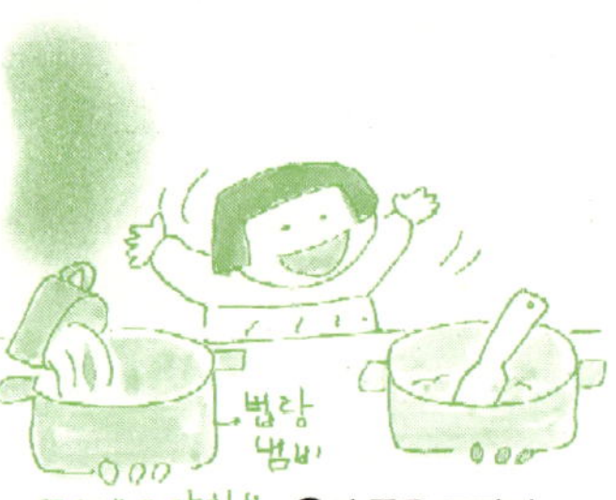

❸ 갈은 매실을 깨끗한 면 천으로 꼭 짜서 즙을 낸다.

❹ 이 즙을 도자기 그릇이나 법랑냄비에 넣고 끓인다.

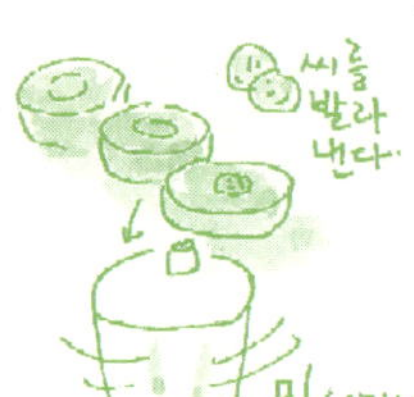

❷ 물기 뺀 매실에 흰설탕을 보이지 않을 만큼 부어서 하루쯤 두었다가 과육과 씨가 저절로 분리되면 과육만을 강판에 갈거나 믹서에 넣고 간다.

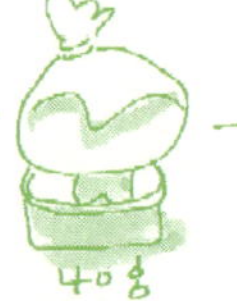

❺ 끓일 때는 약한 불에서 눌어붙지 않게 주걱으로 잘 저어 걸쭉한 조청을 만든다.

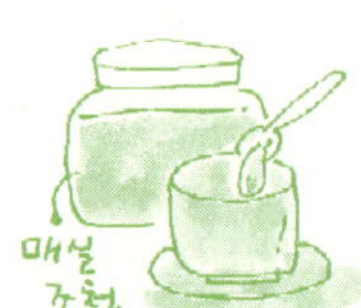

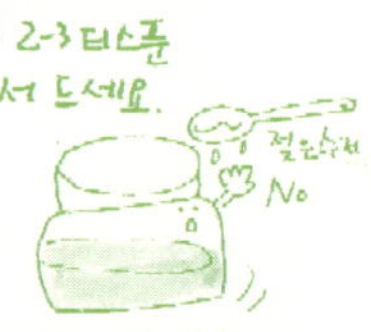

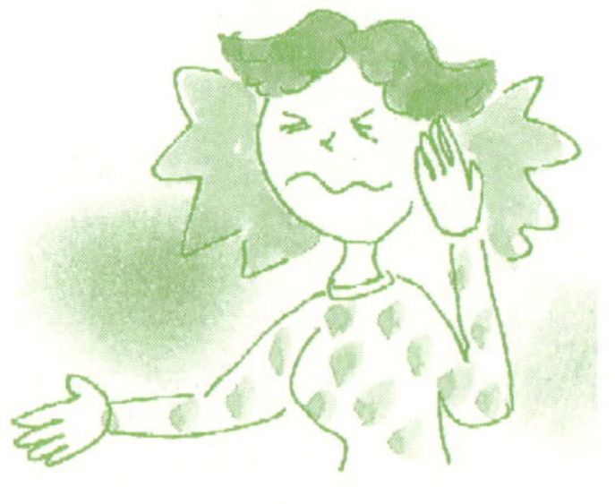

⬆ 용기에 밀봉해 냉장고에 보관해둔 매실조청은 먹을 때 따끈한 물 혹은 찬물에 2~3스푼씩 타고 꿀을 조금 섞어 마신다.

⬆ 매실조청을 뜰 때는 젖은 수저를 사용해선 안된다. 습기가 가해지면 조청이 변질될 수 있기 때문이다.

건강·미용 목욕법을 알려 드리죠

목욕! 이것은 누구나가 다 좋아하죠.

어린아이들 중에서는 목욕 가자고 그러면 싫어하는 아이도 많지요. 때려도 안 가겠다고 하는 경우도 있습니다만 나이가 들면서 목욕을 하면은 얼마나 시원한 것인지 알게 됩니다. 그런데 그 목욕이라는 것이 건강·미용에 매우 효과가 있습니다.

그 욕탕의 열감 그리고 부력, 수압 등의 이점을 얻는 요법이 바로 목욕요법입니다.

목욕은 혈액순환을 촉진하죠, 자율신경을 조절하는 작용까지도 갖고 있습니다. 진정, 진통 작용도 있고 피부의 탄력과 윤기를 줍니다. 더군다나 입욕시에 물의 깊이에 따라서 수압의 작용은 몸을 풀어 주고 또 기초 체력을 튼튼하게 해줍니다.

따라서 집에서 괜히 욕조에 하나 가득 물을 받아 혼자 목욕한 다음 그걸 다 버리는 그런 낭비하지 마시고 가끔 가다 대중탕을 사용하시는 것이 더 낫겠죠.

그런데 물의 온도가 33℃ 정도에서 목욕을 할 때에 우리의 에너지가 10% 정도 소비되는 것을 기준으로, 39℃에서는 20%, 45℃에서는 50% 정도의 에너지가 소비된다는 것을 알아두시는 게 좋습니다. 그러니까 고온의 목욕을 할수록 에너지 소비량이 굉장히 크다는 얘기입니다.

이같이 과잉 소모된 에너지를 보충시키기 위해서 정상인이라도 목욕한 후에는 1시간 내지 2시간 동안은 휴식을 취하는 것이 상당히 좋습니다. 그런데 휴식한다면서 목욕 끝내자마자 냉수 마시는 분들이 있습니다. 이것은 극히 잘못된 것입니다. 에너지를 보충할 수 있는 약차 등을 마시는 것이 낫지 냉수 마시는 것은 굉장히 해롭습니다. 더군다나 요즘에는 목욕 후에 가벼운 식사가 아니라 삼계탕처럼 무거운 육류까지도 공급해 주는 목욕탕이 있습니다. 목욕하고 나오자마자 앉아서 바로 그것을 잡수시는 분들에게 있는데, 이것은 정말 잘못됐습니다. 목욕 직후에는 식사하는 것이 아닙니다. 나쁩니다.

그럼 이제 고온욕을 할 건가 미온욕을 할 건가를 생각해 봅시다. 미온욕이라고 하는 것은 34~37도의 욕탕에서 목욕을 하는 방법입니다.

혈액순환을 개선시키고 근육 이완 작용이 있고 정신을 안정시키는 작용이 있기 때문에 불면증 같은 것이 있는 분들에게 좋습니다. 피부 혈관에 반응이 좋고 피부는 이완되고 기분을 진정시키는 작용이 뚜렷합니다. 그래서 스트레스를 받고 있는 분들에게는 미온욕이 상당히 좋겠습니다.

그러면 고온욕이라는 것은 어떤가? 미온욕이 진정과 최면 작용을 갖고 있다면 고온욕은 심장과 혈압에 부담을 주지만 관절이나 근육통에는 굉장히 효과가 좋습니다. 그러기 때문에 신경통, 요통, 근육통 등등을 앓는 분들은 고온욕을 잠시 하시는 것도 괜찮겠죠. 그리고 고온욕은 위산 분비를 억제해서 위염이나 소화성 궤양에 좋을 수 있기 때문에 이런 분들에게도 고온욕을 권할 수 있겠습니다.

이번엔 입욕제에 대해서 한번 얘기 드려 볼까요. 욕탕에다가 무엇인가 약제를 넣어 목욕의 효과와 함께 효과를 얻는 요법들은 없을까 하는 방법입니다.

옛날 클레오파트라도 말젖 같은 것을 욕탕 안에 넣어 가지고 그 속에서 목욕했다고 하지 않았습니까?

최근에는 인삼을 넣어 목욕하는 방법이라든지 또는 인삼 속에 들어있는 게르마늄 성분을 넣은 그러한 목욕 방법도 있습니다만 일반적인 경우에는 이런 목욕들이 상당히 어렵기 때문에 다른 방법은 없는지 알아볼까요?

예를 들어서 '영능향' 이라는 약이 있습니다. 그 영능향을 욕탕에다가 조금만 넣어서 목욕한다면 몸에서 참 좋은 향기가 나게 됩니다. 그러니까 여성분들의 암내라는 것 혹은 겨드랑이 냄새 또는 외음부에서 냄새가 심하게 날 경우 이 영능향을 조금 넣은 목욕을 하면 상당히 도움이 많이 됩니다.

그리고 각종의 피부병을 자주 앓고 있는 분들은 그 목욕물에 자소엽이라는 것을 넣어서 그 물로 목욕을 해보십시오. 신기하게도 굉장히 좋아집니다.

지각 신경이 마비된 분들 그런 분들은 박하를 넣어서 한번 목욕해 보십시오. 상당히 도움이 많이 될 것입니다.

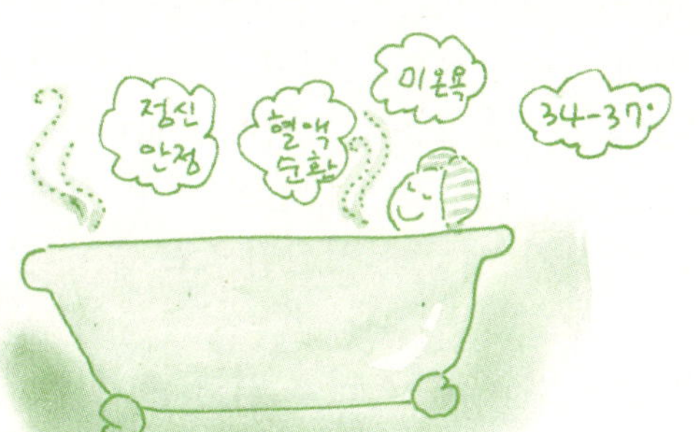

미온욕(34~37℃)은
혈액순환을 개선시켜
정신을 안정시키고
불면증에도 효과적이다.

기능성 자궁출혈은 타입별로 대처하세요

기능성 자궁출혈이란 월경 기간이나 불규칙적인 간격으로 일어나는 과다한 자궁출혈을 말하는 겁니다.

이는 난소 기능의 부전(불완전함)이 원인이 되어 발생하기도 하며 대뇌피질 시상하부 또는 뇌하수체와 난소간의 상호 조절 기능이 실조되어서 자궁 내막의 주기와 규칙이 상실됨으로써 출혈을 일으키는 것이죠.

혹은 자궁 내막의 증식증에 의해서도 출혈이 올 수 있습니다.

여기에는 배란이 되지 않고 증식되는 경우, 또 배란은 되지만 자궁내막의 성수기가 불일치되어서 오는 출혈 등등의 경우가 있겠죠.

이 외에도 정신 질환이나 국부 생식기 기관의 병변이 골반강의 충혈을 일으켜서 조직에 궤양을 일으키고 또 기능성 출혈을 일으킬 수도 있습니다. 뿐만 아니라 정신적으로 어떤 충격을 받았을 때 그 스트레스가 결국 기능성 자궁출혈을 일으키기도 합니다.

물론 기능성 자궁출혈은 자궁 계통 쪽에 일정한 어떤 병변이 없이 기능적으로 출혈을 야기하기 때문에 정신적으로 출혈하는 경우가 상당히 많습니다.

뭔가 굉장히 긴장하는 일들이 있습니까? 이럴 때에 올 수도 있고 걱정거리가 많았을 때도 올 수가 있다는 얘기죠.

이것을 동의보감에서는 '붕루'라는 명칭을 붙였습니다. 다량의 출혈이 있거나 또는 출혈이 아주 소량씩 질질 끌어나가는 경우, 이 두 가지를 합쳐서 동의보감에선 붕루라고 얘기를 했습니다.

그 색깔이 암자색을 띠기도 하고 또는 하복부와 옆구리에 통증이 있기도 하고 어느 때는 아주 소변이 빨갛고 어느 때는 황갈색의 반점까지 나타나는 등 여러 가지 타입이 있어서 동의보감에서는 이런 타입별로 잘 대응을 하라고 얘기했습니다.

여하간 어찌됐건 정신적인 스트레스에 의해서 이런 기능성 자궁출혈이 있을 때 동의보감에서는 '전생활혈탕'을 쓰면 도움이 많이 된다고 얘기했습니다.

이 처방을 말씀 드리는 까닭은 이와 같은 경우에 한약으로 충분히 조절하여 근본적으로 개선할 수 있으므로 한의사와 많이 상의하라는 뜻에서입니다.

혼자서 평소에 예방·치료 할 수 있는 것이 있는 반면에 빨리 한의사나 의사와 상의하여 확실하게 치료해야 하는 것을 구분해야 겠지요.

기미 · 주근깨 · 여드름 예방엔 율무차가 좋습니다

율무차, 너무 좋은 거 모두 아시죠?

곡물 중 매우 영양가가 높은 것으로 알려져 있죠. 단백질, 지방질, 칼슘, 철분, 비타민 B1 등이 현미보다 훨씬 많고 비타민 B2, 칼슘도 풍부하게 들어 있습니다.

율무에 들어 있는 단백질은 아미노산의 질이 좋고 체내의 신진 대사를 활발하게 하죠. 그렇기 때문에 고단백질 · 고지방의 고칼로리 식품이면서도 비만을 걱정할 위장의 작용을 도와 비만 방지식으로 더욱 좋다고 하는 겁니다.

또 율무차는 이뇨 효과가 굉장히 뛰어납니다. 그러니까 소변을 잘못 보시는 분들, 아니면 체내의 수분이 제대로 대사되지 못해서 속칭 물살이 찐 비만자의 경우에도 굉장히 좋습니다.

율무는 소염 작용이 강하기 때문에 어디에 염증이 났다, 종기가 났다 그럴 때에도 좋죠. 그리고 소종 작용이 있습니다. 이것은 종기 그리고 암 등에도 좋다는 이야기이죠.

그러나 이것은 어디까지나 예방적인 차원에서 또는 보조적인 차원에서 쓰일 수 있는 것이지 이 율무 하나만 가지고 다 치료된다고 믿어서는 안되겠죠.

그리고 율무는 진통 작용이 굉장히 뛰어납니다. 따라서 신경통이 있다, 관절염이 있다, 할 때에 율무차를 마시면 신경통도 내리고 관절의 부기와 그리고 관절의 통증도 아주 쉽게 내릴 수가 있습니다.

그리고 또 뛰어난 효과가 무엇일까요?

율무는 피로회복 작용을 하게 됩니다. 그리고 자양 강장 작용도 하기 때문에 아주 좋습니다. 율무는 쌀의 4~5배의 칼로리를 갖고 있기 때문에 정신적으로 쇠약해진 경우, 육체적으로 무기력해진 경우에 율무차를 마시면 아주 활력을 불어넣어 줍니다. 그래서 신경통을 비롯해서 기미, 주근깨, 여드름 등을 예방하고 치료하는데 이 율무차를 사용하게 되겠죠.

율무차를 어떻게 만들까요? 우선 율무에 티가 섞여 있지 않도록 잘 골라서 깨끗이 씻은 다음 체에 받쳐서 물기를 뺍니다. 그런 후에 프라이팬에서 볶아 용기에 넣어 가지고 보관해 두십시오. 그리고 필요할 때마다 한 번에 12~20g씩을 꺼내서 물 세 컵으로 끓여서 반으로 졸게 되면 그것을 찻잔에 부어서 하루에 2~3번으로 나누어 마시면 되겠습니다. 이때에 설탕을 조금 타셔도 좋지만 설탕보다 꿀을 소량 타서 단맛을 내는 것도 좋겠죠.

그러나 물살이 아주 지나치게 찐 비만한 분들의 경우에는 꿀도 제한해야 하기 때문에 꿀을 적게 타서 마시는 편이 비만증에 더 효과적입니다.

그러나 한 가지 주의할 점이 있습니다. 율무는 임신 중에는 금하게 됩니다. 또 소화기가 약할 때는 볶아서 쓰고 부종이 심할 때는 생율무로 차를 끓이시는 게 좋겠습니다.

기미 · 주근깨 · 여드름 예방엔 율무차가 좋습니다

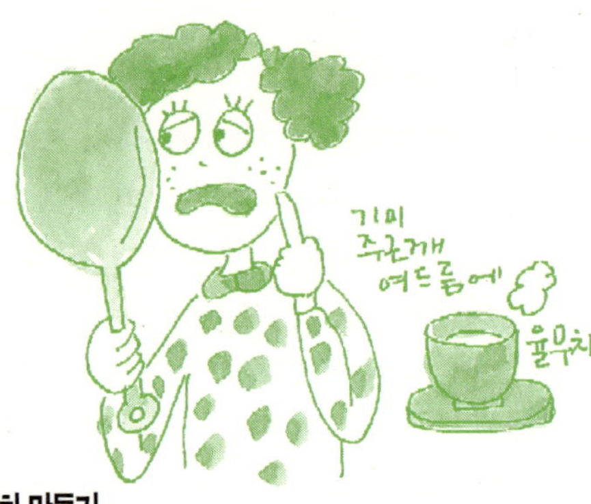

율무의 효능

◀ 율무는 소염작용이 강하기 때문에 어디에 염증이 났다, 종기가 났다 그럴 때 좋다. 종기나 암 등에도 좋다는 것이 그 이유이다.

↓ 율무차 만들기

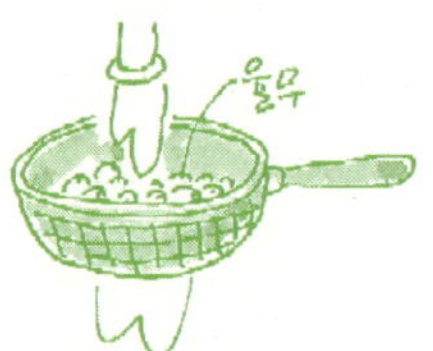

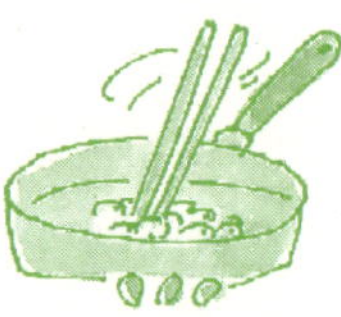

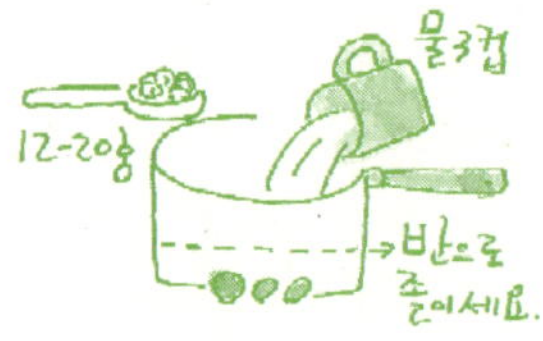

❶ 율무에 티가 섞여있지 않도록 잘 골라서 깨끗이 씻은 다음 체에 받쳐서 물기를 뺀다.

❷ 물기 뺀 율무를 달구어진 프라이팬에 넣고 볶아 용기에 넣어 잘 보관한다.

❸ 한번에 12~20g씩을 물 세컵에 넣고 끓여 반으로 졸인다.

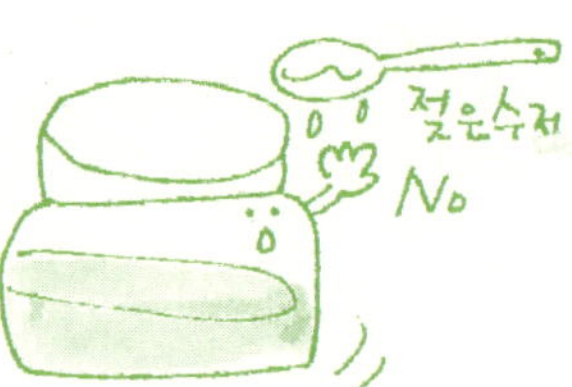

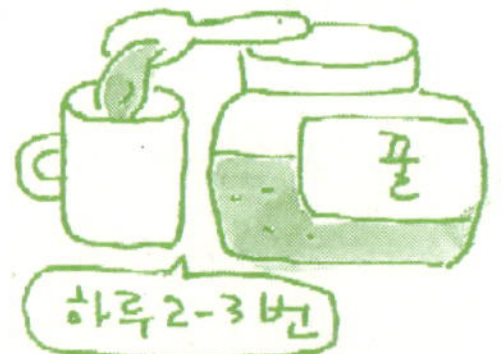

↑ 마실 때는 찻잔에 부어 꿀을 소량 탄 다음 하루 2~3회 마신다.

냉증에는 마늘꿀 절임을 드세요

날이 더운데도 불구하고 손발이 몹시 차거나 쉽게 피로하고 운동할 때 숨이 심하게 가쁘다고 호소하는 분들이 많습니다. 이것은 날씨와 관계 없이 몸 내부에 병증이 있어서 그러시는 거겠죠.

그래서 냉증이라는 것은 증후 이름이지, 병명은 아니기 때문에 우선 냉하다는 증후가 어떤 병에서 유발되었는지 그 원인을 알아야 될 것입니다.

물론 날이 을씨년스러울 때는 더 하겠지만 그 외에 심장 기능이 좋지 못할 때, 갑상선 기능이 저하되거나 영양 실조일 때, 골반 내에 염증이 있거나 성호르몬이 부족하거나 빈혈 등등이 있을 때도 냉증이 올 수가 있습니다.

빈혈인 경우나 혹은 혈액은 충분히 있는데도 불구하고 순환이 제대로 안되는 경우를 한방에서는 혈허라고 부르고 있습니다. 동의보감에서는 혈허했을 때는 보혈도 해야 하지만 혈액순환도 시켜야 하고 아울러서 성호르몬을 보강하는 보신 작용까지 해야 된다고 얘기하고 있습니다.

따라서 그럴 때에는 인삼이라든지 또는 부자 등등을 들게 되면 적혈구를 만들게 하는 에리스토폴리에튼 호르몬을 증가시키거나 또는 온도 감각을 항진시키는 역할을 하겠죠. 그러나 이러한 것들은 전문적인 약들이기 때문에 한의사의 진단과 또 그 지시를 따라야 할 것입니다.

가장 보편적인 처방은 철분과 비타민 E가 많이 들어 있는 사물탕을 복용하는 방법이 있겠죠. 그러나 집에서 하실 때에는 소의 간 또는 콩 종류, 마늘, 우유, 찹쌀 이런 식품들이 상당히 도움이 많이 됩니다.

그리고 마늘꿀도 냉증에 매우 효과적인 것으로서 집에서 쉽게 만들어 드실 수가 있는 것입니다.

일단 마늘을 꿀에다 집어넣어서 한 달 내지 두 달 동안 묵힙니다. 그래서 마늘이 완전히 흐물거릴 정도로 되게 한 다음에 꺼내서 더운물에 타서 잡수시게 되면 손발도 따뜻해지고 또 하복부에 순환이 굉장히 좋아져서 여성분들의 여러 가지 병들도 근본적으로 개선시킬 수가 있겠습니다.

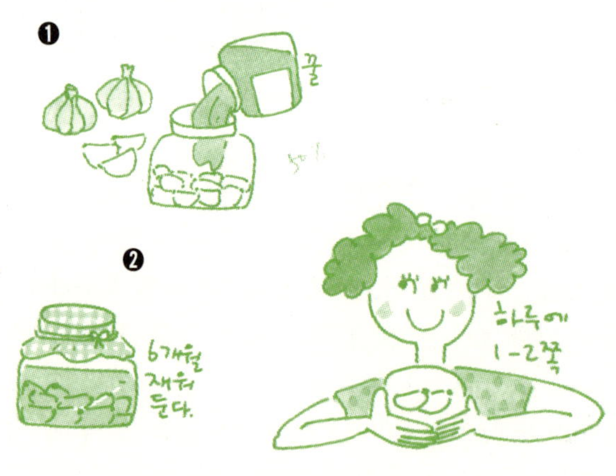

마늘꿀절임 만들기
❶ 마늘의 껍질을 벗겨 입이 넓은 병에 담고 꿀을 넣어 6개월 정도 재워 둔다.
❷ 하루 1~2쪽씩 먹는다. 적어도 1~2개월을 계속 먹어야 효과가 있다.

다이어트 식품들을 알려드리죠

비만에 다시마가 좋다는 것, 아시는 분 많으시죠? 그렇다면 톳은 비만에 좋을까요?

그럼요. 다시마가 비만에 좋듯 같은 해조류인 톳 역시 비만에 좋습니다. 7~8년 동안 사는 다년생 해조류가 바로 톳인데, 일명 녹미채라고 합니다. 바닷속 바위에 밀생하고 있는 갈조류에 딸린 바닷말로 제주도와 서남 연안에서 많이 납니다. 톳은 해조류 중에서 가장 뛰어난 알칼리성 식품입니다. 칼슘과 철분의 함량이 상당히 많지요. 특히 칼슘의 양으로 말하면 다시마의 2배는 된다고 합니다.

톳은 섬유성 물질이며 효용적 성분은 알긴산입니다. 톳의 이 섬유소는 수분을 흡수해서 분변의 용적을 증가시키고 장벽을 자극하여 배변을 촉진합니다. 또 칼로리가 상당히 낮고, 만복감을 줍니다. 만복감은 충족되고 칼로리는 낮고 아울러 변도 잘 보게 되므로 비만증에 좋을 수밖에 없겠지요.

다시마는 물에 불렸다가 알루미늄 호일에 싸서 구워 거친 알갱이로 만들어 조미료 대신으로 항상 드시라고 했는데, 톳은 어떻게 먹는 게 좋을까요? 뭐, 특별히 좋은 방법은 없습니다.

그저 톳 말린 것을 물에 30분 정도 담가 두면 한 7~8배 정도로 불어납니다. 이것을 물기를 빼고 쓰면 됩니다. 무쳐 먹든 어떤 방법으로든 많이만 먹도록 합시다.

다시마, 톳 같은 해조류 외에 비만에 좋은 음식은 또 없을까요?

어떻게 생각하세요? 녹차는 비만에 좋을까요? 당연히 좋을 것으로 생각이 드시지요? 그럼 왜 좋은지 그 이유를 알아보지요.

녹차는 소화 작용과 육류나 기름에 함유된 지방을 분해함으로써 기름진 음식과 함께 먹으면 비만 방지에 도움이 됩니다. 또 녹차의 타닌 성분은 체내의 독소를 내보냅니다. 그래서 비만에 좋은 것이지요.

차 중에서도 중국차가 비만에 좋고 중국차 중에서도 특히 비만을 방지하는 데 효과가 좋은 것은 푸알차라고 알려져 있습니다.

채집한 차 잎을 땅 속에 저장하여 흙 속의 곰팡이류가 차에 번식하게 한 다음, 이것을 항아리에 넣어 발효를 중지시키는데 항아리를 땅 속에 1년 이상 저장해 두었다가 이용하게끔 만들어진 차가 푸알차입니다. 반발효의 이 차는 지방 분해 성분이 있어 혈액 중의 콜레스테롤과 중성지방을 제거하므로 고혈압, 동맥경화 및 비만증 등에 두루 효과가 있다는 것입니다.

차 중에서도 중국차, 중국차 중에서도 푸알차가 좋다지만 또 무기질, 비타민이 균형 있게 들어 있는 철관음차도 지방 분해 작용이 뛰어나다고 합니다.

철관음차란 오룡차의 6종류 중 하나로, 오룡차 중에서는 가장 양질의 차입니다. 기름기가 많기 때문에 비만증을 염려하지 않을 수 없는 중국 요리에 빼놓을 수 없는 차 종류입니다. 발효하지 않은 녹차와는 달리 반발효를 시킨 이 차는 발효 도중 잎이 까맣게 되면서 형태가 마치 용처럼 굴곡이 지기 때문에 오룡차라고 불리우는 것이지요.

자! 비만에 좋은 것으로 지금까지 뭐뭐를 말씀드렸지요?

다시마, 톳 같은 해조류 말씀드렸지요? 또 녹차, 중국차 중의 푸알차, 오룡차 중의 철관음차 같은 차 종류를 말씀드렸지요?

그러면 두부는 어떨까요? 비만에 좋은가, 생각해 보지요.

두부가 비만에 좋은 이유도 첫째, 두부에는 필수아미노산이 풍부한 단백질과 콜레스테롤을 저하시키는 리놀레산이 들어 있어서 성인병 예방에 좋으며 비만 방지에도 좋습니다.

두부가 비만에 좋은 이유 둘째, 두부는 만복감을 주어 과식을 억제하니까 다이어트에 안성맞춤입니다. 칼로리도 낮습니다. 배고픔을 무리하게 이겨내면서 다이어트하는 것보다 포만감을 느긋하게 즐기면서 다이어트할 수 있는 훌륭한 식품이지요.

두부가 비만에 좋은 이유 셋째, 두부 반 모에는 우유 한 컵과 거의 같은 양의 칼슘이 들어 있다고 합니다. 다이어트하다 보면 스트레스를 받게 되고, 스트레스를 받게 되면 호르몬에 변화가 오게 되고, 그래서 많은 증세들이 꼬리에 꼬리를 물고 파생되기 마련인데, 두부 속의 칼슘이 항스트레스 작용을 하여 이런 것을 막아 줍니다.

그러니까 이제부터 살을 빼려고 하신다면 두부를 많이 드세요. 두부로 식사를 대용해도 좋겠지요. 그렇다면 메주콩도 비만에 좋을까요? 네, 메주콩도 비만에 좋습니다.

우선 메주콩 속의 리놀레산, 레시틴은 콜레스테롤을 분해하는 작용을 합니다. 또 사포닌은 지방 흡수를 억제하고 지방 세포의 크기를 작게 해 주는 효과가 있습니다. 그래서 메주콩은 비만에 아주 좋은 식품입니다.

그리고 무리 없이 살을 빼기 위해서는 단백질을 충분히 공급해야 하는데, 그 점에서 질 좋은 단백질과 비타민을 많이 함유한 메주콩이 좋습니다.

그렇다면 메주콩을 어떻게 먹는 게 좋을까요?

메주콩을 잘 씻은 다음 1시간 정도 찬물에 담가 두었다가 진간장을 넣어 조리세요. 그래서 반찬으로 드세요.

혹은 메주콩을 율무식초에 담궜다가 먹어도 좋습니다. 이것은 당분이 장에서 많이 흡수되지 않도록 도우면서 체내에서의 지방 합성을 억제해 주기 때문에 비만을 예방하는 데 큰몫을 합니다.

메주콩을 용기에 넣고 율무식초를 붓습니다. 콩이 부풀어 식초 표면으로 콩이 보이면 콩이 잠기도록 더 붓도록 하세요. 1~2일 정도 지나면 먹을 수 있는데, 풋내가 나서 먹기 어렵다면 5~10일 정도 더 두었다가 먹으면 됩니다. 1일 10알 내외로 먹고, 식초는 식초대로 따로 커피잔 한 잔의 생수에 3~4티스푼씩 타서 마시도록 합니다.

율무식초는 시판되는 것을 구입하여 써도 좋습니다. 그러나 참고로 율무식초를 집에서 만드는 요령을 알려 드리도록 하지요. 번거로우니까 참고로 알아 두셨다가 집에서 꼭 만들어 드시고 싶다면 이런 요령으로 만들어 들도록 하세요.

율무 500g, 쌀누룩 250g, 드라이 이스트 2g, 자연수 2 l 를 준비합니다. 율무를 물에 씻어 불순물을 제거한 후 12~24시간 동안 물에 담가 둡니다. 그 후 건져내어 찜통에서 약 80분 정도 찝니다. 찐 율무를 절구통에 넣고 찧습니다. 여기에 쌀누룩을 골고루 섞고, 생수를 부어 죽 상태로 만듭니다. 여기에 드라이 이스트를 잘 섞은 후 용기에 담아 가제로 덮고 노끈으로 동여맵니다.

직사광선이 안 비치고 비교적 온도가 일정한 곳에 보관합니다. 그 위에 깨끗이 닦은 10원짜리 동전을 올려놓습니다. 약 6개월이 지나면 위에 올려놓은 동전이 청록색으로 변합니다. 1단계가 완성된 것입니다. 다시 4~6개월 정도 그 자리에 그대로 두면 율무식초가 완성됩니다. 이것을 걸러서 맑은 액체만 받아 용기에 넣어 보관합니다.

율무식초를 만들 때 주의할 점이 있습니다.

첫째는 광선이 통하지 않는 용기를 사용하여 식초를 담그고, 식초가 다 된 후에도 역시 광선이 통하지 않는 용기에 넣어 보관해야 합니다.

둘째는 플라스틱 또는 금속제의 용기를 사용하면 안 됩니다. 식초의 강한 성분에 의하여 용기 자체의 유독성 물질이 용해되어 나오거나 용기가 부식할 염려가 있기 때문이지요.

셋째는 공기 소통을 원활하게 해주고 중간에 장소를 옮기지 말아야 합니다.

넷째는 1단계 완성시 표면에 엷은 흰 막이 생겨서 술 냄새가 나는데, 잘못된 것은 코를 찌르는 듯한 강한 신 냄새가 납니다. 두꺼운 막이 생겼으면 잡균이 들어간 것이므로 새로 담그도록 해야 합니다.

메주콩이 비만에 좋다, 그런데 메주콩을 반찬으로 졸여 드는 것도 좋지만 율무식초에 담갔다가 들면 더 좋다, 지금까지 이런 말씀을 드렸지요? 그러면 왜 하필이면 율무식초에 담그는 것이 좋을까요? 그 이유를 알기 위해서 잠깐 율무식초의 효용을 간단히 말씀드리도록 하지요. 좋은 까닭이 납득되어야 수고스럽더라도 메주콩을 율무식초에 담갔다가 드실 게 아니겠습니까?

체내에 남아도는 당분이나 글리코겐은 지방으로 변화하여 축적됩니다. 이때 율무식초를 복용하면 식초 속의 아미노산이 체내에 지방이 쌓이는 것을 막아 비만 방지에 큰 몫을 할 뿐 아니라 영양소의 체내 소비를 촉진하여 당분이나 글리코겐을 연소시킵니다.

따라서 잉여 영양소를 분해하므로 비만에 유효한 것이지요. 물론 율무 자체도 식욕 감소 효과와 혈당 조절을 통해 지방축적을 막아 주므로 비만증을 예방합니다.

이제 끝으로 유산균 음료에 대해 말씀드립니다. 과연 유산균 음료는 비만에 좋은가? 이것도 아리송한 질문이지요?

인간의 장에는 나쁜 세균과 유익한 균이 함께 있습니다. 비피더스는 유익균의 대표로 인체 성쇠의 열쇠를 쥐고 있습니다. 유산균 음료는 그런 비피더스균에게 영양을 공급한다고 생각하면 좋을 것 같습니다. 비피더스균은 소장의 하부에서 대장에 걸쳐서 생식하고 있는데, 초산과 유산을 만들어 내어 장내에 나쁜 세균이 증식하지 못하도록 억제하는 작용을 합니다.

성인병과 노화 방지에도 효과가 있다고 알려져 있으므로 비피더스균에게 영양을 준다고 할 수 있는 유산균 음료를 상식하면 변비가 해소되고 비만의 요인이 제거되는 것도 그런 이유에서라고 말씀드릴 수 있겠습니다. 유산균 음료를 마시면 젊음과 건강을 증진시키면서 예쁘게 살을 뺄 수 있다고 확신합니다.

마지막으로 다이어트의 문제점에 대해 한 번쯤 다 같이 생각해 보도록 합시다. 수많은 다이어트 식품들이 범람하고 있으며, 갖가지 다이어트 요법들이 성행하고 있습니다. 과연 여기에 문제가 전혀 없을까요?

다이어트가 상업성과 뒤엉켜 만들어 놓은 빛과 그림자 중에서 그림자는 과연 어떤 것일까요?

그 그림자는 영양실조 또는 거식증입니다. 거식증이란 식욕부진으로부터 시작하여, 블리미아 단계 즉 식후 구토를 거쳐, 끝내는 에네렉시아 즉 정신적이나 감정적으로 음식과 체중과 식사하는 것에 혐오감을 갖고 말라 죽는 순간까지 식사를 거부하는 병을 말합니다. 실제로 이런 상태로 폐인이 되거나 죽음에 이른 경우 마저 있습니다.

극단적인 다이어트에는 이런 어두운 그림자가 함께 할 수 있다는 것을 잊지 말아야 합니다. 따라서 극단적인 다이어트는 하지 마십시오. 인위적인 방법을 너무 쓰지 마십시오. 설령 빠르지는 않아도, 눈에 띄게 큰 효과가 없다 하더라도 지금까지 말씀드린 바와 같은 음식요법으로 비만을 개선하도록 꾸준히, 정말 차근히 노력하세요.

음식요법이라 하지만 일부 음식요법에는 이뇨 효과가 있는 식품을 위주로 하여 다이어트하려는 요법마저 있는데, 이것은 큰 잘못입니다. 이것은 체내 수분을 빼내는 것일 뿐 체내의 지방 축적을 제거하는 것이 아니기 때문이지요. 따라서 같은 음식요법이라고 하더라도 현명하게 선택하셔야 합니다.

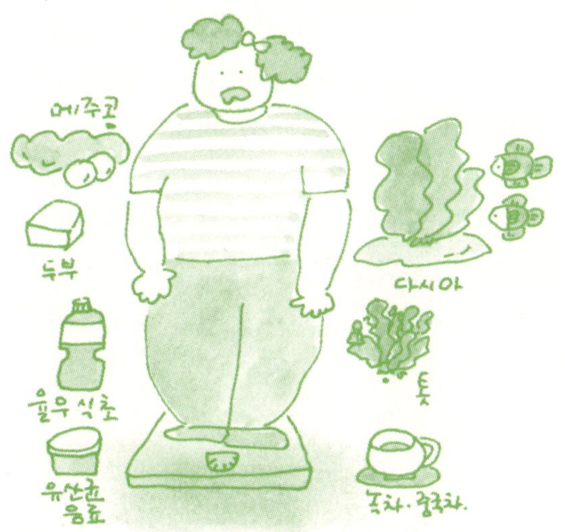

다이어트 식품으로 손꼽을 만한 것으로는 다시마와 톳 등의 해조류와 녹차, 중국차 그리고 두부, 메주콩 등이 있으며 이외에도 율무식초나 유산균 음료 등도 비만 해소에 효과적이다.

대하는 지유나 자라 껍질로 고칩니다

혹시 '포(胞)'라고 하는 우리 신체의 장기를 아시는지요? 한방의 오장육부라고 하는 장기 분류는 현재에 사용하고 있는 방법과는 좀 다르지요. 이 '포'라고 하는 장기란 지금 말로 하면 자궁에 해당됩니다. 그렇다고 반드시 자궁에 국한해서 말하는 것은 아닙니다. 동의보감에는 포라고 하는 장기를 일명 '적궁' '포전' '명문'이라고 했는데 이것은 남녀 모두에게 있는 것입니다.

남자는 이 포에 정을 갖고 있다가 때가 되면 베풀게 되고 부인은 포로써 잉태를 하게 되는데, 이것이 모든 생산과 변화의 근원이 된다고 했으니까 생식 계통 쪽의 장기로서 남녀 모두에게 이 포가 있다는 얘기가 되겠습니다.

여자는 이 포에 의해서 월경이 이루어집니다. 동의보감에는 「여자는 보통 14세에 천계라고 하는, 요샛말로 성호르몬이 포에 이르게 되어 월경이 시작되고 49세에 그 천계라는 호로몬이 마르게 돼서 월경이 끝이 나게 되는데, 월경이 일찍 오면 성질이 기교하고 월경이 늦게 오면 성격이 노둔하다」고 했습니다.

월경이 시작되면 음양이 화합하여 드디어 잉태할 수 있게 된다 했는데, 이 포라고 하는 생식기에 천계라고 하는 성호르몬이 도달했을 때 비로소 여성으로서의 생식기능이 제대로 이루어진다고 얘길한 겁니다.

　아울러서 동의보감에는 「아랫배가 제대로 소통되지 못하고 열이 '임맥'에 맺히게 되면 포의 위에서부터 '대맥'을 지나 대소장의 갈라진 곳까지 닫게 되어 소변으로 흰 액체가 내리게 되는 증세를 보이게 된다」고 했습니다.

　다시 말해 이것은 소변 속에 어떤 흰 액체가 같이 섞여서 나오는 '백탁증'이라는 병인데, 이것이 대하증과 어떻게 다른가 하면 대하증이라고 하는 것은 그와는 달리 통증은 없고 분비물만 나오는 것을 얘기합니다.

　그러니까 소변 속에 실같이 허연 어떤 물질이 둥둥 떠다니는 경우 대하증과는 좀 다른 것이라는 얘기입니다.

　여하간 동의보감에서는 부인들의 대하증은 아주 어려운 병으로, 심하면 생산을 못하게 되니까 급히 치료를 해야 된다고 얘기를 하면서, 몇 가지 가정요법을 제시해 주고 있습니다.

　대하증에는 먼저 익모초가 좋다고 하였습니다. 적색의 대하거나 백색의 대하거나 꽃이 피는 익모초를 채취해 찧어서 가루를 내 하루에 세 번 공복에 8g씩 술에 타서 드시면 상당히 효과가 있습니다. 그리고 '지유'라는 약도 상당히 도움이 된다고 하였습니다.

　동의보감에는 이렇게 표현을 했습니다. 「대하증에는 열두 종류가 있는데 첫째 붉은 것이 많은 대하증이 있고, 둘째 흰 빛을 많이 띠는 대하증이 있고, 셋째 월경까지 아주 그치는 대하증이 있고, 넷째 음식이 소화되지 않는 대하증이 있고, 다섯째 자궁이 굳어지면서 대하증이 함께 오고, 여섯째 자궁문이 열린 듯한 대하증이 있고, 일곱째 남녀 교합 때 아픔이 극심한 증세를 보이는 대하증이 있고, 여덟째 아랫배에 통증이 매우 심한 대하증이 있고, 아홉째 자궁문이 닫히는 증세를 겸하는 대하증이 있고, 열번째 자궁이 냉한 것을 동반하는 대하증이 있고, 열한번째 꿈에 귀물과 교합하는 꿈을 자주 꾸는 증세를 겸하는 대하증이 있고, 열두번째 이런 여러 가지가 함께 나타나면서 붉거나 흰색이 같이 섞여져 나와서는 결국 뼈만 남는 그런 대하증이 있다」고 했습니다.

이럴 때는 지유 600g을 고아서 조청처럼 만들어 하루에 두 번씩 복용을 하면 도움이 된다고 하였습니다.

그 외에 동의보감에서는 별갑이라고 해서 자라의 껍질도 매우 좋다고 했습니다. 붉은색을 띤 대하증이든 흰색 또는 검은색을 띤 대하증이든 어떤 경에도 다 좋습니다. 이렇게 여러 가지 색깔을 띠면서 계속 흘러내린 대하가 마르게 되면 아주 악취가 심한데 이때 자라 껍질이 매우 좋다는 것입니다.

이 별갑을 누렇게 구워 가루를 내서 하루에 세 번 공복에 1회에 4g씩 술에 타서 먹거나, 또는 자라의 살을 국에 넣어 끓여 먹으면 상당히 도움이 된다고 하였습니다.

자라는 상당히 몸에 좋습니다. 우선 우리 몸에서 합성되지 않는 필수아미노산까지 공급해 주므로 건강에 아주 좋습니다.

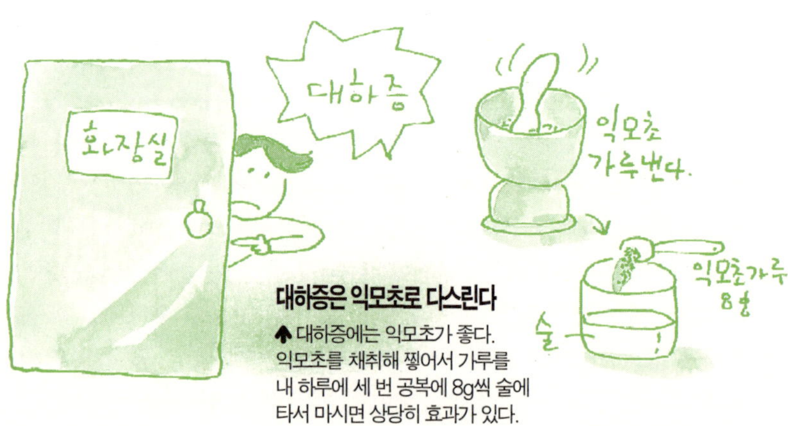

대하증은 익모초로 다스린다

↑ 대하증에는 익모초가 좋다. 익모초를 채취해 찧어서 가루를 내 하루에 세 번 공복에 8g씩 술에 타서 마시면 상당히 효과가 있다.

더위에 갈증을 느끼고 지칠 땐 초콜릿을 드세요

여성분들 초콜릿 좋아하시죠? 또 발렌타인 데이같은 날 초콜릿을 선물하며 사랑을 고백하기도 하죠. 동의보감에서 초콜릿에 대해 말하고 있진 않지만 여성분들이 평소 초콜릿을 많이 접하게 되니까 잘 알아두는 것도 좋겠죠.

그런데 초콜릿을 선물하는 이유는 뭘까요?

멕시코 원주민들은 사랑하는 사람끼리 카카오를 주고 받았기 때문에 이런 풍습이 멕시코로부터 에스파니아(스페인)로 전해졌고 이것이 다시 에스파니아 왕녀가 프랑스 왕실로 시집을 가면서 이 풍습이 전해졌다지요.

그럼 멕시코 원주민들은 사랑하는 사람들끼리 왜 카카오를 주고 받았을까요? 그것은 카카오가 일종의 강정제 역할을 하기 때문이 아닐까 하고 생각이 됩니다. 그래서 에스파니아 왕녀가 프랑스 왕실로 시집가서 신방에서 은밀히 나누어 먹었던 것이 초콜릿이 아니었을까 하는 짐작이 가기도 합니다.

멕시코에서 에스파니아로 카카오가 전해진 것은 옛날옛날 그러니까 에스파니아의 하급 귀족이었던 코르테스가 멕시코로 쳐들어갔던 1519년의 일입니다.

병사들이 더위와 갈증과 피로에 지쳤을 때 멕시코 원주민들은 까만 액즙을 마시고 그리고서는 아주 건강하게 잘 지내더래요. 그래서 그게 뭐냐? 그랬더니 신의 음료수다 그러면서 '초콜라토로'라고 불렀답니다.

그런데 이것을 마셔 보니까 병사들도 생기를 되찾게 돼서 '야, 이 열매야 말로 정말 기운나게 하는 열매구나' 이렇게 해서 만든 것이 바로 초콜릿이에요. 그러니까 초콜릿은 더위와 갈증과 피로를 풀어주는 아주 훌륭한 강장제라는 것이죠.

그렇다면은 초콜릿의 강장 효과의 비밀은 무엇일까요? 그거는요, 100g당 약 550kcal의 열량을 갖고 있다고 하는 것과 테오부로민이라고 하는 물질 때문인데요. 이 테오부로민은 흥분제요, 피로회복제라고 알려져 있죠. 그러니까 초콜릿을 많이 드시면 좋겠지요? 그런데 초콜릿을 먹어서는 안 좋은 분들이 있습니다.

어떤 분들이냐 하면, 우선 비만한 분들은 피해야겠죠. 또, 치아가 약한 분들도 안되겠지요. 그리고 식도염이 있는 분들도 초콜릿을 피하도록 하세요. 특히 식도 내에 위산을 증가시켜서 식도염을 악화시키고 가슴앓이를 촉진시키니까요.

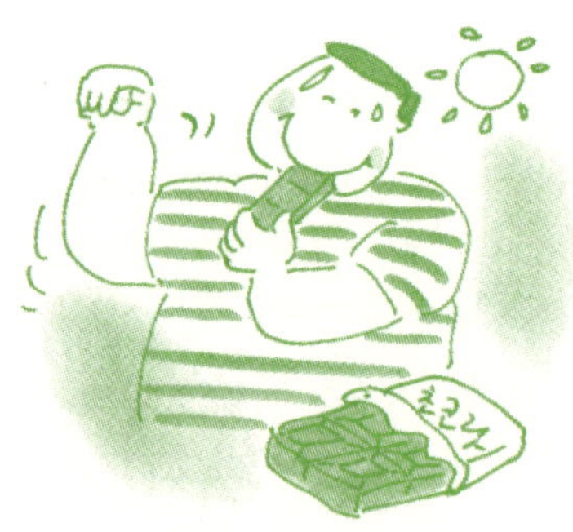

초콜릿은 기운나게 하는 강장 식품이며 더위와 갈증과 피로를 풀어주기도 한다.

매실이 좋은 이유 다섯가지를 알려 드리죠

매실, 여성에게 아주 좋은데요, 매실에는 여러 종류가 있지요. 그러니까 6, 7월에 한창 나는 푸른 매실은 청매라 하고요, 나무에서 노랗게 익은 상태에서 따낸 매실은 황매라고 합니다. 그리고 푸른 매실을 소금물에 담가 볕에 건조한 것을 백매라 하고요, 약으로 쓸 수 있게 특별히 가공한 것을 오매라고 합니다.

오매는 껍질과 씨를 발라내고 짚불에 검게 그을린 다음 말린 것으로 건재약국에서 사시사철 구입할 수 있습니다. 그러니까 매실을 제철에 구하지 못한 분들은 건재약국에서 오매를 사서 쓸 수 있다는 얘깁니다.

그러나 가정에서는 매실이 한창인 때에 덜 익어 푸른 풋 청매를 구해 장아찌나 조청이나 술로 담가 가정 상비약으로 쓰면 더 좋겠지요.

매실은 어디에 좋을까요? 한번 알아볼까요?

첫째, 매실은 강알칼리성 식품이어서 체액이 산성으로 기울기 쉬운 현대인에게 특히 필요한 식품입니다.

체액이 산성이 되면 우리 몸은 어떻게 될까요? 산성 체질에 대해서는 여러 번 말씀드렸으니까 뭐, 말씀 또 드리지 않아도 잘 아실테지만 간단하게 다시 말씀드리면 산성 체질이 될수록 피로해지고 기미·주근깨가 늘어나며 피부가 상당히 거칠어지겠지요. 또 알레르기성 경향을 띠게 될 겁니다.

따라서 매실은 피로 회복과 체질 개선에 뛰어나다고 할 수 있으며, 까닭에 여성들에게는 더없이 좋은 식품이라고 할 수 있습니다.

둘째, 매실에는 다른 식품이 미치지 못할 만큼 많은 칼슘, 인, 칼륨 등의 무기질과 비타민, 유기산이 함유되어 있습니다.

특히 매실의 유기산은 구연산, 사과산, 호박산, 주석산 등인데요, 그 중 구연산은 포도당의 10배 정도의 효력을 가진 것으로 당질의 대사를 촉진하고 피로 회복에 좋습니다. 또 이들 유기산은 위장의 작용을 활발하게 하고 식욕을 돋우며 변비, 설사나 거친 피부에 도움이 됩니다.

까닭에 가사에 지친 주부들, 식욕이 없고 소화가 잘 되지 않거나 스트레스 때문에 대변이 고르지 못한 직장 여성들에게 아주 좋은 식품이라고 말씀드릴 수 있습니다.

셋째, 매실은 열을 흡수하는 작용 때문에 해열에 좋습니다.

감기 따위로 열이 있을 때도 좋지만 울화증으로 열기가 확확 달아올라 가슴이 답답하다고 하며 머리가 맑지 못하고 자주 두통을 앓는 홧병을 가진 여성들에게 좋은 식품이 되겠지요.

넷째, 매실은 숙취나 멀미에도 효과가 있는데, 이는 매실의 피크린산이 간장의 기능을 활성하기 때문입니다.

결국 매실은 간장 보호, 간 기능을 활성화시키는 식품이라는 얘기입니다. 간 기능이 좋지 못하면 얼굴이 검어지고 기미가 더 끼겠지요? 기미를 뭐라고 부르는지 아세요? 기미를 '간반'이라고 부르지요. 간 기능이 약해져서 생긴 반점 같은 것이라는 뜻입니다.

까닭에 술 많이 마시는 남성들에게도 매실은 좋지만 피부 트러블이 심한 여성에게도 간 기능을 활성화시켜서 피부미용에 도움을 주니까 여성들에게도 아주 좋다는 얘깁니다.

또 매실은 담즙 분비를 촉진하고 담석을 예방하며 담석증에 의한 통증을 막아줍니다.

다섯째, 매실은 살균, 해독 작용이 뛰어나 식중독, 약물중독, 공해에 의한 각종 독소를 제거하는 데 도움이 됩니다.

여성은 화장을 자주 하게 되고 그러다 보니까 자연히 화장독을 알게 모르게 받지 않겠어요? 이럴 때도 매실이 그 독성을 제거하니까 여성들에게 매실은 정말 좋은 걸 아시겠지요?

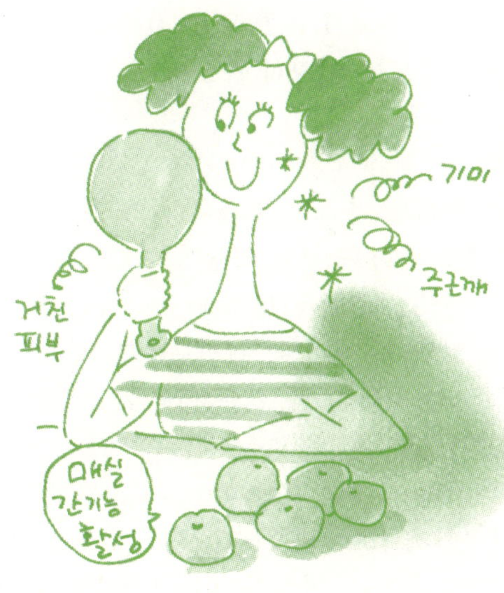

매실은 간 기능을 활성화시키고 체질을 개선시켜 주므로 피부 트러블이 심한 여성에게도 좋으며 기미, 주근깨, 거친 피부에도 좋다.

머리카락이 빠진다고요?

「저는 25세의 직장 여성입니다. 5개월 전부터 머리가 빠지기 시작
하더니 근래에는 많이 빠져서 고민입니다. 머리카락이 가늘어지고
윤기도 없습니다. 혈액순환제도 먹고 검은콩 또는 검은깨도 먹어 보
았지만 별 효과가 없습니다. 탈모를 예방하고 싶습니다」라는 내용
의 편지를 보낸 여성이 있습니다.

방법을 알려 드리도록 하죠

탈모 때문에 굉장히 고민하시는 분들이 많습니다. 물론 머리카락
이 많이 빠져 있는 경우, 새로 난다는 것은 굉장히 어렵습니다.

그러나 대개 이렇게 고민하시는 분들을 보게 되면「어제보다는 오
늘이 유달리 머리카락이 잘 빠진다, 머리를 감다 보니까 요사이 며칠
동안은 머리카락이 듬성듬성 빠지더라」와 같은 이유로 고민을 하는
거죠. 그때는 예방이 가능합니다.

물론 대머리가 다시 머리카락 난다는 것은 어렵겠죠. 우선 머리카
락은 바로 심장 혈액의 반영이라고 얘기합니다. 만약 심장의 혈액이
충분하면 머리카락에 윤기가 있고 그 혈액이 열을 받으면 머리카락
이 누렇게 되고 혈액이 부족하게 되면 머리털이 희어지면서 잘 빠지
게 됩니다.

따라서 혈액을 돕는 약, 혈액을 순환시키는 약은 도움이 될 수가

있는 것입니다. 아울러서 머리를 자주 빗으면 눈이 맑아지고 풍증이 없어지고 탈모를 방지한다고 그랬습니다.

우리 예전의 선조들은 더위 때는 특히 빗으로 머리카락을 빗듯이 손가락으로 자꾸 빗었습니다. 두피를 마사지했습니다. 두피를 마사지한다는 것 자체는 풍을 예방하고 혈액 순환을 촉진할 뿐 아니라 바로 탈모를 방지하는 하나의 예방법이었습니다.

자! 머리를 자주 빗으십시오. 그러면 두피가 굉장히 좋아지게 됩니다. 여자 분들 얼굴에다가 영양제라든지 또는 달걀, 이런 것 가지고 마사지를 하죠. 그런데 두피에다가 영양 공급은 거의 안 하고 있습니다.

그 대신 오히려 샴푸로 씻고 그 다음에 헤어드라이어로 말리고 하다 보니까 결국은 머리카락이 모두 갈라지고 윤기를 잃어 누렇게 되고 빠지고 하게 됩니다. 이런 방법들을 가급적 지양하고 머리카락 내지 두피에도 영양을 공급한다는 마음을 갖고 임하십시오.

아울러서 동의보감에서는 머리카락이 마르는 것은 분노하는 감정들이 있을 때에 더하다 라고 했습니다. 화를 잘 내거나 걱정이 많은 사람들, 이 사람들은 며칠 사이에 몰라보게 머리카락이 많이 빠지는 것을 실제 경험을 해봤을 것입니다. 따라서 머리카락만 가지고 탈모를 예방한다고 하지 말고 정신적인 안정이 탈모의 예방법 중의 하나임도 명심하도록 하십시오.

가정에서 치료할 수 있는 방법으로 고추술과 생강즙을 이용해 보세요.

고추술은 고추를 알코올에 담가 1주일에서 한달 정도 숙성시키면 됩니다. 이 고추술로 두피를 마사지 해 주든지 생강즙으로 문지릅니다.

생강즙을 만들 때는 생강을 깨끗이 씻어 껍질째 0.1cm 정도의 두께로 썰어 물을 붓고 중불에서 끓입니다. 물이 반으로 줄어 노랗게 우러나면 체에 걸러 물만 받습니다. 그 물이 식으면 에틸알코올을 붓고 잘 휘저어 뚜껑 있는 병에 담아 두고 머리에 마사지하듯 바릅니다. 재료의 분량은 생강 20g 정도면 물 2컵, 에틸알코올 ½컵이 필요합니다.

머리카락이 빠진다고요?

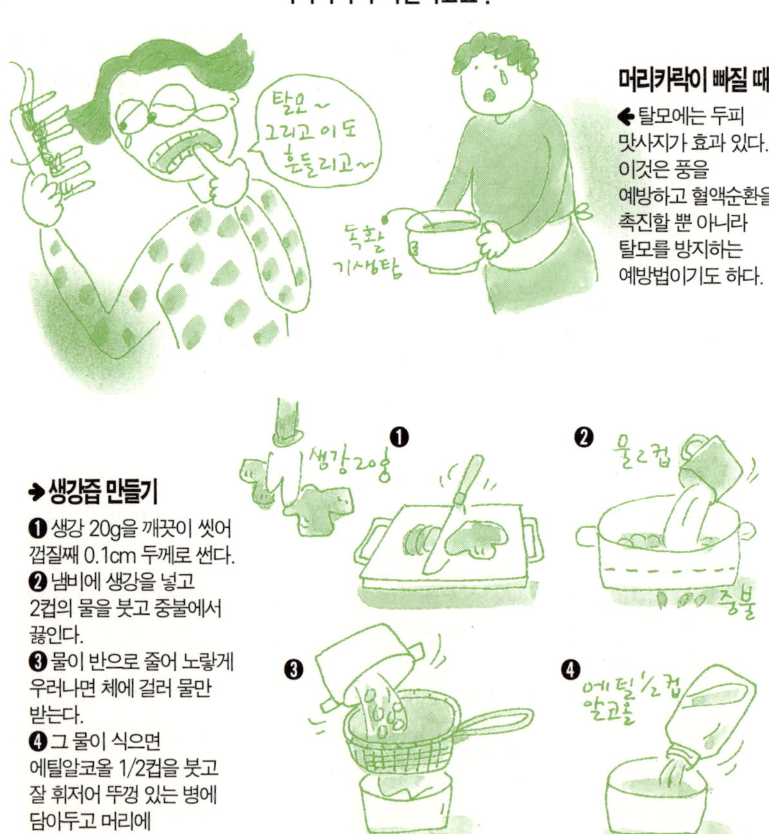

머리카락이 빠질 때

← 탈모에는 두피 맛사지가 효과 있다. 이것은 풍을 예방하고 혈액순환을 촉진할 뿐 아니라 탈모를 방지하는 예방법이기도 하다.

→ 생강즙 만들기

❶ 생강 20g을 깨끗이 씻어 껍질째 0.1cm 두께로 썬다.
❷ 냄비에 생강을 넣고 2컵의 물을 붓고 중불에서 끓인다.
❸ 물이 반으로 줄어 노랗게 우러나면 체에 걸러 물만 받는다.
❹ 그 물이 식으면 에틸알코올 1/2컵을 붓고 잘 휘저어 뚜껑 있는 병에 담아두고 머리에 맛사지하듯 바른다.

모유가 부족하면 어떡할까요?

산후에 모유가 부족한 경우에 좋은 방법을 알려 드리겠습니다.

엄마의 혈액이 유선이라는 상피 세포로부터 가공 생산되어 15~20개 이내의 유관 내로 들어가서 둥글게 부풀어 있는 유관을 거쳐서 유두가 있는 유관 배설구를 통해 외부로 분비되는 것이 모유 즉 젖입니다.

이 모유의 분비는 일종의 반사 작용으로, 아기가 유두를 흡입할 때 또는 물리적 자극에 의해 뇌하수체에서 유즙 분비를 하는 호르몬 즉 프롤락틴이 분비되어 이것이 유선에 작용해서 분비를 촉진시키게 됩니다.

그런데 모유라고 다 똑같은 게 아닙니다. 20세 이하 또는 초산의 경우에 그 모유는 수분이 굉장히 많습니다. 대신에 모유의 양은 적은 편입니다. 20세 이상, 또는 경산부의 경우는 모유의 양은 많되 단백의 양은 적습니다.

분만 후 2~3일간은 반투명하고 끈적끈적한 황색의 초유를 분비하는데 이중에는 지방, 칼슘, 단백질이 많고 유아에 필요한 몇몇 물질이 포함되어 있습니다. 4일째부터는 유방이 급속히 팽창해서 백색의 불투명한 성유가 분비되기 시작해 8일에서 9일경부터 진정한 유즙이 분비됩니다. 동의보감에는 산후에 젖이 나오지 않는 증세로 두 가지가 있다고 했습니다. 그 한 가지는 「기혈이 너무 왕성해서 젖이 막혀 나오지 않는 것이고, 다른 하나는 기혈이 너무 허약해서 젖이 줄어들어 나오지 않게 된다」는 것입니다. 결국 산후에 모유가 부족한 경우에는 기혈이 너무 왕성하거나 너무 허약한 경우입니다.

하여간 전신의 허약, 스트레스 같은 정신적인 자극은 모유의 분비를 원활치 못하게 합니다. 그렇게 되면 유즙이 울체되어 유선염을 일으키기도 합니다.

또는 유두 균열이라고 해서 젖꼭지가 끊어진다는 표현들을 하는데 그 유두 균열이 생겨서 상처가 나고 세균에 감염되어 유선실질에 염증이 생기는 경우까지 있습니다. 이럴 때 열이 심하게 나고 오한이 들며 유방에 아픔이 생기고 임파선까지 붓게 되고 이것이 나중에 터져서 천공까지 일으킵니다. 이것 견디기가 너무 어려워 가만히 앉아 있지도 못하고 굉장히 애를 쓰게 됩니다.

유두가 균열돼서 젖꼭지가 끊어졌기 때문에 애한테 먹이지도 못하고 그렇게 되니 젖이 부풀어 유선염을 일으켜 젖이 아프고 견딜 수 없습니다.

이럴 경우 좋은 방법을 알려 드리겠습니다. 녹용을 쓸 때 녹용의 털을 불로 태우고 쓱쓱 긁어낸 다음 그 녹용을 술에다 적신 후 썰어서 이용합니다. 그리고 긁어낸 털은 버리지 마시고 프라이팬에서 곱게 더 태워 가지고 고운 가루로 그냥 보관하십시오. 이렇게 만든 녹용 태운 털을 젖꼭지 끊어진 데에 발라 주고 하룻밤만 자고 나면 꼬들꼬들하게 다 말라서 균열이 다 아물고 맙니다. 굉장히 좋은 효과입니다.

그렇다면 이번에는 젖이 부족할 때 어떻게 하면 될까요? 동의보감에는 기혈이 허해서 젖의 양이 부족할 때 돼지족 하나와 통초 200g을 달여서 그 즙을 마시거나 또는 붕어와 으름덩굴을 달여서 그 즙을 마시면 좋다고 하였습니다.

  돼지족 자체도 먹기 좋지만 거기에 통초를 넣어서 먹으면 소변도 잘 보게 되어 산후에 부석부석하여 부종이 내리지 않을 때도 좋으니까 일석이조가 아니겠습니까? 동의보감에는 이밖에도 '입효방'이라는 처방을 소개했습니다. '입효방'이라는 것은 효과가 즉시 나타난다 해서 붙여진 이름입니다.

  젖이 나오지 않는 것을 다스리는 '입효방'의 처방은 다음과 같습니다. 상추씨와 찹쌀 각 한 홉씩을 가루로 내서 물 한 사발에 넣고 고루 저은 다음 감초가루 1g을 넣고 달여서 자주 먹으면 젖이 잘 나온다고 하였습니다.

  그런데 유선염이 생겨 젖은 안 나오고 탱탱 불어서 통증이 있고 열이 나고 당장 곪아 터질 것 같은데 항생제는 먹을 수 없어 애먹는 경우가 있습니다. 이런 경우에는 상추씨를 사용하십시오. 굉장히 기가 막힌 방법입니다. 상추씨를 갈아서 그 가루를 먹으면 정말 깜짝 놀랄 정도로 젖이 잘 분비되면서 유선염이 내리게 됩니다.

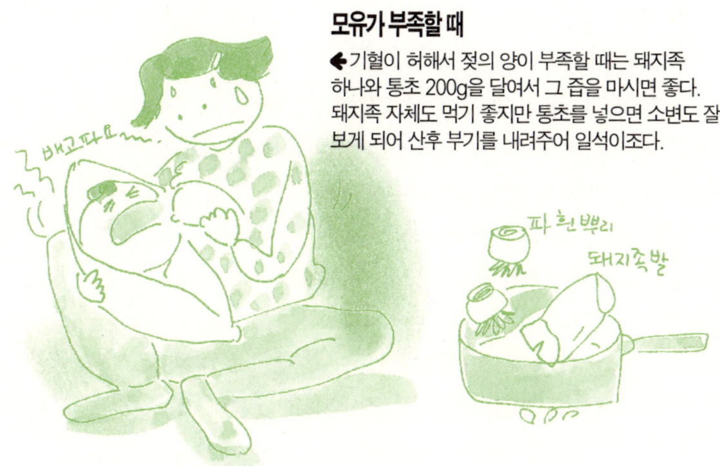

모유가 부족할 때

← 기혈이 허해서 젖의 양이 부족할 때는 돼지족 하나와 통초 200g을 달여서 그 즙을 마시면 좋다. 돼지족 자체도 먹기 좋지만 통초를 넣으면 소변도 잘 보게 되어 산후 부기를 내려주어 일석이조다.

목이버섯은 남녀 모두에게 다 좋아요

목이버섯은 예수를 팔아 넘긴 유다가 목을 맨 나무에서 자랐다고 해서 '유다의 귀'라고도 부르지요. 그런데 이 목이버섯이 얼마나 좋은지 아시나요? 목이 버섯은 흰색에 가까운 것일수록 '은이'라고 불러서 아주 으뜸으로 취급합니다. 그러나 검은 것도 상관이 없습니다. 어떤 목이버섯이든지 다 좋습니다. 어디에 좋은가 하면 이것은 아주 유명한 강정제로 통용되고 있습니다.

백색의 목이버섯으로 끓인 국을 중국에서는 '은이갱'이라는 이름을 붙여서 유명한 강정제로 손꼽고 있습니다. 은이갱 만드는 법을 알려 드릴까요?

숙백색이 나는 말린 흰 목이버섯을 물에 담가서 흰 꽃이 핀 것처럼 반투명의 유백색이 될 때까지 불립니다. 이렇게 잘 불린 버섯에 물을 더 붓고 말랑말랑한 투명 상태가 될 때까지 끓인 다음 설탕을 넣어 끈적거릴 정도로 졸여서 먹는 것이 '은이갱'입니다.

이것은 남자에게만 좋은 게 아닙니다. 남녀 모두에게 아주 좋습니다. 남성에겐 강장제로서, 여성에겐 미용에 그렇게 좋다는 겁니다.

목이버섯은 밤나무, 상수리나무, 참나무 등에 기생을 하죠? 비가 그치면 돋아납니다. 식물성 아교질이 아주 강력하기 때문에 피부 미용에 좋습니다. 또 위궤양의 통증이나 출혈 있을 때, 혹은 치질로 출혈이 있을 때에도 먹게 하는 것이 바로 이 목이버섯입니다.

그리고 보혈 작용도 합니다. 목이버섯이 왜 그런 작용을 하느냐 하면 이 속에는 미네랄이 아주 많이 함유되어 있기 때문입니다. 따라서 산전 또는 산후에 빈혈이 생겼을 때 톡톡이 치료 효과를 내고 있습니다.

또 목이버섯은 뛰어난 항노화작용이 있으며 피를 맑게 하고 위장과 폐의 기능을 보강합니다. 이와 더불어 피부까지 좋게 하는 효과가 있으니 정년 이후 노년기에 접어든 분들의 건강에 더 없이 좋은 먹거리입니다.

같은 버섯인데도 목이버섯은 제쳐놓고 표고버섯만이 각광을 받고 있는 것은 참 이상하죠? 목이버섯, 즐길 만합니다. 수프로도 좋습니다. 삶거나 볶음 요리도 좋습니다. 샐러드로 만들어도 어느 것이든지 참 잘 맞습니다.

혈압 강하 작용도 합니다. 혈압에 쓰실 때는 닭 벼슬하고 목이버섯을 데쳐서 식초를 넣고 참깨와 무쳐서 잡숴 보십시오. 이렇게 해서 드시면 혈압도 내리고 임포텐츠 치료식으로도 아주 좋습니다. 이뇨작용까지 있기 때문에 정말로 효과가 있습니다.

불교 나라에서는 이것을 무척 중요하게 생각합니다. 목이버섯을 상식하면 밤눈도 밝아집니다. 항상 눈이 침침하십니까? 한번 이용해 보십시오. 혈압도 좋아진다고 그랬었죠? 운전을 많이 하거나 또는 컴퓨터 같은 것 많이 사용하시는 분들, 목이버섯 이용해 봅시다.

목이버섯은 남녀 모두에게 다 좋아요

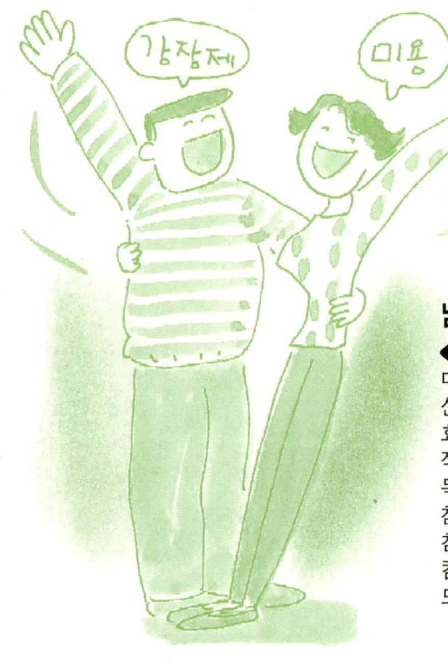

남녀 모두에게 좋은 목이버섯

← 목이버섯은 유명한 강정제이면서 미네랄을 다량 함유하고 있어 산전·산후 빈혈에 톡톡히 치료 효과를 보인다. 더불어 혈압 강하 작용도 하는데, 닭벼슬하고 목이버섯을 데쳐서 식초를 넣고 참깨와 무쳐서 먹으면 된다. 눈이 침침하거나 운전을 많이 하는 사람, 컴퓨터를 많이 사용하는 남녀 모두에게 특히 좋은 식품이다.

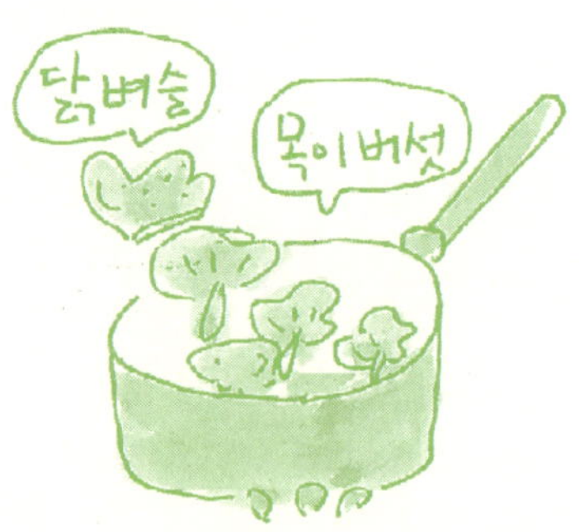

몸이 차고 무릎이 아파 힘드십니까?

「저는 42세의 주부로서 피부는 화장을 하지 않으면 아픈 사람 같이 노란색입니다. 겨울이 너무 싫을 정도로 추위를 많이 타 따뜻한 이불 밑에만 들어가면 뼈가 얼었다가 녹는 듯한 느낌을 가지며 그럴 때 뼛속에서 냉기가 나와 오싹오싹 온몸이 더 춥습니다.

그런데 겨울에 뼛속에서 냉기가 나오더니 무릎에 이상이 있었습니다. 앉았다 일어나니 무릎에서 이상한 소리가 들렸습니다. 깜짝 놀라 무릎을 굽혔다 폈다 해 본 결과 모래가 갈리는 소리 같은 것이 들렸습니다. 혹시 이러다가 걸음을 걷지도 못하는 게 아닌가? 하는 생각에 정형외과를 찾아 진찰을 받았습니다.

결과는 관절염이라면서 무릎에서 물을 빼야 된다고 하더군요. 그러나 통증이 없이 관절염이라니 하는 의아한 생각에 다른 병원을 찾았더니 거기에서는 방사선 진단 결과 아무 이상이 없다는 겁니다.

무릎에서 소리가 나기 전까지 저는 에어로빅을 했습니다. 그리고 계속 걷는 운동을 많이 했었습니다. 에어로빅을 할 때에는 몸도 가뿐하고 피곤한 것도 없었는데, 어느날 무릎이 아파오기 시작해서 겁이 나서 중지하였더니 이제는 피곤하고 몸도 무겁고 합니다. 운동을 계속해도 좋은지요?」

우선 에어로빅은 상당히 좋습니다만 에어로빅 때문에 무릎 이상이나 또는 발목에 손상이 오는 경우도 많습니다. 특히 이렇게 무릎에 이상이 있는 분들의 경우에는 일단 에어로빅을 잠시 쉬시는 것도 하나의 방법이 되겠습니다.

우선 이분의 경우에는 무릎에 통증이 있으면서 무릎 같은 데서 냉기가 나온답니다. 게다가 이분은 무릎에서 찬기가 나오는 것에 그치는 게 아니라 완전히 온몸이 다 얼어붙는 듯이 차갑다고 얘기를 했습니다. 이런 증세로 고민하는 분들은 의외로 굉장히 많습니다. 이러한 경우에는 두 가지를 처방할 수 있습니다.

우선 '오적산'이라는 약이 있습니다.

온몸이 무척 차며, 아랫배가 굉장히 냉하면서 식욕도 없고 무릎 관절도 아프고 이렇습니다. 혹은 소변을 대단히 자주 보게 됩니다. 날이 매우 춥게 되면 아무래도 소변을 자주 보게 되는 것처럼 아랫배가 차고 몸이 냉하게 되면 결국 소변도 자주 보게 되는 것이죠.

이렇게 손발이 차고 소화가 덜 되고 그러다 보니까 자연적으로 대변도 좋지 못해지고 혈액순환도 좋지 못해져서 얼굴 같은 데가 까매지면서 어혈이 축적되는 겁니다. 이때 쓰이는 것이 오적산이라는 처방입니다.

또 임신중에 허리가 아팠거나 혹은 임신중에 바지 뒷주머니쯤 되는 부위가 아파가지고 쩔쩔 맸던 분들, 이런 경우를 '환도 선다'고 얘기했는데 바로 이 '환도'라고 하는 경혈에 통증을 느끼는 겁니다. 임신중에는 아무 치료를 받을 수 없다 해서 굉장히 고생을 했는데, 출산을 하고 나니까 깨끗이 낫는 듯 싶은데도, 피곤하면 또 바지 뒷주머니 부위쯤에서 통증을 느끼는 분들이 있습니다.

이런 분들도 마찬가지로 이 오적산이 상당히 좋습니다.

오적산은 약간 비습한 분들 그러니까 수분 대사가 안 되어서 몸이 부석부석 붓는 것 같은 분들 또는 약간 비만한 분들에게 더욱 좋습니다.

이게 아니면 이번에는 굉장히 허약한 분들이 있습니다. 연세가 조금 많이 들수록 이런 증세들이 많은데, 이것을 한방에서는 간장과 신장이 모두 허약한 간신 허약 증세라 부릅니다.

증세는 허리가 몹시 쑤시고 발바닥까지 화끈거리고 아울러서 무릎 같은 곳이 차고 그리고 거기에서 통증이나 소리가 들리는 경우들이 있습니다. 이때는 눈도 침침해집니다. 수족이 냉하고 추위를 타서 찬 것이 싫고 귀가 울리기도 하고 소변이 잦고 대변이 묽고 탈모가 잘 되고 치아도 흔들흔들거립니다. 피로와 권태가 굉장히 심합니다. 이럴 때 쓸 수 있는 처방이 바로 '독활기생탕'이라는 처방입니다.

이것은 순환을 개선시키고 근육과 경락을 활성화시킵니다. 진통 작용까지 갖고 있기 때문에 이 처방이야말로 간과 신장이 허약하고 몸이 아주 마를 대로 말랐거나 또 연세가 들어서 기력이 모두 떨어진 분들일수록 상당히 좋습니다.

근육에 경련이 자주 일어납니까? 뼈마디가 쑤십니까? 다리와 무릎이 아프고 냉하고 저림증까지 있습니까? 이럴 때 쓸 수 있는 처방, 이것이 바로 독활기생탕이란 처방인데요, 여기에는 '상기생'이란 약이 들어 있습니다. 상기생은 무척 구하기 어렵기 때문에 그것을 빼고 드셔도 되겠습니다.

실천해 보세요

몸이 차고 무릎이 아파 힘드십니까?

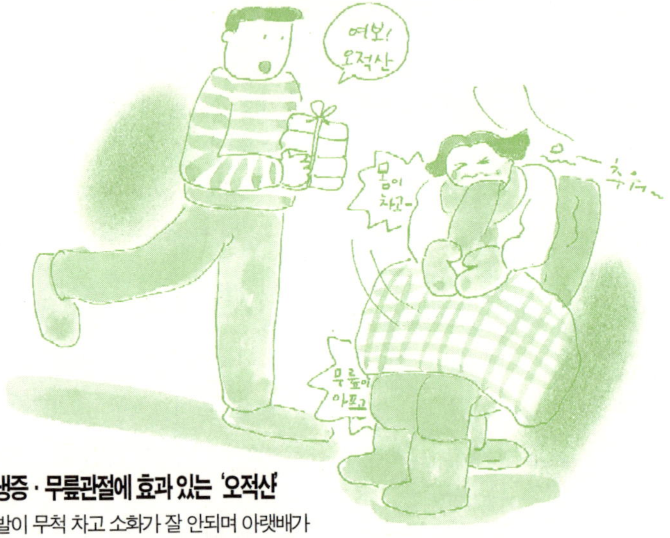

수족냉증 · 무릎관절에 효과 있는 '오적산'

▲ 손발이 무척 차고 소화가 잘 안되며 아랫배가 굉장히 냉하면서 식욕이 없고 무릎 관절이 아픈 사람, 임신중 허리가 아프거나 수분대사가 잘 안되어 몸이 부석부석 붓는 사람에게 쓰는 처방이 오적산이다.

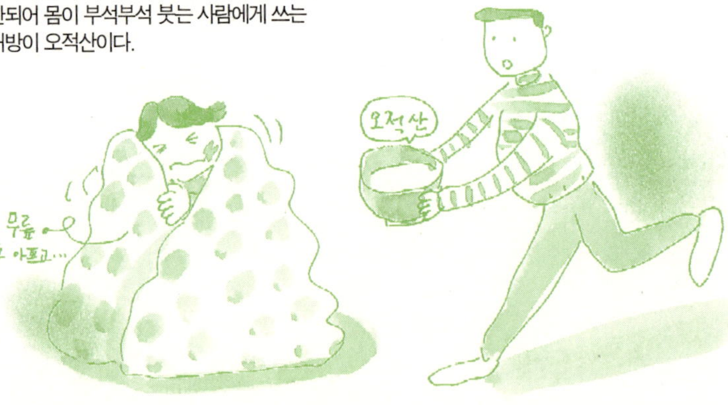

미니스커트를 입고 싶은데 정맥류라구요?

몸의 다리를 한문으로 어떻게 씁니까? 고기 '육' 변에 물리칠 '각'자를 써서 다리 각(脚)이라고 하지요. 왜 고기 '육' 변에 물리칠 '각'자를 쓸까요?

흔히들 꿇어앉을 때 다리를 뒤로 보내죠. 또 그냥 앉을 때도 다리를 쭉 펴고 앉지 않고 반드시 감추고 앉습니다.

동의보감에서는 이렇게 다리라는 것은 물리쳐 앉는 것이기 때문에 고기 '육' 변에 물리칠 '각'자를 붙여서 다리 '각'이라고 쓰고 있다는 것입니다.

하지만 요즘은 여자들 치마가 짧아지다 보니까 다리를 감추거나 뒤로 겸손하게 물리치는 것이 아니라 오히려 당당하게 다 내보이고 다닙니다. 이렇게 치마가 짧아지다 보니까 아주 이상한 것을 자주 보게 됩니다.

그것은 여자들 오금 있는 데서 종아리까지 퍼렇게 정맥의 순환이 안 돼서 돋아나는 그런 정맥류를 말하는 것입니다. 그런데도 자신있게 짧은 치마를 입으시는 분들 많더군요.

여기서는 이 정맥류라고 하는 것에 대해서 알아보려고 합니다. 이른바 하지정맥류라고 하는 것은 피하 정맥의 수가 많아지면서 이것이 확장되어 마치 뱀처럼, 마치 지렁이가 기어가는 것처럼 꾸불꾸불

구부러져서 육안으로 확인할 수 있을 정도로 돋아져 나오는 것입니다. 때로는 금방 터질 듯 한껏 부풀어 오른 경우도 있고 때로는 뱀들이 서로 뭉쳐서 또아리를 틀고 있는 듯 정맥류가 서로 뭉쳐 있는 경우까지도 있습니다.

선생님, 미용사, 요리사와 같이 장시간 서 있는 직업, 또는 운전을 하시는 분들과 같이 오랜 시간 같은 자세를 취하는 그런 직업에 종사하는 분들에게 바로 이 정맥류가 잘 생기게 됩니다.

물론 선천적으로 정맥의 벽이 약한 분들, 또는 복부질환에 의해서 복압의 변화가 초래된 경우, 또는 임신에 의해서 복압이 높아져서 혈액순환이 잘못된 경우, 또는 노화에 의해서 혈관벽이 약해지고 혈액 유동의 역학적 관계에 문제점이 있는 경우에 바로 정맥류가 오게 됩니다. 뭐 길게 얘기할 필요가 없죠. 오래 서 있는 분들, 같은 자세를 오랫동안 취하는 직업에 있는 분들 또는 복부에 어떤 복압이 생기는 경우, 때로 혈액순환이 잘 안 되는 분들, 혈관벽이 약한 분들, 이런 분들에게 많이 온다는 얘기입니다.

선천적으로 정맥벽이 약하거나 병적으로 변화가 생기게 되면 하지의 혈액이 심장을 향해서 흐를 때 역류를 방지하는 정맥판이 기능을 정상적으로 수행할 수가 없어서 정맥피가 중력에 의해서 하지 쪽으로 역류하게 됩니다. 이 말은 다리 쪽에서 심장을 향해서 올라와야 될 피가 잘 올라오지 못하고 사과가 사과나무에서 뚝 떨어지는 것처럼 땅을 향해서 피들이 떨어진다, 역류한다는 것이죠. 그렇게 됨으로써 바로 정맥류가 생기는 것입니다.

하지 쪽에 혈액이 고이고 정맥관이 팽창함으로써 조금만 걸어도 굉장히 피곤해집니다. 서 있는 것만으로도 발에 피로를 느끼고 다리 쪽에 저림증이 오게 됩니다. 이런 악순환이 계속되면 피부에 색소가 침착해서 검게 물들게 되고 순환부전은 국소 조직에 영양불량을 일

으켜서 피부에 궤양을 일으키기까지도 합니다. 혈액의 침체는 혈전
증까지 유발하게 됩니다. 심한 경우에는 폐색전을 일으키게 되고 혈
관에 균이 침투하게 되면 혈전성 정맥염이라고 하는 무서운 병까지
일으키게 됩니다.

때로는 과격한 어떤 운동을 했거나 또는 아주 예기치 않았던 사고
를 당했을 경우, 다른 분들은 그런대로 잘 넘어가는데 이런 분들은
한껏 부풀어 올랐던 그 정맥류가 한꺼번에 터지는 바람에 다량의 출
혈을 일으켜 가지고 생명의 위험을 일으키는 수도 있습니다.

여하간 어떻게 할까요? 이럴 때 특히 패션 스타킹 따위로 각선미
를 돋보이게 하려고 무모하게 욕심을 부리는 그러한 일들, 이렇게 혈
액순환에 장애를 일으키는 일들은 삼가해야 하겠습니다. 너무 오래
서 있는 것도, 너무 장시간 앉아 있는 것도 피하는 게 좋습니다.

그리고 다리를 좀 올려 놓고 한참 주무시는 것, 휴식을 취하거나
또는 뜨거운 물에 다리를 20~30분 동안 담가 족탕을 하는 방법 등이
상당히 좋습니다. 그리고 당귀와 홍화를 함께 차처럼 끓여서 복용하
는 방법도 상당히 도움이 됩니다. 1일 양은 당귀 20g, 홍화 6g 정도
면 됩니다. 단 월경 기간이나 임신중에는 피해 주십시오.

그 외에 육미지황탕과 사물탕 두 가지를 합친 '사륙탕'이라는 약
을 장기적으로 복용하시는 것도 상당히 좋습니다. 이것은 신장도 강
화시키고 혈액도 보강시키기 때문입니다. 사륙탕의 처방은 다음과
같습니다. 숙지황 16g, 산약·산수유 각 8g, 백복령·목단피, 택사
각 6g, 백작약·천궁·당귀 각 5g입니다. 끓여서 따끈하게 식전에 마
시도록 하십시오.

미니스커트를 입고 싶은데 정맥류라구요?

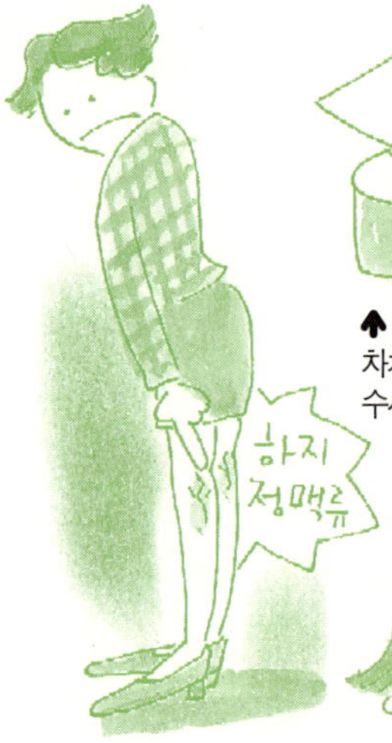

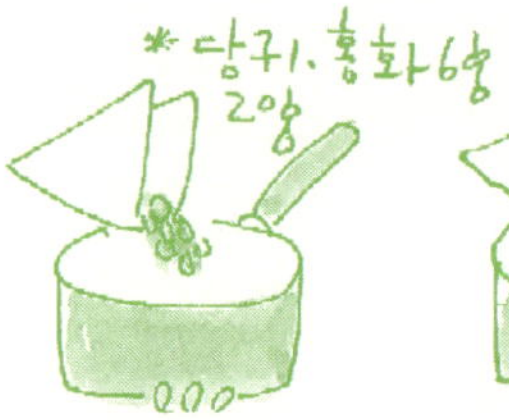

↑ 당귀와 홍화를 차처럼 끓여 수시로 복용한다.

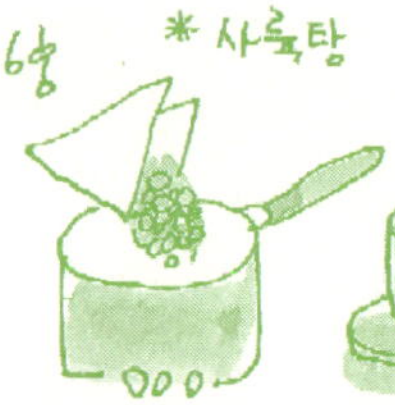

↑ 숙지황, 산약, 산수유, 백복령, 목단피, 택사, 백작약, 천궁, 당귀를 넣고 끓인 것이 사륙탕이다.

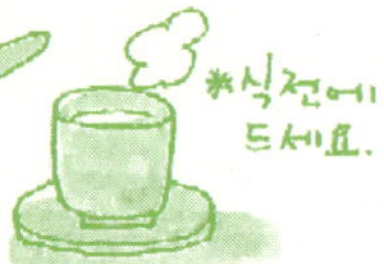

↑ 사륙탕은 따끈하게 식전에 마시는 것이 좋다.

정맥류일 때 이런 것에 주의하세요

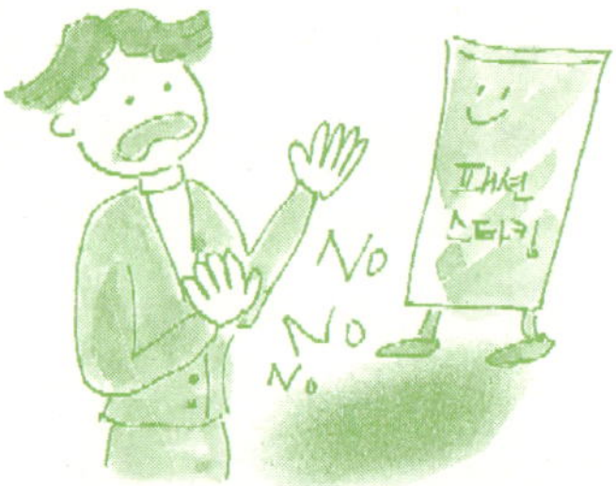

← 하지정맥류일 때는 패션 스타킹 따위로 각선미를 돋보이게 하는 등 혈액순환 장애를 일으키는 일들을 삼가야 한다. 더불어 장시간 서 있거나 앉아있는 것도 피해야 하며, 다리를 좀 올려놓고 휴식을 취하거나 뜨거운 물에 20~30분간 다리를 담그고 있는 것이 좋다.

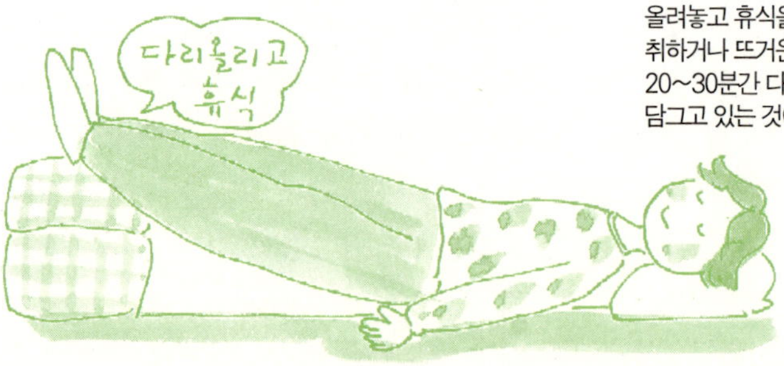

뱃살, 힙살, 다리살 빼고 싶으시죠?

여성 여러분 불필요한 군살 빼고 싶으시죠? 군살 빼는 방법을 알려 드리겠습니다. 복부에도 군살이 있고 또 힙에도 군살이 있고 어깨나 등에도 군살이 있어서 아주 보기가 싫다고 하는 분들 있죠? 이럴 때에 어떤 방법을 택하시겠습니까?

먼저 복부의 군살을 빼려면 '관원'이라는 경혈을 혼자서 자꾸 지압을 해 보세요.

관원이라는 경혈은 단전이라고도 하는데, 배꼽과 곡골(배꼽 아래직선으로 내려가다 보면 만져지는 뼈의 맨 윗부분)을 잇는 신체의 정중선을 5등분해 보세요. 그리고 배꼽에서 3/5 아래쪽을 집어보면 그 지점이 바로 관원 경혈이 됩니다.

생명 활동을 추진하는 근본이 되는 에너지가 이 속에 머무른다는 곳인데요. 이곳을 누르면 벌떡벌떡 뛰는 박동을 느끼게 됩니다. 바로 이곳을 누르면 복부의 군살을 아주 쉽게 뺄 수가 있습니다.

아울러서 히프에 군살이 많을 때에는 '신수' 경혈을 지압해 보세요. '신수'는 제2 요추돌기에서 앙쪽으로 각각 3cm 지점에 위치하고 있습니다. 그러니까 히프의 제일 위쪽 선상에서 만져지는 뼈, 그 골반뼈가 있는 선상의 척추에서 만져지는 곳이 제4 요추니

까 거기서부터 위로 3 요추, 2 요추 하고 세어서 올라가면 되는데
요. 그것이 어려우면 편의상 배꼽과 같은 높이에 있는 척추라고
생각하시면 됩니다.

그러니까 배꼽의 바로 뒷부분에 해당되는 척추, 거기에서 각각
양쪽 3cm 옆의 부위를 누르시는데 그때 누르면서 힙쪽으로 마사
지하듯이 살을 밀어내리도록 하십시오. 그러면 상당히 좋습니다.

그 다음에 다리의 군살을 빼기 위해서는 '풍시'라고 하는 경혈
을 자꾸 지압해 보세요.

먼저 똑바로 서서 팔을 다리 쪽으로 드리워 보세요. 그러면 가
운데 손가락 끝이 대퇴부에 닿는 부위가 있습니다. 바로 그 부분
이 풍시 경혈입니다. 쉽죠? 거기에 군살이 많이 생기죠. 그 부위
둘레를 부드럽게 마사지해 보십시오. 그러면 한결 많이 없어집니
다.

그리고 턱과 목에 군살이 많이 생겼을 때 콧망울 바로 옆을 손
끝으로 눌러 보십시오. 코에서 앞 윗니쪽으로 찡하게 울리는 곳이
있습니다. 그 부위에서 시작해서 관골(광대뼈 또는 협골)이 있는
부위를 지나 귀까지 한번 밀어 내보세요. 그러면 얼굴에 있는 군
살이 많이 없어집니다.

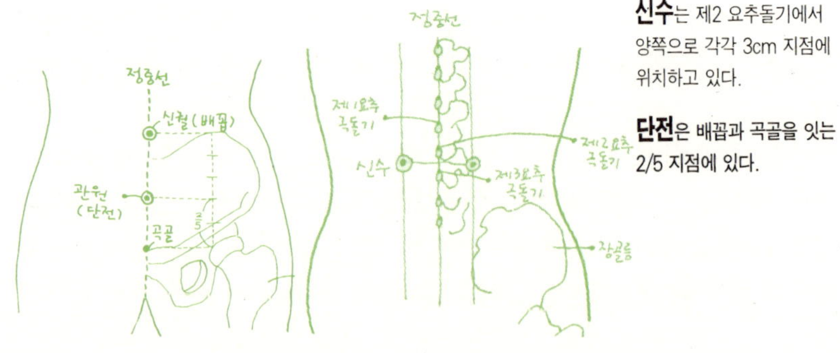

신수는 제2 요추돌기에서
양쪽으로 각각 3cm 지점에
위치하고 있다.

단전은 배꼽과 곡골을 잇는
2/5 지점에 있다.

봄철 피부에 좋은 식품 네 가지를 알려 드리죠

그럼 이제부터 봄철 피부에 좋은 식품을 하나씩 설명드리지요.
첫째, 참깨를 들 수 있습니다.

참깨에는 메치오닌 등의 필수 아미노산 등이 다량 함유되어 있
어 간장 기능을 강화합니다. 또 노화 억제와 천연 항생 물질로 주
목 받고 있는 리그닌이 함유되어 있습니다. 리놀레산과 비타민 E
가 많고, 피부의 건조를 막아 주며 습진이나 옻 같은 피부병에 대
한 저항력을 길러 준다고 합니다.

참깨를 어떻게 먹으면 피부 미용에 좋을까요? 그야 어떻게 드
시든 무슨 상관 있겠어요? 그러나 이왕이면 더 효과적인 방법으
로 들도록 하세요. 어떻게요? 네, 참깨와 토란대를 함께 드시는
방법이 좋지요.

토란대가 뭐에 좋아서 참깨와 섞느냐구요? 놀라지 마세요! 토
란대는 칼슘, 칼륨, 비타민 B군 등이 함유되어 있는 영양 덩어리
입니다. 참깨와 배합하면 산성 체질을 예방하는 효과가 매우 커
집니다.

자! 참깨를 같은 양의 소금과 함께 프라이팬에서 덮개를 덮고
볶아 깨소금을 만듭니다. 토란대는 말려서 가루냅니다. 깨소금과
토란대를 1대2의 비율로 섞어 양념통에 넣어 식탁 위에 항상 올

려놓고 온갖 음식에 조미료처럼 쳐서 먹으면 됩니다.

이 양념은 피부 미용에 그렇게 좋을 수가 없습니다. 또 피로를 모르는 강한 힘이 솟구치며, 온갖 잔병치레를 다 하는 경우, 잠자다가 여러 번 소변을 봐야 하는 경우, 날씨가 싸늘해졌다 하면 금방 콧물을 줄줄 흘리는 경우에도 좋습니다.

둘째, 표고버섯 꿀가루도 좋습니다. 표고버섯을 꿀과 함께 가루낸 거지요.

표고버섯은 미용에 좋다고 잘 알려져 있습니다. 특히 눈 가장자리의 잔주름이나 기미도 없어지고 거칠거칠한 살갗이 부드럽고 매끈해진다고 합니다. 머리카락도 검게 하고 발모 효과까지 있다고 하지요. 조혈 작용을 돕는 비타민 B2도 함유되어 있어 누렇게 들뜬 얼굴이 발그스름하게 핏기가 돌기까지 합니다.

표고버섯을 암쥐에게 먹이면 젖꼭지가 커지고 핑크색이 선명해진다고 하며, 암탉에 먹이면 산란기가 연장되면서 많은 알을 낳는다고 합니다. 동물 실험 결과를 갖고 마치 인간에게도 같은 효과가 있을 거라고 지레 호들갑을 떠는 건 과학적인 태도가 아니겠지만 표고버섯은 확실히 여성 피부 미용에 좋습니다. 물론 여성의 냉증, 골다공증에도 좋으며 특히 임신부에게도 좋습니다.

표고버섯을 어떻게 먹을까요?

우선 생표고버섯을 햇볕에 잘 말립니다. 시판되는 것 중에는 전기로 말린 것들이 많아서 약효를 기대할 수 없는 경우가 있으므로 직접 말려 쓰도록 하라는 겁니다. 이제 잘 말린 버섯을 진하게 탄 꿀물에 3~4일 푹 담가 탱탱하게 부풀면 소쿠리에 펴서 잘 말린 다음 프라이팬에서 바짝 구워 가루냅니다. 이것을 1일 2~3회, 1회 4~6g씩 따끈한 물로 공복에 복용하면 됩니다.

셋째, 우엉율무죽이 좋습니다.

우엉은 신장 기능을 도와 몸에 쌓여 있는 노폐물의 배설을 순조롭게 합니다. 혈액순환을 촉진시켜 나쁜 피를 밖으로 내보내는 작용이 뛰어나지요. 셀룰로오즈, 리그닌 등의 식물성 섬유는 변통을 촉진하여 변비를 없애고 장 내에 유익한 세균이 번식하는 데 도움을 주며 비타민 합성을 활성화시킨다고 하지요.

또 율무는 뛰어난 미용 식품으로 이미 잘 알려져 있습니다. 사마귀나 피부의 검버섯마저 없앤다고 합니다. 신진대사를 촉진하고 변비에도 좋습니다. 식욕 감소 효과와 혈당 조절을 통한 지방 축적을 막아 주므로 비만증까지 예방한다고 하지요.

그러니까 우엉도 좋고 율무도 좋다는 얘기니까 우엉도 많이 드시고 율무도 많이 잡수세요. 둘다 좋으니까 두 가지를 함께 배합해서 먹어도 좋겠지요? 함께 먹을 수 있는 방법에는 어떤 게 있을까요? 네, 우엉율무죽이 어떨까요?

우선 우엉을 껍질째 씻은 다음 연필 깎듯이 겉껍질만 얇게 깎아 물에 담가 우려낸 뒤 미리 물에 불려 둔 율무와 함께 물을 붓고 죽을 쑤면 이게 우엉율무죽입니다. 만들기 너무 간단하고 쉽지요? 그러니까 피부 미용을 위해서 아침 한 끼 정도는 우엉율무죽을 만들어 들어 보세요.

그런데 맛이 좋지 않다구요? 물론 약간 떫은맛이 있지요. 그렇다고 먹기 곤혹스러울 정도는 아닙니다. 정 어렵다면 대추와 소량의 소금으로 맛을 내어 먹도록 하세요. 먹기 수월해집니다.

넷째, 녹차우유식초도 피부 미용에 좋습니다. 이름 그대로 재료는 녹차, 우유, 식초 이렇게 세 가지입니다. 이 세 가지는 각각으로도 미용에 좋지요.

녹차에는 미용 비타민으로 알려진 비타민 C가 풍부합니다. 철분, 칼슘, 칼륨 등의 미네랄류, 여기에 식물 섬유까지 풍부합니다.

우유는 칼슘 보급에 가장 효과적인 식품이라고 알려져 있습니다.

칼슘이 부족하면 산성 체질이 되기 쉽습니다. 산성 체질이 되면 피부가 어떻게 된다고 했지요?

알레르기 피부염을 일으키고 피부가 거칠어지고 검어지고 잔주름이 늘고 기미나 주근깨, 심지어는 저승꽃이라 불리우는 검버섯이 진뜩 늘어난다고 했지요? 그런데 우유는 칼슘을 함유하고 있을 뿐 아니라 칼슘의 흡수를 돕는다고 하니까 얼마나 좋겠습니까?

또 우유에 풍부한 비타민 B2는 에너지 대사를 촉진합니다. 비타민 B2가 부족하면 콧등 주변에 기름이 배거나 모세혈관이 빨갛게 드러나며 입끝이 갈라지고 입술이 틉니다.

식초는 노폐물과 독소 제거, 간기능을 강화하는 작용이 있으며 산성으로 기울기 쉬운 체액을 약알칼리성으로 유지시켜 준다고 합니다. 기미, 검버섯 등 신체의 녹이라 일컬어지는 과산화지질이 체내에 축적되어 생기는 피부 트러블에 매우 효과적이라고 합니다.

까닭에 녹차도 많이 드시고, 우유도 많이 드시고, 식초도 많이 드세요. 다 좋으니까요. 그렇다면 이 세 가지 재료를 한꺼번에 들 수 있는 방법은 없을까요?

그래요. 함께 섞어 들도록 해 봅시다. 그렇다면 우선 우유에 식초를 섞어 봅시다. 어허! 이상한 일이 벌어지는군요. 우유에 식초를 조금 탔더니 우유가 걸쭉해지는군요. 우유에 식초를 조금 더 타 볼까요? 더 걸쭉해지는군요. 마치 마시는 요구르트 같아지는군요. 단맛만 없을 뿐 꼭 요구르트군요. 식초를 더 많이 타 볼까요? 점점 걸쭉해져서 떠먹는 요구르트 같아지는군요. 이쯤되면 먹기 좀 어렵게 되지요? 그러니까 떠먹는 요구르트 정도가 되지 않을 정도로 우유에 식초를 넣도록 하지요.

어느 정도 넣으면 가장 적당할까요? 그야 각자의 기호에 맞게 넣으면 되지요. 그러나 일반적으로 우유 한 컵에 3큰술의 식초를 조금씩 넣어가며 섞으면 가장 무난할 겁니다. 이렇게 되면 가장 알맞은 농도의 마시는 요구르트 같아집니다.

우유와 식초를 섞었으니까 이제 남은 재료가 뭐 있지요? 녹차가 있군요. 그렇다면 우유식초에 녹차를 섞도록 합시다: 끓여서 섞을 수 없으니까 녹차를 비벼서 가루내어 섞어 볼까요?

녹차가루를 먹는 게 녹차를 우려내어 먹는 것보다 더 좋을까요? 물론입니다. 녹차 마실 때 녹차를 우려내 봤댔자 그거 어디다 우러납니까? 그냥 티팩을 버리는 거나 다름없잖아요? 너무 아까우니까 아예 녹차를 가루내어 그 잎을 통째 먹도록 합시다. 영양가를 그대로 몽땅 섭취하게 되니까 이처럼 좋은 거 어디 또 있겠어요?

녹차가루를 한 번에 얼마나 섞느냐구요? 우유식초, 여기에 녹차 가루낸 것 1티스푼을 넣고 잘 섞어 마시면 됩니다. 이렇게 하면 녹차우유식초가 만들어진 겁니다.

미용에 효과적인 세 가지 식품을 한꺼번에 섭취할 수 있는 기막힌 방법이지요.

단, 우유에 대한 알레르기가 있거나 식초 마시기를 역겨워 할 때는 떠먹는 요구르트 한 개에 녹차 가루낸 것 1티스푼씩 섞어 마셔도 좋습니다.

봄철 피부에 좋은 식품을 알려 드리죠

깨소금 · 토란대 양념 만들기

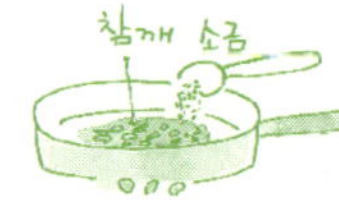

❶ 참깨와 소금을 프라이팬에 넣고 덮개를 덮은 다음 볶아 깨소금을 만든다.

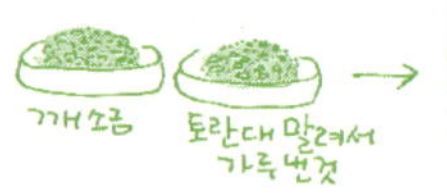

❷ 토란대는 말려서 가루를 낸다.

❸ 깨소금과 토란대를 1 : 2 비율로 섞어 수시로 먹는다.

표고버섯 꿀가루 만들기

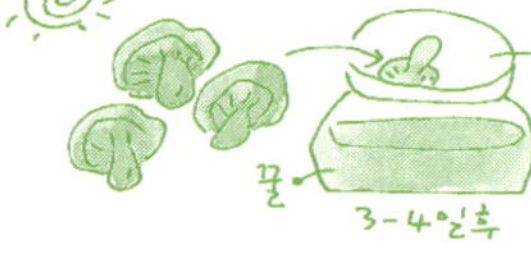

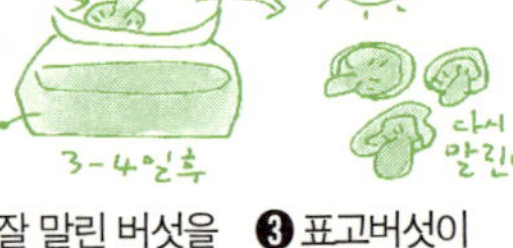

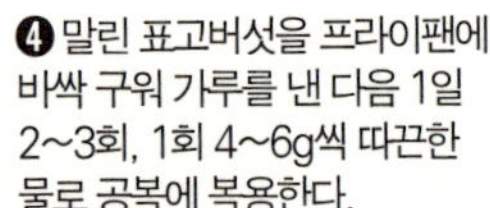

❶ 표고버섯을 햇볕에 잘 말린다.

❷ 잘 말린 버섯을 진하게 탄 꿀물에 3~4일 푹 담가둔다.

❸ 표고버섯이 탱탱하게 부풀면 소쿠리에 펴서 잘 말린다.

❹ 말린 표고버섯을 프라이팬에 바싹 구워 가루를 낸 다음 1일 2~3회, 1회 4~6g씩 따끈한 물로 공복에 복용한다.

녹차우유식초 만들기

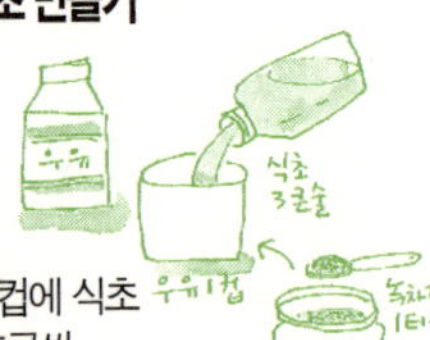

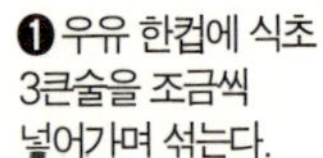

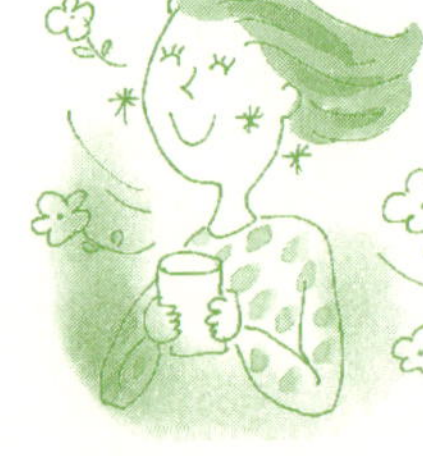

❶ 우유 한컵에 식초 3큰술을 조금씩 넣어가며 섞는다.

❷ 녹차가루 1티스푼을 넣어 잘 섞어 마신다.

부기 · 방광염 · 냉증엔 쇠비름차를 드세요

쇠비름! 그게 설사에 참 좋습니다. 또 쇠비름을 잡수시면 오래 살 수 있다고 합니다. 쇠비름은 장수하는 나물로 알려져서 장명 채라고 불리기도 하는 한해살이풀입니다.

길가나 논밭에서 흔히 볼 수 있는 이 쇠비름을 최근에는 건재약 국에서 구입할 수 있지요. 그런데 건재약국에서 구입할 때는 '마 치현'이라고 불러야 합니다.

건재약국에서는 쇠비름 그러면 잘 몰라도 마치현이라면 잘 알 겁니다. 쇠비름은 옛날에는 겨울 별미로 알려져 있었지요. 말린 쇠비름을 물에 불려서 소금하고 기름에 무쳐 먹으면 그렇게 맛있 을 수가 없습니다. 게다가 자주 먹으면 장수할 수 있다고까지 하 니 금상첨화가 아닙니까?

쇠비름을 먹어 보면 우선 소변이 참 시원하게 잘 나옵니다. 그 래서 부종, 소변불리, 신장염, 방광염 등에 두루 쓰이지요. 임질, 요도염, 심지어는 대하증에도 널리 쓸 수 있답니다.

갈증이 덜어지게 되구요. 그러니까 노인들 중에서 갈증이 많이 나는 분들은 이걸 야채로 즐겨 보세요. 쇠비름은 또 혈액을 상당 히 맑게 해 줍니다. 그리고 몸 안에 있는 독을 풀어 주는 역할도 합니다. 그러면서 설사에도 참 좋습니다.

끓여서 차처럼 복용을 하면 되는데요, 하루에 말린 것 20g 정도에 물 세 대접을 부어 끓여서 한 대접으로 만들어서 하루 종일 몇 회에 나누어 잡수세요. 그렇게 하면 만성 설사는 물론 급성 설사에도 잘 듣습니다. 식욕도 늘지요.

참고로 말씀드리는 건데요, 여성들만 들으세요. 쇠비름은 여성들의 피부 미용에 그만이라고 합니다. 살결을 곱게 하는 데 좋다지요.

쇠비름 말린 것을 앞에서 말씀 드린 대로 차처럼 끓여 마시거나 나물로 먹으면 됩니다.

주근깨, 기미도 어느 정도 없어진다고 합니다. 마른버짐에는 쇠비름 끓인 물을 마시면서 말린 것을 가루를 내어 기름에 개어 바르거나 생풀을 찧어서 붙이면 됩니다. 이렇게 외용하는 것은 종기에도 좋고 치질에도 좋지요.

소염, 진통 작용을 하고 퉁퉁 부어 오른 것을 내리지요. 그래서 그런지 옛날에는 벌레에 물린데, 벌레 쏘인 데에도 쇠비름 생것을 찧어 붙였지요.

또 한 가지! 여성들이 알아야 할 쇠비름의 작용이 있습니다.

여성들이 잘 붓고, 오줌소태처럼 방광염에 잘 걸리고, 질에서 냉이 흘러나오는 대하증이 있을 때에도 쇠비름이 좋습니다.

또 한 가지는 출산 후 자궁수축을 잘 해준다는 것입니다. 그러니까 산후에 출혈이 너무 오래 끌 때는 쇠비름을 차로 끓여 드세요. 부정기적 자궁출혈에도 좋습니다.

쇠비름에는 니코틴산, 사포닌, 타닌, 칼륨 등의 성분이 함유되어 있습니다.

불임이나 월경불순에 익모초가 좋습니다

'익모초'라고 들어 보셨죠? '익모초'라고 하는 것은 더위를 먹어 생기는 병에 굉장히 좋다고 알려져 있습니다. 자, 과연 그럴까요? 이번엔 이 점에 대해서 말씀을 드리려고 합니다.

예전에 여자의 나체 정수리에 풀을 그려 놓고 이것을 멘드레이크라고 설명한 13세기 말 유럽의 식물도감이 있습니다. '로미오와 줄리엣'에서도 나오는 이 식물은 형태가 인체와 닮았기 때문에 이런 그림을 그렸던 것이고 영험한 약초로 쓰여져 왔습니다.

우리의 인삼과 같은 경우라고 하겠습니다.

인삼! 사람을 닮았다는 뜻이죠. 한약의 이름은 이처럼 형태에 따라 붙여진 이름도 있습니다. 그런가 하면 감초처럼 맛에 따라 붙인 것도 있습니다. 맛이 달다 그래서 감초죠. 그리고 또 목향이라는 약처럼 향기가 있다고 해서, 특징에 따라 붙여진 약명도 있습니다. 나무는 나문데 향기가 좋아서 목향이라고 불리우는 것이죠. 또 자초라고 하는 약이 있는데 이것은 색깔이 자색을 띠고 있기 때문에 그렇게 붙여진 겁니다.

또 두충이라는 약이 있는데요, 많이 알려져 있죠. 고혈압에 좋다, 신경통에 좋다 그래서 많이 사용되고 있는 게 두충이죠.

두충이라고 하는 것은 두중이라고 하는 사람이 발견했다고 합니다. 그래서 그 식물의 이름에다가 발견한 사람의 이름을 기념으로 붙여 준 거죠. 이처럼 한약의 이름에는 형태에 따라 붙여진 이름이 있기도 하고 맛에 따라, 향기에 따라, 색깔에 따라 또는 발견자에 따라 이름을 각각 붙여 놓은 것들이 있습니다.

그러면 익모초는 도대체 어떻게 붙여진 걸까요?

이것은 이름 그대로입니다. '익'이라는 글자는 도움이 된다 하는 뜻이고요, '모'라고 하는 것은 어미 '모'자니까 여성들이라는 뜻이겠죠. 그러니 여성들에게 굉장히 유익하다 하는 것이 바로 익모초라는 얘기가 됩니다. 그러니까 약리적인 효능에 근거해서 명명한 약초라는 이야기죠.

과연 익모초가 이름 그대로 여성들에게 굉장히 유익할까요? 그렇다고 알려져 있습니다. 왜냐하면 월경불순, 월경통 또는 몇 개월씩 월경이 제대로 나오지 아니할 때, 특히 학교 다니는 여학생들을 보세요. 조금만 신경쓰고 성적이 좀 떨어지고 그러면 금방 한두 달 월경이 안 나오기도 하고 아주 통증이 굉장히 심해지고 그러지 않습니까?

그럴 때 익모초를 끓여서 조청처럼 만들어서 먹이거나 차처럼 먹이거나 아니면 가루를 내서 환약을 만들어 먹이면 아주 현저하게 달라지는 것을 보게 됩니다. 그러니 익모초는 이름 그대로 여성들에게 유익한 것임에 틀림없습니다.

우리말로 '암눈비앗'이라고 불리우죠. 우리말이 더 어렵죠. 익모초가 훨씬 쉬운데 항간에서는 익모초를 잘못 알고 '육모초, 육모초' 그러죠. 육모초는 잘못된 말이고 익모초입니다.

두해살이 이 풀은 자궁의 수축력과 긴장성을 증가시키기 때문에 바로 월경불순, 대하증, 불임증 등 각종 부인과 질병에 상용하면 큰 효과를 얻는 것이 사실입니다.

그리고 이것을 생즙을 내서 먹으면 더위먹은 병을 치료하거나 예방하는 데 효과가 있다고 알려져 있습니다. 여름철에 아이들이 뙤약볕에서 신나게 뛰놀고 들어와서는 토하고 열나는 이러한 증세를 나타낼 때는 빨리 바깥으로 나가서 익모초를 뜯어다가 생즙을 내서 먹이면 그러한 증세들이 금방 가라앉게 됩니다.

이처럼 효과가 빠른 익모초란 것은 바로 민간요법 중의 하나입니다. 또 고온환경에서 일을 하셔야 하는 분들! 이런 분들은 아예 익모초를 미리 먹어 예방까지 하기도 합니다.

'오뉴월 더위에 암소뿔이 물러빠진다'는 속담이 있듯이 한더위를 이겨낼 장사는 없습니다. 그래서 얻은 병이 더위먹은 병이고 이것을 한방에서는 '중서증'이라고 부릅니다. 뙤약볕에 지쳐 쓰러진 것이 '일사병'이고 고온의 환경에서 무리하여 쓰러진 것이 '열사병'입니다. 어느 경우나 체내의 열생산에 비해서 체외로의 열발산이 잘 되지 않아서 울열상태가 되어 기력이 쇠잔해진 것입니다.

그런데 이때에 익모초 생즙을 마시면 심장근육 중의 글리코겐과 RNA 함량이 증가하고 베타수용체가 자극되어서 심장 기능이 강화됩니다. 신장 사구체의 여과율도 높이기 때문에 농축뇨에 의해서 고삼투압성 자극증세가 개선되고 여러 가지 좋습니다.

불임증, 성기능 향상에 좋은 음양곽은 남녀 공용입니다

30대 초반의 직장 남성으로부터 편지를 받았습니다.

「20대 초반부터 왼쪽 다리가 가끔 경련을 일으키더니 한두 해 지나면 괜찮겠지 했는데 시간이 흐를수록 왼쪽 발뒤꿈치가 저리고 조금 심하면 무릎 뒤까지 쑤시고 통증이 옵니다. 특히 부부생활을 하고 나면 심해지고 아침, 저녁으로 조금만 기온차가 있어도 금방 저려 옵니다. 병원에 가서 X선 및 각종 검사를 해도 아무 이상이 없다고 합니다. 어떻게 치료를 해야 좋을런지요」라는 내용의 편지였습니다.

발뒤꿈치 쪽이 저리고 아프다고 하는 분들의 경우는 대개 방광 계통이 약한 분입니다.

즉 발뒤꿈치 있는 부위와 그 다음에 복숭아뼈 있는 사이는 남자인 경우 전립선과 고환의 반응점이고 여자인 경우에는 자궁 난소 쪽의 반응점입니다. 그래서 이 부위 쪽에 통증을 느끼고 저리시는 분들의 대다수는 결국 생식기 계통, 방광 계통 쪽이 약하다고 얘기할 수 있습니다.

따라서 왼쪽 발뒤꿈치가 저리고 또 아주 심할 때는 무릎 뒤까지 쑤시고 통증이 오며 특히 부부생활을 하고 나면 더욱 심해진다고 하는 이분의 경우는 이 반응점에 해당되는 신체 부위를 보충해야 되는 경우라고 생각됩니다.

그래서 이런 분들에게는 삼지구엽초를 권합니다. 삼지구엽초 즉 음양곽이라고 하는 것은 가지가 셋에 잎이 아홉 개로 되어 있다고 해서 삼지구엽초라고 하는데 이것을 '기장초'라고도 부릅니다.

지팡이를 짚고 다니던 노인들이 이 약을 든 다음에 지팡이를 내던질 정도로 하체 쪽이 강해진다 하니까, 다리가 저려온다, 경련이 일어난다, 쑤신다, 발뒤꿈치가 아프고 저린다 하는 경우에도 좋다는 얘기가 되겠습니다.

이것은 매자나무과에 속하는데 뿌리, 열매, 줄기, 잎 모두 약용을 합니다. 잎은 달걀 모양이고 가장자리에 가시 모양의 톱니가 나 있습니다.

요새 가짜 삼지구엽초가 나돌고 있습니다. '꿩의 다리'라는 풀을 삼지구엽초로 속이는 것이지요.

반드시 잎이 달걀 모양을 하고 있는지, 그 가장자리에 가시 모양의 톱니가 있는지 여부를 확인하셔야 됩니다. 그리고 가지가 셋인지, 잎이 아홉 개인지를 반드시 확인하십시오.

뿌리와 줄기에는 에티피딘이라는 성분이 함유되어 있습니다. 잎에는 플라보노이드 배당체인 아카리인과 비타민 E 등이 함유되어 있습니다.

이것을 드실 땐 한 30분 정도만 끓이세요. 더이상 끓이시게 되면 성분 파괴가 있습니다.

삼지구엽초는 강정 효과가 대단합니다. 부위별로는 잎과 뿌리가 제일 좋고 그리고 열매가 그 다음이며 가장 효과가 약한 것이 줄기입니다. 그러니까 잎이 많고 뿌리가 있는 것일수록 좋은 거니까 잘 선택하십시오.

강정 작용이 뛰어나다고 했는데 이것은 남성 호르몬 유사 작용을 하기 때문에 그렇습니다.

실험적으로 70% 알코올로 추출한 엑스(농축액)를 거세한 닭에게 먹이면 거세한 닭의 벼슬이 자라나게 됩니다. 또 개에게 주입하게 되면 정액 분비가 항진되고 성 기관의 발육이 좋아지게 되며 고환의 무게도 늘어난다고 합니다.

노인들의 경우 삼지구엽초 10g씩을 30분 정도 달여서 하루에 세 번 분복시켜서 45일 지난 후에 검사하면 머리와 다리의 혈액 순환이 좋아지고 정신 및 육체적 활동 능력이 높아지며 성기능이 세진다는 것이 임상 결과 밝혀진 바 있을 정도입니다.

이것들은 또 혈압을 떨어뜨리는 작용도 합니다. 혈압을 떨어뜨릴 뿐만 아니라 혈당 강하 작용까지 있기 때문에 바로 삼지구엽초 즉 음양곽과 '선모'라고 하는 약재 두 가지를 잘 배합한 '이선탕'이라는 처방은 고혈압 치료제, 레설핀만큼 훌륭한 효과가 있다는 것이 이미 알려져 있습니다.

특히 신장이 좋지 못해서 오는 고혈압 즉 신성 고혈압에 이것을 쓰면 효과를 볼 수 있습니다. 실험적으로 신성 고혈압을 일부러 일으킨 쥐에다 먹여 보았을 때 금방 말초 혈관이 확장되어 혈압이 떨어지는 것이 알려져 있습니다.

그리고 갱년기에 접어든 여성들로서 고혈압이 있을 때에 이것이 더욱 좋습니다.

그리고 신경쇠약인 여성들 많지요? 더군다나 억울형 신경쇠약이라고 해서 만사 모두 침체돼 있고 의욕이 떨어지며 모든 일에 나만 억울하다는 느낌이 들 때에 바로 이 삼지구엽초가 또 도움이 됩니다. 그래서 이것은 남녀 공용으로 잡수셔도 좋은 약초입니다.

동물 실험에 의하면 음양곽을 사료에 섞어 먹이면 동물의 자궁과 난소의 무게가 늘어난다고 합니다. 그러니까 자궁 발육이 좋지 않은 여성들에게 써 볼 만하다는 얘기지요.

월경이 제대로 조절되고 하초가 냉하여 임신이 되지 않을 때도 이것을 끓여 먹으면 임신도 보다 수월하게 된답니다. 불임증에만 좋은 게 아닙니다.

불감증에도 효과가 크다고 하지요.

적게는 하루에 10g씩 끓여 마시고, 치료 목적으로 쓰고자 한다면 하루에 20g에서 많게는 40g까지 끓여 마시면 됩니다.

혹은 600g을 잘 씻어 그늘에서 바짝 말린 후 용기에 넣고 소주 1.8 l 를 붓고 밀봉하여 서늘한 곳에 2~3개월 보관했다가 여과하여 한번에 20~30ml씩 마셔도 좋습니다. 술을 담그는데 걸리는 오랜 시간을 기다리지 못하겠다고 할 정도로 급한 분이시라면 2주일 후에 여과해도 됩니다.

단, 이때는 3~4일에 한 번씩 용기를 흔들어 주어서 약재가 술에 잘 우러나오게 해 주어야 합니다. 맛도 좋고 향긋한 풀내음까지 풍겨 그지없이 좋답니다.

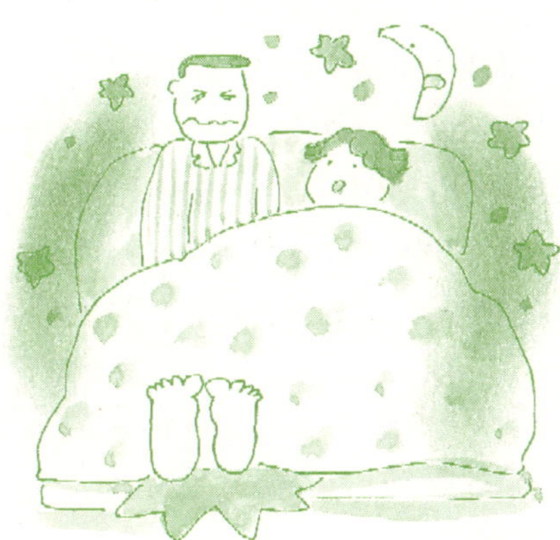

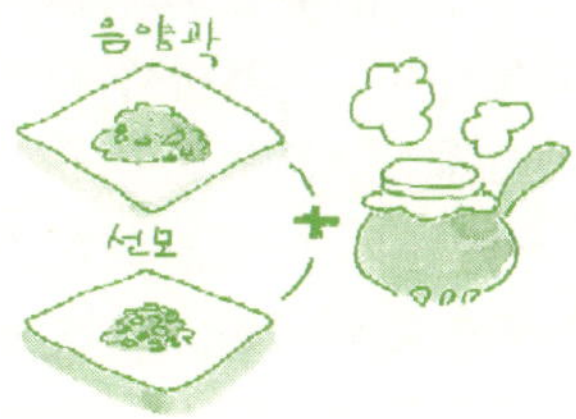

음양곽의 효능

← 음양곽과 '선모'라는 약재를 섞어 물을 붓고 끓여 만드는 이선탕은 불임이나 성기능 향상은 물론 고혈압 치료제로 효과가 탁월하다.

비만에 다시마만큼 좋은 식품이 있을까요?

다시마는 비만에 좋을까요? 결론부터 말씀드리면 비만에 이만큼 좋은 식품도 드뭅니다.

우선 다시마는 칼로리가 거의 없습니다. 그러니까 우선 비만 식품으로 합격입니다.

그리고 각종 미네랄이 풍부한 대표적인 알카리성 식품으로 비만을 방지하고 성인병을 예방하며 미용에 뛰어난 효과를 보이는 식품입니다. 살도 빼고 성인병도 예방하고 예뻐진다니까 마음에 꼭 들지 않으세요?

또 다시마는 갑상선 호르몬의 생성을 도와 체내 신진 대사를 활발하게 하고, 칼슘이 풍부해 뼈를 튼튼하게 해 주므로 지나친 다이어트로 골다공증을 일으키는 것을 막아줄 수 있습니다.

골다공증 하니까, "아하! 그거? 그거 나이든 갱년기 아줌마들 병이잖아?" 하실 거예요? 천만의 말씀입니다. 요새는 다이어트한다고 영양 섭취가 고루 안되고 해서 젊은 여성들에게도 골다공증이 많답니다. 그러니까 다이어트하시는 분들은 더구나 더 다시마를 애용해야 합니다.

다시마에는 아미노산의 일종인 라미닌 성분이 있어 혈압을 떨어뜨리므로 비만한 고혈압에도 좋습니다.

비만이 왜 나쁜지 앞에서 말씀드린 바 있지요? 비만해질수록 췌장에서의 인슐린 분비가 많아지게 되고, 혈청 인슐린이 많아질수록 당질과 혈청 지질이 많아져서 심장에 부담을 주고 동맥경화나 고혈압을 일으키거나 악화시킬 수 있다고 말씀드렸잖아요?

그러니까 비만한 분들은 고혈압을 주의하느라고 다시마를 드셔야 하고 젊은 나이로 비만한 분은 예방 차원에서 다시마를 드셔야겠지요.

그렇다면 다시마를 어떻게 드는 게 좋을까요? 뭐, 여러분 기호대로 드세요. 단, 많이만 드세요. 그 중에서도 좋은 방법이 있다면 다시마를 다음과 같은 요령으로 드셔 보세요.

우선 질 좋은 다시마를 구합니다. 질 좋은 다시마를 구하라니, 질 좋은 게 어떤 건데요? 네, 다시마는 빛깔이 검고 두꺼운 것을 구하도록 합니다. 빛깔이 붉거나 주름진 것은 질이 나쁜 것이기 때문입니다.

이제 다시마를 손바닥 크기만하게 잘라 물에 불립니다. 잘 불려진 다시마를 건져 마른 행주로 싸서 토닥토닥 두들겨 물기를 뺍니다. 이것을 알루미늄 호일에 싸서 프라이팬에서 구운 후 분마기로 빻습니다. 빻기 어렵다구요? 그깟 구운 다시마 빻기가 뭐 어려울 거 있습니까? 더구나 고운 가루를 만들지 말고 거친 알갱이로 만들수록 좋으니까 대강대강 건성으로 빻습니다.

왜 이렇게 건성으로 빻아서 거친 알갱이를 만드느냐구요? 고운 가루보다 거친 알갱이로 만들어 먹어야 장에 들어가서 장의 연동운동을 항진해서 변통마저 좋게 해 주기 때문이지요. 변통이 좋아야 비만도 덜 할 거고 말입니다.

이렇게 건성으로 빻아 거친 알갱이로 만든 다시마를 식탁 위에 항상 올려 놓고 1큰술씩, 하루 2회 정도 복용하세요. 식탁에 올려

놓아야 항상 먹을 수 있으니까 잊지 마세요. 국을 끓였으면 국에 넣어 드시고, 된장찌개를 끓였으면 된장찌개에 넣어 드시고, 아무 것도 없으면 맹물로 가루약 먹듯 복용해도 됩니다.

그러나 제일 좋은 방법은 거친 알갱이로 빻은 다시마가루를 다시마를 우려낸 물로 복용하면 더 좋습니다. 그만큼 다시마를 많이 섭취할 수 있으니까요.

허나 단 한 가지 주의할 게 있습니다. 결핵이 있는 분들은 다시마를 많이 들지 마세요. 결핵이 삽시간에 확 번질 우려가 있기 때문입니다.

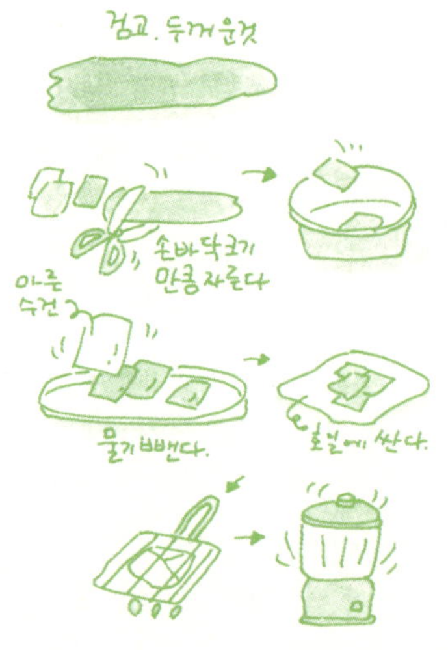

다시마 구이 만들기

❶ 다시마는 빛깔이 검고 두꺼운 것을 구한다.
❷ 다시마를 손바닥 크기만하게 잘라 물에 불린다.
❸ 잘 불린 다시마를 마른 행주로 닦아 물기를 뺀다.
❹ 이것을 알루미늄 호일에 싸서 프라이팬에서 구운 후 분마기로 빻는다.
❺ 이렇게 만든 다시마 가루를 식탁 위에 올려 놓고 하루 1큰술씩 2회 복용한다.

비만에 좋은 약차 다섯 가지를 알려 드리죠

많은 여성들의 소망 가운데 하나가 바로 날씬해지고 싶다는 것 아닐까요? 오늘은 살이 빠지는 차 몇 가지를 말씀드리겠습니다.

첫째가 바로 배차입니다.

배차는 간기능을 원활히 하여 지방 축적을 줄이므로 야위게 하는 데 도움이 됩니다. 과식과 갈증을 억제하기도 하지요.

그러면 배차는 어떻게 만드는 게 좋을까요?

배는 껍질을 벗겨 4등분하고 심지 부분을 도려낸 후, 1cm 두께로 얇게 썰어 그릇에 넣습니다. 그리고 이제 배가 잠길 정도로 식초를 부어 냉장고에 보관하세요. 2~3일 후부터 1회 8~12g씩 꺼내 컵에 담고 따끈한 물을 부어 10분쯤 우려내어 마시면 됩니다. 하루 3회 식간 공복에 드시는 게 좋습니다. 신맛과 단맛과 향이 어우러져 마시기 아주 좋습니다.

배가 제철일 때 위와 같은 요령으로 1cm 두께로 저며 잘 말려 두면 필요할 때 요긴하게 쓸 수 있습니다.

배가 너무 비싸다죠? 그러면 율무차는 어떨까요?

율무는 이뇨 효과가 뛰어나므로 체내의 수분이 제대로 대사되지 못하여 속칭 물살이 찐 경우에 좋습니다. 소염 · 소종 · 진통 작용도 뛰어나고 피로회복과 자양 · 강장 작용도 하지요. 그래서 신경통을 비롯해서 기미, 주근깨, 여드름을 예방하기도 하는 여성 미용제이면서 비만 치료제가 되기도 합니다.

율무차는 이렇게 만드세요. 율무에 티가 섞여 있지 않도록 잘 골라 깨끗이 씻은 다음 체에 밭쳐 물기를 뺀 후 프라이팬에서 볶아 밀폐 용기에 넣어 보관합니다. 이것을 한 번에 12~20g씩 꺼내어 물 3컵으로 끓여 반으로 졸면 찻잔에 부어서 2~3회 나누어 마십니다. 설탕 대신에 꿀을 소량 타서 단맛을 낼 수도 있지만 조화로운 영양 공급을 목적으로 한다면 모를까, 비만에는 되도록이면 꿀도 쓰지 않는 게 좋습니다.

율무가 좋다지만 임신중에는 들지 않는 게 좋습니다. 소화기 기능이 약할 때는 반드시 볶아서 쓰도록 하고, 부종이 심할 때는 생율무로 차를 끓이도록 하세요.

셋째, 양배추차는 어떨까요?

양배추는 이온과 염소라는 두 가지 미네랄을 많이 함유하고 있어 위장의 정화 작용을 하므로 다량으로 먹으면 이온 냄새가 나는 가스가 발생하지요. 이것은 장내의 노폐물이 분해, 정화되기 때문이며, 그러한 까닭에 비만에 의한 노폐물 축적을 제거해 주는 효과가 있습니다.

양배추는 또 원기를 돋우고 마음을 침착하게 해 주며 피로, 불면, 위궤양을 다스리며 뼈를 강하게 해 주기도 합니다.

양배추차는 어떻게 만드냐구요? 우선 양배추를 가늘게 채썰어 분마기에 갈아서 즙을 짜냅니다. 이 즙을 그냥 마실수록 더 좋습니다만, 마시기 역겨우면 이 즙을 냄비에 넣고 따끈할 정도로 살짝 데워서 마시도록 하세요. 하루 3회, 한 번에 한 컵씩 식간 공복에 마시도록 합니다.

양배추에는 유기질 유황이 들어 있어 특이한 냄새가 나므로 마실 때 식초를 조금 치거나 사과즙을 짜서 넣으면 좋습니다. 몸이 찬 사람에게는 살짝 데운 양배추차가 좋습니다. 단, 궤양이 심하면 가열하지 않도록 하세요. 항궤양 성분인 비타민 U가 파괴되기 때문이지요.

넷째, 위유차도 있습니다.

위유는 나리과에 속하는 둥굴레의 뿌리줄기를 말린 것으로, 일명 '옥죽'이라고 하며 인슐린을 조절하여 당뇨를 개선하는 작용이 있습니다. 비만의 원흉인 지방 세포는 혈중에 흐르는 혈당과 지방을 재료로 해서 뚱뚱해져 가는 것이므로, 위유는 비만증에도 효과가 큽니다. 위유는 또 강심 작용을 하고 혈압 강하 작용을 하며 마른 기침을 가라앉히기도 합니다.

이렇게 만드세요. 건재약국에서 구입한 위유를 깨끗이 씻어 채반에 널어 2~3일 정도 바싹 말립니다.

이것을 하루에 12g씩 물 6컵으로 은근히 끓여 반으로 줄여서 하루 동안 3회에 걸쳐 나누어 마시면 됩니다.

예로부터 인삼 대신 쓸 수 있을 정도로 자윤보익하는 작용이 강하다고 하지만 약간의 청열 작용을 겸비하고 있으므로 허열을 겸했을 때는 써도 좋지만 허냉한 증세가 뚜렷할 때는 많이 들지 않는 게 좋습니다.

다섯째, 연꽃씨차는 어떨까요?

연꽃씨는 수렴성 강장약으로 잘 알려져 있는 비만 치료제입니다. 특히 비위장 소화기 기능의 허약으로 식욕이 없고 소화 흡수가 불량하며 설사가 잦은데도 불구하고 비만을 고질적으로 유지하는 타입에 좋습니다.

강정·강심 작용도 뚜렷하고 흥분성 신경쇠약에도 효과가 있어 가슴이 두근거리고 잠잘 때 괜히 불안한 증세가 있는 것 역시 개선됩니다.

이렇게 만드세요. 연꽃씨 10g을 깨끗이 씻어 잘 달구어진 프라이팬에서 볶습니다. 볶은 것을 냄비에 넣고 물 3컵을 부어 반으로 졸도록 팔팔 끓인 후 찻잔에 담아 마시면 됩니다.

연꽃씨를 더운 물에 담가 불린 후 붉은 껍질을 벗겨내고 반으로 쪼개어 그 속의 파란 심지를 뺀 다음, 잘 달구어진 프라이팬에서 볶습니다. 이것을 가루내어 용기에 담아 보관해 두었다가 더운 물에 4~8g씩 가루를 타서 마셔도 좋습니다. 다소 손이 가고 번거롭더라도 두고두고 쓸 수 있어서 오히려 연꽃씨를 그때그때 끓여 마시는 것보다 간편합니다. 연꽃씨가 좋다지만 열이 많은 체질, 또는 상습적인 변비 체질에는 피하는 것이 좋습니다.

그런 분이라면 사과차는 어떨까요?

사과에는 많은 비타민류, 특히 비타민 A · B군 · C가 풍부하며 흡수가 잘 되고 동화되기 쉬운 당류, 효소, 그리고 피로 물질을 제거하는 유기산이 풍부합니다. 체내 정화 작용 및 해열 · 거담 · 소염 작용이 있고 진정 작용 또한 강하지요.

또 장의 운동을 활발하게 하여 변비를 고치며 습진, 비만 등 여러 질환에 효능이 있는 것으로 알려져 있습니다. 칼륨이 많아 소금을 너무 많이 섭취하여 생긴 고혈압에서는 칼륨과 나트륨의 평형을 이루어 혈압을 낮추는 데 도움을 줍니다.

이렇게 만드세요. 윤이 나고 색이 선명하며 잘 익은 사과를 깨끗이 씻어 물기를 닦고 네 쪽으로 자른 뒤, 심지 부분을 버리고 1cm 두께로 얇게 썰으세요. 그리고 이것을 채반에 겹치지 않도록 널어서 1주일 정도 완전히 골고루 말린 후 용기에 담아 보관해 둡니다. 이제 말린 사과 20g을 물 6컵으로 끓여 사과향이 우러나면 마시도록 합니다.

비만에 좋은 약차 다섯 가지를 알려 드리죠

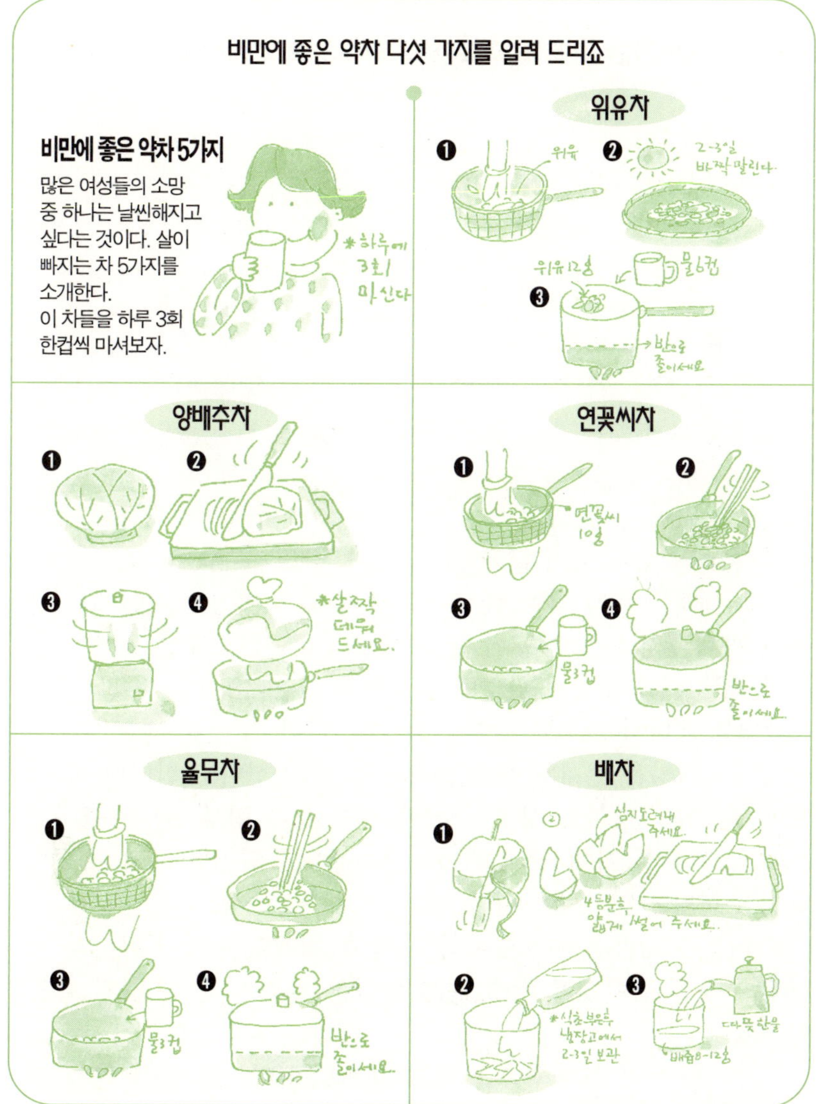

비만을 칫솔로 고칠까요, 귀침으로 고칠까요?

표준 체중치로 비만을 판정할 때 성인 남자는 평균 8.9%, 여자는 9.2~12.7% 가량이 비만이라고 합니다. 40대 이후에는 비만이 급증해서 여성의 30%를 차지할 정도로 빈도가 높아진다고 합니다.

그래서 각종 감량 비법들이 소개되고 있으며, 그 중에서는 특히 주의해야 할 점도 적지 않습니다.

우선 담배를 피면 살이 빠진다고 해서 젊은 여성들 사이에는 살 빼기 위해 흡연하는 경향이 늘고 있습니다. 과연 흡연 요법이 좋을까 하는 것은 구태여 설명할 필요조차 없을 겁니다.

담배를 피다가 끊으면 살이 찐다고 합니다. 남성은 평균 2.8kg이 늘고, 여성은 현재의 체중보다 3.8% 증가한다고 합니다. 특히 여성 8명 중 1명꼴로 상상 불허의 체중 증가 현상이 나타난다고 하지요. 그래서 아예 담배를 피는 게 낫다고 하지만 이것은 크게 잘못된 것임을 알아야 합니다.

또 이뇨제 남용은 위험합니다. 지방을 제거하는 것이 아니라 체내의 수분을 몰아내어 탈수 현상을 빚는 것과 다를 바 없기 때문이지요.

심지어는 위장 성형수술을 하는 경우도 있다는데 이것 역시 잘

못된 것이겠지요. 위장 일부를 스테인리스 철사로 묶거나 위장의 상부를 장과 연결하여 위장의 나머지 부분을 묶어버리는 수술을 하면 1년 반 내지 2년 동안에 50kg을 감량할 수 있다고 합니다.

그렇지만 설사, 구토, 궤양, 담석증의 가능성이 있으므로 이런 무모한 위장 성형수술 따위는 아예 생각조차 하지 마세요.

그럼 최근에 인기를 끌고 있는 지방 흡입술은 어떨까요? 물론 여기에도 문제점이 있습니다.

마취한 후 5mm 정도로 피부를 절개하고, 그 사이로 직경 2~8mm의 가느다란 흡입관을 넣어 지방을 흡입하고, 수술 부위를 탄력붕대로 감아 상처 부위를 압박해 주는 수술이 바로 지방 흡입술입니다. 시술 때 빼주는 지방 양은 1,000~2,000ml이고 체중은 1~2kg 정도가 줄어든다고 합니다.

그러나 노년이거나 피부의 여유가 많은 경우에는 피부 표면이 불규칙해지거나 주름이 지게 될 수가 있으며, 합병증으로 부종이나 출혈로 인한 반점, 또는 변색이 될 수도 있고 심지어는 감각 이상 등이 생길 수 있다고 알려져 있습니다. 따라서 이 수술은 만능이 아님을 알아 두시기 바랍니다.

그렇다면 칫솔 요법은 어떨까요? 칫솔로 혓바닥을 닦는 다이어트 요법은 도움이 될 수도 있다고 합니다.

혀는 맛의 감지 장치인데, 여기에 이물이 끼면 맛의 정상적인 기준을 잃게 되어 더 단맛, 더 짠맛 등을 요구하게 되는 것이며, 이렇게 되면 비만해질 우려가 높아지기 때문이지요.

이때 칫솔로 혓바닥을 닦으면 스트레스성 과식도 예방할 수 있고, 타액 분비를 증가시킬 수 있는데, 타액 분비가 늘면 페르틴 호르몬과 소화 효소가 증가하여 식사를 평소량의 20%로 억제할 수도 있다고 합니다.

　칫솔로 혀 닦는 요령은 치약을 묻히지 않은 칫솔로 이를 닦은 후 혀를 닦는 것입니다. 닦는 도중 분비되는 타액은 뱉지 말고 삼켜야 하는 것도 중요한 요령 중의 하나입니다. 아주 평범한 방법이지요?

　평소에 주로 쓰는 손의 반대쪽 손, 그러니까 오른손잡이면 왼손으로 칫솔을 잡습니다. 칫솔은 털이 부드러울수록 좋겠지요. 혀를 내밀고 혀의 안쪽에 칫솔을 옆으로 대고 혀에 밀착시켜 서서히 닦도록 합니다. 1~10회 반복합니다. 혀의 안쪽을 닦은 후 혀의 옆쪽도 닦습니다. 안쪽부터 옆쪽을 향해 칫솔을 서서히 움직이면서 1~10회 반복합니다. 이렇게 해서 혀 닦는 총 소요 시간은 30초에서 1분 정도면 족합니다. 식전, 식후 3~5분에 시행하고 하루 6회 하면 더욱 좋다고 합니다.

　마지막으로 최근 한의원에서 성행중인 귀침은 어떨까요? 참고로 말씀드리면, 귀침이란 이침요법, 즉 귀에만 침을 놓는 요법을 말합니다. 귀의 신문점, 위점, 내분비점, 신상선점 등 요긴한 포인트에 침을 놓고 반창고로 고정시켜 3~4일 둔 후 다시 시술하기를 10회 정도 반복하면 3kg 이상을 뺄 수 있는 것으로 임상 결과가 발표된 바도 있습니다.

　귀침요법 외에도 군살 부위에 전기침을 놓거나 한약의 엑스(농축액)를 집중적으로 투여하는 약침요법도 있으니까 한의사와 상의해 보세요. 틀림없이 좋은 결과를 얻을 수 있을 겁니다.

비만을 칫솔로 고칠까요, 귀침으로 고칠까요?

비만을 다스리는 칫솔요법

↑ 칫솔로 혓바닥을 닦으면 스트레스성 과식을 예방할 수 있고 타액 분비를 증가시켜 식사 량을 억제하므로 다이어트에 도움이 된다.

비만이 걱정되시면 잣을 드세요

혼히들 '비만증에 좋다' 하는 것을 들어 보면 아주 칼로리가 없는 곤약, 우무 같은 것 아니면 이뇨제의 역할을 하는 식품 또는 몸을 훑어내는 식품들이 주로 많이 거론되어 왔습니다.

그런데 몸을 좋게 하는 잣을 먹으면 비만에 좋다 하는 얘기를 하려니까 여러분들은 곧이 듣지 않으시겠죠? 그러나 잣을 잡수시면 반드시 날씬해지고 미용 효과도 확실합니다. 한 알의 잣 속에 감추어진 놀랄 만한 성분 때문에 그런 겁니다. 즉 감마리노렌산의 역할입니다.

하루에 10개 정도씩만 매일 먹으면 피가 깨끗해지는 정혈 작용이 이루어지게 되고 체내에 남아 있는 비만의 원인인 칼로리를 소비해서 각종 장기의 부담을 없애줍니다.

그리고 옆에다가 잣을 놓고 한 알 한 알 심심풀이로 잡숴 보시오. 그러면 뇌의 만족 중추를 자극해서 위를 안정시켜 줍니다. 그래서 멍청하게 많이 먹는 것을 억제해 줍니다.

식생활은 물론이고 운동 부족이나 대사성 조절 이상에 의해서 비만해지는 것도 개선합니다. 혈관을 강화하고 피를 깨끗하게 해서 단순히 비만 해소라기보다는 생명 자체를 젊게 한다고 할 수 있는 기막힌 방법입니다.

그래서 앉아서 일하는 비만한 분들에게 특히 권장할 만한 것이 바로 잣입니다.

잣만 수시로 매일 잡수시는 것도 좋지만 다섯 가지 재료로 죽을 끓인 다음 그 위에다가 잣을 얹어서 잡수시면 더욱 좋겠죠.

다섯 가지 재료가 뭐냐구요? 팥, 콩, 녹두, 땅콩, 율무입니다. 이 다섯 가지 재료로 죽을 쑤십시오.

하룻밤 물에 불렸다가 쌀을 넣고 끓여서 죽이 되면 약간의 조미료로 맛을 내고 잣을 얹으면 됩니다. 이야말로 이뇨 작용에도 좋고 또 해독 작용도 있어서 참 좋습니다.

옛날 사람들은 잣을 불로 장수의 식품으로 여겼을 정도입니다. 가공하거나 조리할 필요도 없는 잣은 먹기 시작해서 1개월 안에 변비를 완화시켜 주며, 2개월 정도면 잔주름이 없어지고 피부에 윤기가 흐르는 것을 알 수 있을 겁니다.

프랑스에서는 버터나 기름을 쓰지 않고 잣을 많이 이용해서 만든 카스텔라가 있는데 이것이 다이어트를 하는 여성들이 좋아하는 빵으로 인기가 있다고 하죠? 그만큼 잣이 미용·다이어트에 좋다는 뜻이 아니겠어요?

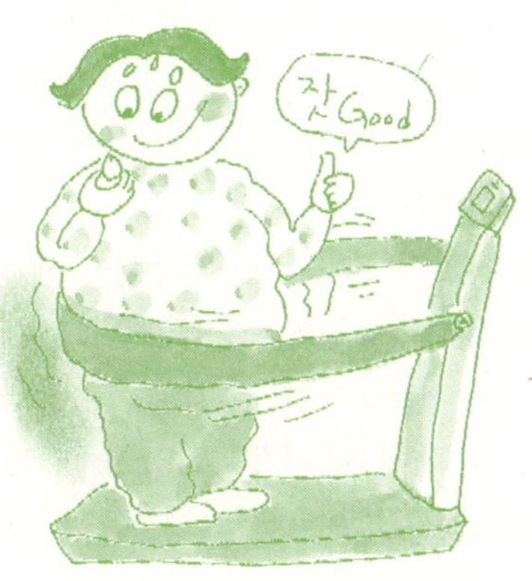

비만일 때 잣을 드세요

➜ 잣은 몸속의 피를 깨끗하게 해주며 체내에 남아있는 비만의 원인인 칼로리를 소비해 각종 장기의 부담을 덜어준다. 특히 앉아서 일하는 비만한 사람에게 권할만한 식품이 잣이다.

산후 몸 조리를 돕는 보약이 있습니다

'먹는 것은 사람이 하는 일이고 그것을 소화시키는 것은 하나님이 하시는 일이다'라는 말이 있습니다. 이른바 코플랜드의 법칙입니다. 마찬가지로 임신은 사람이 하는 일이고 출산은 하나님이 하시는 일이라는 법칙도 적용할 만합니다.

그런데 요사이 가만히 보면은 임신은 사람이 하고 출산은 여자가 하는 경우들이 굉장히 많습니다. 그래서 여자분들이 임신, 출산을 통해서 건강을 상당히 해치는 경우들이 많고 또 그 어려운 출산 과정들을 혼자 겪다 보니까 사실 산후 조리도 제대로 못하고 해서 때론 평생을 산후 후유증으로 고생하는 경우도 있습니다. 그래서 산후 보약은 필수적입니다.

그리고 완벽한 회복을 위해서 쓰는 보약에도 법도가 있게 마련입니다. 우선 먼저 어혈을 쳐서 없앤 다음에 허약함을 보해야 원칙이 됩니다.

처음부터 보제가 들어가서는 안됩니다. 그래서 처음에 3일 동안은 어혈을 푸는 약을 쓰시고 그 다음 열흘이 지난 이후부터 산후 보약이 들어가는 것이 가장 좋습니다.

산후 초기에는 어혈의 염증을 제거하는 약을 반드시 쓰십시오. 그리고 7~10일이 지난 다음에 보약을 쓸 수 있다는 것을 잊지 말아 주시기를 바랍니다.

　여기에는 당귀 또는 숙지황 같은 약재를 끓여서 차처럼 마셔도 좋습니다만 일반적으로 약으로써 어혈을 푸는 데에는 '오적산'이라고 하는 처방을 6첩 정도 쓴 이후 '사물탕'에다가 택란, 산사육을 집어 넣어 끓여서 복용을 하시면 좋은 것으로 알려져 있습니다.

　피를 보하는 데는 사물탕만큼 좋은 것이 없습니다. 그리고 이 사물탕은 새로운 피만 만드는 것이 아니라 나쁜 피까지도 체외로 몰아내 주게 됩니다. 그러기 때문에 결국 산후에 피까지 맑게 해 준다는 뜻인데 거기다가 택란을 집어넣는 이유는 피를 더욱 맑게 해주기 때문입니다. 그러므로 사물탕에다가 택란과 산사육을 4~6g씩 넣어서 산후 보약으로 쓰시면 도움이 될 겁니다.

　또 산후에 식사를 하실 때 굴비를 자주 드시면 산후나 회복에 도움이 되실 겁니다.

　조기는 맛도 좋지만 영양가도 높죠?

　칼슘, 인, 철, 비타민 A·B·C등이 골고루 들어 있어서 기력을 늘려 주고 위장을 튼튼하게 하며 혈액순환을 촉진시켜 주기도 합니다.

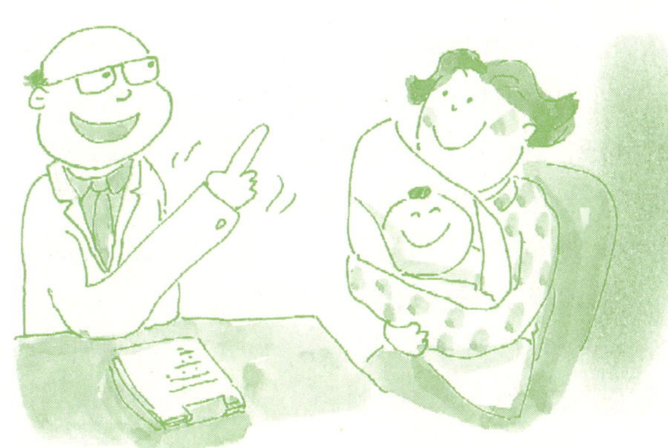

산후에 좋은 보약

◀ 완벽한 산후 회복을 위해서는 먼저 어혈을 없애주는 '오적산' 처방을 6첩 정도 쓰고 다음에 허약함을 보해주는 '사물탕'을 복용하는데 이때 택란, 산사육을 넣고 끓이면 좋다.

산후 부기엔 가물치를 드세요

가물치, 이것을 한자로 표기하면 가모치라고 합니다. 더할 '가' 자, 어미 '모' 자가 붙어서 가모치라고 하지요. 즉 어머니에게 아주 힘을 더해 주는 물고기다 하는 얘기죠. 어머니, 산모는 물론 모든 여성에게 좋은 물고기가 바로 가모치, 우리말로는 가물치입니다.

가모치는 향약집성방이라는 책에 처음으로 표기되었습니다. 가모치는 숭어와 아주 엇비슷하지요. 이 가모치는 후각이 사람의 25배로 굉장히 민감합니다. 거기다가 설탕 냄새에 대해서는 우리 인간보다 512배나 민감하다고 합니다. 그래서 어떤 분들은 가모치의 살이 달고 맛있다고 말합니다. 여하간 가물치가 그만큼 맛이 좋다는 얘기가 되겠죠.

맛만 좋으냐 하면 그게 아닙니다. 굉장히 영양 가치도 높습니다. 가물치 100g에는 단백질이 19.8g이나 들어 있기 때문에 쇠고기와 맞먹습니다. 더군다나 칼슘도 265mg이나 포함되어 있습니다.

그래서 가물치는 아주 훌륭한 알칼리성 식품으로 사실 여성뿐만 아니라 남성에게도 좋습니다. 비위장 소화기 계통을 보강하니 원기를 굉장히 높여 주게 되고 혈액을 보충시킵니다.

가물치는 소변을 원활하게 해줌으로써 몸이 잘 붓는 것까지 내려 주게 됩니다. 복용 방법은 깨끗이 씻은 가물치를 통째로 물과 참기름 함께 넣고 푹 고아 곰탕을 끓여서 드시는 겁니다.

산 가물치를 씻기만 하고 통째로 들통에 넣고 참기름을 붓고 뚜껑을 닫은 후 불을 켜면 들통 속에서 가물치들이 펄쩍펄쩍 뛰면서 야단치다가 잠잠해지지요. 이때 한약재인 당귀를 넣고 물을 넉넉히 붓고 푹 끓이지요. 가물치가 아주 물러질 정도로 푹 고으면 검은빛의 진한 곰탕이 만들어집니다.

이걸 복용하시면 빈혈이 심하고 체력이 떨어지고 손발이 싸늘하고 추위를 잘 타고 야뇨증이 심하며 침을 많이 흘리고 입안이 잘 헐고 혓바늘이 잘 돋는 데 좋습니다. 한 번 끓인 것을 4~5일 동안 분복하시면 됩니다.

임신중 기운이 떨어지고 손발이 냉하며 잘 저리고 잘 부을 때도 좋고, 산후에 온몸이 쑤시고 빈혈이 심하며 무릎에서 찬 바람이 솔솔 나온다고 하면서 산후 부기가 빨리 가시지 않을 때도 좋습니다. 노인들의 보약으로도 좋고 남자들의 보양제로도 효과가 있습니다.

가물치만 좋은 게 아니고, 한약재인 당귀 또한 좋기 때문입니다. 당귀에는 비타민 B12가 많습니다. 보혈제로 그만이지요. 얼굴에 핏기가 돌아 불그스레해지고요, 어지럼증도 없어지고, 귀울림에도 좋습니다. 장을 부드럽게 해주고 영양을 공급하기 때문에 배변도 순조로워지지요. 월경을 고르게 해 주고 생리통을 없애며 임신을 촉진시키기까지 합니다.

이런 당귀를 가물치와 함께 고았으니 얼마나 좋겠습니까? 두 말씀 드릴 필요도 없겠지요.

당귀는 수입 약재보다 우리 것을 구하세요. '토당귀'라고 하지요. 썰어 놓은 토당귀를 사다가 흐르는 물에 씻은 후 통풍이 잘 되는 그늘진 곳에 널어서 잘 말린 다음 사용하세요.

산후 부기엔 가물치를 드세요

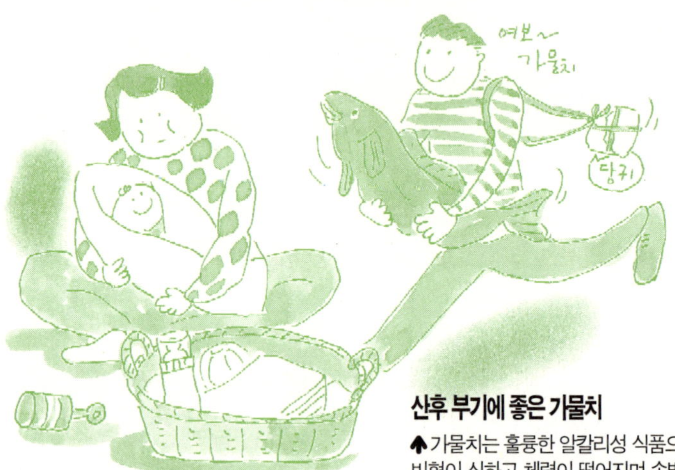

산후 부기에 좋은 가물치

↑ 가물치는 훌륭한 알칼리성 식품으로, 빈혈이 심하고 체력이 떨어지며 손발이 싸늘한 사람에게 좋고, 소변을 원활하게 해주므로 몸의 부기도 내려준다. 당귀 또한 보혈제로 그만이다. 어지럼증이나 귀울림에도 좋으며 장을 부드럽게 해주어 변비를 없앤다.

가물치 곰탕 끓이기

↓ 산 가물치를 통째로 들통에 넣고 참기름을 붓고 뚜껑을 닫은 후 불을 켜면 들통 속에서 가물치들이 펄쩍펄쩍 뛰면서 야단을 치다가 잠잠해진다. 이때 당귀를 넣고 물을 넉넉히 부은 다음 가물치가 아주 물러질 정도로 푹 끓이면 진한 곰탕이 된다.

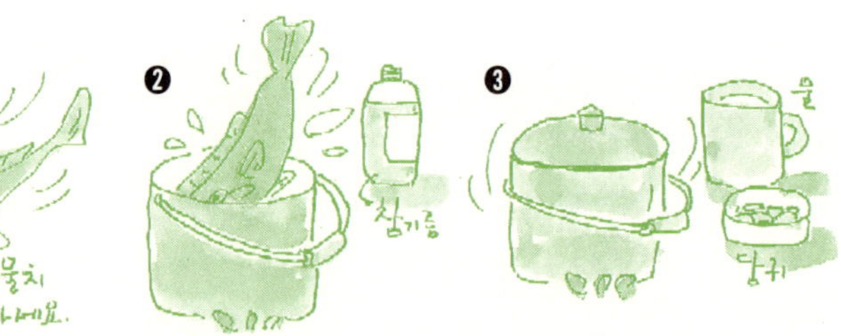

산후 훗배앓이엔 잇꽃이나 산사자를 달여 드세요

산후 훗배앓이라는 게 있지요? 후진통이라고 부르는 거 말예요.

분만 후 자궁이 임신 전의 상태로 빨리 되돌아 가기 위해 자궁 수축을 일으키기 때문에, 산후에 분만 때의 진통과 비슷하게 하복부나 허리에 간헐적으로 통증을 일으키는 것이 산후 훗배앓이, 즉 후진통이라고 하는 것입니다.

그러면 이 훗배앓이는 어떤 산모에게나 모두 다 나타날까요? 어떤 산모에게는 심하게 나타나고, 어떤 산모에게는 가볍게 나타나는 등 차이는 없을까요? 네, 훗배앓이는 어떤 산모에게나 다 나타나지요. 그러나 심한 경우가 있고 덜 심한 경우도 있습니다. 예를 들어 젖을 먹이는 산모가 훗배앓이를 더 심하게 앓게 됩니다.

수유하게 되면 그에 대한 반사 작용으로 뇌하수체에서 자궁 수축 호르몬이 분비되어 자궁 복구가 빨라지므로 수유자는 비수유자보다 통증이 더욱 심하게 나타나는 것이랍니다. 결국 젖을 먹이는 산모는 젖을 안 먹이는 산모보다 훗배앓이는 심하게 앓지만 자궁이 임신 전의 상태로 복구되는 것은 훨씬 빠르다는 얘기가 되지요.

또 처음 아기를 낳은 산모에 비해 아기를 이미 낳아 본 경험이 있는 산모가 훗배앓이를 더 심하게 앓게 됩니다. 다시 말해서 초

있는 산모가 훗배앓이를 더 심하게 앓게 됩니다. 다시 말해서 초산부보다 경산부의 경우가 더욱 심하다는 것이지요.

그렇다면 훗배앓이는 언제부터 시작하여 언제까지 계속될까요?

이 통증은 분만 당일부터 시작되는데 분만 당일에 가장 심하며 시일이 경과할수록 약해져서 보통 1주일 이내에 없어집니다.

그러나 훗배앓이가 1주일이나 계속될 수도 있다고 하니까 아랫배가 쥐어 짜는 듯 아프고 허리가 끊어질 듯 아픈 데도 그저 시산만 흐르면 자연히 없어지겠지 하며 무작정 기다려서는 안됩니다.

개중에는 자궁 내에 태반의 일부가 남아 있거나 난막이나 어혈 등이 뭉쳐 있는 경우가 있거나 자궁 염증 등으로 인한 격심한 후진통을 일으키는 케이스도 적지 않게 있기 때문이지요. 이런 케이스는 무작정 기다리지만 말고 빠른 시일 내에 원인을 제거해야 합니다.

여기에 대해 동의보감에서는 이렇게 설명하고 있습니다.

「태의 옆에 덩어리 같은 것이 생긴 것을 아기 누운 자리라고 한다. 태아가 나오려고 할 때 그 덩어리 같은 것이 터져서 피가 흐르는 것이다. 만일 굳은 피가 흘러내리지 않으면 덩어리가 되어 참을 수 없이 아프게 되는데 이것이 피응어리, 즉 혈가라는 것이 된다. 이런 때에는 궁귀탕에 삼릉, 봉출, 현호색, 모란 뿌리 껍질, 복숭아씨, 잇꽃을 더 넣어 쓴다」고 말입니다. 그러니까 훗배앓이에 궁귀탕, 즉 천궁과 당귀를 각 20g씩 물 500ml로 끓여 반으로 졸여 하루에 2~3회 공복에 복용한다는 뜻이며, 이 때 잇꽃 등의 약재를 함께 배합하면 더 좋다는 얘기입니다.

그러나 잇꽃을 궁귀탕에 꼭 배합해서 쓸 필요까지는 없습니다. 잇꽃만 끓여 차처럼 마셔도 효과가 있기 때문이지요. 하루 분량을 10g 정도로 해서 불 300ml로 끓여 여러 차례 나누어 마시면 됩니다. 굳은 피가 깨끗이 씻겨내리고 신선한 피가 몸 안에서 생성되도록 도와주는 역할을 하지요.

동의보감에는 이 외에도 실소산이라는 처방을 소개하고 있습니다. 분만 후 배꼽 둘레가 아픈 것을 치료해 주는 처방이라는 거지요. 오령지라는 약재와 부들꽃가루를 프라이팬에서 슬쩍 볶은 것을 각각 같은 양씩 배합하여 가루내어 1회 8g씩을 식초를 붓고 끓여 고약처럼 만든 다음 물 1잔을 붓고 다시 끓여 7부쯤 되게 달여서 이것을 뜨겁게 하여 먹으면 곧 낫는다고 했지요.

아주 간단한 처방이지요? 물론 이것 못지않게 간단한 처방이 또 있습니다.

훗배앓이가 심하고 분만 후 반드시 빠져나와야 할 분비물, 즉 '오로'라고 하는 것이 흘러내리지 않아 장차 피응어리가 맺힐려고 할 때 쓸 수 있는 처방이지요.

아가위 열매 아세요? 산사자라고도 하고 찔광이라고도 하는 이 열매와 계피를 각각 20g을 물 500ml로 끓여 반으로 줄면 짜서 약물만 받아 흑설탕을 조금 타서 하룻동안 여러 차례 나누어 마시면 됩니다.

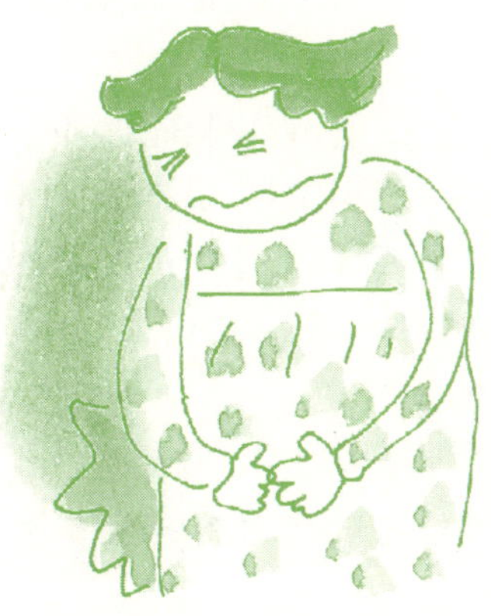

산후 훗배앓이에 좋은 처방

◀ 훗배앓이가 1주일이상 계속되거나 아랫배가 쥐어짜는 듯이 아프고 허리가 끊어질 듯이 아플 때는 천궁과 당귀 각 20g씩을 물 500ml에 넣고 끓여 반으로 졸여서 하루 2~3회 마시면 좋다. 이때 잇꽃을 배합하면 더욱 좋다.

손발이 트는 데는 감초 화장수가 좋습니다

손발이 트는 데 감초 화장수가 좋습니다.

날이 싸늘해지면 손발이 잘 튼다 또 갈라진다, 그래서 아프기도 하다 하고 고민하는 여성들이 많습니다. 물론 남성들 중에서도 비슷한 증세로 고생하시는 분들 많죠.

이때 감초 화장수를 한번 써 보세요. 저녁에 세수한 후에 감초 화장수 만들어 놓은 것을 손발에다 바르시고 살살 마사지만 해도 손발이 트고 갈라지고 아프고 한 거 다 깨끗하게 낫거든요.

그러면 감초 화장수를 만드는 방법에 대해서 알아보기로 하지요. 우선 좋은 감초를 구하세요. 어떤 것이 좋은 감초냐구요? 노란색이 아주 선명하고 딱딱하고 그리고 묵직하고 섬유질이 적으면서 단맛이 강한 것이 좋습니다.

하여간 이 감초 썬 것을 한 50g 정도 준비하세요. 그것을 흐르는 물에다가 씻어서 물기를 뺍니다. 그리고는 알코올 100ml를 준비해서 썰어 놓은 감초를 그 알코올에다가 집어넣고 24시간 정도 담가 두지요. 이것을 다시 여과해서 감초는 버리고 그 술만 받습니다. 소위 말하는 감초술이 되겠지요.

여기서 말하는 알코올은 에틸 알코올입니다. 알코올에는 메틸 알코올과 에틸 알코올이 있는데 메틸은 공업용이나 연료용 등으로 사용하고 에틸은 소주를 만드는 등 우리가 먹을 수 있는 식용이기도 합니다.

간혹 메틸 알코올을 술인줄 알고 잘못 먹어 눈이 멀거나 목숨을 잃는 경우도 있으니 이 점 꼭 유념하시기 바랍니다.

아무튼 이렇게 준비된 감초술에다가 글리세린과 물을 각각 같은 양씩 배합해서 잘 흔들어 섞습니다. 바로 이것이 감초 화장수지요.

우리가 손발 튼 데 글리세린만 발라도 좋다고 얘기하지요. 그런데 손발이 튼 데, 갈라진 데, 아픈 데에 감초술과 글리세린, 물을 각각 같은 양씩 배합해 가지고 잘 흔들어서 섞은 다음 보관했다가 쓰면 더할 나위 없이 좋겠지요.

이것은 손발이 튼 데만 좋은 것이 아닙니다. 날이 추울 때 쓰면 목욕을 하더라도 피부가 덜 벗겨진 것처럼 뿌옇게 되어 보기가 흉할 때가 있지요. 아주 피부가 거칠어지기도 하고 얼굴도 뿌옇게 무슨 때가 낀 것처럼 되면서 거칠어질 때요. 그때도 참 좋습니다.

감초화장수 만들기

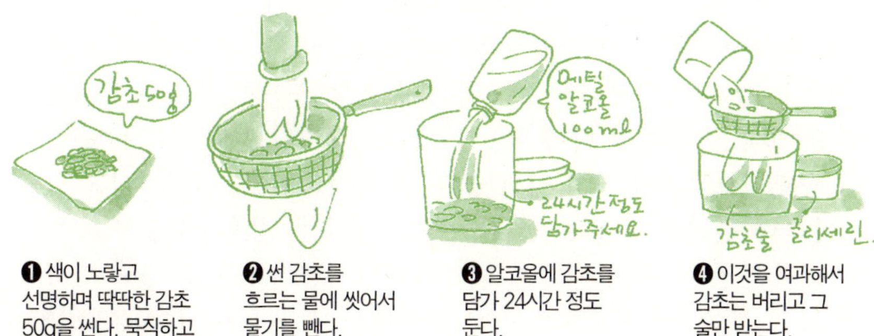

❶ 색이 노랗고 선명하며 딱딱한 감초 50g을 썬다. 묵직하고 섬유질이 적으며 단맛이 강한 것일수록 좋다.

❷ 썬 감초를 흐르는 물에 씻어서 물기를 뺀다.

❸ 알코올에 감초를 담가 24시간 정도 둔다.

❹ 이것을 여과해서 감초는 버리고 그 술만 받는다.

습관성 유산일 때는 이렇게 하세요

자연유산 중에서도 태반 완성 전 유산과 태반이 완성된 후의 유산은 증세 및 경과에 많은 차이점이 있습니다.

태반 완성 전인 임신 16주 이전에 유산된다면 아직 비후되어 있는 탈락막에 많은 혈관 분포로 처음부터 끝까지 출혈이 계속되고 하복부는 경련성 둔통이 간간이 있으며, 자궁 내용물의 일부 또는 대부분을 배출하되 내용물이 완전히 배출되어야만 출혈이 멈추는 것이 특징입니다.

그러나 태반이 완성된 후의 임신 16주 이후에선 진통이 시작된 얼마 후에 내용물이 배출되며 그 다음에 출혈이 있게 됩니다.

여하간 태반 완성 전이든 완성 후든 자연유산이 상습적으로 일어나는 경우있지요? 이런 경우를 동의보감에서는 '활태'라고 했습니다. 그러니까 활태라고도 하는 습관성 유산의 증세는 임신만 하면 대개 거의 같은 시기 즉, 임신 3, 5, 7개월에 아무 이유도 없이 습관적으로 3회 이상 임신 중절 되는 것을 일컫는 것이지요.

이것의 원인들을 보면 난자가 병적 난자인 경우, 자궁의 기형 및 발육부전의 경우, 자궁경관이 확대되어 있는 경우, 경관 열상이 있는 경우, 체내 호르몬 이상과 비타민 결핍증이 있는 경우 등이 있습니다.

어쨌든 활태라고 불리우는 습관성 자연유산이 이루어지면 처음부터 출혈과 아랫배의 경련성 둔통이 오는 경우도 있을 것이고 혹은 진통이 있은 다음 유산이 되고 출혈이 오는 경우도 있을 겁니다. 따라서 출혈이 있고 유산이 되느냐 유산이 있고 출혈이 되느냐 하는 차이는 있지만 선후를 따질 것 없이 될 수록 빨리 손을 써야겠지요.

그러니까 성숙기에 있는 부인에게 무월경이 있다가 일정한 시기가 지난 후 자궁 출혈이 지속되고 동통을 느끼고 경관이 열려져 있으면 일단 유산을 의심해야 하므로 전문의에게 진찰, 치료를 빨리 받도록 해야 합니다.

아울러 생활상 몇 가지를 주의해야겠지요. 이를 유산의 섭생법이라고 합니다.

우선 심한 운동이나 육체적 과로를 피하고 감정의 변화를 억제하며 정신적 안정을 취해야 합니다. 임신중에는 기거 동작을 신중히 하여 높은 곳에 올라가거나 복부에 외상을 입지 않도록 해야 합니다. 심청전에 나오는 곽씨 부인이 심청을 임신했을 때 모난 곳에 앉지도 않고 기울어 진 곳에 서지도 않고 높은 곳에 오르지도 않으면서 주의했다고 하잖아요. 이것도 태교의 중요한 한 부분이지요.

또 정기적인 임신 진단을 받아 조기에 임신 관련 질병이나 자궁의 이상 그리고 임신중독증을 치료해야 합니다. 이런 것들이 모두 유산을 일으키는 원인이 되기 때문이지요.

그리고 칼슘, 비타민, 단백질 등이 많이 포함된 음식물을 섭취합니다. 태아의 뼈, 두뇌의 형성에도 이런 성분이 많이 함유된 식품이 꼭 필요하지만 유산을 방지하는 데도 반드시 필요합니다. 물론 이외에도 많은 영양소가 임신중에 필요하겠지요. 따라서 다양한 식품에서 다양한 영양소를 고루 섭취할 수 있게 배려하세요.

섬유질이 많은 식품도 필요하고 수분을 충분히 취하는 것도 필요합니다. 소대변이 원활해야 복압도 상승되지 않고 신진대사도 원활하게 이루어져서 유산도 방지할 수 있으니까요. 배려하세요.

또 과도한 성교를 삼가야 합니다. 격렬한 섹스가 유산을 일으키는 원인이 될 수도 있기 때문입니다. 따라서 임신중 부부생활을 어떻게 하는 것이 좋은가를 서적을 통해 익히시고 신경을 쓰도록 하세요.

습관성 유산이 있는 부인은 과거에 유산이 되던 시기가 되면 절대적인 안정을 취해야 합니다. 다른 때보다 과거에 유산이 되던 그때에 훨씬 유산이 잘 일어날 수 있기 때문입니다. 그리고 절박 유산 때는 약 20일 정도 누워서 절대 안정을 취하도록 합니다.

또 진행 유산이나 불완전 유산 때는 약물이나 수술 등의 방법으로 가능한 빨리 내용물을 완전히 제거해야 합니다. 역시 자궁경관 열상이 있으면 교정 수술을 유산 후 수일 이내에 행하도록 하세요.

습관성 유산일 때는 심한 운동이나 과로를 피하고 감정의 변화를 억제하며 안정을 취하는 게 중요하다. 그리고 칼슘, 비타민, 단백질 등이 많이 포함된 음식물을 충분히 섭취해 준다.

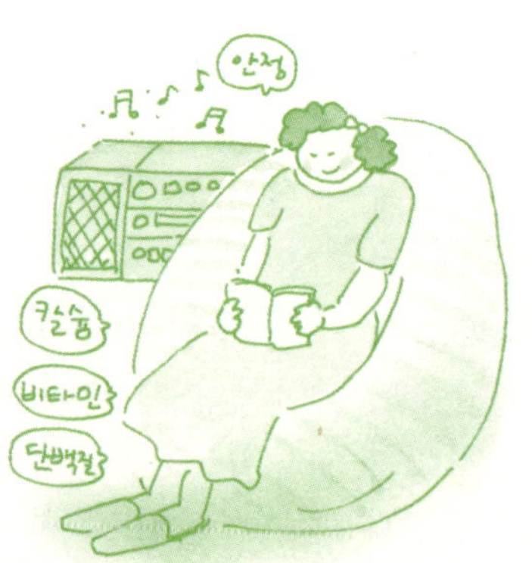

식초는 미용에 좋아요

새콤한 걸 좋아하십니까? 이번엔 식초에 대해 알아보지요. 우선 한 여대생이 보낸 편지를 소개하겠습니다.

「머리카락이 너무 많이 빠져 고민입니다. 두피까지 심하게 일어나서 피부과에 갔더니 피부 습진이라고 합니다. 치료를 받았더니 다 나았나 싶을 정도로 효과적이었지만 요사이 또 조금씩 두피가 일어나고 머리카락은 예전보다 더 많이 빠집니다. 머리감는 게 무서울 정도입니다.」

이럴 때에 어떻게 하면 좋을까요? 머리카락이 잘 빠진다, 그리고 두피가 머리에까지 일어난다는 거죠? 그러니까 두피에까지 습진이 있으므로 해서 비듬같이 아주 두꺼운 그런 딱지가 앉는다는 거죠. 이런 현상이 나타나게 되면 머리카락이 더 많이 빠지게 되는데 상당히 답답한 노릇입니다. 좋은 방법이 없을까요?

이런 분들 굉장히 많습니다. 이런 분들에게 권하고 싶은 것이 뭔가 하면 식초를 물에다가 묽게 타서 그것으로 머리를 한번 감아 보라는 겁니다. 그리고 두피를 그것으로 자꾸 자극해 보십시오. 그러면 놀랍게도 효과가 있을 겁니다.

이 식초라고 하는 것은 이렇게 머리카락이 빠지고 두피에 습진으로 딱지가 앉는 데에 상당히 효과적입니다. 그리고 무좀에도 효과가 좋아서 물에다가 식초를 타서 희석을 시킨 다음에 발을 담그고 씻으면 효과가 있다고 그러죠? 그리고 또 일인용 욕조에 더운물을 받아놓고 거기에 약 1/4ℓ 정도의 식초를 타가지고 그것으로 15분 정도 목욕을 하게 되면 상당히 좋습니다.

어깨가 결립니까? 허리가 아픕니까? 온몸에 근육통이 있고 신경통이 있는 이런 분들 또는 피부가 상당히 약한 분들에게 많은 도움이 되겠습니다.

피로회복에도 이 식초목욕만큼 좋은 게 없다고 합니다. 그러니까 운동 많이 해서 근육이 굳어진 분들에게도 좋습니다만 운동을 너무 안하고 하루종일 컴퓨터나 책상에 앉아 있다가 저녁이 되니까 어깨와 등이 모두 굳어버리는 것과 같은 증세가 나타나는 분들의 경우에도 식초목욕이 좋다는 이야기를 드릴 수가 있겠죠. 식초는 이렇게 외용으로만 도움이 되는 게 아닙니다.

여름철 건강관리에도 식초가 대단히 좋습니다. 기온과 습도는 우리들이 건강하게 살아나가는 데 매우 중요한 환경적인 요인이 됩니다. 일반적으로 17℃~18℃의 온도 그리고 60~65%의 습도가 가장 적당하다고 하는데 여름철이면 쾌적한 이 상태를 훨씬 넘어서기 때문에 건강관리에 남다른 대책을 강구해야 되겠죠.

여름철이면 정신에너지의 낭비가 심해져서 잠이 안 오고 땀이 많아지면서 체내의 수분이 결핍되고 그리고 체액 내에 용해되어 있던 나트륨, 칼륨 등 무기 성분을 비롯해서 여러 수용성 성분들이 감소되어 신체 불균형을 일으키게 됩니다.

심장, 순환기 계의 부담이 커지게 되며 중추신경계의 장애도 일어나게 됩니다. 뿐만 아니라 식욕이 부진해지죠, 소화장애가 일어나죠, 머리가 아픕니까? 메스껍습니까? 피로가 옵니까? 평소에 야심만만히고 감수성이 뛰어나며 학식도 있고 동정심이 많은 경향을 띤 사람일수록 이렇게 두통이나 메스꺼움, 피로를 더 많이 느끼게 됩니다. 그리고 아울러서 저항력이 떨어지니까 질병이 쉽게 유발되겠죠. 알레르기성 질환도 일어나기 쉽죠. 이런 사람들에게 식초목욕이 상당히 큰 도움이 됩니다.

이 식초 중에는 현미식초, 사과식초 등등 여러 가지가 있겠습니다만 현미식초는 양조식초 중에서 아미노산을 가장 많이 함유하고 있습니다. 필수 아미노산 8종을 비롯해서 18종의 아미노산을 갖고 있기 때문에 내복하실 분들은 현미식초가 상당히 도움이 되겠습니다.

그리고 사과식초에는 칼륨 성분과 비타민 성분들이 많이 있습니다. 인체 내에 칼륨이 부족하게 되면 멍해집니다, 추위를 잘 탑니다, 수족이 냉해지고 변비가 옵니다, 가려움증이 생기고, 쥐가 나고, 경련이 생기고, 불면증이 오게 됩니다. 이럴 때에는 칼륨을 보충해주기 위해서 사과식초가 더 효과적이겠죠. 그리고 미용을 목적으로 하시는 분들은 사과식초 쪽을 택하는 것이 도움이 더 많이 되겠습니다.

여하간 현미식초든 사과식초든 어떤 것도 모두 좋습니다. 여름철 더위에 짜증도 짜증이려니와 괜히 울적하고 화까지 치솟을 때에는 식초가 스트레스를 싹 쓸어버리게 됩니다.

그러니까 여름철에 한번 냉면에 식초를 타서 드셔 보시든지 또는 커피잔으로 한 잔 정도의 생수에다가 식초를 3~4티스푼 정도 희석을 시키셔서 그것을 한번 들어 보십시오. 이것은 여름철 피로로부터 인체를 구해주는 생명수가 될 겁니다.

식초는 또한 간장기능을 보호해 주는 묘약이기도 합니다. 입이 바짝 마르고 식욕이 떨어지며 입에서 단내가 나고 구취가 심해질 때 타액과 위액의 분비를 촉진해서 갈증을 풀어주고 아울러 식욕을 증진시켜 주며 소화흡수를 돕는 것이 바로 식초입니다. 여름철을 대처해 나가는 데 식초요법만한 것도 없습니다.

식초는 미용에 좋아요

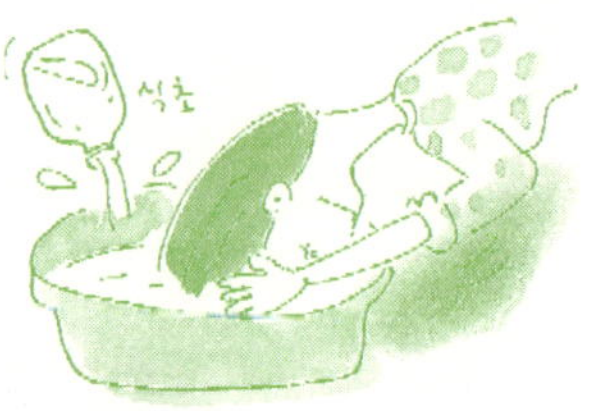

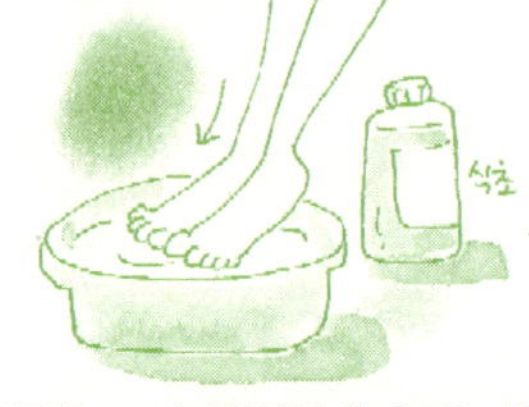

탈모가 걱정될 때

↑ 물에다 식초를 묽게 타서 그것으로 머리를 감거나 그 물로 두피를 자극하면 머리카락이 많이 빠지는 고민을 덜 수 있다.

무좀치료 · 피로회복에 효과 있는 식초미용법

↑ 무좀으로 고생할 때는 물에다 식초를 타서 희석시킨 다음 발을 담그고 씻으면 좋다. 혹은 욕조에 더운물을 받아 식초를 1/4ℓ 정도 타서 목욕을 하면 무좀 치료는 물론 피로회복에도 상당히 좋다.

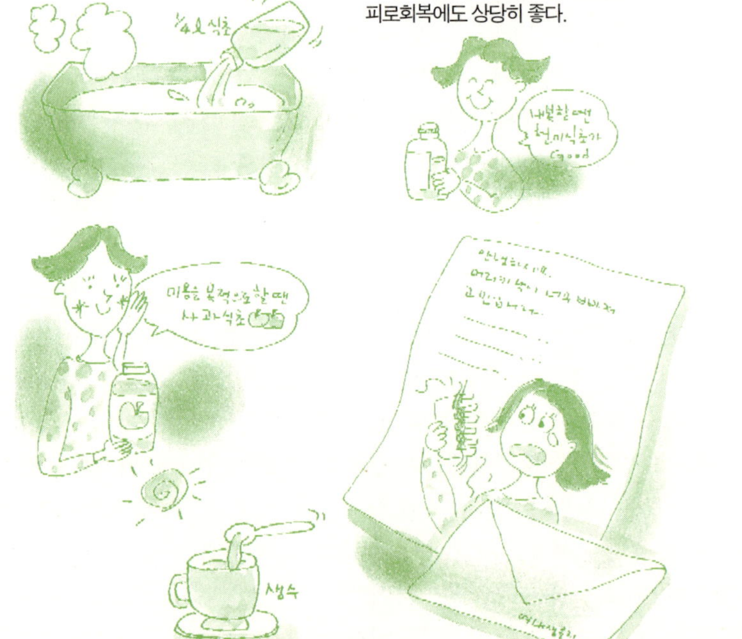

아름다워지려면 녹즙을 많이 마시세요

미용요법에서 반드시 기억해야 될 게 있습니다. 그것은 맛있는 음식을 들기 위해서는 음식이 조리되는 시간을 여유를 갖고 기다려야 하는 것처럼 아름다움도 노력과 정성 그리고 시간이 필요하다는 것입니다. 그런 까닭에 진정 아름다움을 원하는 여인들이 있다면 이러한 노력과 정성을 다해서 기다릴 줄 알아야 하고 여유를 가져야 합니다. 즉석 몇 분 완성의 증명사진을 찍었을 때 얼마 가지 않아서 색이 바래고 형체를 알아보기 어려울 정도로 추한 사진이 되어버리듯 아름다움도 시간을 기다리는 여유가 필요한 것입니다.

'홍학'이라는 것 너무 아름답죠. 그래서 홍학이 춤추는 것 구경하느라고 그 뙤약볕에서 오래 기다리지 않습니까? 자, 홍학! 그 분홍빛 아름다운 몸매가 흐르는 음률에 맞춰 너무 멋지게 춤을 추는 이 홍학들이 관람객들에게 선보일 때까지 얼마나 많은 미용식을 하면서 얼마나 오랜 시간을 가꾸는지 아는 사람은 그리 많지 않을 겁니다.

홍학은 그 아름다운 본연의 핑크를 유지하기 위해서 상당히 오랜 시간을 무척이나 끈기있고 꾸준하게 당근 같은 것을 갈아서 사료에 섞어 먹인다는 사실입니다.

사람의 경우에도 마찬가지입니다. 여자의 아름다움은 먼저 티없이 곱고 부드러우며 핏기가 볼그스름하게 비칠 듯한 하얀 피부에 달려 있다고 해도 과언이 아닐 것입니다. 따라서 아름다움을 가꾸는 미용식은 체액을 약알칼리성으로 만들고 혈색을 돌게 하는 녹즙을 비롯해서 야채주스가 우선입니다. 당근, 오이, 양배추, 사과 이런 따위의 것들이 좋겠죠. 혹은 철분을 비롯해서 여러 가지의 비타민제도 좋습니다만 매실이 또 상당히 효과가 있습니다. 매실은 구연산이 주성분인데 이 성분은 청량감과 상쾌한 맛을 줄 뿐만 아니라 피로까지 풀어주죠. 매실즙을 조금씩 매일 먹거나 그리고 이 즙을 희석해서 얼굴을 씻어도 매우 좋습니다.

여름철에 땀이 나고 더우니까 피부가 조금 안 좋아지는 분들이 많습니다. 이런 분들은 매실즙으로 얼굴 한번 씻어 보세요. 몇 번만 씻어도 얼굴에 뭔가 난 것들이 깨끗하게 없어질 겁니다.

피부라고 하는 것은 체내의 생명 활동을 외계의 변화로부터 지키는 역할을 하고 있고 체내의 여분의 수분이나 노폐물을 외계로 배설하는 작용과 호흡 작용을 아울러 하는 일종의 감각기관 및 생명의 안전을 좌우하는 중요한 기관입니다. 따라서 이 기능을 충분히 발휘하게 하려면 먼저 피부를 청결하게 해야 되겠고 그리고 단련해야 되죠. 단련하는 방법이 뭡니까?

평소에 마른 타월로 '건포마찰'을 자꾸 하십시오. 건포마찰을 습관적으로 계속하는 동안 피부도 싱싱해지고 병에 대한 저항력이 키워지게 되는 것입니다. 그리고 호흡기 계통의 기능이 호전되어 감기에 잘 걸린다, 천식 경향이 있다, 가슴이 답답하다 이런 분들도 거의 완치될 수 있을 정도의 효과를 얻을 수가 있습니다. 아울러서 건포마찰을 계속하면 혈액순환이 잘 되기 마련이라 신경통, 관절염, 요통, 소화기·자궁기 기능의 쇠약 등이 모두 고쳐질 수 있으니까 이 건포마찰 우습게 여기지 마십시오. 우리가 이러한 인식들을 다시 해야 되겠습니다.

그리고 아울러서 지압 방법도 피부를 단련하는 방법 중의 하나입니다. 4천 년 전 아랍의 하렘에서도 미녀들이 지압으로 피부를 단련시키고 아름다움을 가꾸었다고 하지 않습니까! 이들 미녀들은 특히 목 밑의 갑상선을 지압했는데 그 이유는 이것이 호르몬의 총본산이기 때문에 그렇습니다. 그래서 여자 분들 될 수 있으면 콜드 마사지할 때 얼굴만 하지 마시고 갑상선이 있는 목 밑까지 함께 자꾸 문질러 주십시오. 여기를 지압하듯이 해주게 되면 이거야말로 정말로 하렘의 미녀들 뺨칠 정도로 예뻐질 것입니다.

그리고 아울러서 또 하나 필요한 것은 '미용침'입니다. 한의원에 가시면 미용을 위한 침법이 있습니다. 얼굴에 잔주름이 없어지는 그러한 특징을 갖고 있는데 이것은 성형외과 수술하고는 틀린 거죠. 그것은 왜 그럴까요? 침으로 어떻게 예뻐집니까? 이것은 조화 있는 아름다움을 유도하는 것이 목적인 것이죠. 인체의 생리활동과 무관하게 수술 따위로 억지로 조성한 급조한 아름다움을 만드는 것이 아니고 언 발에 오줌 누는 식의 일시적인 아름다움에 목적이 있는 것도 아닙니다. 조화 있는 아름다움! 그것을 위해서 우리들은 얼굴 외에 여러 가지의 포인트들을 중심으로 해서 미용침까지 놓게 됩니다.

아울러서 한방에서는 향나무인 백단향에 침향, 정향, 영능향 등 모두 아홉 가지의 약재가 배합되어 있는 '향비로'라고 하는 처방이 동의보감에 나옵니다. 이것으로 얼굴을 씻고 목욕을 하게 되면 몸의 악취가 없어지고 향기롭게 된다고 합니다.

아홉 가지 약재를 다 넣지 않아도 좋습니다. 백단향 10g에 정향 4g만을 세숫대야 하나의 물로 끓여 얼굴을 씻거나 목욕을 해도 그 효과가 놀랍습니다.

양귀비가 즐겨 먹었다는 술 한번 담가 봅시다

양귀비가 즐겨 먹었다는, 미용에 그만인 술이 있다면 호기심을 느끼시는 여성분들 많으시겠죠?

우선 편지 한 통을 먼저 소개해 올리겠습니다.

「저는 올해 22살된 직장 여성입니다. 그런데 작년 봄에는요, 얼굴이 가렵고 부기도 있었으며 붉은 반점이 생기면서 굉장히 가렵기도 해서 약국에 갔더니 꽃가루 때문에 생기는 알레르기라고 하더군요. 요즘에는 아침에 얼굴이 부석부석하고 얼굴과 눈 주위가 당기고 화장도 잘 받지 않습니다. 그리고 오후 3시쯤 되면 앞에서 말씀 드린 것처럼 눈과 볼이 아주 심하게 당깁니다. 눈 밑에는 기미가 생겨서 아주 고민이에요. 눈 주위의 기미를 없애는 좋은 방법을 좀 알려주시면 고맙겠습니다」

아마 알레르기성 피부는 조금 뒤로 미루고 눈 주위의 기미가 더 급하신가 보죠? 하여간 피부에 좋은 방법을 알려 드릴께요.

그 방법은 바로 양귀비가 즐겨 먹었다는 술입니다.

양귀비는 도대체 어떻게 해서 그러한 미모와 절륜을 함께 가지고 있었을까요?

그것은 먼 남쪽 지방에서 나는 '여지'라고 하는 열매를 특별히 수송을 해 가지고 즐겨 먹었기 때문이라는 얘기가 있습니다. 여지는 한때 우리나라에도 수입이 되어 들어 왔었습니다만은 요사이는 수입이 끊겼지요.

비타민 C가 굉장히 많은 여지는 피부 미용에 너무너무 좋습니다. 일본 같은 데서는 중국집에서도 후식으로 여지가 나올 정도입니다. 그 여지를 중국 남쪽에서부터 수송해 오느라고 수많은 사람들이 벼랑에 떨어져 죽는데도 불구하고 양귀비는 그것을 매일같이 먹었다는 일화가 있습니다.

두 번째로 양귀비가 좋아했다는 게 용연향이라는 겁니다. 흥부전에 보게 되면 박씨에서 나온 것 중에 용연향이 있어서 방문에 걸어두는 발에다 발랐더니 바람이 불어오면 그 발에서 향기가 그윽하게 났다는 그런 얘기가 나오죠?

용연향이란 고래가 문어나 꼴뚜기를 통째로 삼키면 그놈의 주둥이는 소화가 안돼서 뱃속에서 뭉치는데 고래가 그것을 나중에 덩어리째 내뱉습니다. 그게 바로 용연향으로 매우 향기가 드높은 것으로 알려져 있습니다.

그리고 세 번째는 새벽마다 백 가지의 꽃에 서린 이슬을 받아 마셨기 때문이라고 합니다.

그러면 마지막으로 양귀비가 즐겨했다는 진짜 우리 실생활에 응용할 수 있는 미용법은 뭘까요?

바로 양귀비가 즐겨 먹은 술입니다. 용안육, 당귀, 적봉령, 대추, 작약, 시호, 목단피, 홍화, 치자, 향부자, 국화 등의 재료를 같은 양씩 섞어 술로 담가서 먹는 겁니다.

용안육이라고 하는 것은 정신을 굉장히 안정시켜 주는 겁니다.

이 용안육은 인도가 원산지인데, 미용에 굉장히 좋을 뿐더러 신경의 초조감을 진정시켜 충분히 수면을 유도하여 피로의 독소를 체내에서 말끔히 몰아내면서 피부가 티없이 한결 맑아지게 만들

어 줍니다. 허리도 따뜻하게 해주니 얼마나 여성에게 좋은가 하
는 것은 두 말할 필요가 없을 정도입니다.

당귀는 피를 보호하는 데 없어서는 안 될 보혈제입니다. 그리고
적복령은 스트레스를 풀어 주는 역할을 합니다.

대추! 이것은 우리 속담에 뭐라고 그랬습니까?

대추 보고 안먹으면 늙는다는 말이 있죠? 늙음을 방지하려면
대추를 먹어야 됩니다. 기미 생기는 것도 마찬가지입니다.

작약이라고 하는 것은 간을 좋게 해 줍니다.

그러니까 간에 피로가 독소로 많이 뭉쳐 있는 것을 풀어줄 수
있다는 얘기가 됩니다.

시호라고 하는 것은 얼굴에 열감이 오르는 것을 내려 줍니다.

또 홍화는 옛날에 잇꽃이라고 해서 이것 가지고 여자들 연지 곤
지할 때 발랐던 겁니다. 아무튼 홍화는 혈액순환을 굉장히 좋게
해줍니다.

향부자, 이것은 여성들의 백 가지 병을 고친다는 약입니다. 거
기다가 국화까지 넣었습니다. 이 약 한번 만들어 보시죠.

국화와 향부자를 같은 양 씩 섞어서 잘 씻은 후 물기가 없어지
도록 말린 다음 용기에 넣고, 약재 분량의 1.5배 되는 양의 소주
로 담가서 2주일 동안만 냉암소에 놔두고 묵힙니다. 완전히 숙성
되면 가제에 여과하여 건더기는 버리고 약술만 받아서 1회
20~30ml씩, 1일 2회 공복에 잡수시면 도움이 됩니다.

열 손가락으로 머리를 빗습니다

나는 하루에도 여러 차례 머리를 빗습니다. 열 손가락을 머리카락 사이에 푹 찔러넣고, 두피를 뻑뻑 문지르면서 머리를 빗는 것입니다.

앞머리, 옆머리, 뒷머리를 고루고루 문지릅니다. 앞머리에서 뒷머리를 잇는 정중선상은 '독맥' 이라는 경락이 흐르는 곳입니다. 우리 몸을 상하, 좌우로 흐르면서 교차하는 '기'의 네트워크가 경락이라는 것인데, 그 중에서도 양기가 흐르는 경락을 총감독하는 것이 독맥이라는 경락인데, 이 독맥이 머리 정중선상을 흐르기 때문에 두피를 뻑뻑 문지를 때면 이 정중선상을 빼놓지 않고 문지르고 있습니다. 그러면 양기가 강화됩니다.

그리고 옆머리에는 간, 담낭의 기능과 연관된 기가 흐르고 있으므로 이 부위도 빼지 않고 문지릅니다. 그러면 신경이 안정되어 불안, 초조한 게 사라지고 아침에 문지르면 하루종일 눈이 맑아지고, 자기 전에 문지르면 숙면을 취할 수 있어서 아주 좋습니다.

뒷머리에는 '풍'을 예방하는 경혈이 있습니다. 그래서 뒷머리를 뻑뻑 문지르면 풍병을 예방할 수 있을뿐 아니라 감기도 빨리 치료되고, 머리가 한결 맑아집니다.

이런 까닭에 나는 하루에도 여러 차례 열 손가락을 머리카락 사이에 찔러넣고 두피를 뻑뻑 문지르면서 건강을 지켜 나갑니다.

동의보감에도 건강을 증진시키는 열두 가지 방법을 제시했는데, 그 첫째가 바로 머리를 자주 빗으라는 것입니다.

여러분도 함께 해 보세요. 놀랍게 건강이 증진되는 것을 느끼시게 될 것입니다.

얼굴이 항상 불그스름하십니까?

여드름이나 습진 등 피부 질환이 있는 것도 아닌데 항상 얼굴이 불그스름해서 남보기 부끄럽고 자신도 괴로워서 고민하시는 분들 혹시 없으세요?

특별한 피부 질환이 없이 얼굴이 항상 붉게 달아오르는 것은 위장에 열이 있어서 이게 인체 상부로 치밀어 오르는 경우에 나타납니다. 또는 모세혈관이 수축과 확장을 해야 되잖아요? 그 수축과 확장을 조절하는 자율신경에 문제가 있어서 모세혈관이 확장된 채, 혈액순환이 나빠지는 경우에 많이 나타나게 되지요. 따라서 급격한 환경 변화에 순응할 힘이 약해져서 추운 날에 바깥에서 난방된 방으로 들어오게 되면 더 불그스름해지면서 얼굴이 무안당한 것처럼 화끈하게 달아오르게 되지요.

그럼 어떻게 하면 될까요? 첫째, 온도차가 크지 않도록 노력을 해야 되겠지요.

발이 차가워지면 얼굴이 더 달아오르기 쉽게 되기 때문에 특히 하지를 따뜻하게 해 주세요.

둘째, 화장할 때는 자극이 강한 것은 피하세요. 얼굴을 마사지할 때는 절대 손가락에 힘을 주지 않도록 해야겠지요. 그리고 얼굴 불그스름한 거 감추려고 얼굴에다가 뭐를 잔뜩 칠해 가지고 허옇게 만들려는 이것도 정말 안 좋습니다.

셋째, 동의보감에서는 술이라든지 국수라든지 또는 맵고 자극이 강한 향신료는 피하는 게 좋다고 했으니까 음식도 주의하셔야겠지요.

넷째, 동의보감에서는 '승마황련탕' 이라는 처방을 소개하고 있습니다.

승마황련탕이라는 처방은 설명이 필요 없을 만큼 잘 알려진 처방입니다.

문제는 그래요. 얼굴이 항상 불그스름해질 때 온도차를 크게 하지 말고 하지를 따뜻하게 해라, 화장에 주의해라, 음식에 주의해라, 하는 등등의 일상 생활의 처방이 좋다고 말씀드렸지만 이게 그렇게 금방 낫지를 않아요.

그러니까 장기적으로 인내를 갖고 끈질기게 해야지 그냥 단순하게 단시간에 조금 해보고 왜 얼굴이 빨리 안 낫지? 하면서 조급하게 생각하면 더 안 낫게 되지요.

그러니까 한의사와 잘 상의하셔서 믿고 꾸준하게 치료를 한번 해보세요.

정말 좋은 효과가 있을 거예요.

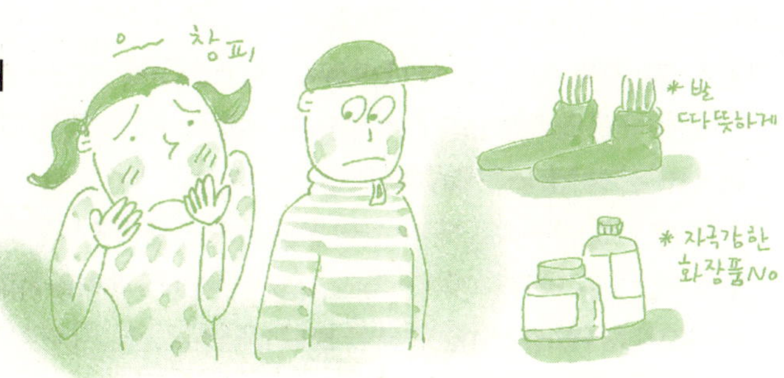

불그스레한 얼굴 때문에 고민일 때

이유없이 얼굴이 항상 불그스름한 사람에게는 '승마황련탕'이 좋다. 일상생활에서는 하지를 따뜻하게 하고 화장에 주의하며 맵고 자극적인 음식은 피하도록 한다.

여드름이 걱정일 땐 상추를 드세요

옛날부터 한 번 잘못을 하면 두고두고 지탄을 받는다는 의미의 속담으로 '상추밭에 똥싼 개'라는 얘기가 있습니다. 그만큼 상추밭에다가 그런 일을 한 개는 아주 두고두고 지탄을 받았다는 것이죠. 왜냐하면 상추는 그만큼 청정한 식물이기 때문이지요. 그래서 상추에는 여간해서 벌레가 끼지 못한다고 하지요.

그 엉커시과에 속하는 상추를 동의보감에서는 '와거'라는 이름으로 불렀습니다. 상추를 두 가지로 크게 나누어서 붉은 빛이 도는 상추를 '자와'라고 하고 푸른 녹색을 띤 상추를 '백와'라고 부르는데 이게 모두 '와거'라고 하는 이름으로 동의보감에서 불렀습니다.

이름은 어떻게 됐건 간에 붉은빛이 도는 것과 거의 푸른 녹색이 도는 것이 있는데요, 예전에는 그런 거를 넣은 시루떡까지 있었다고 합니다. 아무튼 신선하고 야들야들한 상추를 쌈을 싸서 먹거나 무쳐 먹으면 맛이 일품이지요. 상추는 맛도 좋지만 그 약효도 절대 무시할 수 없습니다.

소변이 찔끔거리면서 잘 나오지 않는 경우에 상추 한 움큼을 잘 찧어서 배꼽 주위에다가 턱 붙여 보세요. 소변이 아주 확 뚫리면서 속이 시원하리만큼 효과가 있습니다.

또 담이 결리는 적이 혹시 있으십니까? 혹은 타박상을 입으신 적은 없으세요. 그때 꼼짝하기 어려울 만큼 고통스럽지요? 그런데 그건 걱정하지 마세요. 그럴 때도 역시 상추 한 움큼을 찧으세요 그것을 담이 결린 데 붙여 보세요. 또는 타박상으로 붓고 아픈 부위에 한번 붙여 보세요. 그러면요 담 결려서 꼼짝을 못할 때, 아니면 타박상으로 뻘겋게 부어 올라서 아주 아플 때, 특히 발목 같은 데 다쳤을 때는 걷기조차 힘들잖아요. 어쩌면 그토록 빠르게 회복되는지 아주 놀라실 겁니다.

상추, 정말 아주 유용한 채소인 거 이제 잘 아시겠지요. 상추에는 비타민 A가 매우 풍부하지요. 그리고 비타민 B1이나 칼슘, 철분도 많구요. 또 리신이나 히토신 같은 필수 아미노산도 아주 풍부합니다. 식물성 섬유도 풍부하기 때문에 변비에도 좋겠지요.

그러니까 상습적으로 변비가 있는 분들, 특히 여드름 잘 나는 그런 젊은 분들의 변비 같은 때에 상추 많이 잡수세요. 피를 맑게 하는 정혈 작용이 있구요. 해독 작용도 뛰어나기 때문에 여드름까지 싹 가시게 만들어 줍니다.

피가 탁하고 피에 열이 많은 것을 어혈, 혈열이라고 하지요. 이런 때일수록 여드름이 더 극성을 부리기 마련입니다. 우리 몸은 네 가지 독소에 의해 질병을 잘 일으킨다고 했지요! 그 세 가지 독소가 바로 식독, 수독, 그리고 혈독입니다. 혈독이 바로 어혈, 혈열입니다.변비에 의한 식독이나 육류에 의한 식독 그리고 수독이 혈독과 함께 여드름을 더 악화시키기 마련인데요, 상추를 드시게 되면 피를 맑게 하고 이런 독성을 해독하게 되지요. 어때요? 근사하지 않아요? 상추, 많이 드세요. 그깟 여드름, 확 가십니다. 그리고 술 드신 분들 상추즙을 내어 잡수시면 숙취도 참 빨리 풀립니다.

실천해 보세요

여드름이 걱정일 땐 상추를 드세요

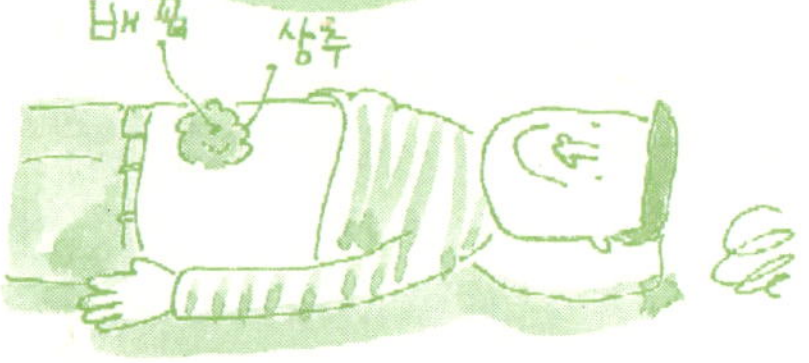

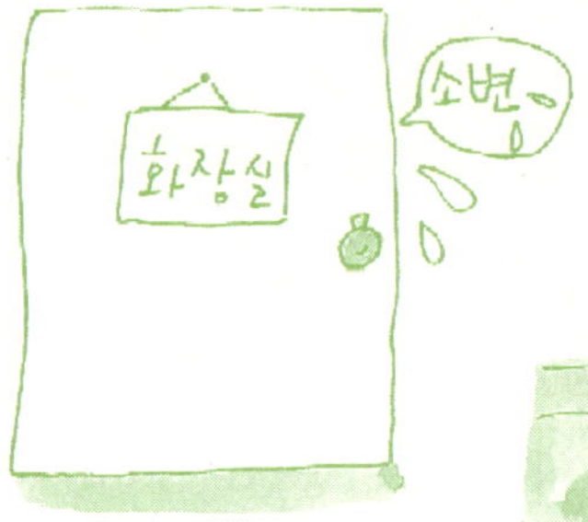

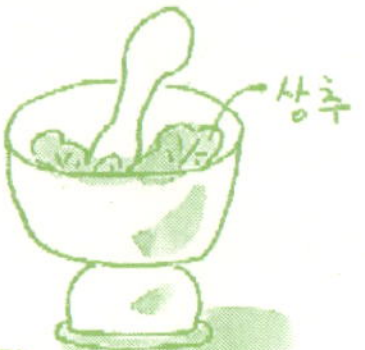

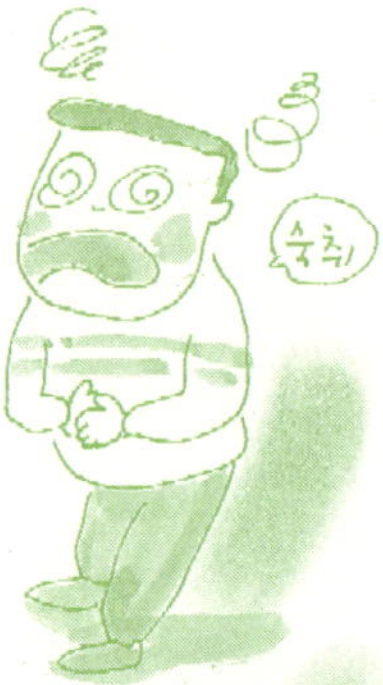

여드름엔 상추가 특효약

소변이 찔끔거리면서 잘 나오지 않는 경우에 상추 한 웅큼을 잘 찧어서 배꼽 주위에 붙여보자. 소변이 확 뚫리는 것을 느낄 수 있다. 상습적으로 변비가 있는 사람이나 여드름 때문에 고민인 사람에게도 상추는 좋은 식품이다. 숙취로 고생할 때도 상추즙 한 잔이면 몸이 거뜬해진다.

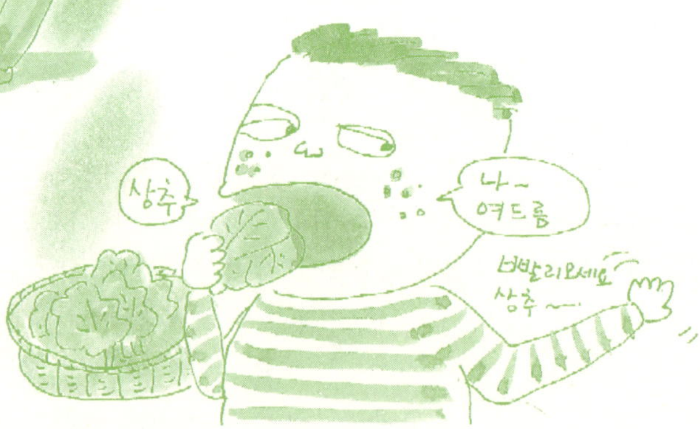

여위어 걱정일 때 살찌는 8가지 방법을 알려 드리죠

다이어트를 하시고자 하는 여성분들도 많지만 반대로 몸이 너무 여위어서 살 좀 쪄봤으면 하는 여성도 의외로 적지 않습니다. 이럴 때는 평소 식사를 하실 때 다음과 같은 음식을 위주로 많이 들도록 해보십시오.

첫째, **가막조개청국장**이 있습니다.

만드는 법은 이렇습니다. 곱게 채썬 쇠고기 100g, 송송 썬 배추김치 약간을 마늘, 간장과 함께 냄비에 볶습니다.

한편 가막조개 100g을 소금물에 바락바락 문질러 씻은 후에 끓는 물 6컵에 소금을 약간 넣고 데쳐서 조개는 건져 놓고 국물만 체로 밭쳐 조개가 토해 낸 모래를 걸러냅니다.

이 국물에 아가위를 넣으세요. 아가위, 잘 모르세요? 우리말로는 아가위라 하고 약명으로는 산사, 산사자, 산자육이라고 하지요. 아가위 즉 산사자는 소화제이면서 혈액 순환제이고 혈압 강하제입니다.

여하간 이 아가위를 씻어 깨끗한 것 6g을 아까 만들어 놓은 가막조개 끓인 국물에 넣고 끓이세요. 물이 반으로 줄어서 3컵 가량 되면 다시 체에 밭쳐, 이 국물을 쇠고기와 배추김치를 볶은 냄비에 붓고 끓입니다.

　다 끓으면 청국장 3큰술을 풀고 펄펄 끓이세요. 이때 어슷어슷 썬 파 50g, 큼직큼직 썬 두부 150g, 가막조개살 100g을 넣어 한 소끔 끓이세요.

　이제 다 되었습니다. 설명이 길어졌지만 알고 보면 그냥 청국장 끓이는 요령과 하나 다를 게 없습니다. 맛있게 드세요.

　가막조개는 바로 재첩이지요. 겨울철에 특히 맛이 좋은데, 이 맛은 호박산으로 패류 중에서 가장 많은 양이 함유되어 있습니다. 단백질은 약간 적은 편이지만 체내에서 만들 수 없는 필수아미노산이 함유되어 있어 질이 무척 좋지요. 성분 중의 타우린은 $B_2 \cdot B_6 \cdot B_{12}$ 및 인과 칼슘 등을 갖고 있습니다.

　특히 인과 칼슘이 1대3의 비율로 되어 있어 칼슘이 부족한 성장기 어린이나 임신부에게 좋지요. 칼슘이 부족하면 혈액이 산성화되고 신체의 저항력이 저하되고 야위게 되며 뼈가 약해지지요? 그래서 가막조개는 살찌게 하는 식품으로 알려져 있습니다.

　한편 청국장, 두부는 훌륭한 영양원이지요.

　또 아가위는 산사자 나무의 열매로 레몬산, 포도산, 비타민 C, 카로틴 등을 함유한 소화 촉진, 식욕 증진, 기혈 순환 작용이 뚜렷한 약재입니다. 그래서 모 제약회사에서는 아가위 즉 산사자로 혈액순환 촉진제를 만들어 시판하고 있지 않습니까?

　이게 혈액순환만 잘 시키는 게 아닙니다. 아주 좋은 소화제요, 식욕 촉진제이기도 하지요.

　둘째, **닭다리 약튀김**도 좋습니다.

　이렇게 만들어 보세요. 닭다리 6개를 칼끝으로 가볍게 찔러 연하게 한 후 생강즙 1큰술과 약간의 소금, 후춧가루를 뿌려 잘 주물러 놓습니다.

　'고진음자' 라는 처방을 한 첩 지어 잘 씻은 후 말려서 가루내어

1/4컵을 준비하고 여기에 녹말가루 1/4컵을 고루 섞어 튀김가루를 만들어 둡니다.

튀김냄비에 기름을 붓고 연기가 나기 직전 양념된 닭다리에 잘 풀어놓은 달걀을 고루 발라 준비된 튀김가루를 듬뿍 묻혀서 튀겨냅니다. 한번 튀겨낸 것에 다시 풀어놓은 달걀을 바르고 튀김가루를 입혀서 또 튀겨내어 드세요.

'고진음자' 라는 처방은 몸이 야위고 기혈이 부족하여서 손발은 물론 심장까지 화끈거리는 것을 참을 수 없으며, 열이 훅! 달아올랐다가 사라지기도 하고, 진땀이 나거나 설사를 하기도 하고, 때로 가래가 끓거나 기침하며, 어지럽거나 무기력하고 머리도 맑지 않고 허리가 아픈 경우에 쓰는 보약입니다.

처방 구성은 숙지황 6g, 산약·인삼·당귀·황기·황백 각 4g, 진피·백복령 각 3g, 두충·감초·백출·택사·산수유·파고지 각 2g, 오미자 10알로 되어 있습니다. 이렇게 한 첩 지어 잘 씻은 후 말려서 가루내어 녹말가루와 섞어 튀김가루로 사용하면 쌉쌀하고 새콤달콤하여 먹기에도 좋습니다.

셋째, **삼사주**라는 술도 있습니다.

우선 무자치, 구렁이 왕사, 검은뱀 오사, 이렇게 세 가지 뱀을 구하세요. 각각 90g 정도면 됩니다. 이것을 용기에 넣고 4.5 *l* 의 소주를 부어 1개월간 냉암소에서 묵힙니다. 1주일에 두 번씩 용기를 잘 흔들어 주도록 합니다.

다 숙성되었으면 여과하여 맑은 술만 얻은 후 1회 15∼30ml씩, 1일 1∼2회 공복에 마시면 됩니다.

여기서 세 가지 뱀을 구하라고 했는데, 여러분 혹시 무자치라는 뱀을 아세요? 무자치는요, 온몸이 적갈색이고 등줄기를 따라 네 개의 검은 줄무늬가 있으며 황갈색에 검은 점이 얼룩얼룩 흩어져 있는 뱀입니다.

구렁이 왕사는 뱀 중에서 가장 길고 큰 놈인데, 머리 꼭대기에 날 때부터 임금 '왕' 자가 새겨져 있어서 일명 '왕사' 라고 불리지요. 검은뱀 오사는 등에 삼릉이 있고 눈은 살기 어린 적광이 번뜩이며 몸빛은 검어서 옻칠한 듯합니다.

이것들로 술을 담근 삼사주라는 술은 확실한 자양 강장주이며, 수척하고 피로한 것을 개선해 줍니다. 술 좋아하시는 분들, 한번쯤 담가서 잡숴 보세요.

넷째로 **사과술**도 좋습니다.

살이 단단하고 덜 익은 싱싱한 사과를 깨끗이 씻어 물기를 제거한 후 껍질째 네 조각을 내어 심지를 도려내고 용기에 넣습니다.

사과 양의 1.5배 되는 소주를 붓고 밀봉하여 서늘한 곳에 보관합니다. 처음 4, 5일 동안은 하루에 한 번씩 가볍게 용기를 흔들어주고 10일 후 마개를 열어 천으로 여과합니다. 여과된 액체를 다시 용기에 넣고 설탕 조금을 넣어 용해시키고 여기에 사과 찌꺼기의 약 1/5을 액체 속에 넣어 밀폐하여 다시 서늘한 곳에 보관하지요.

1개월 후에 마개를 열어 위에 뜬 액만 받아내고 나머지 액은 천으로 여과하여 먼저 따라놓은 액과 섞습니다. 은은한 사과향이 고혹적인 담황색의 예쁜 술이 되는데, 마실 때마다 한 잔의 사과술에 로열 젤리 적당량을 타서 마시세요.

사과술에 로열 젤리를 혼합한 것을 '봉왕장보주' 라고 합니다.

사과는 안평대군이 중국 연나라에 갔다가 오면서 우리나라에 전해진 것인데 과당, 포도당, 자당 등의 감미와 사과산, 구연산, 주석산 등의 산미 및 방향성 유기산이 포함되어 있어서 피로 해소, 장 연동 운동 자극, 상내 이상 빌효 방지, 혈압 조절 및 식욕 증진

효과와 수척한 신체를 강하게 돋구는 작용을 합니다.

한편 로열 젤리란 꿀벌의 인두선에서 나오는 여왕벌의 먹이인데, 맛이 시고 달며 젖빛을 띤 젖기름 같은 것으로 특이한 냄새가 나지요. 필수아미노산과 비타민 등이 많이 함유되어 있어서 생명활동에 필요한 에너지를 공급하고 고환이나 정관의 무게를 증가시켜 줄 정도로 성기능을 활성화하며, 세포 재생 능력을 높이고 저항력을 증가시키며 수척한 것을 다스립니다.

다섯째, **메추라기술**도 좋습니다.

메추라기를 손질하여 털과 내장을 제거하고 잘 씻은 것 100g에 녹용 75g, 잘 씻어서 물기를 뺀 하수오라는 약재와 인삼 각 37.5g을 용기에 담고, 소주 3700ml를 부어 반으로 줄도록 달여서 식힌 후 30분간 햇볕에 쪼입니다. 재료를 다 구하지 못하면 구할 수 있는 것만 구하세요.

그리고 다시 소주 3700ml을 붓고 반으로 줄도록 달여 식힌 후 20분간 햇볕을 쪼입니다. 여기에 꿀 150g을 넣고 밀봉하여서 서늘한 곳에 보관하고 3개월간 익힙니다. 이것을 20ml씩, 1일 2회 식전이나 식간 공복에 마시면 됩니다.

메추라기는 예로부터 강장제로 손꼽혀 왔지요. '순육'이라 하여 '보장 익기' 작용이 있다고 했습니다. 보장 익기 작용이 뭐냐구요? 그야 이름 그대로지요. 즉 보장이란 내장기 기능을 보강한다는 뜻이고 익기란 기력을 강인하게 한다는 뜻이지요. 우유로 달여 먹거나 양념하여 굽거나 고기가 연하게 되도록 여러 차례 칼로 두들겨 소금을 치고 밀가루를 묻히고 달걀을 씌워 지져 먹기도 합니다.

녹용은 보혈제의 대표요, 인삼은 보기제의 대표이므로 기혈을 동시에 보강할 수 있습니다.

하수오는 인체 기능이 쇠약해져서 백발이 되거나 '신장'이 쇠약해져서 정력이 쇠약해지고 허리와 무릎이 아프고 힘없으며 눈이 침침해지고 귀가 먹먹하거나 귀울림이 있고 입이 마르며 소변이 잦고 수척해지는 것을 방지하는 보약입니다.

'길 떠나는 자에게·새박뿌리를 주지 말라, 새박뿌리를 먹고 정력이 좋아지면 길 떠나 있는 동안 성욕을 주체치 못해 일낸다' 하는 얘기가 있을 정도로 새박뿌리는 대단한 정력제이지요. 이 새박뿌리가 바로 하수오입니다. 그만큼 정력제로 놀라운 효과가 있다는 것이지요.

또 레시틴 성분과 부신피질 호르몬 형태의 물질이 함유되어 있어 동맥경화를 예방하며, 장의 연동운동을 촉진시키고 신경쇠약증을 안정시킵니다.

여섯째, **장어구이**도 좋습니다.

장어구이 만드는 법은 이렇습니다. 장어 산 것을 머리와 내장을 제거하고 포를 떠서 반으로 잘라 놓습니다. 이것을 칼등으로 자근자근 두들긴 다음 토막을 내어 잘 달군 석쇠에 구우세요. 다 구워졌으면 양념장을 발라 다시 한 번 구워야지요.

양념장을 어떻게 만드느냐구요? 그거야 흔히 만드는 일반적인 방법으로 그냥 만듭니다.

일반적으로 생강즙, 설탕, 청주, 간장, 다진 마늘, 깨소금, 후춧가루, 참기름 그리고 맹물 약간을 넣어 한 번 살짝 끓여 걸쭉하게 양념장을 만들고 있지요? 그런데 그냥 그런 양념장으로 장어를 굽는다면 장어집에서 사서 잡수시는 것과 뭐가 다릅니까? 그래서야 약이 되겠어요? 살찌는 약으로 먹고자 하는 것이니까 양념장을 좀 특이하게 만들어 보면 어떻겠어요?

이때 사인이라는 한약재를 긴재약국에서 구입하여 10g을 깨끗이 씻어 말린 후 볶아서 가루내어 양념장 만들 때 섞어 보세요. 향기도 더 좋아지고 약효도 더 뚜렷해질테니까요.

또 맹물 대신에 백출이라는 한약재 10g을 쌀뜨물에 1시간 정도 담갔다가 꺼내 깨끗이 씻고 1컵의 물로 끓여 농축시켜 3~5 큰술을 만들어 넣으면 더욱 좋지요.

장어에는 비타민 A가 풍부하고 단백질, 지방, 철분, 나이아신 등 많은 영양소가 함유되어 있어서 수척하게 여윈 몸을 보강하는 훌륭한 자양 강장제로 누구나 다 알고 있지요?

이왕이면 뱀장어 대신 칠성장어를 쓰면 더 좋습니다. 칠성장어는 뱀장어와 같은 어류가 아니고 가장 하등한 원구류에 속하는데, 몸 양쪽에 7개의 아가미 구멍이 있어서 칠성장어라고 합니다. 뱀장어는 구우면 냄새가 없어지지만 칠성장어는 구워도 진흙 냄새가 없어지지 않지요. 비타민 A가 뱀장어는 4700IU인데 반해 칠성장어는 무려 25,000IU나 갖고 있습니다.

'노체' 라고 불리우는 한방 병증이 있습니다. 일종의 만성 소모성질환인데요, 바로 이런 병증에 너무너무 효과가 있다고 알려져 있지요.

'노체' 라는 병증이 어떤 병증인지 좀더 자세히 설명 드리도록 할까요? 기침, 특히 마른 기침이 나고 항상 미열이 있거나 혹은 얼굴로 열이 확! 오르다가 언제 열이 났나 싶게 삽시간에 열이 내리며 오슬오슬 추워지기도 하는 병증입니다. 또 수면 중에 땀을 흠뻑 흘리고 잠에서 깨어나면 언제 땀을 흘렸냐 싶게 몸이 여위어 가는 질환인데, 뺨이 붉어지고 손발이 화끈거리며 잠을 이루지 못하고 쉽게 화를 내며 성욕이 병적으로 항진되어 유정, 몽정, 조루가 생깁니다. 이것이 '노체' 라는 병증이지요.

사인이라는 한약재는 소화기를 덥혀 주며 소화를 촉진하며 식욕을 증진시키고, 백출이라는 한약재는 소화기 기능을 강화하고 헛땀을 멈추며 적혈구와 혈색소의 생성을 촉진합니다. 그래서 장어를 사인, 백출을 넣은 양념장으로 구워 먹으면 여윈 몸을 빨리 회복할 수 있지요.

일곱째, **청어구이**가 있습니다.

만드는 법은 이렇습니다. 청어를 깨끗이 씻어 물기를 없애고 칼집을 깊게 낸 후 소금을 살짝 뿌려 삼삼하게 간이 배게 합니다. 석쇠를 뜨겁게 달군 후 기름을 바르고 청어를 굽는 것입니다.

한편 무씨를 씻어 물기를 빼고 프라이팬에서 볶아 가루내어 1대 2의 비율로 소금과 섞어 놓고 구운 청어를 찍어 먹으면 됩니다.

청어를 '비유어'라고 부르지요. '비유어'라는 말은 '선비를 비만하게 살찌게 하는 생선'이라는 뜻이지요. 그만큼 영양이 대단하다는 것입니다.

열량은 144Kcal이며, 100g당 단백질이 19.5g인데 단백질을 구성하고 있는 필수 아미노산으로는 로이신, 리신, 이솔류신 등이 들어 있어 그 질이 대단히 우수하다고 합니다. 칼슘, 철, 인, 비타민 A·B1·B2, 나이아신 등이 함유되어 있습니다.

동의보감에 의하면 청어는 '기미' 즉 기질, 다시 말해서 성질 및 맛을 기미라고 하는데요, 하여간 이 기미가 「달고 평하며 무독하며 익기 작용이 있어 기력을 돋구고 심력을 돋군다. 또 소화력을 증진시키고 식욕을 늘리며 간기능을 원활하게 하고 이뇨 작용도 한다」고 하였습니다. 그러기 때문에 청어를 먹으면 가난하고 여윈 선비까지도 살이 포동포동 찔 수 있다는 것이지요.

청어를 구우면 기름이 배어나와 고소합니다. 청어 말린 것을 짚불에 굽거나 대발에 엊어 찜을 해도 그 맛이 독특하구요. 5월에서 7월 사이가 맛이 가장 좋을 때라고 합니다.

무씨를 동의보감에서는 '나복자'라는 이름으로 부르면서 가래, 기침에도 좋지만 소화를 잘 시키고 식욕을 증진시킨다고 했습니다. 트림이 심하고 신물이 올라오고 설사가 잦은 것도 다스리므로 무씨를 볶아 가루낸 것에 소금을 섞어 청어를 찍어 먹으면 살찌는 묘약이 된다는 것이지요.

여덟째, 살찌고 싶은 분은 **굴전**을 만들어 드셔 보세요.

만드는 데 어려운 거 하나 없지요.

이런 방법으로 만들어 보세요. 싱싱하고 큰 굴 300g을 딱지를 떼고 소금물에 씻어 건져서 생강즙, 후춧가루를 뿌린다는 것은 다 아시는 상식입니다.

이제 밀가루 1/4컵, 약누룩 볶은 가루 1/4컵을 섞은 것을 굴에 고루 묻힙니다. 그 다음 잘 푼 달걀을 입혀 뜨겁게 달군 프라이팬에 기름을 두르고 지집니다. 너무 간단하지요.

굴의 글리코겐은 즉효적 자양 강장제라는 것은 잘 알려져 있지요? 굴에 아미노산이 풍부하여 쉬 피로하고 아침에 개운치 않고 눈이 피로하며 여위어가는 것을 예방할 수 있습니다.

또 굴에 함유되어 있는 타우린 성분은 고혈압이나 저혈압 모두를 정상치로 조절해 줄 뿐만 아니라 혈전을 예방하고 가슴이 뛰는 증세를 가라앉힙니다. 또 혈액순환을 촉진하고 췌장 기능을 활성화시키기 때문에 당뇨병으로 수척해질 때도 효과적이지요.

굴은 5월부터 8월까지는 산란기라 맛과 영양가가 떨어지고 독성분이 나타나기 때문에 먹지 않도록 하세요.

약누룩은 소화 효소를 함유하고 있습니다. 그러므로 소화 기능이 약한 여윈 분들에게 좋겠죠?

건재약국에서 구입하시면 됩니다.

발가벗고 배를 문지릅니다

나는 화장실에 갈 때 발가벗습니다.

그 이유는 대변을 다 본 후엔 반드시 항문을 물로 깨끗이 씻어야 하기 때문입니다. 종이만으로 뒷처리를 하면 찜찜하니까 꼭 물로 씻어야 하는데, 이때 뜨거운 물로 좌욕까지 하면서 항문을 조였다 풀어주었다 하면서 항문 긴장 운동을 겸합니다.

여하간 나는 아침마다 발가벗고 화장실에 갑니다. 그리고는 배를 문지릅니다. 배변하기 전에 배를 문지르면 쾌변을 볼 수 있어서 아주 좋기 때문입니다. 담배 물고 신문 읽으면서 배변할 때보다 훨씬 상쾌하니까 여러분도 한 번 꼭 해 보세요.

어떻게 배를 문지르느냐구요? 여기에는 세 가지 방법이 있습니다.

첫째 방법은 손가락으로 배를 꾹꾹 누르는 것입니다. 명치 밑부터 복부의 정중선을 따라 배꼽까지 꾹꾹 누른 다음 배꼽에서 역시 정중선을 따라 불두덩까지 꾹꾹 누릅니다. 이제 불두덩에서부터 오른쪽 하복부를 눌러 위로 올라와서 혁대 부위를 따라 배꼽을 거쳐 왼쪽까지 간 다음 왼쪽 하복부를 따라 아래로 눌러 내려갑니다.

둘째 방법은 손바닥으로 배를 문지르는 것입니다. 손바닥을 비벼 열이 나게 한 다음 배꼽을 중심으로 둥글게 둥글게 원을 그리며 배를 문지릅니다. 시계 바늘 방향으로 둥글게 문질러야 합니다. 작은 원, 조금 더 큰 원을 만들면서 둥글게 배를 문지르면 복부에 그득찼던 물과 가스가 쉽게 빠질 수 있습니다.

셋째 방법은 왼쪽 아랫배를 꼭꼭 눌러주는 것입니다. 하행결장을 자극해 주는 것이지요. 그러면 쾌변을 위한 가장 좋은 몸상태가 됩니다.

오줌소태, 대하증에 은행이 좋습니다

    동의보감에서는, 「은행은 일명 '백과'라고 하는데 성질은 차고 맛은 달며 독성이 있다」라고 얘기했습니다. 폐장과 위장의 탁한 기운을 깨끗이 없애주고 천식을 가라앉히며 기침을 멈추게 한다 라고도 얘기했습니다만, 이것뿐이냐 하면 그렇지도 않습니다. 참으로 좋은 효과가 많습니다.

    옛날에 우리는 은행나무 잎을 주워다가 책갈피에 차곡 차곡 넣었었죠. 그것은 옛날 선비들이 워낙 책이 귀할 때에 책이 책벌레에 좀이 슬지 않게 하기 위해서 은행나무 잎을 책갈피에 넣었던 겁니다. 즉, 은행나무 잎을 책갈피에 넣게 되면, 좀벌레가 생기지 않습니다. 이처럼 은행에는 항균작용이 있답니다.

    그리고 예전 혼례식날, 신부에게 이 은행을 구워 먹였다고 하는데요. 이는 자주 소변을 보러 왔다 갔다 하는 것이 보기 좋지 않기 때문에 그랬다는거예요. 이처럼 은행을 구워서 먹게 되면 오줌도 맑게 해 주고 또 자주 보는 것도 멈추게 해 준다는 것이죠.

    야뇨증이나 야간비뇨증 같은 것들을 이 은행으로 풀어 보세요. 이 밖에 여자분들의 오줌소태나 대하증이 있을 때, 즉 냉증이 있을 때 이 은행이 상당히 효과가 좋습니다.

    그것뿐만 아니라 은행은 술의 독도 풀어 줍니다. 그래서 술을 드실 때에 은행을 안주로 잡수시면 술이 빨리 취하지도 않고 술독도 풀어 줍니다.

또 은행에는 강장작용까지 있습니다. 성적으로 너무 과욕을 많이 하면 소모열이라고 해서 헛증으로 열이 나는데, 이때 은행이 좋습니다.

신라시대 때 헌강왕은 너무도 성적으로 과욕한 나머지 온 몸이 불덩어리처럼 자꾸 뜨거워지는 바람에 뱀을 끌어 안고 자지 않으면 안될 정도였다는 애기가 있습니다. 연산은 밑에 땅을 파고 그 속에 뱀을 넣고 그 위에 대나무 발을 만들고 그 위에 앉아 있었다고 합니다. 이건 결국 성적으로 과욕한 사람들은 오후 시간이 되면 괜히 미열이 올라서 이마에 열이 생기고 몸에 피로를 굉장히 많이 느끼게 됩니다. 오후가 되면 이런 소모열로, 미열이 오르고 양뺨이 발그스름해지고 피로가 생기고 갈증이 나며 마른기침을 자주 합니다. 이럴 때는 은행 밖에 없다고 할 정도로 은행은 그 효과가 상당히 큽니다.

은행을 어떻게 복용하는 것이 좋으냐 하면 세 가지 방법이 있습니다. 첫째는 유지법이라는 것이 있습니다. 겉껍질을 벗긴 은행을 참기름에 담갔다가 먹는 방법입니다. 그 다음에 올시법이라는 게 있습니다. 이것은 대추 씨를 발라내고 외피를 벗긴 은행과 함께 구워서 식혀 먹는 방법입니다. 그 다음 세번째는 조청법이라는 방법이 있습니다. 이것은 겉껍질만 벗겨버리고 볶은 은행을 으깨어서, 벌꿀과 물로 조청을 만들어 공복에 먹는 방법입니다.

어떤 방법이든 다 좋습니다. 이런 것들이 결국은 천식을 가라앉히고 기침을 없애버리죠.

그런데 이 중에서도 기가 너무 허해 기침이 심한 노인 분들에게는 오과차라는 것이 더 효과 있습니다. 오과차는 은행 외에 다섯가지가 더 섞여져 있는 것입니다. 처방은, 호도 10개·은행 15개·대추 7개

그리고 생밤 7개·생강 1덩어리를 한데 넣고 끓여 꿀이나 설탕을 타서 차처럼 마시는 겁니다. 매우 간단하면서도, 참으로 효과가 좋은 방법입니다.

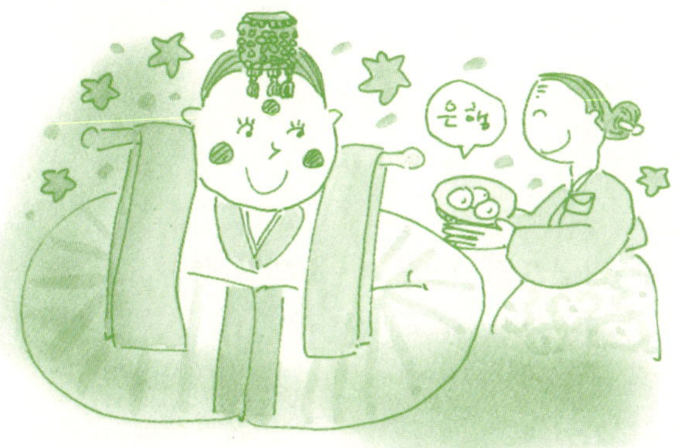

은행을 구워서 하루에 7알씩 먹으면 밤에 소변을 자주 보는 증세와 대하증이 완화될 수 있다. 단 은행은 중독성이 있으므로 어린이는 5개 이내, 어른은 10개 이내로 제한해야 한다. 특히 생으로 먹어서는 절대 안된다.

외음부에 염증이 생겼을 때 민들레 달인 물을 드세요

외음부 가려움증에 대해 말씀드렸지요? 왜 온다고 했지요? 섹스 뒤끝, 성적 불만, 자위 때도 올 수 있고 갱년기 때나 뚱뚱한 여성, 임신부들에게도 잘 오지만 당뇨병이나 외음부 염증일 때도 잘 온다고 말씀드렸지요?

그렇다면 외음부 염증은 왜 생길까요?

월경 때 뒷처리를 잘못하여 세균이 감염했을 때 생기지요. 난폭한 성교 행위나 자위를 많이 했을 때도 외음부에 염증을 잘 일으킬 수 있구요.그리고 손톱으로 외음부의 피부나 점막에 상처를 냈을 때도 잘 생깁니다.

또 자궁이나 질의 염증으로 분비물 즉, 대하증이 많아졌을 때도 외음부가 붓고 가려워지며 염증으로 고생하기도 합니다. 혹은 임신이나 산욕시에 피지선이나 한선의 분비 증가 등으로 외음부를 불결하게 하여 잡균이 침입했을 때 염증을 일으키는 경우도 있습니다. 그리고 기생충, 비만증, 당뇨병이 있는 여성에게서도 흔히 볼 수 있습니다.

외음부 가려움증도 기생충에 의해 올 수 있고 또 뚱뚱한 여성에게 잘 나타난다고 했지요? 외음부가 가려워 검사해 봤더니 당뇨병으로 판정되어 비로소 자신이 당뇨병이란 걸 처음 알게 된 경우도 있다고 했지요? 그렇습니다. 외음부 염증도 이와 같은 원인에 의해 일어날 수 있습니다.

혹은 불결한 대중 목욕탕이나 보균자와의 성교 등에 의해서도 2차적으로 생길 수 있으며 특수한 경우는 임질, 매독, 결핵 등이 있을 때도 발병할 수 있습니다.

여하간 이런저런 원인에 의하여 외음부에 염증이 생기면 어떤 증세가 나타날까요? 여기에는 급성과 만성이 있지요. 그 증세가 조금 다릅니다. 급성 외음염은 외음부가 빨갛게 부어오르면서 분비물이 증가하여 축축해지고 가려움증이나 통증이 있으며, 보행 때나 배뇨 후 또는 성교 때에 더욱 통증을 느끼게 됩니다. 심해지면 외음부는 헐어지고 고름이 나오면서 다른 부위로 번지게 됩니다.

만성화된 외음염은, 통증이나 헐어지는 증세는 없어지고 심한 소양증이 있으면서 피부 자체가 단단해지고 군살이 생겨 두텁게 됩니다.

외음부에 염증이 생기면 어떻게 할까요?

이때는 우선 외음부 염증을 일으키는 원인이 무엇인지를 알아내고 그 원인 제거에 힘써야겠지요. 그러면서 안정을 취하고, 국부를 깨끗이하여 청결하게 하는 것이 무엇보다 중요합니다.

만성 외음염으로 국부에 소양증이 있으면 외음 가려움증을 참고로 하여 치료하도록 하세요. 그러니까 '사상자' 끓인 물로 씻거나 백반물로 씻거나 사상자와 백반을 함께 끓인 물로 씻는 거지요.혹은 품질이 좋은 비누나 2%의 붕산수로 씻는 것도 좋습니다. 여하간 외음부를 청결하게 하세요.

민들레 옹근풀을 포공영이라고 하는데, 건재약국에서 구입할 수 있습니다. 1일 40g을 깨끗이 씻은 후 물 500ml로 끓여서 반으로 졸여 1일 3회 공복에 마시세요. 또 '토복령'이라는 쓰디쓴

재가 있습니다. 이것도 앞의 방법과 마찬가지로 1일 40g씩 차로 끓여 마시세요.

민들레 옹근풀이나 토복령은 바르트린선 염증이라는 것도 치료할 수 있습니다.

이 질병은 화농균이나 대장균 특히 임균의 감염으로 소음순의 밑부분의 안쪽에 있는 바르트린선이 염증을 일으킴로써 발병되는 것입니다.

한쪽 또는 양쪽 바르트린선이 엄지손가락 끝 크기로 벌겋게 부어 오르면서 발열과 심한 통증을 느끼며 보행 때에 불편을 느끼게 됩니다. 화농되어 터지면 고름이 나옵니다.

만약에 화농된 것이 터지지 않고 오래 되면 바르트린선의 배설구가 막혀 내부에서 분비물이 모이게 되어 바르트린 낭종을 형성, 덩어리가 생기게 됩니다. 통증은 없으나, 성교 장애나 불쾌감을 느끼게 됩니다.

이러한 급성일 때는 민들레나 토복령만 믿을 게 아니라 의사의 정확환 진단을 받아 안정을 취하고, 곪았을 때는 절개 수술로 고름을 빼기도 합니다. 그리고 국부를 청결하게 해야 합니다.

월경불순일 때 지압을 한번 해 보세요

월경불순에 효과적인 지압 경혈을 하나 말씀드리려고 합니다.

좀 어려운 얘기입니다만 우리들이 침을 놓거나 지압을 할 때는 12개의 중요한 노선이 있습니다. 그런데 이 12개의 노선만 가지고는 인체 전체를 다 충당하기가 어렵습니다. 그래서 이 12개의 노선들을 마치 갈아타는 역을 만들어서 서로 연결하는 것처럼 8개의 별도의 노선으로 이런 것들을 서로 연결시켜 줍니다. 그 8개의 노선을 바로 기경팔맥이라고 하는데 그 8개 중의 하나를 임맥이라고 부릅니다.

임맥선상에 있는 경혈 중에 중극이라고 하는 경혈이 있습니다. 바로 이 경혈은 간장의 노선, 비장의 노선, 신장의 노선 등 세 개의 노선들이 모두 와서 합쳐지며 갈아타는 일종의 환승역이 됩니다.

그러니까 얼마나 중요하겠습니까? 그런데 임맥이라는 말에서 무엇을 떠올리시게 되십니까? 바로 임신이라는 어휘가 떠오르시죠? 임맥은 바로 비뇨 생식기 계통과 밀접한 관계가 되어 있다는 얘기입니다.

그러니까 중극이라는 경혈도 이 임맥이라는 노선상에 있기 때문에 비뇨 생식기의 기능과 굉장히 관계가 깊다는 얘기가 되겠죠. 따라서 이 경혈에 자극을 가하게 되면 월경불순 또는 젊은 여성들이 갑자기 2~3개월 생리가 없는 경우에 좋다는 얘기죠.

월경이 정상으로 조절될 뿐만 아니라 냉증도 개선이 됩니다. 그래서 대하증이 없어지고 손발도 따뜻해집니다. 흔히들 월경이 불순하거나 또는 월경이 몇 개월째 없는 분들의 경우에는 허리도 아프기도 하고 좌골 신경통이 오고 요도에 감염증도 올 수가 있겠죠. 그래서 이 부위를 지압하시면 좋습니다.

어느 부위인지 가볍게 말씀 드리면 배꼽과 치골 결합을 5등분했을 때 치골결합에서 1/5 위 쪽에 있는 경혈입니다. 우선 치골 결합을 아셔야겠지요? 치골 결합은 성기 바로 위쪽의 불두덩이에 툭 튀어나온 뼈가 만져지지요? 바로 이 뼈가 치골결합입니다.

이 뼈 윗선에서 배꼽까지를 직선으로 연결합니다. 하복부의 정중선을 지나가는 직선이 되겠지요. 이 직선을 5등분합니다. 그리고 배꼽에서 4/5가 되는 부위, 치골 경혈입니다. 시간이 나실 때마다 이 부위를 꼭꼭 눌러 주세요. 단, 소변이 방광에 꽉 차 있을 때는 소변이 나올 우려가 있기 때문에 소변을 보고, 소화도 어느 정도 되고, 대변도 보고 난 홀가분한 상태에서 지압해 주세요.

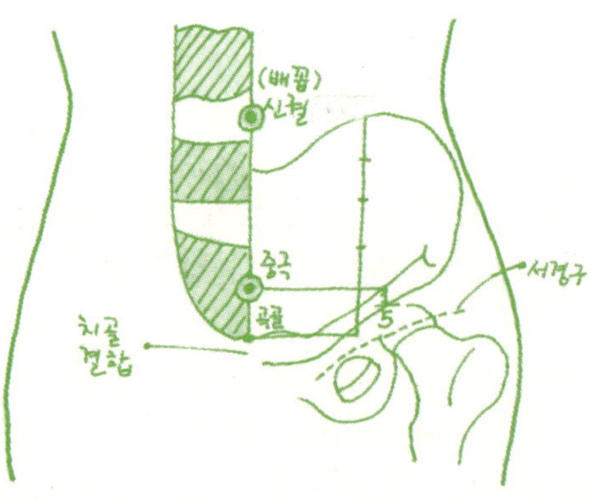

중극은 배꼽에서 곡골을 5등분하여 아래쪽 1/5에 해당하는 지점이다.

월경중에 별별 증세 많아도 한약차로 고칠 수 있어요

월경곤란증이라는 병증이 있다고 했지요? 그리고 이 병증의 가장 주증상은 월경통이라고 말씀드렸지요? 그러나 월경곤란증은 월경통 외에도 별별 증세를 다 포괄하고 있습니다. 그러니까 어떤 여성의 경우에는 월경통이 가장 견디기 어려운 증세가 되기도 하지만 어떤 여성의 경우에는 별별 희한한 증세로 월경 중에 곤란을 당한다는 거지요.

첫째, 월경중에 구토를 견디지 못해 곤란을 당하는 경우가 있습니까?

이럴 때는 정향, 백두구 두 가지 약재를 같은 양씩 배합하여 가루내어 1회에 12g씩 따뜻한 생강차로 복용하면 금방 가라앉습니다. 이 두 약재는 대단한 방향성 약재로 생강차로 복용하게 되면 비위장 소화기 기능을 강화하고 식욕을 증진시키며 구토를 진정시킬 뿐 아니라 뱃속을 뜨뜻하게 덥혀 주는 역할을 하지요.

이 방법은 월경중 구토에만 효과 있는 게 아닙니다. 양치할 때마다 속이 메스꺼운 분들, 차멀미가 심한 분들, 속이 항상 냉하면서 메스껍다 하고 식욕도 없고 소화도 잘 되지 않는 분들 모두에게 다 효과 있는 방법이 되겠습니다.

둘째, 월경중이면 설사를 하는 경우가 있습니까?

이럴 때는 산약 12g, 차전자 2g을 함께 끓여서 복용하면 됩니다. 산약이란 마입니다. 마, 다 아시지요? 갈아서 생즙을 먹기도 하잖아요? 이 마 말린 것을 건재약국에서는 산약이라는 이름으로 판매하고 있습니다. 그러니까 산약은 말린 마지요. 이것을 씻어 잘 말린 후 볶으세요. 그리고 차전자와 함께 끓여 차처럼 마시면 됩니다. 차전자는 질경이의 씨입니다.

그러나 끓여 드시기 어려운 사정이 있는 분들은 산약과 백출이라는 두 가지 약재를 건재약국에서 구입하여 잘 씻은 후 말려서 볶은 다음 가루내어 1회 4~6g씩 1일 3회 공복에 온수로 복용해도 좋습니다. 산약은 마이며, 백출은 삽주 뿌리입니다. 마도 식품으로 많이 쓰이고 삽주 역시 식품으로 많이 쓰이니까 모두 잘 아시지요?

셋째, 월경중에 입으로 피를 토하는 토혈이나 코피, 대변 출혈 등이 나타나는 수가 있습니까? 다시 말해서 자궁을 통하여 월경 출혈하는 대신 입이나 코로 출혈하느냐는 것이지요. 무슨 말인지 아시겠어요? 자궁으로 나가지 않고 월경이 입이나 코로 나간다는 겁니다.

희한하지요? 흔하지는 않지만 심심찮게 볼 수 있는 월경곤란증 중의 하나입니다. 이것을 동의보감에서는 '역경'이라고 했지요. 즉 '거꾸로 나오는 월경'이라는 뜻이지요. 이런 병증을 보통 대상월경이라고도 부릅니다. 즉, 입이나 코로 월경을 대신한다고 생각하면 됩니다.

이것은 대개 평소에 기름진 음식이나 자극성 음식물의 섭취가 과했거나, 신경질적인 부인 및 난소 기능부전 여성에 많습니다. 한편 대변 출혈은 월경 시작 하루나 이틀 전에 보이는 것이 대부분입니다.

이럴 때 어떻게 하느냐구요? 뭐 특별히 할 필요가 없습니다. 그냥 놔둬도 되니까요. 정 안심이 안 되면 연뿌리를 갈아 생즙을 내어 소금으로 간간하게 맛을 낸 다음 한 컵만 마시세요. 그리고 정신적으로 안정만 취하시면 됩니다.

넷째, 월경중의 부종으로 곤란을 겪는 경우도 있습니까?

월경기의 부종이라고 했지만 다음과 같이 종류를 구별해서 관찰해야 합니다. 즉 월경이 계속되면서 붓는 경우, 월경이 중단되면서 붓는 경우, 부종이 먼저 온 후 월경이 중단되는 경우 등이지요.

먼저 월경이 중지되고 손발의 부종이 심해지면 점차 복부에까지 미치게 되고 정신이 혼미해지며, 메스껍고 구토증이 오게 되어 위험하게 됩니다. 한편 부종이 온 후에 월경이 중단되는 것을 오래 두면 방광의 기능도 약해져서 소변이 잘 나오지 않으며, 어떤 때는 북같이 복부가 부어 오르고 양 옆구리가 아프며, 앉거나 눕지를 잘 못하고 기침을 하면서 호흡 곤란이 오게 됩니다.

따라서 이럴 때는 빨리 한의사를 찾아보고 상담하도록 하세요.

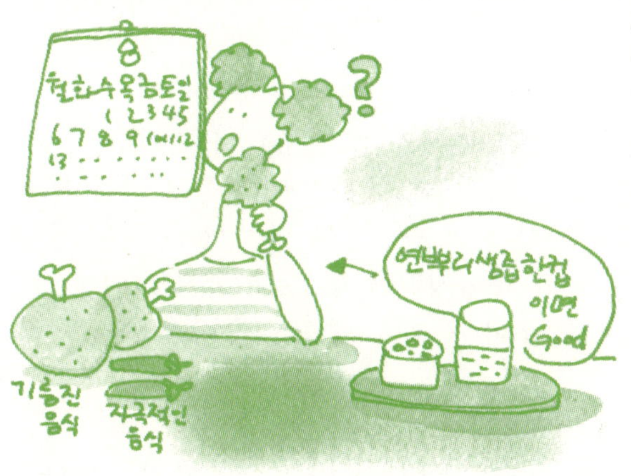

평소 기름진 음식이나 자극성 있는 음식물의 섭취가 과하면 '거꾸로 나오는 월경' 즉 '역경' 이라는 병증에 걸리기 쉽다. 이때는 연뿌리를 갈아 생즙을 내어 한 컵만 마시면 효과를 볼 수 있다.

유산기가 있을 때 호박 덩굴손 삶은 물을 마시세요

임신중에 좋은 식품에는 어떤 것들이 있을까요? 식품이면서 약이 되는, 이른바 민약이라는 것이 참 여러 가지 있지요. 하나씩 소개해 드릴까 합니다.

첫째, 대추를 드세요.

허약한 임신부는 대추를 종이에 싸서 불에 구워 한 번에 20~30개 정도씩 장기 복용하면 좋습니다. 태아를 편안하게 보호해 주는 안태 작용을 하며, 기혈이 허해질대로 허해진 상태를 북돋우는 보허 작용을 할 뿐 아니라, 신경 안정과 심장 부담을 줄여 주는 효과가 큽니다.

둘째, 잣을 드세요.

안태에 효과 있는 것으로 잣을 들 수도 있습니다. 잣죽도 좋고, 잣을 넣은 밤암죽을 먹는 것도 좋으며, 텔레비전을 보거나 독서를 하면서 심심풀이로 잣알을 조금씩 입에 넣고 씹어 먹는 방법을 취해도 좋습니다. 태가 불안정하여 혈성분비물이 보이고, 하복부나 허리에 둔중한 동통이 올 때도 잣을 복용하면 놀라울 정도로 안태됩니다.

셋째, 호박꼭지를 드세요.

동의보감에는 임신중 질환으로 '태루' 라는 병증이 있습니다.

쉽게 말해서 임신중 자궁 출혈을 말하지요. 여하간 태루라 하여 태아가 불안정하여 복부에 응어리지면서 뛰고 혹 아픔을 주기도 하며, 출혈까지 보일 때 급히 호박 꼭지를 구해다 볶아 가루내어 찹쌀 뜨물이나 찹쌀 미음에 타서 먹으면 좋습니다.

아니면 호박 줄기가 뻗어 나갈 때 생기는 호박손 있지요? 그러니까 호박 줄기가 뻗을 때 연하고 꼬불거리는 갈퀴를 내어 나무를 감고 올라가거나 하잖아요? 일종의 호박 덩굴손이라고 하겠지요. 이 호박손을 채취하여 삶아서 그 물을 마셔도 효과적입니다. 금방 자연유산될 것 같이 급박한 상황도 호박손 삶은 물로 안심할 수 있을 정도로 안태된다고 하지요.

넷째, 연뿌리 생즙을 드세요.

생연뿌리를 강판에 갈아 그 즙을 짜내고 소금을 약간 타서 간간하게 맛을 낸 다음 1회에 100ml씩 마시세요. 생연근즙은 엄청난 지혈 작용이 있습니다. 여기에 소금을 조금 타는 것은 마시기 편하게 하려는 의도도 있지만 소금 자체가 또 지혈 작용을 하기 때문이지요.

다섯째, 쑥차를 마시세요.

쑥은 몸을 따뜻하게 덥히는 역할도 하지만 자궁의 혈류를 원활하게 만들고 안태시키며 지혈 작용까지 하기 때문에 임신중에 좋습니다. 식욕도 증진시키고 소화기 기능도 강화시키지요. 생쑥을 생즙내어 마셔도 좋고, 봄에 채취한 쑥을 말려 오래 보관해 뒀다가 이것으로 쑥차를 만들어 마셔도 좋습니다. 예로부터 오래 묵힐수록 좋은 약이 된다는 6가지 약재 중 하나가 쑥이므로 쑥은 오래 묵힐수록 효과가 더 좋아지고 몸을 따뜻하게 하는 작용이 더 세집니다.

혹은 쑥을 태워 검게 된 것을 끓여 마셔도 좋습니다. 생쑥이든 말린 쑥이든 말려서 오래 묵힌 쑥이든 다 지혈 작용이 있지만 검게 태운 쑥 만큼 지혈 작용이 강한 것도 없습니다.

여섯째, 당귀차를 마시세요.

당귀라는 약재는 승검초라고 하여 예로부터 식품으로 많이 먹어 왔었지요. 피를 보하고 혈액 성분이 될 영양물질을 듬뿍 함유하고 있다고 알려져 있는 강력한 보혈재의 하나이지요. 임신중에 허리까지 무지근하면 당귀를 차로 끓여 마시는 방법도 좋습니다. 이것은 임신중 빈혈도 치료합니다.

이외에도 임신중에 좋은 식품, 즉 민약들이 수없이 많지만 비늘 없는 생선, 율무, 반하, 알로에, 엿기름 등의 식품과 약물 및 생냉물을 비롯한 자극성 향신료와 이와 유사한 식품이나 약물들은 다 금해야 합니다.

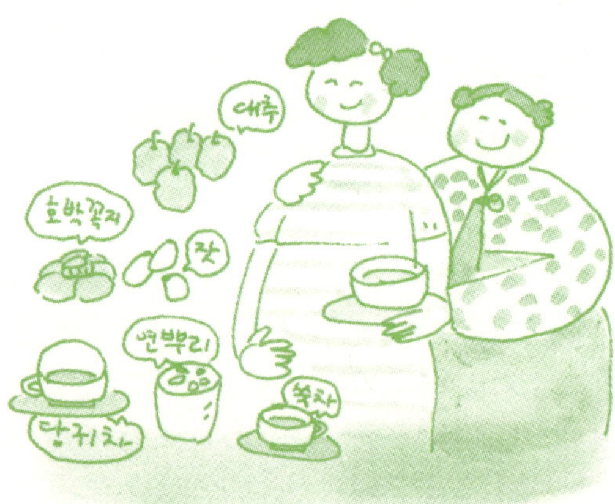

임신중 약이 되는 식품으로는 대추, 잣, 호박꼭지, 그리고 호박의 덩굴손, 연뿌리 생즙, 쑥차, 당귀차 등등 수없이 많은데, 자극성 향신료나 약물 등 피해야 할 것들도 많으므로 주의한다.

임신중에 몸이 많이 붓습니까?

임신중에 많이 부으세요? 그렇다면 이것도 임신중독증 중 하나일 수 있겠군요. 임신 후반기 제7개월 후에 많이 나타나는 임신중독증 중 경증에 속하는 이 증세는 다음과 같습니다.

처음에는 소량의 단백이 소변에 섞여 나오지만 점차 증가하여 2~3%에 달하는 수가 있습니다. 따라서 소변량은 감소하여 평소에 비해 반으로 줄거나 3분의 1 이하로 되고 소변의 농도는 진해지게 됩니다.

손발은 물론 온몸이 잔뜩 붓게 됩니다. 따라서 전신 부종으로 체중이 증가합니다. 그러니까 비만해져서 체중이 증가하는 것이 아니라 온몸의 부종 때문에 체중이 증가하는 것이지요. 이렇게 단백뇨가 빠지고 혈중 단백이 떨어져 저단백혈증이 되면 혈압이 치솟게 됩니다.

따라서 단백뇨, 부종, 고혈압 등 임상에 있어 주요한 징후를 나타냅니다.

대개 임신중 부종은 이미 말씀드린 이러한 증세에 주의하여 관찰하면 비교적 쉽게 진단을 내릴 수 있으나, 임신의 합병증인 신장염과의 감별은 반드시 쉬운 것은 아닙니다.

한의학에서는 임신부종증을 그 원인이 심장병에 있거나, 소화기 기능이 약한 임신모가 임신 기간 중 음식에 주의하지 않고, 얼음이나 찬 음식 등을 과식했기 때문에 발병된다고 보고 있습니다.

또한 부종이 생기는 상태에 따라 5가지로 분류하여 그에 대한 치료 방법도 달리하고 있습니다. 5가지로 분류한 이 병의 종별을 한 번 살펴보기로 할까요?

첫째, 임신중 부종증에는 자종증이 있습니다.

얼굴에 부종이 생긴 후에 점차로 사지나 전신에 부종이 생기고, 급한 기침이 나며 복부가 창만해서 견딜 수 없게 되는 증세 외에 소변이 잘 안 나오며 붉은 색을 띨 때도 있다는 게 자종증입니다.

둘째, 임신중 부종증에는 자기증이 있습니다.

하체의 발부터 부종이 생겨 점차 무릎까지 부종이 생기는 증세이며, 대소변이 불통될 때도 있습니다.

셋째, 임신중 부종증에는 자만증이 있습니다.

임신 5~6개월 후 전신에 부종이 나타나고 복부가 창만하고 팽창하며 천식증이 있습니다. 그리고 대소변이 잘 통하지 않을 때도 있습니다.

넷째, 임신중 부종증에는 추각증이 있습니다.

양쪽 다리에 부종이 생기며 부종 부위의 피부가 두터워 진 듯한 증세입니다.

다섯째, 임신중 부종증에는 취각증이 있습니다.

양쪽 다리에 부종이 생기나, 그곳 피부 감촉이 엷은 듯 하다고 느껴지는 증세입니다.

여하간 이렇게 임신 중에 잘 붓는다면 섭생법은 어떻게 하는 게 좋을까요?

우선 때때로 종아리나 복사뼈를 눌러 보아 부기가 있는지를 확인하고 만약 부기가 있다면 빠른 시일 내에 정확한 진단을 받아 치료를 하도록 해야 합니다.

또 손가락이 부었을 때는 끼었던 반지를 뽑아둡니다. 조용히 누워 안정을 취하면서 수분이 많은 음식이나 염분이 많이 든 음식을 삼가합니다.

한편 치자 열매를 잘 씻어 햇볕에 말린 다음 분마기로 곱게 가루를 내어 1회에 4~6g씩을 한 그릇되는 미음에 타서 먹도록 합니다.

또 큰 잉어를 고아서 수시로 복용합니다. 잉어의 머리를 칼로 쳐서 나쁜 피를 조금 뽑아내고 비늘은 긁지 말고 잉어의 내장을 제거한 후 그 뱃속에 붉은 팥 한 줌을 듬뿍 넣은 후 배를 묶은 다음 중탕을 하여 그 즙을 짜서 마시거나 고아서 그 물을 수시로 복용합니다.

혹은 뽕나무 뿌리, 붉은 팥, 삽주뿌리를 각각 20g씩 같은 분량으로 혼합하여 물 500ml로 달여서 3분의 1까지 바짝 졸인 다음 꼭 짜서 물만 취하여 하루 동안 여러 횟수에 나누어 마십니다.

또 으름덩굴과 복령을 각각 10g씩 같은 분량으로 혼합하여 물 300ml로 끓여 하루 3회 공복에 복용합니다. 으름덩굴은 목통이라는 약명으로 건재약국에서 구입할 수 있습니다.

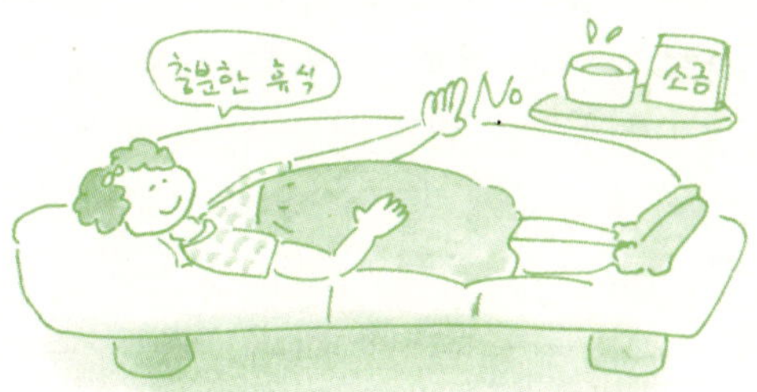

임신중 몸이 부을 때는 수분이나 염분이 많은 음식을 피하고 조용히 누어 안전을 취하는 것이 가장 기본적인 대책이다.

입덧이 날 때 어떻게 할까요?

임신중에는 여러 증세가 나타나 고생스럽기도 하고 또 위험스럽기도 하지요. 그럴 때는 어떻게 하는 것이 좋을까요? 우선 입덧이 날 때 어떻게 할까요?

입덧은 임신 오조증입니다. 임신 제6주부터 제8주 정도 사이에 메스꺼움과 구토 증세가 나타나는 것을 임신 오조증이라고 합니다. 전체 임신부의 약 60% 정도가 경험하는 이 증세는 일종의 생리적 현상이지만 만일 악화되면 임신중독증으로까지 번질 수 있으며, 심하면 투명한 위액 뿐 아니라 담즙·혈액을 토하거나 발열을 수반할 수도 있습니다.

대개 수정난의 주위 융모 조직에서 분비하는 일종의 독소인 수용성 물질로 인하여 혈액이 물리·화학적 변화를 일으켜 이것이 위장을 자극함으로써 위산 분비의 감퇴가 초래되어 이 증세가 온다고 설명을 하지만, 한의학에서는 소화 기능 장애 및 담과 위열 등으로 태기가 위에 역상하기 때문에 오는 것으로 보고 있습니다.

입덧을 줄이려면 우선 먹을 수 있는 좋아하는 음식물을 조금씩 수시로 나누어 먹어 빈 속이 되지 않도록 하고, 밤 중에도 가끔 입을 추길 수 있도록 음료수를 준비해 두세요. 음식물은 인스턴트 식품, 조미료나 인공 첨가물이 든 것을 피하고 음식 냄새가 별로 없는 것을 선택하세요.

입덧으로 구토한 후 수분 결핍과 변비를 막기 위해 수분을 될수록 많이 섭취해야 합니다. 또 정신 안정과 적당한 운동 및 휴식이 필요합니다. 특히 식사한 다음에는 30분 내외로 꼭 쉬도록 하여야 합니다.

물론 충분한 수면, 그리고 남편과 가족들의 사랑이 절대적으로 필요하다는 거 정말 잊지 마세요. 사랑만으로도 입덧은 가라앉습니다. 그 어떤 식품이나 약보다도 사랑이 가장 큰 치료제가 된다는 거 정말 잊어서는 안됩니다.

가능한 한 약은 먹지 않도록 해야겠지요? 그리고 사랑이 제일 중요하다고 하니까 사랑의 한 표현으로 성교를 하고자 한다면 이건 안 되겠지요? 네, 성교는 가급적 피하도록 하세요.

그렇다면 입덧에 좋은 식품에는 어떤 것들이 있을까요?

생강차가 좋습니다.

동의보감에도 「생강에는 지구작용, 즉 구역감을 그치게 진정시키는 작용이 있다」고 했지요. 그래서 우리나라뿐 아니라 중국, 인도 등지에서도 입덧에 생강을 많이 써왔었지요. 생강 한 톨을 씻어 껍질을 벗기고 강판에 갈아 꼭 짜서 즙을 냅니다. 이것을 커피잔 한 잔의 뜨거운 물에 섞고 꿀로 맛을 내어 한 번에 다 마시면 됩니다. 하루에 서너 번 마시도록 하세요.

죽순차도 매우 효과가 큽니다.

통조림으로 되어 있는 죽순을 사서 깡통에 들어 있는 물은 버리고 죽순만 건져내어 더운 물에 한두 시간 담급니다. 이제 죽순을 건져 흐르는 물에 깨끗이 여러 번 씻습니다. 빡빡 문질러 씻어 아린 맛이 다 빠졌다 싶으면 죽순을 냉장고에 보관해 두고 하루에 20g씩 잘라내어 물 500ml로 끓여 반으로 졸여, 이것을 하루 동안 여러 차례 나누어 복용합니다.

모과차도 좋습니다.

모과 한 개를 강판에 갈아 즙만 받습니다. 이렇게 받아낸 모과 즙의 두 배 되는 양의 물을 부어 함께 끓여 반으로 졸입니다. 다 졸여지면 냉장고에 차게 보관해두고 찬 것 그대로 20~30ml씩 하루에 서너 차례 마시도록 합니다.

검은콩순도 좋습니다.

검은콩을 물에 불려 시루에 담습니다. 한편 마황이라는 약재를 진하게 달여 그 물을 식혀 둡니다. 이제 식은 물을 하루에도 몇번 씩 시루에 담긴 검은콩 위에 뿌려줍니다. 곧 검은콩에서 순이 솟 아납니다. 1~3cm 정도 순이 자랐을 때 시루에서 검은콩을 건져 내어 햇볕에 잘 말려둡니다. 이것을 1일 20g씩, 물 500ml로 끓 여 반으로 줄면 하루 동안 여러 차례 나누어 마십니다.

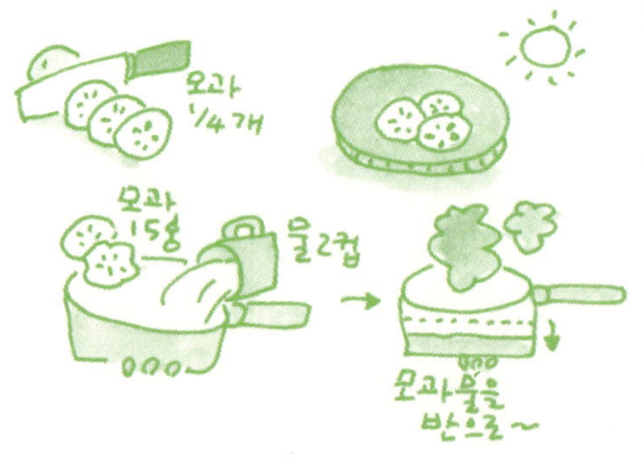

모과 달인 즙 만들기
❶ 모과 1/4개를 얇고 둥글게 썰어 햇볕에 바싹 말린다.
❷ 말린 모과 15g을 냄비에 담고 2컵의 물을 부어 양이 반으로 될 때까지 달여 하루에 서너 차례 나누어 마신다.

자궁암, 여성의 제일 큰 고민입니다

여성이 걸리는 암 중에서 가장 많이 걸리는 암이 어떤 암인지 아세요? 여성 암 중 30%에 이를 정도로 여성이 잘 걸리는 암은 바로 자궁암입니다. 그래서 자궁암, 여성의 제일 큰 고민이지요.

자궁암에는 발생 부위에 따라 자궁의 체부에 생기는 자궁체암과 질에 가까운 경부에 생기는 자궁경암이 있는데, 우리나라 여성의 경우 자궁암이라 하면 보통 자궁경암입니다.

원인에 대해선 아직까지 밝혀지지 않았는데, 특히 자궁경암의 경우엔 갱년기 전후 부인으로서 3회 이상 분만한 경산부에서 많이 발생한다고 합니다. 그러나 초기에 발견이 되어 치료한다면 100% 완치를 볼 수 있고, 재발의 위험성도 없다고 하니까 산부인과 진찰을 정기적으로 받도록 해서 혹시 자궁암이 생기더라도 조기에 발견하여 치료하세요.

자궁암은 그 경과에 따라 제1기에서 제4기까지 나눕니다.

제1기는 암이 자궁경에만 국한된 것으로 이때부터 암의 악성적인 증세를 나타내기 시작하는데, 치료율은 90%가 된다고 합니다. 제2기는 암이 진행되었으나 골반벽이나 질하 3분의 1까지는 미치지 않은 상태로써 치료율은 70%라고 합니다.

제3기는 골반벽이나 질하 3분의 1까지 암이 침윤된 것으로서 치료율은 40%라고 합니다. 제4기는 방광이나 직장까지 암이 침윤된 것이며 또한 간이나 폐 또는 기타 장기에도 침입된 것으로 치료율은 10% 이하라고 하지요.

아무튼 시간이 경과하면 할수록 치료율이 떨어지니까 조기에 발견하여 빨리 손쓰도록 하라는 겁니다.

증세로선 물론 자궁경암의 초기에는 신체상의 이상이나 출혈 등이 없고, 다만 성교 때 약간의 피 섞인 혈성 분비물이 나올 뿐이므로 조기에 발견하기란 여간 어려운 것이 아닙니다. 정기적인 산부인과 진찰만이 조기발견의 지름길이지요.

그러나 암이 진행됨에 따라 다음과 같은 증세가 나타납니다.

우선 부정 출혈이 있습니다. 월경과 관계없이 성교 때나 내진 후에 오는 접촉 출혈이 있습니다.

냉대하가 많아집니다. 초기에는 물과 같은 대하가 있으나, 병이 진행됨에 따라 양이 많은 피 섞인 혈성 대하가 있고, 심하게 되면 악취가 나는 고름과 같은 대하가 나옵니다.

동통도 있습니다. 초기에는 아픔이 따르지 않으나, 말기가 되면 하복부가 무겁고 쑤시는 통증이 있으며, 또한 끊어질 듯한 요통이나 신경통을 호소하게 됩니다. 어떤 여성은 단순한 요통이나 단순한 좌골신경통인 줄 알고 진통제 따위로 시간을 끌다가 뒤늦게 암인 걸 알게 되어 고생한 경우도 있습니다. 특히 바지 뒷주머니에 해당하는 부위, 즉 환조 부위에 통증이 있을 때는 주의하세요.

방광과 직장 장애가 있습니다. 암이 방광에 침윤하게 되면 요로 감염이 일어나서 소변을 자주자주 보게 되는 소변빈삭증과 소변 때 통증이 있게 되지요.또 암이 직장에 침입하게 되면 심한 변비나 대변볼 때 통증이 심해지고 대변 출혈이 있게 되지요.

터널을 형성하는 누 형성이 있습니다. 암이 방광이나 직장 저부에까지 침범하여, 방광누나 직장누를 생기게 하여 대변볼 때나 소변볼 때 대소변이 질을 통해서 끊임없이 나오게 됩니다. 동의보감에서는 이런 증세를 '교장증'이라고 표현했지요.

또 전신 증세가 있습니다. 병이 약화됨에 따라 심한 빈혈이나 전신 쇠약, 부종 등이 따르고 요독증이나 패혈증 등이 있게 되어 치료 불능으로 환자는 사망케 됩니다.

따라서 거듭 말씀드리지만 조기 발견, 조기 치료가 가장 중요한 것이지요. 30세 이후의 경산부는 1년에 최소한 1번씩 정기 검사를 받도록 하며 때를 놓치지 마세요. 나이와 관계없이 월경 외의 출혈이나 폐경 후 출혈이 있을 때는 일단 암조직 검사를 받도록 하세요.

그리고 수술을 받아야지요. 수술 전에는 심장, 폐, 간, 신장 등의 이상 유무를 확인한 후 실시하며, 수술이나 방사선 치료 후에는 반 년 이상 무리한 일을 하지 말고 몸의 완전한 회복을 기다려야 합니다.

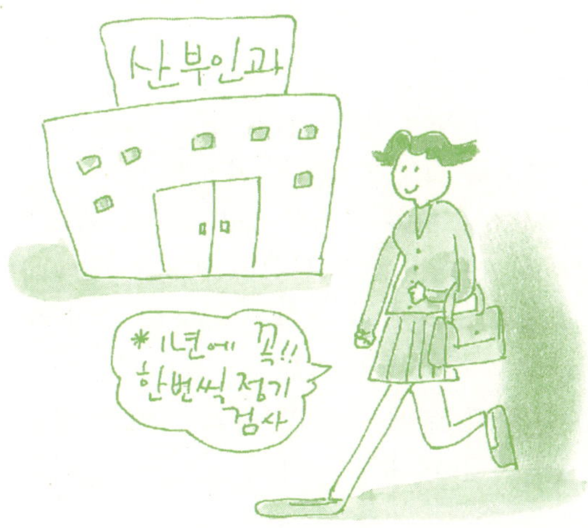

자궁암이 걱정될 때

← 암은 조기 발견, 조기 치료가 가장 중요하다. 30세 이후의 경산부는 1년에 1번씩은 정기검사를 받도록 하며 나이에 상관없이 월경 외 출혈이나 폐경 후 출혈이 있을 때는 암조직 검사를 받도록 한다.

젖꼭지가 헐었을 때 좋은 방법이 있습니다

아기를 낳아 처음으로 아기에게 젖을 물려 빨리다 보면 가끔 젖꼭지가 허는 수가 있습니다. 젖꼭지가 헐면 말할 수 없이 고통스러우니 먼저 예방을 해두는 것이 좋겠지요.

그 예방을 위해서는 첫째, 임신중에 유방과 유두를 잘 손질해서 단련시켜야 합니다.

둘째는 출산 직후에 초유부터 먹이도록 하세요. 초유에는 단백질 함량이 굉장히 많고 면역 물질이 들어 있어서 젖꼭지가 허는 것을 방지하는데도 도움이 됩니다.

셋째는 대부분의 아기들이 한쪽 젖을 많이 빨아 먹고 반대편의 젖을 물게 되면 대개 졸기 시작합니다. 그렇게 되면 한쪽 젖은 분비량도 줄고 젖꼭지도 약해지기 쉬우니까 한쪽 젖을 10분 정도 물린 다음에 다른 쪽 젖을 빨도록 그렇게 해주어야지요.

넷째로는 젖꼭지판, 그러니까 유륜까지 듬뿍 물리도록 하세요.

다섯째로는 젖꼭지를 뺄 때 조금씩 아주 천천히 조심조심 빼내도록 하세요. 아기 입의 흡입력이 대단히 강하기 때문에 그냥 쑥 뽑으려고 하면 젖꼭지를 다쳐서 헐게 되니까요.

젖꼭지를 뺄 때는 양볼을 살짝 눌러 아기의 잇몸 사이로 빠는 힘을 약하게 만든 다음 젖꼭지를 빼내도록 해야 합니다. 억지로 빼내는 것은 젖꼭지를 헐게 하는 원인이 되거든요.

여섯째, 젖 먹이기를 마치고 나면 잠시 공기를 쏘여서 젖꼭지를 말리세요. 짜낸 젖 몇 방울을 젖꼭지 끝에다 발라서 말리면 더 좋겠지요. 그런데 이때 헝겊이나 휴지로 닦아내지 마세요. 그러면 젖꼭지가 더 잘 헐어요.

일곱째, 배고픈 아기가 격렬하게 젖을 빨 때 젖꼭지가 잘 허니까 아기에게 적당하게 나누어서 젖을 먹이도록 해야지요.

여덟째, 젖을 물린 채로 아기를 재우면 젖꼭지가 잘 헐게 돼요. 그런데 대부분 아기 재울 때 젖을 물린 채 재우는 경우가 많지요.

이런 경우 주의해야 합니다. 그런데 이렇게 예방했는데도 젖꼭지가 헐면 어떻게 할까요?

동의보감에는 「젖꼭지가 갈라지고 헐어서 아플 때는 '정향'이라는 약을 갈아서 그 가루를 붙이면 참 좋다」하고 얘기 했습니다.

그런데 정향은 조금 비싸요. 이것보다 비싸고 안 비싸고를 떠나 정말 좋은 방법 하나를 가르쳐 드릴까요?

녹용에는 매우 짧은 털이 있죠? 그 녹용 털을 긁어 내어 까맣게 태워 가루내어서 한번 뿌려 보세요.

상처난 젖꼭지의 피부가 금방 꼬들꼬들 말라 버리니까 너무 놀라실 겁니다.

질염에는 '톳'이 좋습니다

'질염'이라고 하는 것은 외음부와 질에 염증이 생긴 것을 얘기하는 겁니다. 그러니까 자연적으로 냉대하가 많아지고 외음부 쪽에 가려움증이 생기며 성교통도 생기게 됩니다. 외음부가 빨갛게 부어오르기도 합니다.

이것들이 오랫동안 지속될 때에는 상당한 스트레스를 유발하게 됩니다. 물론 이러한 경우에는 냉대하의 양이 늘고 냄새나 색깔이 모두 달라지게 되는데 이에 따라서 어떤 종류의 질염이냐 하는 것이 구분되게 됩니다.

예를 들어서요, 칸디다와 같은 경우의 질염은 아주 부패한 우유 같은 냉대하가 나오지만 냄새는 없고 소양감만 더욱 심합니다. 그리고 트리코모나스 같은 것에 의해서 오는 질염의 경우는 아주 짙은 황색의 냉이 나오고 비누거품 같은 그러한 대하가 나오면서 악취가 상당히 심합니다. 아울러 소변을 볼 때에 배뇨통까지 있게 됩니다. 일반적으로 과로하거나 또는 저항력이 저하되어서 호르몬의 분비 기능이 나빠지게 되면 이러한 증세들이 더 심해지게 됩니다.

그것뿐만 아니라 알레르기성에 의해서도 이러한 질염이 오게 되고, 혹은 생리할 때에 그 피가 묻어서 그것이 질에 부착되어 질염을 일으키기도 하며 땀이 많이 나는 경우 또는 비누나 속옷에 따라서도 이 질염을 일으킬 수 있기 때문에 항상 이런 데에 모두 신경을 써야 됩니다. 그리고 좌변기가 굉장히 안 좋기 때문에 공중 좌변기를 사용할 때에는 어린 여자아이들에게도 항상 주의를 시키고 아울러 교육을 시켜야 됩니다.

그러면 이런 경우에 어떻게 고칠 수가 있을까?

우선 물 1ℓ에 소다를 1~2 티스푼 정도 넣어서 녹인 후 그것으로 2~3분 동안 외음부를 세척하면 상당히 도움이 됩니다. 그리고 평소 때에 일반적으로 콩이나 해조류, 미나리, 또는 감, 우유 이런 종류들이 상당히 좋습니다.

칼슘이 들어 있는 식품들은 모두 질염을 예방하고 저항력을 키우는 데 도움이 많이 되니까 한번 그러한 음식들을 일부러 좀 찾아서 잡수십시오. 특히 냉대하가 심하고 외음부가 많이 가려운 분들! 이런 분들은 짠것도 반드시 피하셔야만 됩니다.

왜냐하면 나트륨은 우리 체중의 60% 이상을 차지하는데 이것들은 물론 체액의 양을 일정하게 유지시켜 주는 작용과 체내의 여러 기능을 원활하게 해주는 작용이 있습니다. 이것이 과잉될 때에는 질병을 일으키고 특히 질염에도 문제가 많이 됩니다.

그 중에서 한 가지 권할 것은 또 뭔가?

'톳'이라고 있지요? 톳! 미역, 다시마 이런 해조류 중에서 톳이라고 하는 게 있습니다. 그 톳이 질염의 예방이나 치료를 하는 데 많은 도움이 됩니다. 예로부터 우리는 이 해조류를 음식으로 많이 이용해 왔습니다.

예를 들어 삼국유사에 의하면 아달라왕 4년에 연오랑이라는 사람이 바닷가에서 해조를 따는데 홀연히 한 바위가 그를 싣고 일본으로 건너갔다는 그러한 내용이 나올 정도이죠. 그러니까 예로부터 해조류를 얼마나 많이 식용으로 이용해 왔었는지를 알 수가 있습니다.

고려도경에 의하면 충선왕 2년에 해채를 원나라 황태후에게 바쳤다 하는 얘기까지 있을 정도로 우리나라에서 이 해조류가 상당히 이용됐던 것으로 알려져 있습니다. 그 해조류 중에서 정말 좋은 것은 톳입니다.

7~8년 동안 사는 다년생 해조류가 바로 톳인데, 이 톳에는 칼슘과 철분의 함량이 상당히 많습니다. 아무튼 톳 말린 것을 물에 30분 정도 담가두면요, 한 7~8배 정도로 불어납니다. 그것을 물기를 빼고 쓰면 됩니다.

어떻게요? 그것은 마음대로입니다. 예를 들어서 무쳐 잡수셔도 좋고 어떤 방법으로든지 잡수십시오.

그 속에 있는 섬유소는 수분을 흡수해서 분변의 용적을 증가시키고 장벽을 자극시킵니다. 그리고 배변을 촉진합니다.

따라서 변비가 있는 분들의 경우에는 이것처럼 좋은 천연식품이 없다는 얘기입니다.

칼로리는 상당히 낮습니다. 그리고 만복감을 줍니다. 그러니 비만증으로 걱정이 되시는 분들! 이것 잡수시면 만복감은 충족되며 칼로리는 낮고 아울러 변도 잘 보게 됩니다. 그러니까 상당히 도움이 되고 질염도 예방할 수가 있습니다.

체질별로 살 안 찌는 음식을 알아봅시다

태양인에게는 메밀, 모과가 좋고 맵고 자극성 있는 음식은 나쁩니다. 그러므로 메밀국수를 많이 들어 그것으로 포만감을 느끼도록 하세요.

물론 메밀국수를 삶아 낸 국물도 버리지 말고 다 마시도록 하세요. 모과는 차나 술로 마시지 말고 모과를 얇게 썰어 햇볕에 잘 말린 후 알갱이가 지도록 거칠게 빻아서 식탁에 항상 올려 놓고 티스푼으로 1~2개씩 공복에 온수로 복용하세요.

상체가 비만해지면서 하체에 힘이 빠져 다리가 후들거리고 무릎이 새큰거릴 수 있으므로 모과를 이렇게 상복하는 것이 바람직합니다. 왜 그러냐 하면요, 태양인의 경우 상체 비만형이 많기 때문입니다.

사상체질 중 태음인은 선천적으로 비만해질 수 있는 소질을 갖고 태어난 체질이라고 말씀드렸지요?

그렇습니다. 태음인은 체질 자체가 비만해질 체질입니다. 과식하고 운동을 제대로 안 하면, 이건 뭐 틀림없는 거지요. 주전부리 잘하고 게을러서 방에서 뒹굴기만 하는 태음인 어린이는 벌써 어린 그 나이에 소아 비만의 경향을 띕니다.

그리고 소아 비만의 경향을 갖고 있던 태음인 어린이는 성장해서도 살이 더 찔 확률이 너무 많습니다. 어릴 때는 괜찮던 태음인 어린이도 중년에 접어들면서 비만해질 확률이 매우 높습니다.

비만해진다니까 어디가 더 비만해질 거냐고 묻겠지만 태음인은 두리뭉실 온몸이 다 비만해질 수 있습니다. 그 중에서도 특히 태음인은 복부 비만형이 잘 됩니다. 그러니까 좋게 말해서 사장님 배가 된다는 건데, 복부가 이렇게 유달리 비만해지고 목덜미가 두툼하게 살찌다 보니 중풍에 걸릴 위험 또한 사상체실 중 어떤 체질보다 제일 높습니다. 여하간 태음인은 전형적으로 비만 타입이라고 할 수 있습니다.

태음인에게는 콩, 연뿌리가 좋고 삼겹살, 닭고기가 나쁩니다. 따라서 콩을 많이 들되 식초콩을 많이 드세요. 그러니까 초두라고 하는 거 말입니다. 식초콩, 즉 초두 담그는 법에 대해서는 이미 여러 번 말씀드린 바 있지요? 다시 한 번 더 말씀드리지 않아도 잘 아시겠지요?

콩은 백태라고 불리우는 작은 누런 콩이 좋지만 검은콩도 좋습니다. 생것 그대로 식초에 담가야 하지만 잡수시기 역겨우면 볶아서 담그셔도 좋습니다. 하루 1~2회 이상 드시면 더욱 좋습니다. 그러나 꼭 식전에 드세요. 그래야 복부 포만감이 생겨서 밥을 많이 들지 않게 될 테니깐요. 물론 식초콩으로 하루 한 끼 식사를 대용하시면 더 좋겠지요. 여하간 식사는 될수록 적게 하세요.

다시 한 번 말씀 드립니다. 태음인은 특히 과식하는 경향이 있으므로 주의해야 합니다. 한편 소양인은 태음인처럼 살찔 체질은 절대 아닙니다. 그러나 만일 살이 찐다면 소양인은 하체 비만형이 잘 됩니다. 엉덩이에 살이 오르고 넓적다리 안쪽에 살이 많이 찔 수 있습니다. 태양인이 살찐다면 상체 비만형이 잘 된다고 한 것과는 전혀 반대 타입이지요.

여하간 소양인에게는 녹두, 가지, 보리 등이 좋고 감, 푸른색 생선 등은 나쁩니다. 가끔 녹두죽으로 끼니를 때우도록 하시고 깡보리밥에 열무김치로 식사를 대신하세요.

끝으로 소음인은 전혀 비만 체질이 아니므로 걱정할 필요가 없습니다. 다만 위장 장애나 대사 장애로 비만해질 수는 있습니다. 그러니까 조금 몸관리하세요. 우선 몸을 차게 해서는 안 됩니다.

소음인에게는 사과, 시금치, 깨가 좋고 돼지고기나 찬음료를 피하는 게 좋습니다. 사과는 날것 그대로도 좋지만 얇게 썰어 말려서 사과파이를 만들어 드시면 더 좋겠지요. 탈지분유에 사과즙을 타서 약간 따끈하게 해서 아침 대신에 마시는 것도 방법 중의 하나가 될 수 있습니다.

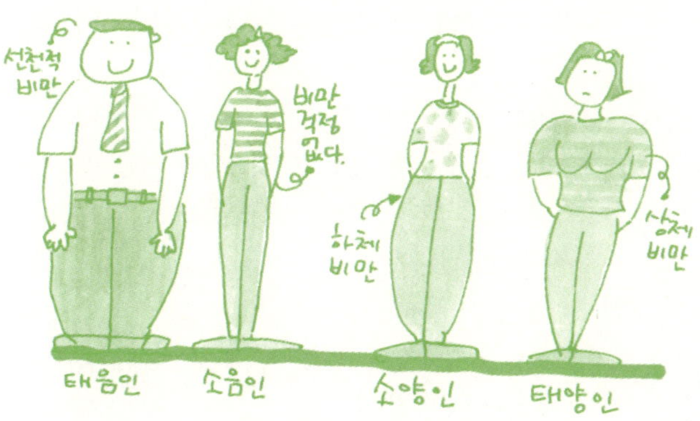

태음인은 선천적으로 비만 체질이며 소음인은 비만을 걱정할 필요가 없다. 그리고 소양인에게는 하체 비만형이 많으며 태양인에게는 상체 비만형이 많다.

'초란'은 기미에 효과가 있어요

얼굴이나 손발에 기미가 생겨서 무척 고민하시는 분들이 많지요. 이 경우 너무 잘 알려진 '식초달걀'이 효과가 있습니다. 식초달걀은 흔히 '초란'이라고도 부르죠?

우리, 기미를 원명으로는 간반이라고도 하지만 속칭으로 사반, 즉 죽은 반점이라 부르는데 어느 나라 사람이건 이것은 모두 다 상당히 싫어합니다.

초란 만드는 법은 매우 간단합니다. 우선 예쁜 컵에 달걀 하나를 통째로 넣고 식초를 부어 랩을 씌워 둡니다. 그리고 일주일 정도 냉장한 후에 젓가락 같은 것으로 잘 저으면 식초달걀이 되는데요. 이것을 세 티스푼씩 마시면 됩니다.

만드는 법을 보다 자세히 알고 싶으시지요?

우선 달걀은 유정란으로 구하세요. 이것을 깨끗이 물로 씻고 물기를 잘 닦습니다. 그리고 이것을 예쁜 컵에 담고 식초를 부으세요. 식초는 현미식초 같은 곡물 식초가 좋습니다.

사과식초 같은 과일 식초를 부으면 어떤 성분을 체내에 흡수하지 못하게 하는 예가 있다고들 하지요. 그러니까 현미식초 같은 곡물 식초를 부으세요. 식초의 양은 달걀이 잠길 정도면 됩니다.

이제 컵에 랩을 씌워 냉장고에 넣어 두세요. 4~5일, 길게는 일주일 정도만 보관해 두었다가 꺼내 보면 달걀의 껍질은 녹고, 흰 자위는 반숙한 것처럼 되고, 노란자위는 그냥 있습니다. 그리고 껍질 속의 얇은 막은 그대로 있습니다.

젓가락으로 녹지 않고 그대로 있는 얇은 막은 집어내어 버리세요. 그리고 거품낼 때처럼 젓가락을 막 휘저으면 식초에 달걀이 완전히 풀리지요. 이것을 세 티스푼씩 공복에 마시면 됩니다. 역겨우면 생수를 타서 드시면 되지요.

이렇게 만든 초란에는 달걀 껍질이 녹아 있기 때문에 다량의 칼슘을 보급하는 영양원이 됩니다. 식초의 주성분인 초산은 부신피질호르몬의 분비를 촉진하게 합니다. 따라서 컵이 비게 될 때쯤 벌써 기미가 없어질 징조가 보이게 되고요, 전신에 생기가 넘치게 됩니다. 바로 이 호르몬의 별명이 성호르몬이죠.

이 식초와 부신피질호르몬과의 관계를 밝혀서 노벨상까지 받은 예까지 있는 것으로 봐서는 상당히 효과 있으리라고 여겨집니다.

또 이 달걀을 통째로 식초에 넣게 되면 칼슘만 우리 몸에 흡수되는 게 아니라 달걀의 각종 유효 성분이 헛되지 않게 체내로 잘 흡수될 수 있다는 것이 식초달걀의 특징입니다.

피부의 기미는 노화 현상만이 아니라 때로는 햇볕을 보게 됐을 때도 옵니다. 그리고 또 여드름이 나고 그 여드름을 짜고 난 흉터가 기미가 되는 수도 있습니다.

이것을 방치해 두면 노인성 검버섯이라고 해서 얼굴 군데군데가 거뭇거뭇해지는 증세들도 오게 됩니다. 바로 이것은 우리들 전신 건강에 트러블이 심하다는 신호이기도 합니다.

출산 후 몸이 허약할 땐 염소고기가 좋습니다

요새 염소를 속칭 '사물탕'이라는 것에 넣어서 염소 소주를 해 잡수신다는 분들이 상당히 많으신데 과연 염소가 정말 효과 있는지 알아 볼까요?

혹시 토코페롤이란 말 들어보셨습니까? 토코페롤이라고 하는 것은 '토코' 즉 아기라는 말과 '페롤', 임신이라는 말이 합성된 말입니다.

그러니까 아기를 임신할 수 있는 성분이 이 속에 있다. 즉 항불임성 비타민 또는 생식성 비타민이라고 하는 비타민 E가 들어 있다는 것이지요.

그러니까 토코페롤이 모자라면 혈액이 응고되기 쉬워져서 협심증이나 심근경색, 중풍 등이 오기 쉽고 지방간 등을 일으키기도 하고 심지어 불임증 또는 암의 원인이 되기도 합니다.

이 토코페롤을 가장 많이 함유하고 있는 것이 바로 염소입니다. 그리고 염소는 이 토코페롤뿐만 아니라 지방 함량이 적은 반면에 단백질과 무기질이 상당히 고농도로 함유되어 있습니다.

소화 흡수율이 아주 강한 단백질, 칼슘, 철분 그리고 비타민 B 까지 많이 포함되어 있기 때문에 염소를 잡수시면 그만큼 효과가 있다는 것이 사실입니다.

동의보감에 의하면 염소고기는 속을 덥히고 내장을 보하고 기력을 증진시키면서 통증을 멎게 합니다. 그리고 부인이 임신한 후에나 아기를 낳고 난 다음에도 매우 이롭다 합니다. 어지럼증이 있거나 수척해질 때에도 굉장히 도움이 됩니다. 그러니까 특히 아기를 낳고 난 후 기혈이 허약하고 정신이 위축되고 소화불량이 있으면서 식은땀이 나는 분들은 한번 이용해 봄직합니다.

염소는 버릴 것이 하나 없는 약이 됩니다. 특히 염소의 등뼈는 신허를 보강하는 작용이 뛰어나죠. 신허란 한방의 독특한 의학 용어로 생식기 계통, 비뇨기 계통, 신경계, 조혈계, 내분비계가 허약해져서 나타나는 여러 가지 증세나 병적 상태를 말하는 것입니다.

그러니까 '신허'가 되면 성장·발육이 늦어지고 정력이 약해지며 수분 대사가 조절이 잘 이루어지지 않아 부종이나 소변에 이상이 생기는 거죠. 또 정신 활동이 약화되어 의욕이 감퇴되고 집중력, 창조력이 떨어지기도 하죠.

혹은 어지럼증, 귀울림증에 시달릴 수 있으며 머리도 무거워지고 요통, 관절통마저 오기도 합니다. 이뿐만이 아니에요. 아침마다 설사를 한다거나 미열이 오르기도 하며 심장이 이유없이 뛰고 속이 더부룩해지기도 합니다.

이러한 여러 신허 증세에는 염소고기와 등뼈가 좋다는 것입니다. 특히 염소의 등뼈는 신허 증세를 다스릴 뿐만 아니라 허하고 냉한 증세를 개선하고 골수를 보강시키며 피를 만드는 조혈 기능을 돕고 임포텐츠를 낫게 하는 기능도 있습니다.

실천해 보세요

출산 후 몸이 허약할 땐 염소고기가 좋습니다

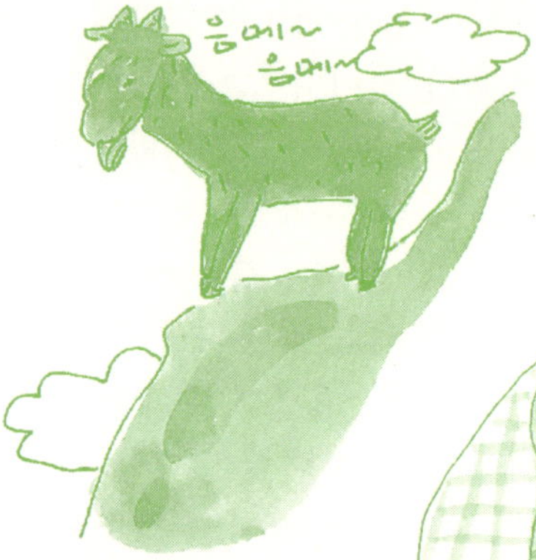

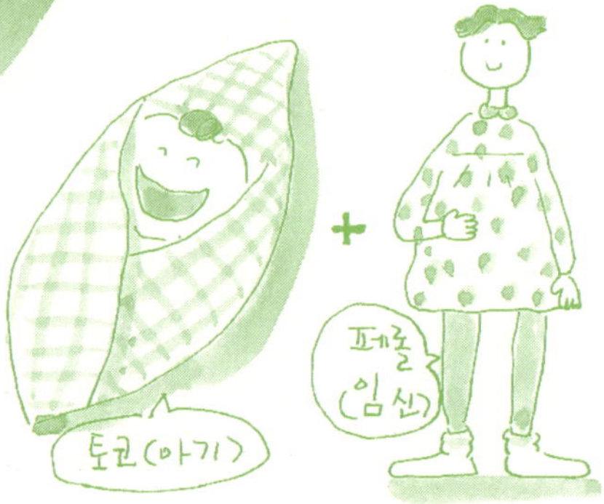

출산 후 몸을 보해 주는 식품

염소에는 토코페롤이 다량 함유하고 있으며 단백질, 칼슘, 철분은 물론 비타민 B까지 풍부해 출산 후 기혈이 허약하고 소화불량이 있을 때 무척 좋은 식품이다. 특히 염소의 등뼈는 성장 · 발육에 좋고 소변 이상을 치유해 주며 정력도 키워준다.

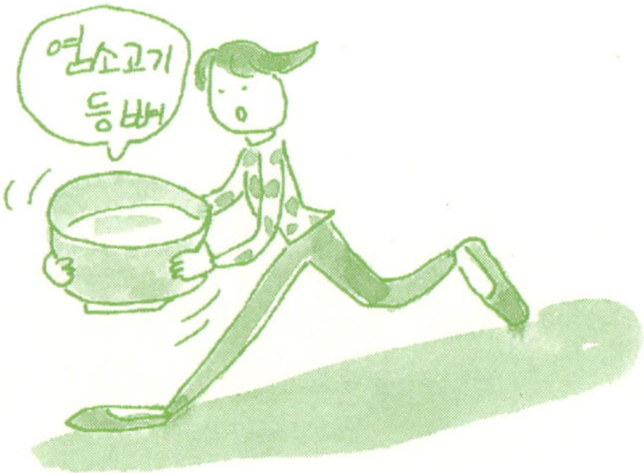

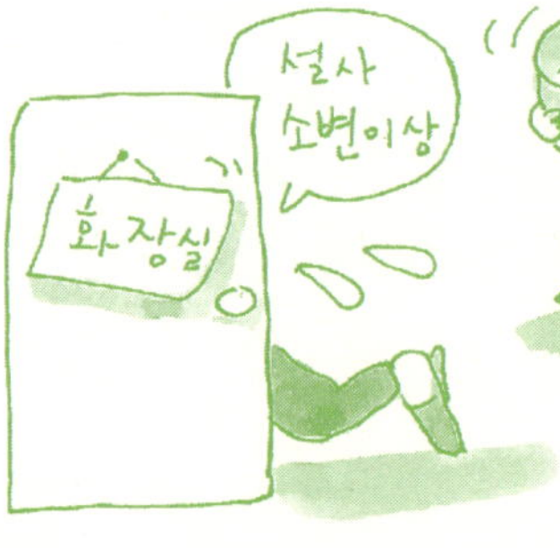

피부미용에 좋은 매실차를 드셔 보세요

매실이 여성 건강, 피부 미용 등에 아주 좋다고 말씀드렸지요? 그렇다면 매실을 어떻게 먹을까요?

우선 매실차로 만들어 먹는 방법이 있습니다. 매실차로 만드는 방법에는 두 가지 방법이 있습니다.

첫째는 매실을 까맣게 태운 오매로 차를 만드는 방법입니다. 그러니까 매실 덜 익은 것을 씨를 빼고 말린 다음 짚불 속에 넣어 까맣게 태워 만든 것을 오매라고 하는데, 이것을 건재약국에서 구입하여 흐르는 물에 살짝 씻은 다음 햇볕에 잘 말려 보관해 뒀다가 하루에 오매 5개를 물 300ml로 끓여 반으로 졸여 하루 동안 여러 번 나누어 마시도록 합니다.

매우 새콤하지요. 그래서 마시기 어렵다고 하는 분들이 있는데, 이런 분들은 오매를 끓인 찻물에 꿀을 조금 타서 마시세요. 한결 마시기 수월하지요. 뜨겁게 마셔도 좋고 차게 식혀서 마셔도 좋습니다. 여름철 청량음료로도 아주 적격입니다.

둘째는 매실장아찌로 차를 만드는 방법입니다. 시장에서 팔고 있는 매실장아찌를 사서 뜨거운 찻잔에 2개 정도 넣고 끓는 물 한 컵을 부어 10분 정도 우려낸 다음 그 물을 한 번에 다 마시면 됩니다. 그러니까 끓여 드시는 게 아니고 우려내 드시는 겁니다. 물론 이때도 꿀을 타서 들어도 좋고 뜨겁게 들거나 차게 들거나 기호대로 하세요. 어떻게 하든 다 효과가 있으니까요.

매실장아찌를 꼭 시장에서 사서 써야 하느냐구요? 천만에요. 집에서 만들 수도 있습니다. 다소 번거롭기 때문에 시장에서 사서 쓰시라고 말씀드린 것이니까 번거로움을 감수할 수만 있다면 집에서 직접 매실장아찌를 만들어 쓰도록 하세요.

그럼 집에서 매실장아찌를 만들 수 있는 방법을 말씀드릴게요.

우선 푸른 풋매실, 즉 청매를 잘 씻어 물기를 닦아낸 후 소금을 뿌려 하루 재운 다음 매실이 절여지면 체에 밭쳐 소금물을 뺀 다음 서늘한 곳에서 1주일 정도 꾸덕꾸덕해질 정도로 말립니다.

한편 차조기잎을 씻어 물기를 뺍니다. 차조기잎이 뭐냐구요? 동의보감에 나오는 소엽이라는 약재인데 깻잎처럼 생겼고 깻잎처럼 향긋한 내음까지 있고 식욕증진 및 소화촉진 작용이 있을 뿐 아니라 스트레스를 풀어주고 신경을 안정시켜주는 훌륭한 작용을 하는 식품 겸 약재이지요. 그야말로 현대인에게 무척 좋은 것이며 특히 여성들에게도 꼭 필요한 것이라고 할 수 있습니다. 건재약국에서 살 수도 있지만 건재약국의 것은 바싹 말린 것이니까 될수록 싱싱한 생차조기잎을 구하는 것이 더 좋습니다.

여하간 차조기잎을 씻어 물기를 뺀 후 미리 소금에 재워 꾸덕꾸덕 말렸던 매실과 켜켜이 깔고 여기에 소금물을 부어 서늘한 곳에서 1개월 정도 재워 붉은색의 매실장아찌가 되도록 합니다.

이 매실장아찌를 평소에 반찬으로 먹어도 좋습니다. 혹은 아까 말씀드린 대로 매실장아찌 2개 정도를 물 한 컵에 10분간 우려내어 그 물을 마셔도 좋습니다.

그런데 매실차가 어디에 좋으냐고 궁금하세요? 그야 매실이 어디어디에 좋다고 이미 다 말씀드린 바 있잖아요? 매실차는 그런데 다 좋습니다.

그러나 매실차는 특히 여름타는 것을 막아줄 뿐 아니라 더위먹은 데 좋습니다. 구연산이 풍부하여 더위에 손상된 각종 독소를 제거합니다. 혈청 칼슘이온이 저하되어 체질이 산성화된 때에 칼슘 흡수를 촉진하여 더위에 지친 피로를 풀어줍니다.

또 매실차는 담석증에도 좋습니다. 담석증에 매실차를 마시면서 생강즙을 조금 타면 더 좋습니다. 매실에는 담즙의 분비를 활성화시키고 담낭을 수축하는 작용이 있기 때문에 담석이 생기거나 커지는 것을 막는다는 거지요. 오디 괄약근이라 것을 강하게 수축시키기 때문에 담즙이 잘 분비되는 겁니다.

그래서 동의보감에는 매실이 '회궐' 증세에 좋다고까지 했습니다. 회궐 증세는 요샛말로 담도회충증에 해당됩니다. 담도란 간장에서 만들어진 쓸개즙이 십이지장으로 흘러내리는 통로를 말하며, 담도회충증이란 이 통로에 회충이 기어들어가 일으키는 병증을 말하지요. 그러니까 동의보감에서도 매실이 오디 괄약근을 수축시킨다는 것을 애기했다는 것입니다.

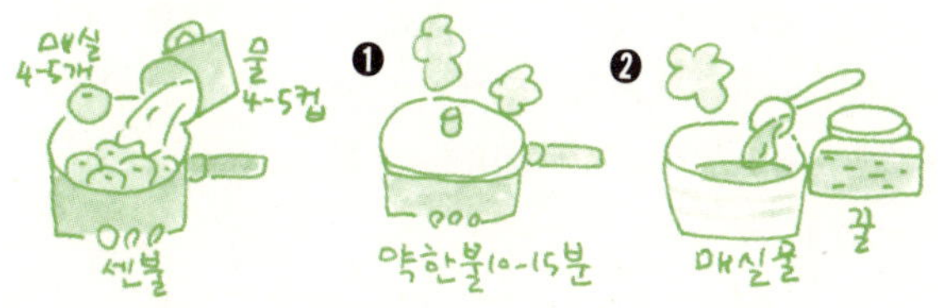

매실차 만들기
❶ 매실 4~5개를 물 5컵에 넣어 끓인다. 센불에서 끓이다가 불을 약하게 줄여 10~15분 정도 더 끓인다.
❷ 매실 끓인 물을 따뜻할 정도로 식혀서 꿀 3큰술을 넣은 다음 하루 3회 나누어 마신다.

혈압 · 당뇨를 내리고 살도 빼는 호박을 많이 드세요

호박으로 혈압도 내리고 살도 뺍시다.

호박은 정말 중풍 예방제이며 감기 예방제입니다. 또 고혈압 예방제이기도 합니다. 혈압을 조정하고 호르몬의 작용을 활발하게 해주고 전립선 비대증에도 효과가 있고 모유도 잘 나오게 하는 작용이 있으며 최음 작용까지 갖고 있는 것이 바로 호박입니다. 그러면서 살도 빠질 수 있는 것이 바로 호박입니다.

호박의 어느 부분이 그러냐고요? 씨도 좋습니다. 줄기도 좋습니다. 잎도 좋습니다. 꼭지도 좋습니다. 모두가 다 도움이 됩니다. 어린 잎은 쌈을 해 드시면 좋겠죠.

호박의 씨! 이것이 너무 좋다는 것은 다 알죠. 구충 작용까지 있다는 것 아십니까? 호박의 씨, 이것을 말려서 또는 살짝 볶아서 드시게 되면 구충 작용뿐만 아니라 감기 예방, 중풍 예방, 그리고 구취가 날 때 도움이 됩니다.

그런데 호박꼭지는 대개 버리죠. 그런데 그 호박꼭지가 정말 기가 막힙니다. 호박꼭지를 말려서 가루를 만들어서 벌꿀과 개어서 엿처럼 만들어서 잡수시면 기침 멈추게 하는 데 이게 그만입니다. 아주 고질적인 기침이 있는 분들 이것 한번 만들어서 드셔 보세요. 상당히 도움이 될 겁니다. 감기 예방에도 물론 도움 많이

되겠죠.

호박 속은 카로틴 성분이 굉장히 많죠. 묵직하고 꼭지는 말라 있고 표피는 오래 되어서 틈이 생길 정도로 된 것이 아주 좋은 거니까 되도록 그런 것을 구하시면 그 속에 비타민 B1·B2, 칼슘, 철분 등이 아주 풍부하죠.

이런 호박은 허약 체질을 개선하게 되니까 빈혈, 어지럼증, 저혈압 같은 것으로 고생하시는 분들에게 매우 좋겠죠?

또 피부 미용에 도움이 되니까 여성들이 상식하게 되면 굉장히 도움이 되겠죠.

인슐린을 조정하는 작용이 있기 때문에 당뇨병 치료식으로서는 이 호박만큼 좋은 게 없다고 하지 않습니까?

인슐린을 조정하게 되면 비만증을 치료할 수 있다는 얘기도 됩니다. 우리가 비만해지는 원인은 인슐린 조정이 안되기 때문일 수도 있습니다. 비만한 분들 호박을 드셔서 비만까지 치료해 보세요. 혈압·당뇨도 내리고 살도 빼는 호박! 많이 드십시다.

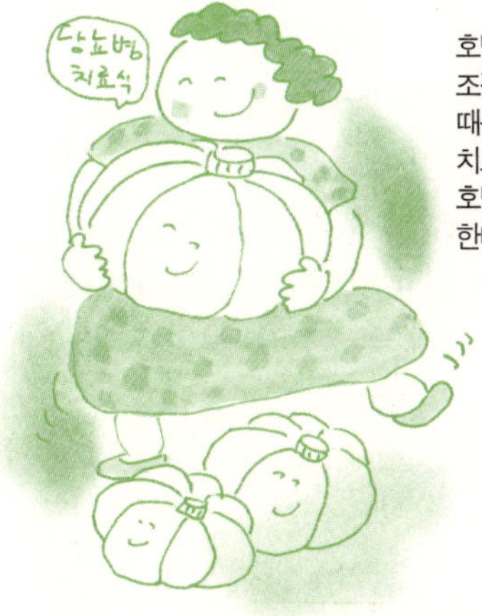

호박에는 인슐린을
조정하는 작용이 있기
때문에 당뇨병
치료식으로서는
호박만큼 좋은 게 없다고
한다.

혈액순환 장애엔 홍화를 차로 달여 드세요

이집트가 원산인 잇꽃은 홍화라는 약명으로 불립니다. 꽃이 붉은 색이어서 홍화인데 이 꽃의 붉은색을 이용해 음식물에다가 색깔을 들일 때도 쓰고요, 화장품에 빨간색을 내는 데도 쓰며, 옷감 물들이는 데도 쓰지요. 그래서 참 쓰임새가 많은 그 꽃이 바로 잇꽃, 홍화라고 하는 것이죠.

그런데 이것을 약으로도 씁니다. 이것을 끓여서 복용을 하게 되면 몸 안에서 흐르지 못하고 고여 있는 혈액 그러니까 비생리적인 혈액이라고 볼 수 있겠지요. 한방에서는 어혈이라고 얘기합니다. 그것을 아주 원활하게 순환시켜 줍니다. 그리고 아울러서 자궁에 긴장성 그리고 율동성 수축을 일으키는 그런 역할을 하지요. 그러니까 월경통이 있거나 월경이 아예 끊어진 무월경일 때에도 이 잇꽃을 끓여서 잡수시면 도움이 되는 것이죠.

팔다리가 저리십니까. 혹은 팔다리가 아프십니까. 허리가 아프십니까. 혹은 타박을 받아서 어디가 멍이 들고 아프십니까.

이런 것은 모두 어혈 즉 혈액의 순환이 안되어서 그런 거지요. 그러니까 그럴 때에도 이 잇꽃을 끓여서 잡수시게 되면 참 도움이 되지요.

온몸을 쉬지 않고 돌고 있는 혈액이 제대로 순환되지 않으면 팔다리뿐만 아니라 우리 몸 여러 곳에서 장애가 나타나겠지요?

머리가 아프다, 어깨가 결린다, 허리가 아프다 하는 증세뿐 아니라 가만히 종아리를 보면 종아리에 파란 정맥이 지렁이처럼 울퉁불퉁 튀어나온 경우들이 있습니다.

이것을 우리는 하지정맥류라고 부르는데 이렇게 머리가 아프다, 어깨가 결린다, 허리가 아프다 또는 하지에 정맥류가 생긴다 할 때에 좋은 약재가 바로 이 '홍화'가 되겠죠.

홍화는 국화과의 식물로서 여성 전용의 약초라고 해도 과언이 아닐 정도입니다.

소위 어혈이라고 불리는 오래된 피를 없애주고 정혈 작용을 하며 여성 생리에 따르는 여러 가지 몸 구조를 원활하게 움직이게 하는 윤활유 역할을 하기도 합니다. 하여간 뭔가 순환이 제대로 안되는 분들의 경우는 손발도 굉장히 냉해집니다. 그리고 아랫배가 굉장히 냉해지게 됩니다. 그러니까 월경불순까지 있게 됩니다. 이럴 때에 한번쯤 이 홍화를 이용해 보십시오.

자! 어떻게 이용해 볼까요?

커피잔에다가 그냥 살짝 홍화의 꽃잎을 집어 넣으세요. 한 3~4g 정도 넣지요. 그렇게 넣은 다음 거기다가 뜨거운 물을 붓고 5분 정도 시간이 경과하면 꽃잎의 성분들이 우러나와서 발그스름한 물이 되겠지요. 그것을 잡수시는 겁니다.

그러니까 홍화를 한꺼번에 많이 넣어서 끓이시면 안되지요. 그냥 3~4g 정도를 찻잔에다 넣은 다음 뜨거운 물을 부어서 한 5분 정도 있다가 마시면 혈액을 순환시키는 작용이 크고 자궁에 긴장성과 율동성을 주어 수축을 일으키기 때문에 월경통이 있거나 무월경이거나 또는 팔다리가 저리고 허리가 아프며 타박을 받아서 멍이 든 경우에 모두 도움이 되지요.

얼굴이 창백한 분들, 눈밑이 거무스럼한 분들, 입술이 창백하거나
검붉어서 보기 흉한 분들, 조금만 움직여도 숨이 차는 분들, 손발이
저리고 냉한 분들, 어디 부딪친 것 같지도 않는데 다리에 멍이 잘 드
는 분들, 손발이 차거나 엉치나 아랫배가 너무 냉한 분들, 월경이 제
대로 나오지 않거나 통증이 심한 분들, 모두가 이렇게 차로 끓여 마
셔 보세요. 참 좋습니다.

그러나 주의점! 무엇이라 했지요? 많은 양을 한꺼번에 들지 말라
고 했지요? 네, 그렇습니다. 그냥 3~4g 정도면 족하니까, 이거 잊
지 마세요.

또 다른 방법으로 이용해 볼까요? 이번엔 목욕할 때 홍화를 한번
이용해 봅시다.

냉증이 굉장히 심한 분들은 홍화를 가제에 싸서 목욕탕 속에다 넣
어서 우려냅니다. 이 우려낸 물에다 목욕을 해 보십시오. 그렇게 되
면 손발, 아랫배 찬 것이 한결 낫습니다.

허리가 아프십니까? 이럴 때는 혈액순환이 잘 되는 것만큼 더 좋
은 것은 없습니다.

아마 한기를 굉장히 느끼고 추위를 너무 많이 타는 할머니가 있으
시다면 그 홍화라고 하는 꽃잎! 빨간 꽃인데 그것을 사다가 방석 속
에 넣어 드려 보십시오. 그것을 며칠 깔고 앉으시게 되면 정말 추위
를 덜 타시게 됩니다.

자녀를 천재로 만드는
동의음식

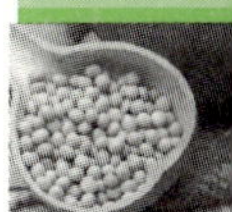

공부에 지칠 땐 엿이나 꿀을 드세요

수험생들에게는 봄과 여름이 가장 힘든 시기가 되겠습니다. 봄 타는 춘곤증이 있으면 공부를 제대로 할 수가 없겠지요. 그리고 여름도 더위를 이겨내지 못하게 되면 학습 능률이 저하되거나 졸립다거나 괜히 나른하다고 하면서 긴 세월 다 놓치고 시험을 코 앞에 두고 발을 동동 구르게 되기 십상이기 때문이죠.

봄, 여름에 피로하다, 머리가 무겁고 맑지 못하다, 자주 졸립고 눕고만 싶다, 하품이 잘 나고 그리고 기억력이 떨어지고 매사에 의욕이 없다, 초조하다, 짜증만 나고 끈기가 없다, 이럴 때 빨리 한의사의 진찰을 일단 받도록 하세요.

이럴 때 쓸 수 있는 처방들이 많기 때문이죠.

보중익기탕, 생맥산, 삼귀이건탕···. 너무너무 많은 처방들이 동의보감에 나와 있는데「이런 것들이 학생 건강을 돌볼 수 있는 처방들이다」라고 게재되어 있습니다.

그런데 각 처방마다 쓰임새가 다릅니다. 예를 들러서 보중익기탕이라는 처방은요 어느 학생이나 다 맞는 게 아니에요. 그러니까 얼굴이 누렇게 들뜨고 아침이면 얼굴이나 손등이 붓거나 또는 손발에 힘이 없고 때로 저리고 땀이 많고 머리도 항상 무거워서 기억력이 떨어진다. 또는 배꼽 둘레에 손을 얹어 놓고 있으면 벌떡벌떡 뛰는 걸 느낄 경우 이럴 때 보중익기탕을 쓴다고 하니까 일단 한의사와 상의하고 알맞는 처방으로 건강을 증진시켜 나가야 된다는 얘기죠. 함부로 아무 처방이나 쓰지를 마세요.

좋은 처방들이 동의보감에 많이 나오는데 집에서 할 수 있는 방법에는 뭐가 있을까요?

집에서는 꿀과 엿만 가지고도 간단하게 할 수 있는 방법이 있습니다. 예부터 과거 공부 하는 집에서는 '엿 고는 단내가 난다' 이렇게 말을 했거든요.

그러니까 엿을 고는 단내가 과거 공부하는 사람 집에서 났다 하는 것은 과거 공부로 지쳐 있을 때 엿을 고아 먹어서 체력도 늘리고 기억력도 좋게 하고 에너지를 보충하고 진액을 충분하게 해 주었던 것이지요.

그러니까 엿 고는 냄새가 나면 아, 이 집은 과거 공부하는 수험생 집이구나 하고 알아봤다는 건데요. 이럴 때 대추차나 오미자차를 끓여 가지고 거기다가 꿀이나 엿을 타서 자주 드시면 더욱 좋겠습니다. 그러면 학생들의 몸이 몰라볼 만큼 튼튼해지고 능률도 아주 좋아질테니까요.

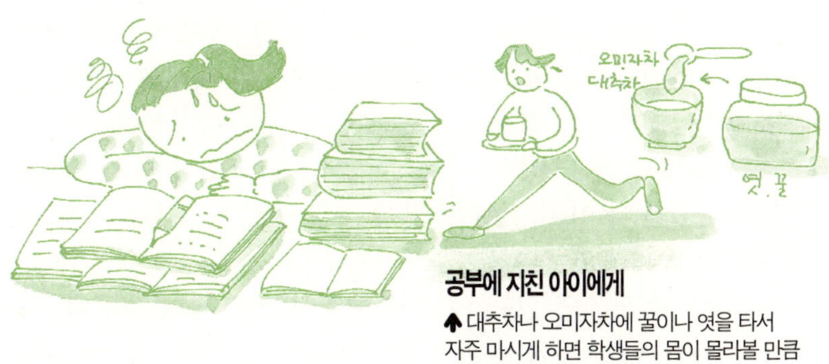

공부에 지친 아이에게

⬆ 대추차나 오미자차에 꿀이나 엿을 타서 자주 마시게 하면 학생들의 몸이 몰라볼 만큼 튼튼해지고 능률도 아주 좋아진다.

기억력, 좋게 할 수 없을까요?

'내 아이의 기억력을 좋게 해달라'고 하면서 수험생의 어머니가 총명탕을 해달라고 하는 경우가 많은데요. 이 총명탕은 무조건 쓴다고 해서 다 좋은 것은 아니죠.

학생 건강, 즉 수험생 건강 관리의 요령을 요약한다면 크게 세 가지로 나눌 수가 있습니다.

첫째는 체력과 기억력 증진, 둘째는 수면 조절과 신경 안정 그리고 셋째는 성적 충동 억제 이런 것이지요. 따라서 학생 건강을 위해 조제할 때도 이 세 가지를 중요시해야 됩니다.

그러자면 한의사의 진찰을 받고 학생 개개인의 체질과 건강 상태를 정확하게 파악한 후에 처방되는 것이 당연한 것이지요.

예를 들어 동의보감에 나오는 처방 중에서도 체력 보강을 위해서는 육미지황탕·팔물탕 등을, 기억력 증진을 위해서는 귀비탕·총명탕 등을 그리고 수면 조절 및 신경 안정을 위해서는 가미귀비탕·가미온담탕 등을 쓸 수가 있습니다. 이 모두가 동의보감에 나오는 처방들인데 어떤 처방을 써야 가장 옳은지는 한의사의 진찰에 의해서만 가능한 것이죠.

그리고 보약을 쓸 수 없는 그런 경우의 분들도 많겠습니다. 그러니까 꼭 보약만 고집하지 마세요. 가정에서 손쉽게 할 수 있는 좋은 방법도 있으니까 걱정하지 마시구요.

우선 체력 보강을 위해서 땅콩을 속껍질 있는 그대로 식초에 일주일 정도 담갔다가 밤에 공부할 때마다 서너 알씩 꺼내 가지고 씹어서 잡수세요. 뇌의 피로가 풀리고 기억력이 증진됩니다.

그리구요, 조금 여유 있으시면 인삼과 오미자를 함께 끓여 마시세요. 하루의 양은 6~8g 정도면 충분합니다.

인삼은 중추 신경계의 조건 반사를 형성하고 기억력을 증대시키고 오미자는 대뇌피질의 흥분과 억제 작용을 조절해서 주의력을 상승시키고 인내력을 증진시켜 준다고 합니다.

이것도 부담되시는 분들은 두유 있지요. 그것도 좀 들어보시구요. 레몬 같은 거 식품에 자주 이용해 보는 것도 좋구요. 토마토, 콩, 시금치, 해조류, 이런 것들도 너무 좋지요.

그리고 녹차도 참 좋습니다. 동의보감에서는 「녹차가 머리를 맑게 하고 눈의 피로를 풀게 하고 잠도 쫓는다」고 하니까 자주 드세요.

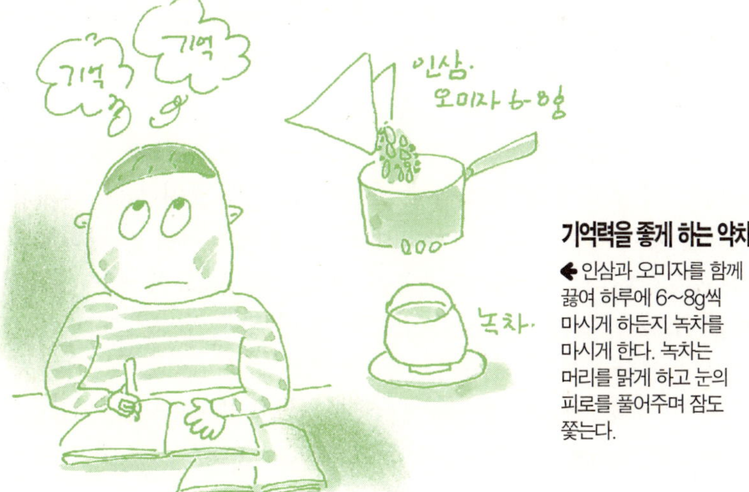

기억력을 좋게 하는 약차

← 인삼과 오미자를 함께 끓여 하루에 6~8g씩 마시게 하든지 녹차를 마시게 한다. 녹차는 머리를 맑게 하고 눈의 피로를 풀어주며 잠도 쫓는다.

두뇌 건강을 돕는 식품을 알려 드리죠

공부하는 학생들의 건강을 위해서는 여러 가지 영양소를 고루 섭취해야겠죠. 그런데 그중에서 소홀히 하기 쉽고 그래서 부족하기 쉬운 영양소를 몇 가지만 얘기하죠.

이것은 뇌의 건강과도 연결되는 것이니 만큼 평소에 잘 챙겨 드시도록 하는 게 좋습니다.

영양학 책을 보면, '칼륨 성분들이 부족할 경우 쉬 피로해지고 머리도 맑지 못해진다'고 했습니다.

그래서 칼륨 성분이 많이 함유된 미역이나 썰어 말린 무우, 말린 표고, 이런 것을 많이 섭취하라, 이러는 것인데요. 미역에는 또 무엇이 많다고 알려져 있습니까?

바로 요오드이죠. 요오드가 부족해도 지능 개발에 악영향을 끼친다는 사실도 알려져 있다고 하니까 미역을 많이 들도록 하세요.

학생 건강에는 이런 요소 외에도 또 셀레늄이라는 성분도 필요하다고 합니다. 셀레늄은 세포와 세포막을 보호해 주는 성분으로 뇌의 노화를 예방하고 뇌를 건강하게 해 주는 작용을 합니다.

이 셀레늄을 많이 함유한 식품으로는 두류, 통밀류, 유제품 그리고 버터나 동물의 간, 마늘, 패류 이런 것 등에 많이 함유되어 있죠. 또 한약재 중에서는 잇꽃이라고도 불리는 '홍화'라는 약재에 이 셀레늄이 많이 들어있다고 알려져 있죠.

동의보감에서는 이 홍화라는 약을 이렇게 설명했습니다.

「월경불순이나 월경통에도 좋고 혈액순환을 원활하게 해 주는 약재」라고 했습니다. 그러니까 월경불순 같은 증세가 있는 여학생 수험생들이나 학생들에게 홍화는 정말 도움이 되겠지요? 다시 말해서 혈액순환도 좋게 하고 두뇌 건강도 좋게 하는 일석이조의 효과를 보게 해주는 셈입니다.

혈액순환에 좋다고 하니까 운동 부족의 수험생들에게도 큰 도움이 되겠지요.

복용 방법은 하루에 한 10g 정도씩을 차로 끓여서 마시면 됩니다. 그런데 하루 동안 여러 차례에 걸쳐서 나누어 마시도록 해야지 한꺼번에 마시는 게 아닙니다.

또는 녹차 끓일 때처럼 4g 정도를 찻잔에다 넣고 70°c 정도의 더운물을 부어서 슬쩍 우려내서 마셔도 좋지요.

혹은 홍화에서 뽑아낸 잇꽃유라는 기름, 이거는 식물성 기름 중에서 가장 좋은 비율로 리놀산을 함유하고 있기 때문에 뇌 혈류량을 늘리고 뇌 혈류 상태를 원활하게 해 주기 때문에 학생 건강에 더 없이 좋다고 할 수 있습니다. 그러므로 이것도 한번 마음 속에 두어 이용해 보도록 하세요.

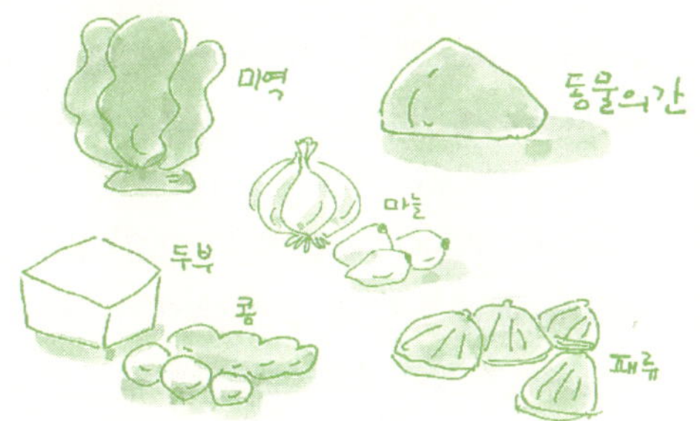

두뇌건강을 돕는 식품

◀ 학생의 뒤뇌 건강에 필요한 성분이 셀레늄이다. 이것은 뇌의 노화를 예방하고 뇌를 건강하게 해주는 작용을 하는데 두류나 통밀류, 동물의 간, 마늘, 패류 등에 많이 함유되어 있다.

두뇌 활동을 높이려면 분식을 해보세요

　우리의 자녀나 어린 동생들 중에 공부하는 학생이 있다면 머리가 좋아져서 공부가 술술 잘 되길 바라시겠죠? 이때 다음 세 가지 원칙을 지켜주시면 공부하는 데에 도움이 많이 될 겁니다.

　그 삼원칙 중 첫번째는 '충분한 수면 후 공부할 것'입니다.

　두뇌 활동에 대해 발표된 어느 연구에 의하면, 머리를 쓸 때는 반드시 필요한 두 가지 물질 즉 양성 반응을 일으키는 플러스 물질과 음성 반응을 일으키는 마이너스 물질이 필요하게 된다고 합니다. 다시 말해서 이 두 물질은 밤 동안 수면중에 뇌수에서 가장 활발하게 만들어져서 저장되었다가 낮 동안에 아낌없이 쓰여진다는 것이죠. 그러니까 수면중에 가장 잘 만들어지니까 충분한 수면을 취해라, 이런 내용입니다. 이것이 공부하는 데에 충분한 수면이 필요한 이유입니다.

　특히 새벽 1시~6시 사이는 수면의 영양 가치가 가장 높고 뇌세포를 가장 활성화시키는 시간대이므로 이 시간만큼은 충분히 수면을 취하도록 해야계죠.

　동의보감에서도 「어린 나이에는 기혈이 왕성하고 근육이나 피부가 윤택하며 기 순환이 잘 되고 혈액순환과 신진대사가 원활한데 이러한 것도 밤에 잠을 잘 자야 정상적으로 소통될 수 있으며 낮에도 정신이 맑아진다」는 그런 내용이 나옵니다.

이것을 거꾸로 풀이하게 되면 무슨 뜻이 될까요?

'밤에 잘 자게 되면 공부하는 시간 동안은 정신이 맑아서 집중력과 기억력이 증진될 수 있다' 이런 뜻이 되겠고 아울러 혈액순환과 신진대사가 정상적이어야 밤에는 숙면을 취할 수 있고 낮에는 학습 능력을 증진시킬 수 있다, 이런 뜻이 아니겠습니까?

까닭에 잠자는 시간을 아끼지 말고 푹 자도록 하세요. 영양 수면이 따로 있습니까? 적당한 수면 시간을 취하고 그 시간 동안만큼은 푹 자는 것이죠. 그러기 위해서는 공부를 마치고 잠들기 전에 그냥 잠들지 마세요.

뜨거운 물에 발을 5분 내지 10분 정도 담그도록 하세요. 많은 시간 못 자도 짧은 시간이나마 숙면을 취할 수 있게 됩니다. 그리고 대추차를 드세요. 동의보감에서는요, 대추가 진정 작용을 한다 했으니까 짧은 시간 자더라도 자는 동안 숙면을 취할 수가 있습니다.

그 다음 두 번째는 뭘까요?

'시험 2개월쯤 전부터는 쌀밥을 줄이고 분식을 많이 하라' 이렇게 얘기했습니다. '비타민제도 복용할 필요가 있다' 이렇게 말했구요.

세 번째는 '머리를 바꿔 써라' 라는 말을 했습니다. 같은 공부를 일정 시간 계속하고 나서 다른 공부를 또 같은 식으로 일정 시간 열심히 하면 자연히 앞에 한 공부는 방해를 받지 않는다는 것이죠.

그것은 대뇌가 분업 구조를 가지고 있는데 하나의 분업을 맡은 부분을 계속 쓰는 것은 뇌수의 작용을 소모할 때까지 쓰는 것과 같기 때문에 좋지 않습니다. 그러니까 머리를 일정 시간만에 한번씩 바꿔서 쓰는 것이 좋다. 이렇게 얘기한 건데요. 이 세 가지 원칙을 잘 지키게 되면 공부하는 데 능률적이라는 겁니다.

이 중에서 둘째 원칙으로 꼽힌 것이 무엇이었습니까?

분식을 많이 하고 비타민제를 복용하라, 이런 내용이었죠.

분식에는 메밀국수나 스파게티, 중화국수 같은 것이 있는데요. 분식에는 많은 양의 당질이 함유되어 있어서 두뇌 활동을 아주 빠르게 한다고 알려져 있습니다.

그리고 비타민 공급을 위해서는 당귀라는 한약제를 차로 끓여 마시면 좋습니다. 동의보감에서는 당귀라는 약을 「혈액을 증산하고 심장을 보호하고 그리고 허한 것을 도와준다」 이렇게 얘기했는데요. 최근에 나온 약물 서적에 의하게 되면 '당귀는 뇌세포의 핵 분열을 촉진하기 때문에 세포의 생명력이 연장되고 기억 세포의 기능이 강화되는 것으로 알려져 있다' 이렇게 말을 하고 있거든요.

근데 당귀 이것을 끓여서 먹게 되면 기억력도 증진되고 그러겠지만 얼굴에 혈색이 돌게 하면서 뽀얗게 좋아지게 되구요. 아주 건강해지게 합니다. 그리고 어지럼증도 없어지고 끈기도 생기게 합니다. 하루에 12g씩을 물 300ml로 끓여서 반으로 졸인 다음 차처럼 마시게 되면 참 좋습니다.

일상 생활에서 염두에 두는 일은 소금을 덜 쓰고 식초를 많이 써서 음식을 요리하는 것도 알아두면 도움이 되겠죠?

소금은 신장 기능을 약화시키고 나아가 신장 기능과 연계되어 있는 뇌수의 기능도 약화시키기 때문입니다. 반면에 식초는 뇌세포를 활성화시키며 피로 물질의 축적을 막아 주므로 건만증을 치료하고 기억력을 증신시킬 수 있는 거죠.

또 오깨나 목에 물혈이 있으면 뇌세포도 공급되는 산소량이 부족되므로 목을 좌우로 흔들거나 팔을 상하로 움직여 긴장된 근육을 풀어 주는 것이 좋습니다. 그리고 가벼운 운동을 날마다 계속하는 것도 체내 산소 흡입을 활성화시켜 기억력 증진에 도움이 됩니다. 다만 심한 운동으로 피곤해지는 것은 피합니다.

성장기 어린이나 임신부에게 굴이 참 좋습니다

흔히들 굴은 바다의 우유, 바다의 현미라고 불릴 만큼 영양가가 대단하다고 알려지고 있죠. 특히 비타민과 무기질이 굉장히 많죠.

굴 100g 안에는 달걀 두 개에 들어 있는 철분과 같은 양의 철분이 들어 있습니다. 아미노산도 풍부해서 소화 흡수율이 굉장히 뛰어나죠. 인체 에너지원인 글리코겐이 많아 장기의 기능을 촉진시키게 됩니다. 그래서 빈혈이 심할 때, 장기 기능이 저하될 때 성장기 어린이나 임신부들에게도 바로 이러한 굴이 굉장히 좋겠죠.

굴은 또 정력에 좋다고 알려져 있습니다. 나폴레옹은 전쟁터에서도 굴을 끊임없이 먹었다고 합니다.

체중이 100kg이나 나가는 거구였던 철혈 재상 비스마르크는 한꺼번에 생굴을 175개나 먹었다고 합니다. 또 세기의 플레이보이 카사노바가 애용했다는 것도 바로 이 굴이죠.

동의보감에 의하면 「굴은 보익하는 것이 강하고 얼굴 피부를 좋아지게 한다」고 얘기합니다. 그리고 「강정 작용이 굉장히 뛰어나기 때문에 유정, 조루와 몽정을 다스리고 여성의 냉대하를 치료하며 여성의 부정기적인 자궁 출혈을 다스린다」고 얘기를 했습니다.

또 땀이 많은 것을 거두어들이고 그리고 뼈마디를 굉장히 강하게 만들며 답답하거나 또 괴로운 증세 혹은 불면증, 번열증 같은 데도 효과가 있다고 동의보감에서 얘기를 했습니다.

그러나 예로부터 보리가 피기 시작하면 굴을 먹지 말라 얘기했습니다. 서양에서는 알파벳으로 'R'자가 들어 가지 않는 달인, 5월부터 8월 사이에는 굴을 먹지 말라고 했습니다. 그래서 보통 10월부터 다음해 3월까지 굴을 먹는 시기로 봤죠.

그 까닭은 이때가 굴의 산란기여서 난자와 정자를 만드느라고 에너지를 모두 소모해 버렸기 때문에 맛도 떨어지고 굴의 몸 속에 중독을 일으키는 독소가 생겨나기 때문에 이런 얘기가 나온 것입니다.

굴을 먹지 못할 때에는 어떻게 할까요?

굴 껍질을 이용하십시오. 건재약국에서 '모려'라고 하는 굴조개 껍질을 구할 수가 있습니다. 그것을 구입해서 물에 한번 씻어 잡물질을 제거한 다음 물기를 없애고 프라이팬에 벌겋게 볶아서 곱게 가루내어서 4g 내지 6g 정도를 하루에 세 번씩 먹으면 굴을 먹는 것 같은 효과를 얻을 수 있습니다. 강력한 강정 작용까지 얻을 수 있습니다. 식욕도 굉장히 좋아지지요.

성장 발육에 미꾸라지가 좋습니다

미꾸라지 좋은 것 다 아시죠? 특히 성장기의 어린아이들이 있는 집안에서는 이 미꾸라지를 아주 정기적으로 조금씩 조금씩 음식으로 해서 듭시다.

미꾸라지를 푹 삶아 가지고 체에다가 밭쳐서 손으로 싹싹 비벼 줘요. 그러면 그 체 구멍을 통해서 미꾸라지의 뼈와 육질이 아주 고운 가루로 함께 빠져 나오는데 뼈째 먹을 수가 있기 때문에 어린아이들 성장 발육을 돕는 데 그만큼 좋은 것이 없죠.

요즘 아이들 자꾸 어지럽다고 그러죠? 실질적으로 혈액 검사상의 빈혈이 아닌데도 어지럽다고 하는 경우, 걸핏하면 배 아프다면서 잘 안 먹으려고 들 때, 그때에도 바로 이 미꾸라지가 그렇게 좋습니다.

미꾸라지는 뼈째 먹을 수 있어서 골다공증에 상당히 좋다고 요 사이에 새롭게 각광을 받고 있지요. 칼슘이 굉장이 많이 들어 있구요. 비타민 A2·B1·B2 또 니코틴산 등이 함유되어 있습니다.

동의보감에 의하게 되면 이 미꾸라지는 이뇨 작용이 굉장히 많다고 그랬습니다. 그러니까 걸핏하면 얼굴이나 손이 부어오르는 분들 또 저녁 때 양말을 벗어보면 양말 자국이 그대로 나가지고 정강이 쪽이 움푹 패어들어가는 그런 분들은 미꾸라지를 하루에 한 끼씩만 잡수셔도 건강이 좋아지고 이런 것 싹 없어집니다.

게다가 동의보감에서는 이 미꾸라지가 피부 소양을 없앤다고 했는데 연세드신 분들 드셔 보십시오. 두드러기 난 것도 아닌데 괜히 아주 멀쩡한 사람이 자꾸 가려워서 못견뎌합니다. 바로 이럴 때에 좋은 거죠.

설사도 멈추게 합니다. 아울러서 강정 작용도 하고 간기능을 강화시키고 당뇨병에도 상당히 좋습니다.

미꾸라지를 맑은 물에 담가서 그 속에 들어 있는 흙 같은 것을 다 뺄게 한 후에 바짝 말려서 부드럽게 가루낸 것을 하루 10g씩 하루 세번 복용해 줘도 좋습니다.

이것을 복용시킨 43명의 유행성 간염 환자 중에서 24명은 자각 증세가 다 없어지고 간장 기능이 정상으로 회복되었으며, 8명은 자각 증세가 기본적으로 없어지고 간의 부기가 줄어들고 간기능이 회복되었다는 임상 보고가 있을 정도입니다.

이 보고에 의하면 또 미꾸라지 가루는 황달을 빨리 없애며 효소 단위를 떨구는 작용이 뚜렷했으며, 간기능도 일반 간장 보호제를 썼을 때보다 빨리 회복되었다고 합니다.

미꾸라지에는 칼슘 1,167mg, 인 90mg, 철 8.5mg이 들어 있으며, 비타민 A·B1·B2, 니코틴산 등이 들어 있습니다.

따라서 어린이부터 성기능이 떨어진 중년이나 기력이 쇠약해진 노인까지 즐겨 드실 만합니다.

아이들 성장 발육에 미꾸라지가 좋습니다

아이들 성장발육에 특효인 미꾸라지

➜ 아이들이 자꾸 어지럽다고 하고 걸핏하면 배가 아프다면서 잘 먹지 않을 때 미꾸라지가 좋다. 미꾸라지는 뼈째 먹을 수 있어 골다공증에도 상당히 좋으며, 손발이 붓거나 노인성 가려움증에도 효과가 있다.

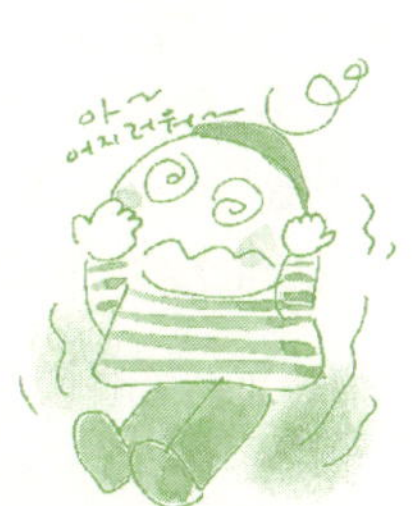

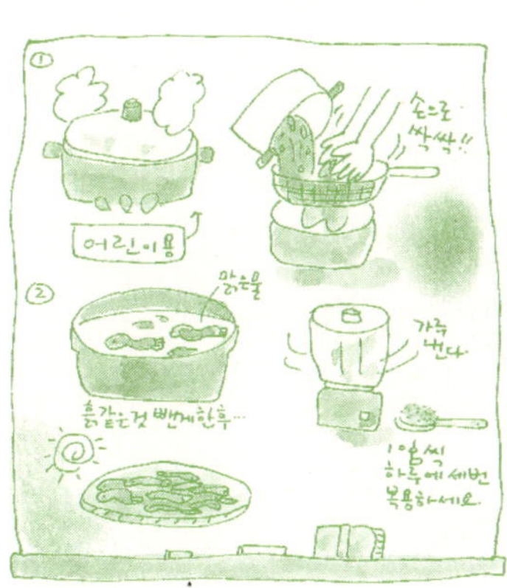

⬅ 미꾸라지 요리

❶ 미꾸라지를 맑은 물에 담가서 그속에 들어있는 흙 같은 것을 다 뱉게 한다.
❷ 미꾸라지를 바짝 말린다.
❸ 부드럽게 가루를 낸 다음 하루 세 번 10g씩 복용한다.

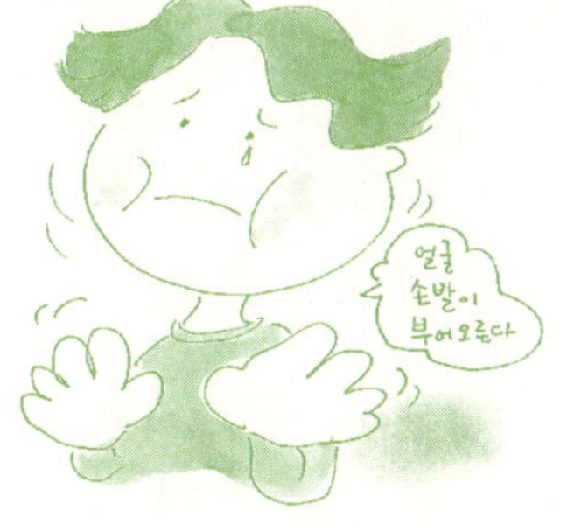

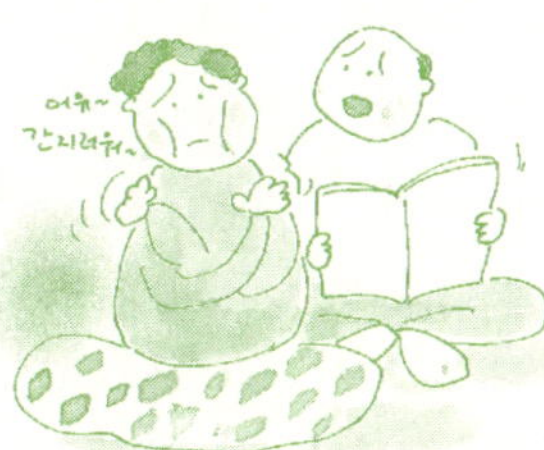

성장 발육에 좋은 보약이 있습니다

요즈음 허약한 어린이들에게 보약 많이 먹이는데요. 봄이 되어 따뜻한 햇볕에 충분한 비를 만나면 나물과 풀들이 아주 쑥쑥 자라지요. 어린아이들도 마친가지입니다. 이 어린아이들도 봄에 영양 물질을 많이 보충을 해 주어서 그 싱싱하게 자라나는 나무, 풀처럼 쑥쑥 자라게 해줘야 되겠지요.

대개 봄 신학기가 시작되고 나면 애들이 약간 지칩니다. 그리고 유치원을 잘 다녔던 아이들이 학교에 들어가면 묘하게 스스로 어떤 스트레스에 의해서 몸이 허약해져서 어떤 증세를 나타낼 수가 있습니다. 그때에 쓰일 수 있는 처방이 있습니다.

동의보감에서는 「'소건중탕'이 어린아이들 성장 발육에 그리고 입맛을 돋우고 살찌게 하고 정신력을 키우는 데 상당히 도움이 된다」고 권하고 있습니다.

나이에 걸맞지 않게 키가 작습니까. 체중도 나이보다 미달입니까. 깡마르고 신경질적입니까? 괜히 짜증을 잘 내고 괜히 불안, 초조해 하고 부산해서 한시도 가만히 있지 못하고 몸을 배배 틀고 공부에 전념을 못 합니까. 얼굴 안색이 누렇거나 들떠 있습니까. 눈 밑이 검고 눈 주의가 푸르스름 합니까. 머리카락이 윤기 없이푸시시 합니까? 목에 경부 임파선이 부어 있습니까. 감기도 잘 걸리고 기운이 없어 하며 땀도 유난히 많이 흘립니까.

이럴 때 어린이에게 이 처방을 주세요.

소건중탕은 참 맛도 달고요, 정말 먹음직스럽습니다. 어린아이들도 거부 반응을 하나 보이지 않고 잘 먹지요. 이 소건중탕을 한의사와 상의해서 어린이에게 한번 써 보십시오. 성장 발육을 확실히게 보장할 수가 있습니다.

그러면 이 처방은 아이한테만 쓸 수 있을까요? 그건 아닙니다.

이것은 보통 때에 몸이 굉장히 허약해서 특별한 잔병이 없는데도 항상 병줄을 놓지 못하고 뱃속이 캥기면서 아픈 사람, 그리고 때로 정력이 굉장히 감퇴되고 팔·다리가 저리고 아프고 손바닥이 화끈화끈 번열이 나며 목 안과 입이 마르는 사람, 그리고 괜히 땀이 줄줄 흘러내리고 밤에 자는 동안에 특히 더 땀을 흘리는 사람, 아울러서 어떤 경우에는 공복이 되면 속이 쓰리고 약간 신물이 올라오는 분들도 소건중탕이 효과 있습니다.

다시 말해서 잔병치레가 잦고, 명치 밑이나 아랫배에 힘이 없는 사람, 피부가 건조해서 뿌옇게 들떠 있는 사람, 늘 피곤해 하고 신경질적인 사람, 스트레스를 너무 많이 받는 사람, 식욕이 전혀 없고 나이가 찰 만큼 찼는데도 편식을 하는 분들, 이렇게 남녀 할 것 없이 허약해서 뭔가 종잡을 수 없는 여러 가지 증세를 호소하는 그런 성인들에게도 이 처방은 상당히 도움이 됩니다.

수험생들에겐 참깨를 많이 먹게 하세요

뇌의 작용을 좋게 하려면 여러 가지의 영양분이 필요하겠죠? 분식에 많이 들어있는 당질이나 단백질, 철분 등등 기본적인 것들이 꼭 필요한데요. 이외에 불포화 지방산도 뇌의 활동에 중요한 영양소 중의 하나입니다.

뇌세포에는 약 60%가 불포화 지방산으로 구성되어 있고 수시로 이것을 받아 들여야 할 구조로 되어 있기 때문에 불포화 지방산이 결핍되어 있을 때에는 그 대용품으로서 나쁜 포화 지방산을 받아들이게 되죠. 예컨대 집을 세우려고 할 경우, 건축 재료가 좋지 못하면 좋은 집을 지을 수 없는 것처럼 보다 우수한 뇌를 만들기 위해서는 불포화 지방산이라는 좋은 건축 재료가 필요하게 되는 겁니다.

그러니까 아주 좋은 불포화 지방산을 많이 드셔야 한다, 이런 내용이지요. 그렇다면 이런 좋은 불포화 지방을 함유하고 있는 식품으로는 어떤 것이 있을까요?

호도나 참깨 이런 것들이 가장 좋은 것들이겠지요?

특히 참깨에 대해서 동의보감에서는 「오래 먹게 되면 몸이 가뿐해지고 오장이 윤택해지면서 머리가 좋아진다」 그러면서요 「꿀 한 되와 참깨 한 되를 찧어서 반죽해 가지고 알약을 만들어서 먹으면 좋다. 그런데 이것을 '정신환' 이라고 한다」 이렇게 말을 했거든요.

혹은 「참깨를 9번 찌고 9번 말려 절구로 찧어서 꿀로 반죽해서 알약을 만들어 먹어도 된다」 그랬습니다.

동의보감에서는 깨는 곡식 중에서 제일 으뜸가는 것이기 때문에 '거승' 이라고 이름 붙였을 정도입니다. 그러니까 수험생들에게 정신환 이거 한번 만들어 들게 하면 참 좋겠지요? 그런데 참깨에는 칼슘도 많이 함유되어 있어서 발육을 촉진하고 정신 건강에도 매우 좋습니다.

깨를 이용한 다른 방법으로는 깨를 우유에다 섞어 먹어도 좋겠습니다. 깨를 그냥 먹으면 소화가 안되는 수도 있으므로 깨를 분마기에 곱게 빻아 우유에 타서 먹으면 되겠습니다.

평소 식사에 깨를 많이 이용하는 것도 건강 생활에 바람직하겠습니다.

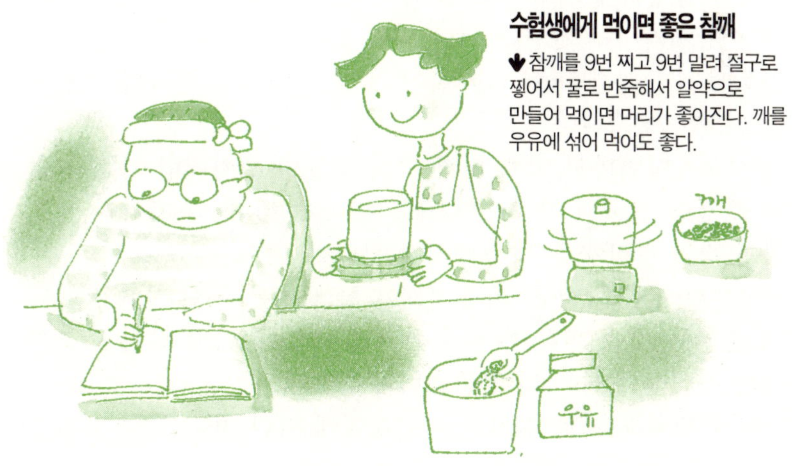

수험생에게 먹이면 좋은 참깨

↓ 참깨를 9번 찌고 9번 말려 절구로 찧어서 꿀로 반죽해서 알약으로 만들어 먹이면 머리가 좋아진다. 깨를 우유에 섞어 먹어도 좋다.

수험생의 여름철 건강 관리, 이렇게 하세요

장마가 오랫동안 지속되고 무더우며 기후가 습한 여름철엔 습병을 잘 일으켜 수험생들도 몸이 무겁고 무기력해지고 나태해지기 쉬워집니다.

원래 습병은 스스로 생기지 않고 화열의 물체로 인해 신체의 수액이 잘 통하지 못하여 발생되므로 장마철 무더위 때 습기와 열기가 극심한 틈을 타서 잘 일어나며 스트레스에 시달릴 때 많이 발생한다고 볼 수 있습니다.

습열이 발생하게 되면 주로 소화기 계통에 장애가 생기고 그 다음에는 상체와 하체가 서로 소통되지 못하므로 머리가 무겁고 어지러우며 소변과 대변이 상쾌하지 못하고 피로가 지속되는 증세들이 나타나게 됩니다.

더군다나 더위까지 먹게 되면 마치 당뇨병 환자처럼 가슴이 답답하고 갈증이 생겨 자주 냉음료를 마시게 될 뿐만 아니라 이로 인하여 소화기 장애가 더 심해지게 됩니다.

수험생의 여름철 생활 중 유의해야 할 사항은 우선 지나친 더위에 노출되는 것은 피하고 심신 자체를 습하지 않게 하며 충분한 수면과 휴식을 취하는 것이 좋습니다.

특히 한의학의 치료 원칙인 이열치열에 따라 따뜻한 물에 자주 목욕을 하고 음식 또한 따뜻하게 데워 먹는 것이 좋습니다.

수험생의 체력을 보강하기 위해서는 남학생의 경우에는 '육미자황탕'을, 여학생의 경우에는 '팔물탕'을 기본으로 하고 체력이 극도로 허약하면서 수족이 무력하고 식욕이 부진하고 계절을 타는 경우에는 '보중익기탕'을, 빈혈도 심하고 안색도 좋지 않으면서 땀을 많이 흘리는 경우에는 '십전대보탕'을 기본으로 응용할 수 있습니다.

이때는 반드시 동의보감에서 말하는 '총명탕'과 합방을 하는 것이 좋습니다.

총명탕은 항스트레스의 작용이 뛰어난 '백보신'과 뜻을 굳게 한다는 '원지', 방향성이 있으면서 마음을 맑게 해주는 '석창포'로 구성되었는데, 이 세 가지 약재가 각 12g씩 구성되어 있는 처방입니다. 간단하죠?

총명탕은 건망을 다스리고 오래 복용하게 되면 천 마디의 말을 기억한다고 동의보감에 나와 있습니다.

실제로 총명탕은 뇌의 혈액순환을 좋게 해서 뇌 쪽으로 올라가는 혈액의 양을 많게 하고 뇌세포에 신선한 산소를 공급할 뿐만 아니라 뇌의 노폐물까지 배설해 줍니다.

그렇기 때문에 수험생으로 하여금 집중력과 활동력을 강화시켜 주고 기억력과 암기력에 도움을 주는 것입니다. 그러므로 이 처방으로 수험생의 철저한 건강 관리를 한다면 쉬이 지치기 쉬운 여름철에도 많은 도움이 되겠죠?

수험생 여름철 건강관리, 이렇게 하세요

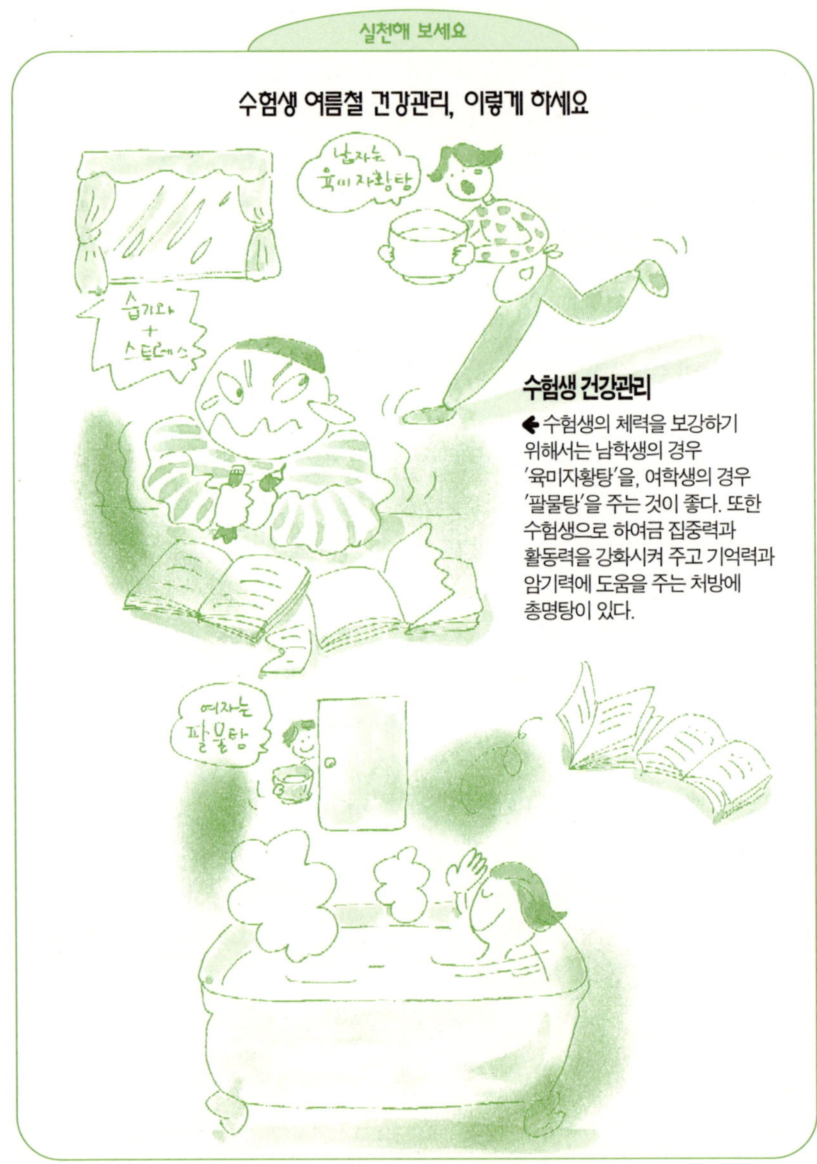

수험생 건강관리

← 수험생의 체력을 보강하기 위해서는 남학생의 경우 '육미지황탕'을, 여학생의 경우 '팔물탕'을 주는 것이 좋다. 또한 수험생으로 하여금 집중력과 활동력을 강화시켜 주고 기억력과 암기력에 도움을 주는 처방에 총명탕이 있다.

야뇨증 신경 쓰이시죠?

야뇨증 때문에 고민하는 아이들도 많고 이 때문에 속상한 부모도 많습니다. 야뇨증이라는 것은 잠을 잘 때 꿈결과 같은 상태에서 소변을 보게 되는 증세를 말합니다. 이것을 일명 '야간 유뇨증'이라고도 합니다. 낮에도 소변을 자기의 뜻대로 가늠하지 못하는 경우를 주간 유뇨증이라 부르기 때문에 여기에 대해서 야간 유뇨증이라 부르는 것입니다.

대개 만 1살이 되면 낮에 보는 소변은 자기의 뜻대로 지배할 수 있게 됩니다. 그리고 만 2살이 되면 주,야간을 통해서 완전히 자기의 뜻대로 배뇨를 지배할 수 있게 됩니다. 그런데 3살 이후까지도 소변을 지리는 현상이 계속된다면 이것이 바로 유뇨증에 속하게 되는 경우입니다.

한방에서는 배뇨 상태를 깨닫지 못한 채 배뇨하는 경우를 유뇨증이라 하고, 소변이 마려움을 깨닫는데도 불구하고 소변을 참지 못하고 배뇨 현상을 일으키는 경우를 소변 불금증이라 해서 구분을 합니다.

주로 유뇨증은 취침 중에 많이 나타나고 소변 불금증은 깨어 있을 때 많이 나타납니다. 요도 괄약근이 손상을 받았거나 척추의 손상, 교통사고가 원인이 된 경우도 많이 있습니다. 방광 지배 신경의 마비

등에서 유뇨증이나 소변 불금증이 초래되는 경우가 있지만, 거의가 이런 기질적인 요소가 없이 그저 기능적인 이유 때문에 소변을 지리는 야뇨증, 즉 야간 유뇨증이 나타나게 됩니다. 방광괄약근이 제대로 작용을 하지 못하는 것이 제일 큰 이유 중의 하나라고 볼 수 있습니다. 방광을 굳게 지켜야 하는 방광괄약근이 자기의 뜻대로 움직여지지 않는다는 얘기입니다.

그리고 소변을 생성하고 배출하는 데는 신장이나 폐장, 비장 같은 장기들이 모두 관계를 하고 있는데, 이러한 장기들이 허약해졌을 때도 바로 이런 유뇨증이 일어나게 됩니다. 그래서 유뇨증의 원인을 한방에서 비위장 소화기 계통이 허약한가, 폐기능 계통이 허약한가, 신장·방광 계통이 허하면서도 냉한가 등 여러 가지로 열거하는 까닭도 바로 여기에 있습니다.

아울러서 정신 신경계 인자도 무시할 수가 없습니다. 항문과 요도를 충분히 통제할 수 있는 연령이 되었는데도 이를 통제하지 않음으로써 스스로 부모에게 반항하는 것이 바로 정신적인 신경계 인자가 됩니다. 소변을 지림으로써 부모의 관심을 끌고 그 관심이 사랑이든 혼냄이든 부모의 관심을 끌 수 있다는 데 대해서 만족을 느끼는 것입니다. 더 이상의 성장을 거부하는 영화 '양철북'의 주인공처럼 어린 시절의 어떤 자극으로 유뇨증이 유발된다는 것이 바로 이런 경우입니다. 때로 일찍 아우를 보는 경우에도 있을 수 있습니다. 그래서 이것을 보고 흔히 '아우 탄다'라고 말합니다. 이렇게 유뇨증은 정신 신경계 인자에 의해서 오기도 하는데, 이런 경우 이상성격을 형성하기도 쉽습니다.

유뇨증이 계속되는 한 이상 성격을 고치기 힘들기 때문에 빨리 이런 현상을 고쳐야 합니다. 이러한 유뇨증의 경우 나무라지 말고 사랑으로 감싸야 하는 경우도 있습니다. 그러나 오줌싸개에게 키를 머리에 둘러씌우고 동네를 한 바퀴 돌면서 소금을 얻어 오게 하는 것도 무안과 수치 속에서 자율신경이 긴장되고 훈련되어서 유뇨증이 고쳐지도록 하는 참으로 현명한 방법 중의 하나였습니다.

여하간 일단 저녁부터는 수분의 섭취를 줄여야 합니다. 그리고 취침 전에 반드시 배뇨를 시켜야 합니다. 한참 신나게 자고 있는 아이를 억지로 깨워서 인위적으로 배뇨를 하도록 강요하는 것은 오히려 증세를 악화시킬 수 있기 때문에 피해야 됩니다.

그리고 민간요법 중에는 은행을 구워서 복용하는 방법, 그리고 파고지라고 하는 약을 복용시키는 방법, 닭벼슬을 먹이는 방법, ‘축천음’이란 약을 쓰는 방법 등이 있습니다.

닭벼슬이라는 것은 계두육이라고 불리는 것인데 이것은 피로·권태에도 굉장히 많이 도움이 됩니다. 여기에는 비타민 B_{12}와 철분이 많습니다. 그래서 아이들에게 장기적으로 복용을 시키게 되면 설령 원하는 효과를 얻지 못한다 해도 아이들에게 비타민 B_{12}와 철분을 많이 공급해 주어 아이들 건강 증진에도 일익을 담당하게 됩니다.

은행은 축뇨 작용이 굉장히 큽니다. 그래서 옛부터 결혼 피로연에서 신부가 소변 때문에 수시로 자리를 뜨는 볼썽사나운 일을 미연에 방지하기 위해서 신부들에게 은행을 구워 먹이던 풍습까지도 있었습니다.

‘축천음’이란 것은 오약, 익지인 두 가지 약을 같은 양씩 배합해서 가루를 내어, 산약으로 죽을 쑨 것으로 반죽하여 알로 만들어 먹는 방법인데 상당히 효과가 있는 야뇨증 치료제 중의 하나입니다.

열날 때 두부·밀가루를 치대어서 이마에 붙여 주세요

평소에 두통이 심한 분들, 그리고 아울러서 어지럼증이 있는 분들, 때로는 머리가 아주 멍해 가지고 맑지 못한 분들은 일상 생활에서 몇 가지 주의해야 할 점을 지켜 주시게 되면 한결 건강을 지킬 수가 있습니다.

우선 정신적인 안정이 필요하겠죠. 소위 골치 아픈 일로부터 해방되어야 한다는 것입니다. 고민이나 흥분 등을 피하고 산책이나 등산을 하면서 맑은 공기를 심호흡해야 되겠죠. 술, 담배, 카페인, 초콜릿, 버터, 우유 그리고 등푸른 생선, 예를 들면 청어, 고등어, 전갱이 이런 종류 등은 금하는 것이 좋겠습니다.

대신에 섬유질이 많은 음식을 섭취하는 게 좋은데 그중에서도 특히 옥수수가 굉장히 좋습니다.

서태후가 연합군에게 쫓겨서 서안으로 도망하던 중에 농가에서 '워워타우'라는 옥수수떡을 먹고 편두통을 치료했다는 얘기가 있듯이 옥수수는 참 좋습니다.

그리고 식초요법도 여기에 도움이 됩니다. 생수 한 잔에 식초 3~4 티스푼을 넣고 희석시켜서 하루에 2~3번, 한 번에 한 잔씩 마시게 되면 편두통 또는 그냥 두통, 어지럼증 그리고 머리가 맑지 못한 증세들이 한결 깨끗하게 낫습니다.

그리고 아울러서 편두통이 발작적으로 나타나게 되면 관자놀이와 이마를 차게 식혀 주어야 합니다. 이때는요, 강판에 간 무즙에 얼음을 넣어서 차게 해가지고 무즙을 가제에 적셔서 관자놀이와 이마를 차게 식혀 주면 더욱 좋습니다.

동의보감에 의하면 무즙을 콧구멍에 몇 방울 떨어뜨리면 편두통에 좋다고 권하고 있습니다만 이것은 자칫 잘못하면 너무 매콤해서 견디시기가 좀 어렵겠죠? 그러니까 희석해서 콧구멍에다가 넣으시면 되겠죠.

그리고 아울러서 두부와 밀가루를 막 치대어서 그것을 가제에 싸서 관자놀이나 이마에다 붙여 보십시오. 그러면 한결 열이 떨어지면서 두통도 내리게 됩니다. 어린아이들 열이 많을 때도 두부와 밀가루를 막 치대어서 가제에 발라서 이마에다가 붙여 보십시오. 어린아이들 열까지 한꺼번에 떨어뜨릴 수가 있습니다.

그리고 칡차와 감국차가 좋습니다. 칡차는 두통 중에서도 특히 뒷머리가 뻐근하면서 어깨까지 결리고 아플 때 좋고 감기에 의한 두통에 좋습니다. 하루 12~20g을 물 3~5컵으로 끓여 반으로 줄여서 하루 동안 나누어 마시면 됩니다. 그리고 감국차는 감국을 끓인 차인데요, 감국은 국화 중에서 아주 작고 노란 국화로 단국화라고도 불리지요.

이것을 차로 마시면 두통, 특히 앞머리와 눈뿌리까지 뻐개질 듯 아플 때 좋고 고혈압에 의한 두통과 이명증을 동반한 두통에도 좋습니다. 칡차와 같은 요령으로 끓여서 마셔도 좋고 혹은 녹차 우려내듯 그렇게 찻잔 속에 감국을 넣고 뜨거운 물을 부어 5분 정도 우려내어 마셔도 됩니다.

아이들 열날 때 두부·밀가루를 치대어서 이마에 붙여주세요

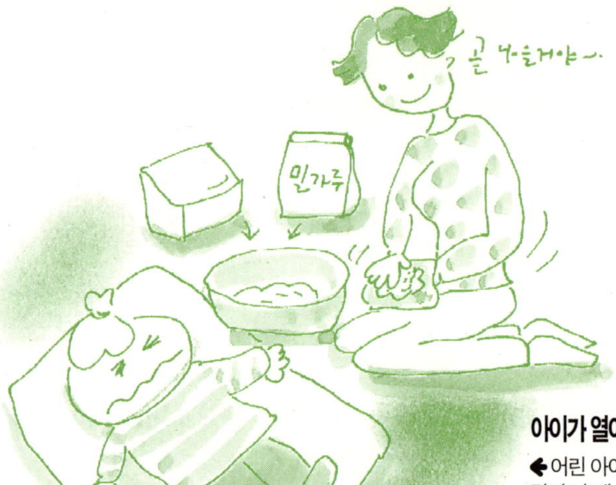

아이가 열이 날 때

◀ 어린 아이가 열이
많이 날 때 두부와
밀가루를 막 치대어서
가제에 발라 이마에다
붙여보자. 두통과
아이의 열을 한꺼번에
떨어뜨릴 수 있다.

두통이나 어지럼증이 심할 때

◀ 평소 두통이나 어지럼증으로
고생하는 사람이라면 식초요법을
써보자. 생수 한잔에 식초 3~4
티스푼을 넣고 희석시켜서 하루에
2~3번, 한번에 한 잔씩 마시면
된다.

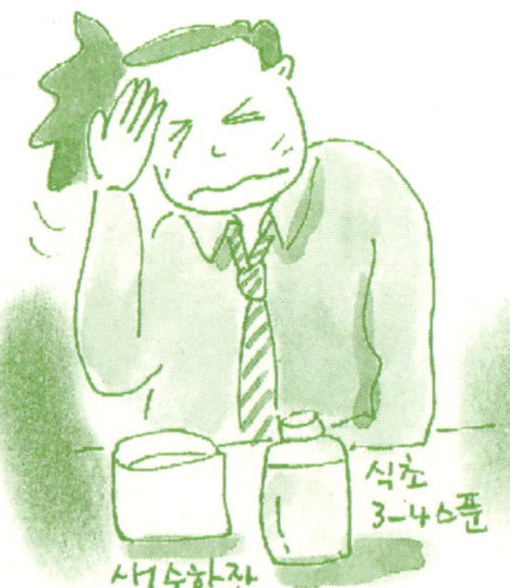

잠많은 수험생에게는 대추씨를 날로 먹이세요

심한 불면증에 시달리는 분이 제게 편지를 보내왔습니다.

「저는 번민으로 불면에 시달리고 있습니다. 아울러 빈뇨도 있습니다」 이런 내용입니다. 번민에 의해서 불면증이 온다, 그리고 빈뇨도 있다고 그랬습니다. 아마 불면 때문에 빈뇨가 생긴 것이겠지만 빈뇨가 있으시면 자연적으로 밤에 야간 배뇨가 늘기 때문에 역으로 불면의 또 하나의 원인이 되기도 하겠습니다.

가장 바람직한 수면 시간은 6시간~6시간 30분 정도입니다. 그러니까 못 자도 6시간~6시간 30분은 자야 된다는 것입니다. 이것을 영양수면 시간이라고 부릅니다. 이것보다 더 많이 자도 사람이 지칩니다. 그러나 이것보다 또 적게 자도 문제가 있겠죠. 가장 맛있고 가장 살찌는 영양 가치가 있는 6시간~6시간 30분 동안 숙면을 취해야 되는데 이렇게 잠을 자야 할 시간에 깊이 잠들지 못해서 애를 쓰고 아울러서 숙면을 못 취해서 자주 깨거나 주위의 소리까지 다 듣는 그러한 경우, 또는 악몽에 시달리는 경우 등 불면증의 증세에는 여러 가지가 있습니다.

여하간 여기에서는 숙면을 취하지 못하는 모든 증세를 불면증으로 보고 말씀을 드리도록 하겠습니다.

젊은 분들 또는 연세가 많으신 분들도 잠만은 충분히 자야 기억력과 집중력이 떨어지지 않고 의욕이 상실되지 않고 지구력도 약화되지 않겠죠. 어린아이들의 경우도 충분한 수면이 성장 발육을 돕게 되고 또 여자들의 경우에는 월경곤란증이나 월경이상증도 바로 숙면을 취하지 못한 데서 올 수도 있습니다.

가장 많이 알려져 있는 민간요법으로는 산조인 차라고 하는 것이 있습니다. 멧대추의 씨 속에 있는 알맹이가 바로 산조인인데 신경안정 효과가 굉장히 뛰어납니다.

이것을 날것 그대로 쓰게 되면 오히려 잠이 오지 않습니다. 그래서 잠이 너무 많은 아이들이나 수험생들은 산조인을 날것으로 써서 잠을 줄이도록 합니다. 반대로 숙면을 취하려고 할 때는 반드시 볶아서 써야 됩니다. 산조인 볶은 것 10g~20g을 하루 양으로 해서 차처럼 끓여 마시면 되겠습니다.

그 다음에 또 많이 쓰이는 것이 호도입니다. 청나라의 이홍장이 프랑스 공사의 불면증에 이 호도죽을 권유해서 고질적인 불면증을 근치시키고 그 이후 전 유럽에 호도 붐을 일으켰다는 일화가 알려져 있을 정도로 호도는 불면증에 상당히 좋습니다. 체력도 증진시키고 기억력이나 뇌를 각성시키는 데도 굉장히 도움이 되기 때문에 호도 같은 것을 많이 잡수시면 좋습니다.

또 하나는 백합뿌리입니다. 백합뿌리는 히스테리·노이로제에 효과가 좋습니다. 따라서 히스테리·노이로제의 증세가 있으면서 불면증에 시달리는 분들은 백합뿌리를 하루에 10g에서 많을 때는 20g까지 차로 끓여 잡수시면 되고요, 또는 백합뿌리를 꿀과 함께 부드럽게 쪄서 조금씩 먹어도 좋습니다.

약으로도 여러 가지가 있습니다. 특히 히스테리 증세가 있어서 감정의 기복이 심하고 어디에 열중을 못하며 괜히 부산하고 때때로 하품을 자주 해서 보기에도 민망스러운데도 실제로는 불면증에 시달리는 그런 분들이 있습니다. 이런 분들의 경우에는 '감맥대조탕'이라고 하는 처방이 상당히 좋습니다. 처방대로 안 써도 좋습니다. 그냥 감초, 부소맥, 대추 세 가지 약재만 적당량 배합해서 차처럼 끓여 마셔도 아주 훌륭한 효과를 볼 수 있습니다.

어린아이들 중에서도 유난히 부산한 아이들이 있죠. 한 곳에 오래 있지 못하고 손도 가만히 있지 못하고 너무 부산합니다. 이런 아이들은 밤중에 자주 깨거나 또는 밤중에 자꾸 울거나 하면서 숙면을 취하지 못하고, 악몽에 시달리는 것처럼 그냥 자지러지게 밤에 깜짝 놀라서 울기도 합니다. 이런 어린아이들에게도 감맥대조탕을 쓸 수 있습니다.

또 나이가 드신 여자분들 중 흔히 '장조증'이라고 해서 괜히 울고 괜히 기뻐하는 분들이 있습니다. 조그마한 일에도 감정의 변화가 굉장히 빠릅니다. 누가 옆에서 조금만 좋게 해줘도 금방 웃다가 누가 옆에서 조금만 슬픈 얘기만 하면 금방 눈물을 뚝뚝 흘리는 그러한 분들이 있습니다. 이런 분들일수록 목에 무엇이 걸려 있는 듯 답답해하는 경향도 있고 가슴이 답답하다, 어깨의 살이 굳는 것 같다 하는 표현까지 하게 됩니다. 이런 분들의 경우에도 감맥대조탕을 쓰게 되면 안정이 잘 되고 불면증을 근본적으로 해결할 수도 있습니다.

바쁘더라도 밤에 잠들기 전에 목욕과 체조를 하는 것도 좋습니다. 미지근한 물에서 목욕을 하게 되면 교감 신경을 활발하게 해주고 또 가벼운 체조는 근육의 긴장과 피로를 풀고 혈액순환을 좋게 해주기 때문에 신경을 안정시켜 불면증에 도움이 많이 됩니다. 그밖에 바깥으로부터 빛을 차단시키고 소음도 가급적이면 막도록 해야죠. 그리고 특히 중요한 것은 이불과 요를 자주 햇볕에 널라는 것입니다. 요사이는 침대를 사용하는 경우가 많으면서 이불을 일광욕시키는 경우가 극히 적어졌습니다. 이것은 무척 안 좋습니다.

잠많은 수험생에게는 대추씨를 날로 먹이세요

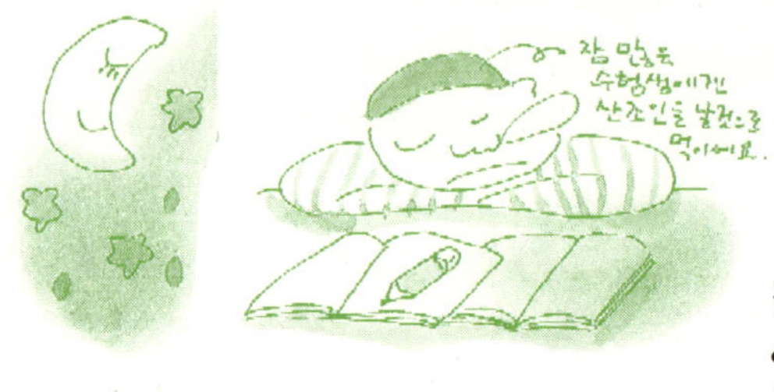

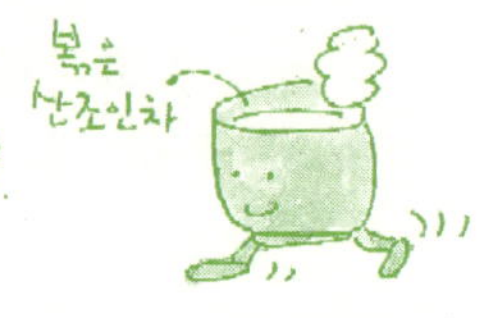

잠이 많은 아이에게 좋은 음식

← 잠이 너무 많은 아이들이나 수험생들은 산조인을 날것으로 먹게 해보자. 잠을 줄일 수 있다. 반대로 숙면을 취하게 하려면 산조인 볶은 것을 물을 붓고 끓여 차처럼 마시게 하면 된다.

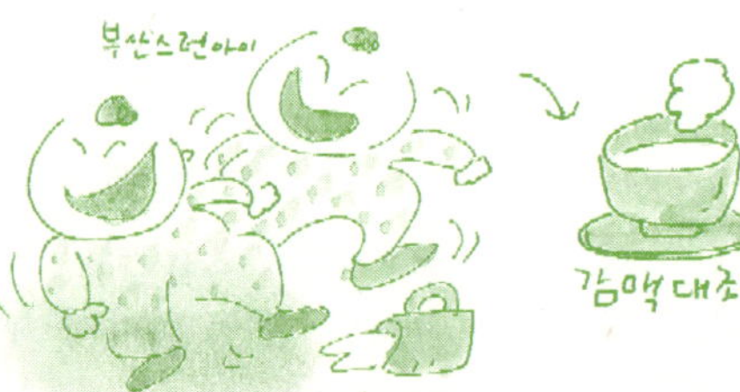

정서불안이나 불면증에 좋은 처방

➜ 감정의 기복이 심하고 히스테리가 있으며 불면증에 시달리는 사람, 어린아이들 중에 유난히 부산스럽고 밤중에 자주 깨서 울거나 자지러지게 놀라는 아이들에게 좋은 것이 감맥대조탕이다.

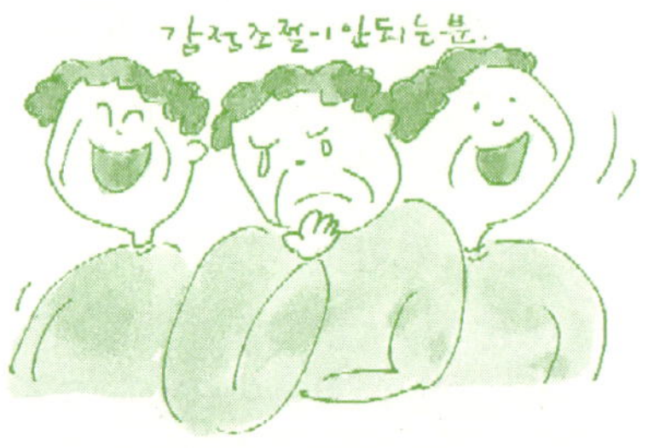

숙면과 건강은 비례한다

← 인간의 바람직한 영양 수면 시간은 6시간~6시간 30분이다. 숙면을 취하지 못하면 기억력과 집중력이 떨어지고 지구력이 약해지며 아이의 경우 성장발육을 저해하게 된다.

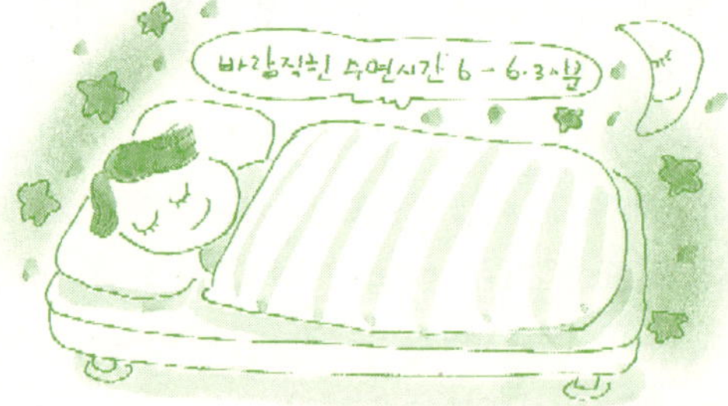

몸을 보해주는
동의지압법

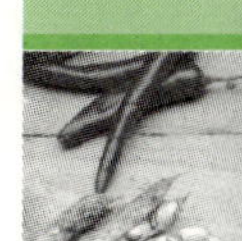

감기, 지압으로 잡아보세요

예부터 감기는 만병을 일으키는 근원이라고 했습니다. 수면이 부족됐거나 피로했거나 영양이 실조되었을 때도 감기에 걸리기 쉽기 때문에 지나친 과로는 피해야 하고 수면이 너무 부족해서도 안되겠죠. 영양 공급을 위해서는 비타민 C를 듬뿍 섭취하는 것이 무척 좋다고 알려져 있지요.

귤, 파슬리, 아스파라거스, 파인애플, 딸기 및 녹황색 채소를 듬뿍 섭취하도록 노력하세요. 너무 약에만 의존하지 마시고 우선 식품으로 영양을 공급하십시오.

매실 같은 것으로 차를 끓여서 마시면 감기 예방에 매우 좋겠죠. 매실 두 개에다가 흑설탕과 물을 부어 우려낸 것은 아주 새콤하고 맛도 좋으려니와 피로를 말끔하게 풀 수가 있습니다.

매실차가 유기산과 비타민 C를 공급시켜 줌으로써 감기를 조기에 차단시키고 완치시킬 수가 있습니다. 또 귤을 알루미늄 호일에 싸서 구운 것을 찻잔에 넣고 된장 조금, 꿀 2작은술, 묵은 생강을 강판에 갈아서 내린 생강즙 몇 방울을 넣고 여기에 뜨거운 물을 부어 숟갈로 귤을 으깨면서 먹는 것도 좋습니다. 뜨거울 때 먹어야겠지요.

그리고 지압을 할 수 있는 부위로서 매우 좋은 '풍문'이라는 경혈이 있습니다.

'풍문' 경혈은 병을 일으키는 인자 중의 하나인 바람기 즉 '풍사'가 침입하기 용이한 관문이면서 동시에 '풍사'라는 병적 인자를 충분히 방어하거나 몰아내는 때에도 용이한 관문이지요.

병적 인자인 바람기는 풍문 경혈로 들어와 방어 세력이 없으면 거침없이 밀고 올라와서 '풍지' 라는 경혈에 모이게 됩니다.

바람기의 늪이라는 뜻이지요. 여기에 바람기가 모이면 두통이 있고 뒷덜미가 뻣뻣하게 굳어지지요.

따라서 바람기의 늪에 도달하지 못하도록 관문을 지키는 게 우선입니다. 까닭에 풍문 경혈을 지압하는 것입니다.

머리를 앞으로 구부려 보면 뒷목 아래쪽에 가장 튀어나오는 뼈가 탁, 만져집니다. 그것이 일곱 번째 경추입니다. 그 아래가 1번 흉추고 그 아래가 2번 흉추가 되겠죠. 그 2번 흉추 양쪽 3cm 옆으로 좌우에 위치하고 있는 게 바로 풍문이라는 경혈입니다. 쉽죠?

그 부위에다가 손가락을 대고 손가락 끝이 척추를 향해서 약간 비스듬하게 꽂히는 듯 자극을 가하면 감기에 아주 좋은 치료 효과가 있을 겁니다. 혹은 이 부위에 뜸을 뜨거나 헤어 드라이어로 따뜻한 바람을 쏘여 주는 것도 좋습니다.

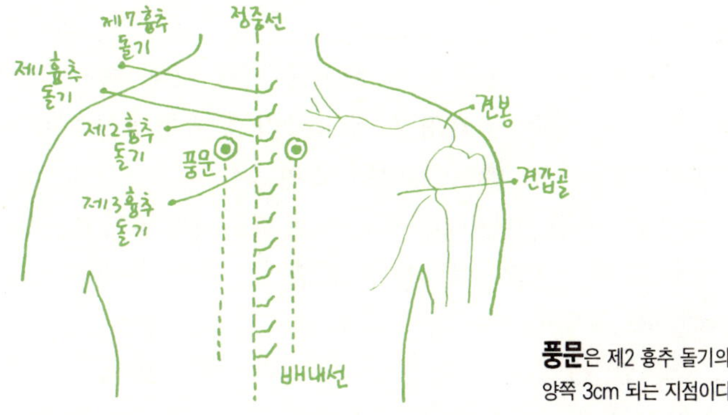

풍문은 제2 흉추 돌기의 양쪽 3cm 되는 지점이다.

냉온욕은 온수로 시작해서 온수로 끝나야 효과 있어요

목욕의 장점을 들어 봅시다. 우선 피로가 풀어지고 기초 체력이 '튼튼하게 다져지고 또 피부에 탄력과 윤기가 주어지고 진정 작용과 진통 작용까지 얻고 어휴, 이거 어떻게 일일이 목욕의 장점을 다 들 수가 있겠습니까?

그런데 장점만 있는 것은 아닙니다. 목욕은 많은 에너지를 소모시키는데, 그것도 목욕물을 뜨겁게 하면 할수록 더 심해집니다. 그래서 동의보감에서는 「식전이나 또는 밥을 먹고 난 직후 목욕을 하는 것을 금하라」는 얘기를 했습니다.

배고플 때 목욕을 하면 에너지 소모로 탈진하게 되구요, 배부를 때 목욕하면 에너지 소모는 물론이고 혈액을 체표 부위 쪽으로 이동시켜서 내장기 쪽에 있는 혈액량을 감소시키기 때문에 소화력도 떨어지고 그래서 건강에 안 좋다는 그런 뜻이죠.

그러니까 결국은 식전, 식후의 목욕은 금하는 게 좋다는 것인데, 목욕 후에도 과잉 소모된 에너지를 보충시킨다는 의미에서 잠시 휴식을 취해 주는 게 좋습니다.

그런데 또 중요한 게 있습니다. 목욕 직후에 냉수 마시는 경우가 많은데요, 이거는 참 안 좋습니다. 오히려 목욕 후에는 약차 같은 것을 따뜻하게 마시거나 아니면 그냥 따끈한 물을 마시는 것이 좋습니다. 그리고 목욕 후에 식사하시는 분들도 있지요?

사실 목욕 직후의 식사도 그렇게 좋은 것이 아닙니다.

그리고 뜨거운 물 목욕만 좋은 게 아니죠. 주무시기 전에 목욕할 때는 반드시 미온욕 즉 미지근한 물로 목욕을 하는 것이 좋죠.

어떤 분들의 경우에는 냉탕, 온탕을 왔다갔다, 갔다왔다 하는 분들 있지요? 냉온욕의 경우, 냉수로 목욕을 할 때는 다리부터 즉 심장에서 먼 곳부터 시작해야 심장에 부담을 줄일 수 있죠. 그리고 냉탕, 온탕을 왔다갔다 할 때는 온수로 시작해서 온수로 끝내야 합니다. 그리고 혈압이 높거나 심장이 약한 경우에는 냉온수 교대욕은 피하는 게 좋지요. 그리고 모든 질병 특히 급성 질병을 갖고 있는 경우에는 더더욱 곤란합니다. 그때는 목욕 자체를 피해야지요.

관절염이 있을 때, 뼈마디가 아플 때, 그때는 뜨거운 물 목욕이 좋다고 하지만 관절이 빨갛게 부어 올라서 열이 있는 그런 관절염 같은 데에는 안 하는 것이 더 낫죠.

신장 질환 또는 고혈압, 이런 경우에도 너무 뜨거운 물 목욕 같은 것은 안 좋습니다. 그리고 출혈이 있는 분들도 너무 지나치게 하지 마세요. 목욕을 안 하는 게 더 좋지요. 또 고도의 빈혈이 있는 분들도 주의하셔야겠죠.

단전을 자주 문지르세요, 기운이 솟아납니다

기운을 다스리는 중심 부위는 하복부 쪽에 있습니다. 그곳이 바로 '관원'이라고 하는 경혈입니다.

관원이라고 하는 것은 이름 그대로 원기의 관문 역할을 하는 경혈입니다. 원기가 드나드는 문의 역할을 하기 때문이지요. 그래서 이곳은 단전호흡의 중심이 되는 경혈이기도 합니다. 그러나 이 경혈이 원기가 들고 나는 것을 다 주관한다고 하지만, 역시 원기는 소중한 것이기 때문에 이를 소모시키지 않기 위해서 열리는 역할의 문보다 원기를 굳게 지키는 문 빗장 역할에 더 큰 비중을 두고 있습니다.

원기는 소모시키지 않는 것이 우선입니다. 왜냐하면 원기는 정신과 육체의 아주 충만한 생명력의 에너지이기 때문입니다. 이러한 원기가 관원 경혈의 깊숙한 곳에 머물고 있기 때문에 이 경혈을 일명 '단전'이라고도 합니다. 단전호흡은 이 경혈을 중심으로 해서 하는 것입니다.

그러면 관원은 정확하게 어떤 부위에 있는 것일까요?

아랫배 정중앙선상에 손을 대고 내려가면 하복부 제일 끝에서 딱딱한 뼈가 만져지게 됩니다. 이 뼈의 맨 윗쪽을 '치골결합상련'이라고 하는데 이곳과 배꼽을 직선으로 잇고 5등분을 해 보십시오. 관원이라고 하는 경혈은 배꼽에서 이 직선상으로 5분의 3 지점에 위치하고 있습니다.

여기를 누르면 펄떡펄떡 뛰는 박동을 느끼게 되는데 이 박동이 강한가 약한가에 따라서 기운이 좋은가 또는 기운이 없는가, 원기가 잘 다스려지는가, 잘 다스려지지 않는가 하는 것들을 알 수가 있습니다.

이 부위를 중심으로 손바닥으로 그 주위를 자주 문지르십시오. 그러면 자연적으로 기운이 돋우어지게 되고 아울러서 기운이 다스려지게 됩니다. 남자들의 경우는 강정 작용을 하게 되고 여자들의 경우는 여러 가지 월경곤란증이나 냉증 같은 것도 치료할 수가 있게 됩니다.

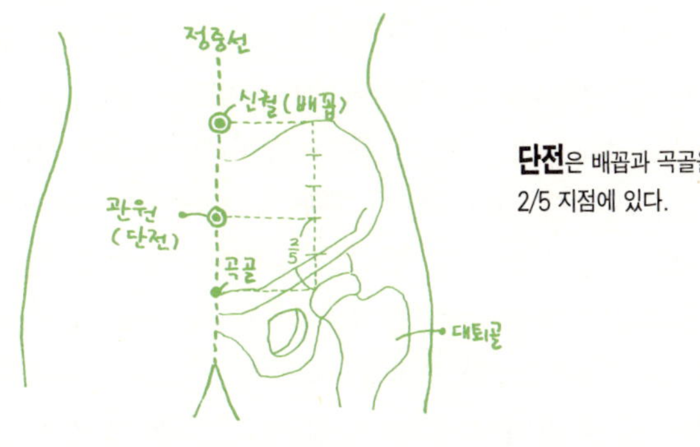

단전은 배꼽과 곡골을 잇는 2/5 지점에 있다.

두통을 말끔히 해결하려면 정수리를 자주 누르세요

현대인들에게서 흔히 찾아볼 수 있는 병, 두통! 그 두통을 어떻게 말끔하게 해결할까요? 손가락 운동이 최고입니다.

흔히들 목에 문제가 생긴 것은 손가락으로 오게 됩니다. 예를 들어서 잠을 잘못 주무시고서 목이 잘 돌아가지 않는다고 하는 분들이 있습니다.

목이 뻣뻣해지고 한 번 조금만 돌려도 목 옆쪽으로 통증이 와서는 깜짝깜짝 놀라죠? 그때는 손가락 운동 능력이 떨어지게 됩니다. 이럴 때 어떻게 하십니까? 보통 목을 자꾸 비비게 되지요? 통증을 참으면서 목을 자꾸 돌려 보려고 합니다. 이것은 잘못된 것이죠. 자칫 잘못되면 목의 근육에 부정출혈이 생기게 될 수도 있으니 직접 자극은 금물입니다. 목은 그대로 두십시오.

대신에 열 손가락을 잘 비비면서 당겨 보십시오. 손톱에서 관절 방향으로 비벼올라가면서 잡아당겨 보십시오. 그러면 자연히 낫습니다.

목이 한쪽으로 기울어졌을 때에도 마찬가지입니다. 그리고 정말 너무 싫은 일을 자꾸 하다 보니까 견딜 수가 없어서 머리 아프다고 하는 분들 있죠? 그런 분들 역시 손가락 운동 하나만으로도 말끔하게 해소될 수가 있습니다. 잠을 잘못 자서 목을 돌리기 어려운 때에 쓰는 방법과 마찬가지입니다.

아울러서 손바닥을 위로 향하게 놓으십시오. 그리고는 손목의 주름살을 한번 보십시오. 그러면 손바닥 위쪽으로 손목 주름 있죠? 거기에서 2cm 정도 정중선으로 올라오십시오. 그 부위가 '통리'라고 하는 부위입니다.

바로 이 '통리'가 우리 인체의 모든 정신 능력을 통하게 해 주는 급소입니다. 바로 그 부위를 손가락으로 천천히 눌러 보십시오. 그렇게 되면 두통이 정말 말끔하게 가시는 것을 느끼게 될 겁니다. 이렇게 손가락만 가지고도 두통이 치료됩니다.

그런데 두통에는 참 원인이 많습니다. 정서적인 변조에서 오는 것을 비롯하여, 혈압 이상으로 오는 것 또는 어떤 심각한 원인으로 인한 것까지 아주 다양하죠? 그래서 엄밀하게 그 원인을 파악해야 됩니다. 정확한 진단을 받고 대책을 세워야 되죠.

그러나 공통적인 응급 조치는 신선한 공기를 가슴 가득히 들이마시는 것입니다. 어떤 두통이라도, 원인이 무엇이든지 이런 신선한 공기를 가슴 가득히 들이마시는 것만이 가장 빠른 응급 조치의 공통적인 방법입니다.

그런데 목 근육이 뻣뻣해지면서 두통이 일어나는 경우가 있죠. 두통뿐만 아니라 왜 목 근육까지 뻣뻣해질까요? 그것은 과로나 숙취 때문에 생기는 경우가 많습니다.

이럴 때에 온찜질이나 온수 샤워를 하는 것이 좋습니다. 뒷머리카락이 나 있는 바로 윗부분인 뒷머리 연수 부위는 침 하나라도 자칫 잘못 놓으면 사람을 사망에까지 이르게 하는 급소이기 때문입니다.

호흡 중추, 심박 중추가 거기에 있습니다. 그래서 너무 차게 하면 호흡 곤란이 일어난다는 점입니다. 이 점은 벌써 히틀러의 전진

의학에서도 맞혔습니다. 이 연수부를 너무 차게 하지 마십시오.

그리고 두통이 있을 때는 이마 정중선에서 뒷머리 정중선으로 금을 하나 그으십시오. 그 다음에 양쪽 귀를 연결하십시오. 그 십자가가 만나는 머리 정수리 부위가 있습니다. 그 부위를 '백회'라고 그러는데 거기를 자꾸 누르십시오. 참 좋은 방법입니다.

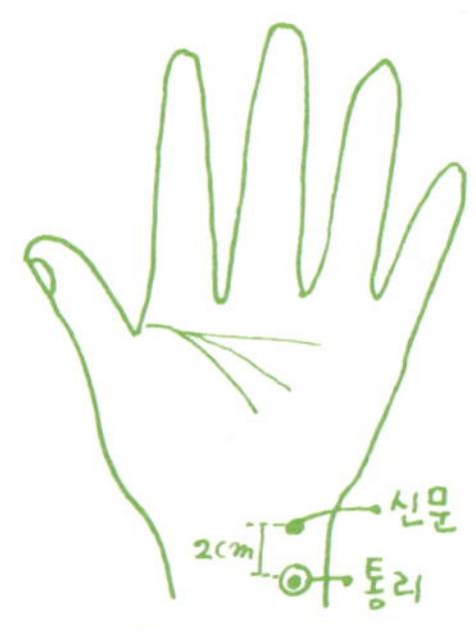

통리는 손바닥 위쪽의 손목 주름에서 2cm 정도 정중선으로 올라오면 있다.

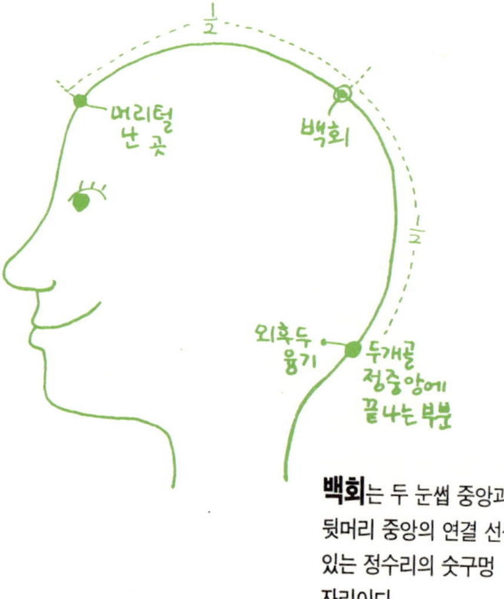

백회는 두 눈썹 중앙과 뒷머리 중앙의 연결 선상에 있는 정수리의 숫구멍 자리이다.

딸꾹질 · 두통에 신기하게 효과있는 손 자극법이 있어요

손을 자극하는 것만으로도 전신 건강을 찾을 수 있는 희안한 방법들을 알려 드리죠.

손등과 손바닥에는 27개나 되는 아주 중요한 급소가 있기 때문에 손 자극만으로 건강을 찾고 질병을 치료하는 데 도움이 된다는 얘기입니다.

여기서는 그 중에서 한두 가지만 말씀을 드릴께요.

우선 손등을 잔뜩 젖히게 되면 손등 쪽 손목에 세 개의 금이 세로로 생기게 됩니다. 그 중에 가운데 금의 가장 가운데가 바로 딸꾹질을 멈추게 하는 부위입니다.

딸꾹질이 멈추지 않아서 이것저것 뾰족한 방법을 다 써봐도 잘 안 낫는 분들 있죠?

그때 거기를 좀 눌러 보세요. 손으로 눌러도 좋구요, 그리고 너무 힘들면 볼펜 같은 거로 거기를 꼭꼭 자극을 줘 보세요. 그거 하나만 가지고도 딸꾹질이 신기하게도 멈추니까요.

그리고 이번에는 또 다른 아주 희안한 손자극 방법 한 가지를 더 얘기해 드릴께요.

이번에는 셋째 손가락 중지를 봅시다. 셋째 손가락 손톱 밑에 첫 마디가 있지요. 그 밑에 둘째 마디가 있죠. 둘째 마디는 어떻게 생겼어요?

둘째 마디는 굵지요. 그리고 쭈글쭈글한 둥근 주름이 원을 그리고 있지요. 거기에서 둘째 손가락 검지 쪽의 옆면 부위를 꼭꼭 눌러주면 됩니다. 다시 말해서 셋째 손가락, 두 번째 마디의 검지 방향 옆면을 누르는 것입니다. 왼손, 오른손 상관없습니다. 그러면 뭐에 좋으냐 하면 두통에 좋습니다.

두통 중에서도 신경성 두통으로 좀 스트레스를 받았다 하면 머리가 아프고 메스꺼워지게 되고 그리고 괜히 화나고 눈도 침침할 때 있지요. 이때 그 부위를 손으로 눌러도 좋고 볼펜으로 눌러도 좋습니다.

정말 간단하죠? 효과도 매우 좋습니다

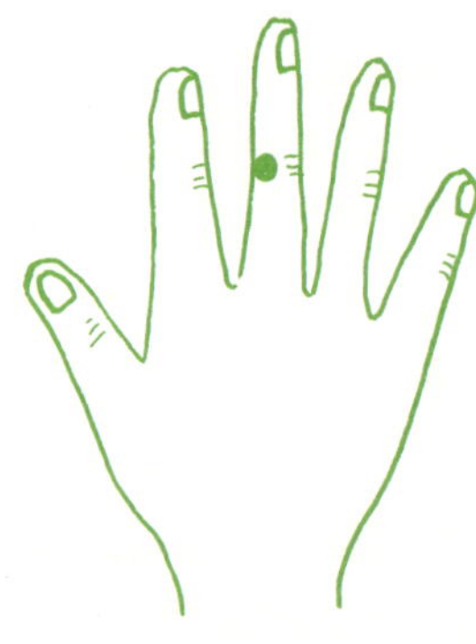

딸꾹질이 그치지 않을 땐 셋째 손가락 둘째 마디의 둘째 손가락 방향의 옆면을 눌러 준다.

불면증일 때는 안면경혈을 꾹꾹 눌러 주세요

밤에 잠을 못 이룹니까? 이번에는 불면증의 타입과 그에 대한 대책에 대해서 말씀드리도록 하겠습니다.

불면증의 타입이라고 하면 우선 쉽게 잠들지 못한다, 또는 꿈을 많이 꾼다, 또는 자주 깨서 잔 것 같지 않다는 등의 세 가지의 타입으로 나눌 수 있겠죠.

물론 쉽게 잠들지 못한다 할 때에도 얼마만큼 쉽게 잠들지 못하는가가 조금씩 다릅니다. 예를 들어서 바로 잠이 들지 못한다 하는 것은 15분 이내에 잠이 들지 못하는 것을 의미하는 것으로 이것은 아주 경증입니다. 그러나 꽤 시간이 걸려야 비로소 잠이 든다 하는 것은 30분에서 60분까지로 보면 됩니다. 그리고 쉽게 잠들지 못한다고 할 때는 60분이 초과한 경우를 얘기하는 것입니다.

그 다음에 두번째 타입인 꿈을 많이 꾼다고 할 때도 정도에 따라 조금 꾸었다, 제법 꾸었다 또는 꿈만 꾸고 잠을 잔 것 같지 않다 등으로 분류할 수 있습니다. 자주 깨서 잔 것 같지 않다 하는 경우에는 물론 2~3회 정도 깨는 경우와 4회 이상 깨는 경우가 있습니다. 그러나 한번 깬 다음에 바로 잠이 들었다 하는 경우에는 괜찮습니다. 그러나 꽤 오랫동안 잠에 들지 못했다거나 또는 일찍 깨어났는데 아침까지 계속 잠이 들지 못했다 하는 경우에는 아주 중증에 속하는 것이라고 얘기할 수가 있겠습니다.

참고로 수면 시간은 6시간~6시간 30분 정도가 가장 적당하며 영양가가 높은 수면 시간이라고 얘기할 수가 있겠습니다.

아침에 일어나는 것에 있어서도 좀 일찍 깨어난다, 상당히 일찍 깨어난다 하는 등등의 경우가 있습니다. 보통 때보다 2시간 이상이나 빨리 깨어난 경우에는 이것도 불면증의 한 타입으로 볼 수가 있겠습니다만 그래도 컨디션이 괜찮거나 달라진 것이 없다 하면 그 정도는 괜찮습니다. 그러나 아침 뿐만 아니라 낮까지도 노곤하고 머리가 상당히 무겁고 기분이 좋지 못하다 할 때에는 이것은 중증의 불면증 타입에 속한다고 볼 수가 있겠습니다.

흔히들 불면증이라고 하는 것은 실내의 온도가 적합하지 못한 경우, 상당히 무더운 경우 또는 장마비 때문에 습기가 있는 경우에 많이 나타납니다. 또는 소음이나 빛이나 또는 어떤 질병 때문에 잠을 들지 못하는 경우도 있는데 이것은 모두 다 기질적인 불면증에 속합니다.

그러나 이런 이유가 아닌 다른 이유로 오는 불면증! 이것은 비기질적인 불면증이라고 얘기할 수 있습니다.

다시 불면증의 타입을 나누어 본다면 잠에 제대로 들지 못하는 입면 장애 타입 그리고 푹 자지 못하는 숙면 장애 타입 그리고 아침에 너무 빨리 깨어나는 조조 각성 타입 이렇게 세 가지로 나눕니다. 자신이 어느 타입인가 한번 잘 확인해 보도록 하십시오.

그러나 어쩌다 한 번씩 있는 불면을 가지고 나도 불면증이다 하고 병으로 보셔서는 안 됩니다. 일주일에 2~3번 이상의 불면증을 갖고 있으면서도 2개월 이상 지속됐을 때에만 전형적인 불면증이라고 봐야 될 것 같습니다.

불면증을 치유하기 위해서는 우선 규칙적인 생활을 하셔야 되겠죠? 아무 때나 자고 아무 때나 늦게까지 일을 하는 것은 결국 불면증을 만드는 원인이 되겠습니다. 그리고 누구나가 다 아는 것처럼 환경을 개선해야 할 필요가 있습니다. 온도라든지 습도라든지 또는 빛이라든지 하는 것을 차단하거나 또는 쾌적하게 바꾸어야 한다는 것은 누구나가 다 아는 상식입니다.

그리고 베개에 대해서도 한번쯤 생각해 보실 필요가 있습니다. 오리털 베개와 같이 푹신하고 무덥기가 그지없는 그런 베개를 돈 많이 주고 사시는 경향들이 있습니다만 이것은 바람직하지 못합니다. 될수 있는 대로 시원할수록 좋습니다. 삼베를 둘러서라도 시원하게 하십시오. 그리고 목뼈의 약간 만곡된 상태를 부드럽게 받쳐 줄 정도로 부드러운 베개가 좋고 너무 딱딱하거나 너무 높은 베개는 절대 금물입니다.

밤에는 샤워를 하고 주무시는 것이 상당히 좋습니다. 따뜻한 물줄기가 긴장된 어깨 근육을 풀어주는 데 도움이 됩니다. 그러나 샤워 시설을 갖추지 못한 분들이 많기 때문에 이것은 좀 어려우리라 생각됩니다. 그런 분들은 지압을 하십시오. 우선 하루종일 많이 굳어져 있었던 어깨의 근육을 저녁에 눌러서 풀어준다면 밤에 주무시는 데 굉장히 도움이 많이 됩니다. 불면증을 푸는 데 이것만큼 좋은 방법이 없습니다.

그 다음에 한방에서는 '안면'이라는 경혈을 지압하는 방법이 있습니다. 그러니까 아주 쉽게 잠이 들고 편안하게 잠을 잘 수 있는 경혈이 있다 이겁니다. 이 부위를 지압하십시오. 그것이 어디 있느냐 하면 귓볼 바로 뒤에 뒷머리 쪽으로 약간 뼈가 돌출한 것이 만져집니다. 엄지 손톱만큼 동그란 뼈가 만져지는데 그 뼈의 바로 뒤는 오목하게 파져 있습니다. 거기를 자주 눌러주면 편안한 잠을 주무실 수 있습니다.

비만증, 지압으로 다스리세요

동의보감에서는 「피부가 검고 마른 사람은 병이 들어도 치료가 쉽지만, 비대하고 살이 두툼하고 피부가 붉그레하면서 흰 사람은 병들면 치료하기가 어렵다」고 얘기했습니다.

「마른 사람은 살이 단단하고 비만한 사람은 살이 흐물거리는데 살이 흐물거리면 병에 걸렸을 때 치료가 어려운 것이다」라는 말인데, 이것이 속칭 두부살의 비만증으로서 퇴행성 질환의 빈도가 높기 때문에 치료되기 어렵다는 것이죠.

동의보감에서는 「비만하고 윤택한 것은 혈기가 모두 충만한 것이지만 비만해도 윤택하지 않은 것은, 기는 충만해도 혈이 부족한 소치이다」라고 했으며, 아울러서 「비만하면 추위를 견디지만 열에는 견디지 못한다」고 했습니다.

또 동의보감에는 「비인다중풍(肥人多中風)」 이런 문귀를 썼습니다. 쉽게 얘기하면 비만한 자에게 중풍이 많다는 얘기죠. 그 이유는 「비만한, 즉 살결이 치밀하여 울체가 많아져서 기혈의 소통이 어려우므로서 중풍이 많다」고 동의보감에서는 설명하고 있습니다.

동의보감에서는 이외에도 여러 가지 기록이 많습니다만은, 당뇨병과 같은 소갈증은 비만하고 귀한 사람들이 고량진미만 먹어서 생기는 질병이라고 한방에서 밝히고 있습니다. 또 여러 가지 질병들, 월경불순이라든지 여자들의 불임증도 결국 비만증이 원인이 될 수 있다고 동의보감에서 밝힌 바 있습니다.

따라서 비만은 미용상의 문제만이 아니라, 이처럼 여러 가지 질병의 원인이 되는 무서운 적이죠. 그래서 동의보감에서 비만증을 매우 경계했던 것입니다.

그렇다면 비만을 예방하고 군살을 빼는 데 도움이 될 방법이 없을까 하는 것이죠. 시중에 여러 가지 건강식품이 범람하고 있으며 비만증에 효과 있다는 운동법을 비롯해서 희한한 식이요법 등 다이어트에 확신을 준다는 책자들이 나오기도 했습니다.

그래서 여기에서는 이런 방법들에 대해서 거론하지 않기로 하고 가정에서 각종 다이어트법과 병행하여 실시할 수 있는 효과적인 지압법에 대해서만 알아보기로 하죠.

우선 우리 몸의 '신주'라고 하는 경혈을 지압하는 것이 좋습니다. 흉추 세번째의 아랫부분에 움폭 들어간 부분이 있습니다. 그러니까 앉은 채 머리를 앞으로 구부리면 뒷목덜미에 우뚝 돌출한 뼈가 눈에 띄게 되는데 이것이 제7 경추이고 그 바로 아래는 제1 흉추 돌기가 됩니다. 그 아래로 차례 차례 짚어 내려가면 쉽게 제3 흉추 돌기를 찾을 수 있을 것이며, 그 돌기 아래의 움폭한 부분이 신주입니다. 이 경혈이 자세도 바르게 하고 그리고 인체의 상부 즉 어깨나 겨드랑이 쪽에 군살이 축 늘어지는 것을 막아 줍니다.

그 다음에 '비수'라고 해서 제11 흉추 아래에서 좌우로 3cm되는 두 곳이 상당히 효과적인데, 위에서 밝혔듯이 제7 경추를 찾고, 그 아래에서 제1 흉추를 찾은 다음 차례 차례 짚어 내려가면서 제11 흉추를 찾아도 됩니다만, 양팔을 늘어뜨리고 손바닥을 위로 하면서 양 팔꿈치를 직각으로 굽혔을 때, 양쪽 팔꿈치 끝을 직선으로 이었을 때, 그 직선상에 있는 것이 제12 흉추이므로 이보다 하나 위가 제11

흉추가 됩니다. 이 경혈은 결국 우리 몸속에 적절한 지방만 유지해 주고 불필요한 지방질은 제거해 주는 좋은 효과가 있습니다.

그 다음에 '신수'라고 해서 두번째 요추 아래에서 좌우로 3cm 되는 그 두 곳을 신수라고 하는데, 히프의 제일 윗쪽에서 만져지는 뼈인 장골증을 좌우 연결하면 이 선이 제4 요추 돌기를 통과하므로, 이것을 기준으로 제2 요추 돌기를 쉽게 찾아낼 수 있을 겁니다. 이 부위는 우리 몸속에서 불필요한 수분들이 머물러서 비만해지는 것을 막을 수가 있어서 좋습니다.

그다음에 '중완'이라고 해서 명치와 배꼽의 중간을 자꾸 눌러주십시오. 이 부위를 누르게 되면 복부의 군살을 많이 제거해 줄 수가 있습니다.

비만증에 좋은 지압 방법은 항상 여러 가지 다이어트법과 병행해서 시행하는 것이 좋은 효과를 얻을 수가 있습니다.

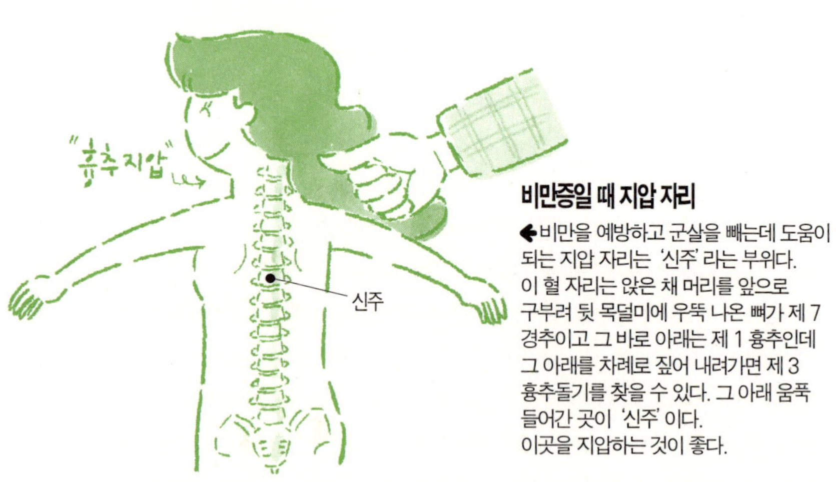

비만증일 때 지압 자리

← 비만을 예방하고 군살을 빼는데 도움이 되는 지압 자리는 '신주' 라는 부위다. 이 혈 자리는 앉은 채 머리를 앞으로 구부려 뒷 목덜미에 우뚝 나온 뼈가 제 7 경추이고 그 바로 아래는 제 1 흉추인데 그 아래를 차례로 짚어 내려가면 제 3 흉추돌기를 찾을 수 있다. 그 아래 움푹 들어간 곳이 '신주' 이다. 이곳을 지압하는 것이 좋다.

소화 불량엔 명치와 배꼽 중간을 눌러 주세요

소화 기능을 촉진하는 데 좋은 지압법이 있습니다. 소화 기능을 촉진하는 지압의 부위를 우리는 '중완' 이라고 부릅니다.

중완! 그것이 어느 부위에 있는지 설명해 드리겠습니다. 오목가슴(명치)의 함몰부를 손가락으로 누르면 그 아래로 볼록하게 튀어나온 돌기가 만져지게 됩니다.

이 돌기가 바로 검상돌기인데 그 검상돌기에서 배꼽까지 직선을 그었을 때 1/2이 되는 점이 바로 중완입니다. 다시 말해서 오목가슴에서 배꼽까지 정중선상의 반이 되는, 중심이 되는 부위가 바로 중완입니다.

이 중완을 해부학상으로 표현하자면 위장의 몸체에 해당하는 부분이라고 하겠습니다. 그러니까 중완이라는 경혈 바로 위에는 '상완' 이라는 경혈이 있는데 이것은 위 분문쪽을 얘기합니다. 그리고 중완의 아래에는 하완이라는 경혈이 있는데, 이것은 위장의 아래쪽에서부터 십이지장 앞 부분까지를 얘기하게 되겠습니다.

중완 부위는 후천적인 에너지를 생성하는 중심부라는 기능적 의미를 내포하고 있는 만큼 이 경혈을 지압하게 되면 후천적 에너지를 충만하게 해서 병에 대항하는 능력을 키우고 면역 능력을 돋우면서 성장에도 이바지하게 됩니다.

그리고 아울러 위염, 궤양, 위하수 또는 위의 협착, 위산과다, 소화 불량, 식욕부진, 위통과 복통, 구토, 복부의 팽만감 해소에 도움이 됩니다. 특히 가스가 팽만하여 물과 혼합이 되어서 뱃속에서 꾸르륵꾸르륵 소리가 나는 경우 또는 설사, 변비 등등에 두루두루 효과가 있습니다.

중완 경혈 바로 위는 '상완', 아래쪽으로는 '하완'이 있으므로 중완의 아래위를 동시에 다 손바닥으로 문지르듯이 지압하시면 좋겠습니다.

이 방법을 활용하면 상완, 중완, 하완을 동시에 모두 지압하는 결과가 되니까 위장 질환 또는 소화 기능을 촉진하는 데 도움이 굉장히 많이 되겠죠.

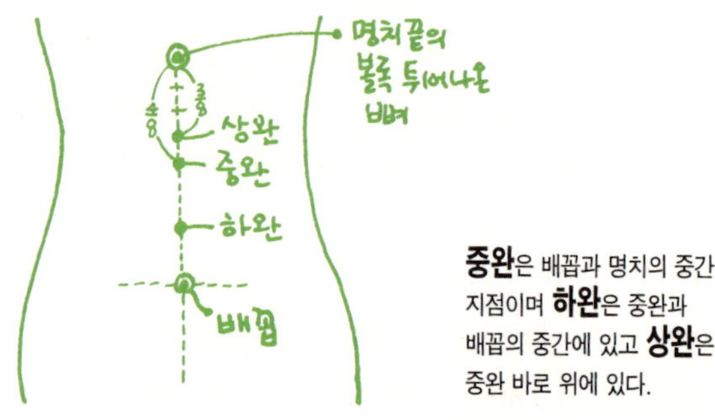

중완은 배꼽과 명치의 중간 지점이며 **하완**은 중완과 배꼽의 중간에 있고 **상완**은 중완 바로 위에 있다.

스트레스성 질환을 이겨내는 지압 · 식이요법을 알아둡시다

스트레스를 일으키게 하는 외부 자극을 스트레서라고 합니다.

이 스트레서에 대해 인체는 여러 가지 방법으로 대응하여 이겨내고자 합니다. 그러나 이 스트레서에 제대로 적응하지 못하면 여러 종류의 질환이 일어나게 됩니다.

그럼 가장 위험한 스트레서는 어떤 것일까요?

끔찍한 더위나 추위도 위험한 스트레서이겠지요. 오염된 환경도 그렇구요. 약물 남용이나 어떤 종류의 음식물도 위험한 스트레서입니다. 그러나 가장 위험한 스트레서는 불안, 공포, 초조, 증오와 같은 심리적인 것이랍니다. 물론 똑같은 불안도 누구에게는 무척 위험한 스트레서로 작용하고 누구에게는 덜 위험한 스트레서로 작용합니다. 공포나 초조, 증오도 그렇습니다.

왜 그럴까요? 그 이면에는 유전적 소질이 관여한답니다.

그러니까 똑같은 스트레서도 유전적 소질에 따라 스트레스 정도가 다르다는 뜻이지요. 그래서 스트레스에 대한 가장 유효한 대책은 자신의 마음가짐뿐입니다. 그러니까 자꾸 웃으며 사세요.

사실 웃음은 호르몬을 증가시키고 혈액순환을 왕성하게 해주며 체액을 알칼리성으로 유지시키고 또 웃으면 체내 엔돌핀이 늘어납니다. 물론 스트레스로 몸과 마음이 아파서 엉엉 울게 되어도 엔돌핀이 늘어난답니다. 엔돌핀은 모르핀과 헤로인 역할을 하는 물질인데, 웃거나 울 때 뇌에서 이것이 더 많이 만들어진답니다. 헤로인의 300~700배 위력을 지닌 게 엔돌핀이라니까 그까짓 스트레스 고통쯤이야 별거겠습니까?

그러니까 스트레스를 이겨내기 위해 자꾸 웃으면서 사세요. 그리고 스트레스 고통이 너무 심할 때는 체면차리지 말고 울음을 터뜨리세요. 꾹 참는 것만이 능사가 아니랍니다.

여하간 스트레스가 쌓이면 어떻게 될까요?

사소한 일에도 짜증이 나지요. 걸핏하면 화를 내면서 기가 치솟아 얼굴로 열이 화끈 달아오르기도 하구요. 무척 피로해지기도 합니다. 뒷머리에서 목덜미까지 뻐근해지기도 하고 두통과 어지럼증이 생기기도 합니다. 특히 눈썹과 눈썹 사이의 이마가 아프고 눈을 뜨기 어렵게 되지요.

불면증도 옵니다. 그대신 대낮에는 비몽사몽으로 멍해집니다. 또 업무 중에 졸게 되고 주의력이 떨어지지요. 눈도 피로해지고 입이 마르면서 입안이 잘 헐고 입 냄새까지 심해진답니다.

성 기능도 떨어지며 월경불순이나 생리통이 심해지기도 하지요. 입맛이 없고 소화불량도 되지요. 심지어는 스트레스 궤양이라는 질환까지 앓는 경우도 있답니다.

그렇다면 스트레스가 이런 증세들을 일으키도록 만드는 직접적인 원인은 무엇일까요? 그 직접적인 원인은 부신피질 호르몬에 있다고 합니다. 그러니까 각종 스트레서에 의한 고통을 견디기 위해 부신에서 호르몬을 분비하여 반응하게 되는데, 그 방어 반응에도 한계가 있어 결국은 호르몬 분비 능력도 저하되는 이상이 생기게 된다는 것이지요. 그러면 어떻게 부신의 부담을 줄이고 부신피질 호르몬의 분비가 정상화되도록 보조해줄 수 있을까요?

그 해답은 식초에 있습니다. 식초 속의 초산이 부신을 활성화하고 부신피질 호르몬의 분비를 원활하게 해주기 때문입니다. 그러니까 스트레스를 많이 받는 분들 식초를 많이 드세요!

현미식초든 감식초든 사과식초든 어떤 식초든 다 좋습니다.

식초를 커피잔 한 잔의 생수에 티스푼으로 3~4개를 넣어 잘 섞어서 마시면 됩니다. 역겨우면 여기에 꿀을 조금 타서 마셔 보세요. 한결 마시기도 수월하고, 영양도 좋고, 스트레스를 푸는데도 더 좋습니다. 그래도 마시기 역겨우면 식초의 양을 줄여 보세요. 적게 넣으면 마시기 편하겠지요. 처음에는 적은 양씩 마셔 보다가 익숙해지면 양을 조금씩 늘려 가면 됩니다.

식초에 콩을 넣어 불린 콩식초, 다른 말로 초두라고 하지요. 그걸 만들어 먹어도 좋지요. 혹은 식초에 달걀을 넣은 달걀식초, 초란도 좋겠지요. 그런데 스트레스에는 초두보다 초란이 훨씬 좋습니다. 초란에는 비타민은 물론 칼슘이 많으니까요. 칼슘이 신경을 안정시키고 스트레스를 이겨내는 힘을 길러 주기 때문이지요.

식초에 양파를 담갔다가 먹는 방법도 좋지요.

그러니까 양파를 까서 얇게 썰어 용기에 넣고 현미식초 같은 곡물식초를 넣습니다. 식초는 양파가 잠길 만큼 부으면 됩니다. 하룻밤 정도면 족합니다. 그리고는 양파를 건져내세요. 식초를 듬뿍 빨아들인 양파는 그냥 씹어 잡수시거나 음식에 넣어 드세요.

그리고 식초는 물에 타서 마시세요. 마시기 역겹다고 하시는 분들은 나물무침에 넣으세요. 양파가 우러나온 이 식초는 양파의 단맛까지 있어서 요리에 쓰면 음식이 한결 맛있어진답니다.

그리고 당근도 좋습니다. 기력이 떨어져 허약해지고 감기에 잘 걸리고 식욕이 없을 때 당근을 즙내어 꿀을 조금 타서 하루 한 번씩 마셔 보세요. 혹은 당근을 구워 식전에 반 개씩 먹어 보세요.

당근은 '만병의 묘약'으로 알려진 녹황색 야채지요. 카로틴이 많아 저항력을 키워줍니다. 스트레스 때 활성산소가 늘어나 저항력을 떨어뜨리고 피로를 일으키고 세포를 파괴하고 노화를 일으키게 되는데, 인체에 해가 되는 독성 물질인 활성산소를 무해 물질로 바꿔주는 것이 바로 당근이지요. 당근은 몸에 필요한 미네랄과 비타민이 거의 들어 있을 뿐 아니라 그 영양분들이 균형을 이루고 있는 질 좋은 채소이지요. 특히 염소, 인 등이 많이 들어 있어 위장과 간장을 튼튼하게 만들어 주어 식욕을 증진시키지요.

당근은 또 변비에도 좋지 않습니까? 스트레스는 대소변을 곧잘 정상 궤도에서 이탈시킵니다. 변비도 잘 일으키고 설사도 일으키고 혹은 변비와 설사를 번갈아 반복시켜서 변비인가 했더니 금방 설사하고, 설사인가 했더니 금방 변비가 되는 변덕을 부리기도 합니다. 이럴 때도 당근이 좋지요. 또 스트레스성 변비에는 시금치를 많이 드는 것도 도움이 많이 됩니다. 비타민 A · B · C · E 등과 철, 인, 마그네슘, 칼슘, 나트륨, 칼륨 등이 듬뿍 들어 있는 시금치는 약초에 버금가는 식품입니다.

시금치를 뿌리째 짓찧어 즙을 내서 드세요. 웬만큼 지독한 스트레스성 변비라도 이것으로 해결할 수 있습니다. 한 컵씩 하루 두세 번 마시면 됩니다. 이것은 빈혈이나 숙취에도 좋지요. 마시기 어려운 분들은 물을 조금 타서 마셔도 됩니다. 그리고 위장이 찬 분들, 흔히 냉증 체질이라는 분들은 따끈한 물을 조금 타서 마시도록 하세요. 시금치와 사과를 같은 분량으로 섞어 즙을 짜서 마셔도 좋고, 시금치와 양상추 따위를 넣어 샐러드로 만들어 들어도 역시 좋답니다.

그런데 스트레스는 우리를 초조하게 만들기도 합니다. 초조, 불안하거나 괜한 일에 자꾸 짜증나지 않습니까? 사소한 일에 화를 잘 내고, 어지럽고 눈도 침침해지지 않습니까? 이것도 스트레스에 의해 온 증세일지 모릅니다. 이럴 때는 새우를 많이 드세요. 찌개, 지짐, 탕, 구이, 볶음 등 어떤 방법이든 좋습니다. 새우에 생강, 파, 된장 등을 넣고 끓여 드셔도 좋지요.

초조, 불안만 없어지는 게 아니고 흐르지 못해 고여 있는 혈액까지 풀어 줍니다. 스트레스를 많이 받고 혈액순환이 좋지 못해 정맥이 꽈리처럼 부풀어 오르거나 마치 지렁이 기어가듯이 꿈틀꿈틀 불거져 나와 소위 정맥류를 이루고 있을 때도 좋습니다.

히스테리가 없어지고, 저혈압이나 빈혈도 고칠 수 있고, 눈과 치아나 다리가 튼튼해지는 효과까지 얻을 수 있습니다. 그런데 새우요리를 드시고 새우의 등껍질은 어떻게들 하십니까?

새우 등껍질은 버리지 말고 치자나무 열매와 같은 양씩 배합해서 약한 불로 구우세요. 그리고 곱게 가루내어 드세요. 1회에 4g씩, 1일 3회 정도 온수로 복용하면 초조, 불안, 짜증 등이 깨끗이 가십니다. 놀란 가슴처럼 심장이 두근거리거나 잠을 잘 이루지 못하고 꿈이 많을 때에도 좋고 특히 스트레스성 위경련과 스트레스성 위궤양으로 속이 쓰리고 신물이 날 때에도 좋답니다.

스트레스는 위경련을 일으키기도 한다고 했는데, 위경련은 상복부가 뒤틀리고 꽉 막혀서 위아래로 뚫리지 않아 쩔쩔 매게 되며 동통을 수반하기도 합니다. 극심한 신경 과로나 충격 뒤에 이런 증세가 잘 일어나지요.

이때 나타나는 통증은 다 같은 통증이 아닙니다. 때로 묵직하고 은근한 둔통이 있는가 하면, 때로 불에 타는 듯한 작열통이 오고, 헛배가 부른 듯 팽팽해지면서 복부가 터질 듯한 창만통이 오고, 때로 예리한 송곳으로 찌르는 듯한 자통이 오기도 합니다.

여하간 어떤 경우라도 좋습니다. 이럴 때는 율무를 드세요. 급하면 급한 대로 율무차를 들고, 급한 불을 껐으면 율무 미숫가루를 들고, 뒷마무리 겸해서 스트레스성 위경련을 다독거려야 할 때는 율무죽을 쑤어 며칠 동안 드세요. 율무에는 진통 작용과 소염 작용이 있으며 칼로리가 매우 높기 때문에 위경련의 진정, 진통 겸 영양식으로도 그만입니다. 그래서 위궤양에도 효과가 있지요.

또 한 가지, 스트레스성 위궤양에는 양배추가 그만이지요.

양배추는 비타민 U를 함유하고 있는데, 이것은 궤양에 특효가 있는 항궤양성 비타민이지요. 그래서 스트레스로 야기된 소화성 궤양에 양배추가 좋은 겁니다. 궤양성 짓무름을 없애고 세포를 튼튼하게 만들어 주니까요. 그러니까 양배추 주스를 자주 드세요. 비타민 U는 열에 약하므로 양배추를 불에 익히지 말고 그대로 먹거나 주스로 만들어 마시는 것이 훨씬 좋습니다. 이 주스는 스트레스성 피로나 불면증에도 효과가 큽니다.

스트레스는 소화 기능을 떨어뜨리고 신진대사를 방해하여 각종 노폐물을 체내에 축적시켜서 피로를 가중시키고 질병에 대한 방어력을 약화시키는데, 이럴 때 좋은 식품 역시 양배추입니다. 양배추에는 이온과 염소가 많이 들어 있는데, 이 두 가지 미네랄 성분이 강력한 정화 작용을 해서 위장이나 호흡기 속에 쌓여 있던 노폐물을 분해, 정화시키기 때문에 장과 피부가 깨끗해지고, 피가 맑아져 간이 튼튼해진답니다. 아무튼 위궤양일 때는 우선 정확한 진단을 받고 의사의 지시에 따라야 합니다. 새우 등껍질, 치자, 율무, 양배추 등은 어디까지나 보조요법에 불과합니다.

아울러 발에 있는 '임읍' 경혈과 '공손' 경혈을 자꾸 지압해 주면 위궤양 치료에 더욱 효과적이겠죠?

'임읍' 경혈은 위산의 과잉 분비를 억제해 주는 작용을 하는 경혈입니다. 넷째, 다섯째 발가락 사이를 더듬어 발등 위로 올라가다

보면 뼈가 맞닿아 더 올라갈 수 없는 오목한 곳이 나옵니다. 바로
이곳입니다. 꼭 누르면 아주 심한 통증이 오는데, 5분간 눌렀다 떼
었다 반복하면서 지압하세요.

　'공손' 경혈은 위장 기능을 조절해 주면서 신경을 안정시키는
작용을 합니다. 엄지발가락 안쪽 밑으로 툭 불거져 나온 뼈가 있지
요? 이 뼈에서 엄지의 폭만큼 뒤쪽에 있습니다. 그 밑바닥은 발바
닥 장심이 되겠지요. 그러니까 발등의 검은 부분 피부와 발바닥의
흰 부분 피부의 경계 선상에 위치하고 있지요.

　꼭꼭 눌러주고 슬슬 비벼 주고 하세요.

　역시 한 5분 정도 하면 됩니다.

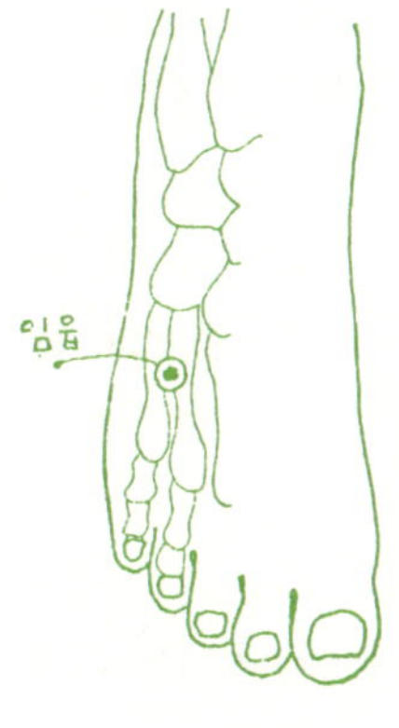

임읍은 넷째, 다섯째
발가락 사이를 더듬어 발등
위로 올라가다 보면 뼈가
맞닿아 더 올라갈 수 없는
오목한 곳이다.

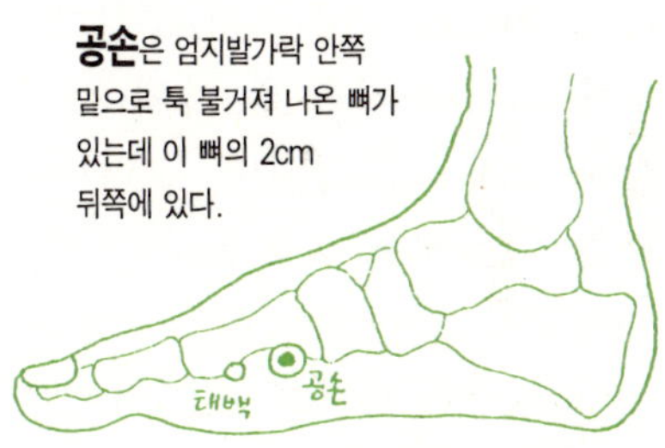

공손은 엄지발가락 안쪽
밑으로 툭 불거져 나온 뼈가
있는데 이 뼈의 2cm
뒤쪽에 있다.

신장이 약할 때 '용천'을 두드리세요

발이 나른하고 힘이 없어서 후들거리면 건강이 그만큼 나빠졌다
는 증거입니다. 또 발의 혈액순환이 제대로 되지 못하게 되면 발이
붓고 그리고 노폐물이 울체되어서 나른해지고 무거워지죠. 특히
순환이 되지 못해 쌓인 유해 물질들이 발가락이나 발목이나 관절
에 고이게 되면 발 모양새까지 나빠지게 됩니다. 이렇게 되면 골반
과 내장에도 좋지 못한 영향이 미치게 되지요.

왜 그러냐 하면 발 자체에는 우리 내장기의 반응점들이 모두 있
기 때문에 그렇습니다. 그러니까 발만 잘 조절해 주면 내장까지 좋
아질 수 있으니까 발을 자주 문질러 보세요.

어떻게 문지르면 좋을까요?

우선 바른 자세로 앉아서 전신의 힘을 빼세요.

그 다음 두 발을 30cm 쯤 벌리고 앉아서 방석을 둘로 접어 그
위에 양 발을 올려 놓으세요.

한쪽 손으로 강하게 발목을 누르고 발목 관절을 굽히고 젖히기
를 양쪽 같은 횟수로 반복합니다. 그리고 다섯 발가락 전부를 동시
에 잡고 굽히고 젖히기를 하는데, 이때 한쪽 손으로는 발목의 관절
을 잡아주도록 해야죠.

특히 엄지발가락과 넷째 발가락은 더 정성껏 주물러 보세요.

많은 분들이 이 두 개의 발가락 자극만으로도 기분이 참 좋아진다고도 하는데 그 까닭이 뭔지 아세요?

왜 엄지발가락과 넷째 발가락을 정성껏 주물러 주면 기분이 좋아질까요?

그 까닭은요, 이 두 개의 발가락이 간장과 신장 기능을 표현하는 부위이기 때문입니다. 그러니까 간장과 신장에 피로가 많이 쌓였다고 느끼실 때 여기를 정성껏 주물러 주면 아주 기분이 좋아집니다.

그 다음에는 발바닥을 두들기세요. 어디를 두들기냐 하면 발바닥 앞쪽에 사람인자 모양의 그런 주름이 있는 곳이 있는 있지요? 거기를 자주 두드리세요.

거기가 신장 기능이 샘솟는 부위라고 해서 '용천'이라고 불리는 지점입니다. 용천을 자꾸 두드리세요. 아주 좋습니다. '용천' 경혈이 어디라고 그랬지요?

다섯 발가락 전부를 발바닥 쪽으로 구부리면 엄지와 셋째 발가락 사이에 생기는 오목한 곳이 바로 용천 경혈이지요.

용천이란 이름 그대로 물이 솟아나오는 샘과 같습니다. 샘도 그냥 샘인지 아세요?

신장 기운이 콸콸 쏟아져 나오는, 용솟음치는 그런 샘입니다.

그래서 용천이라는 거지요. 샘이 마르면 물이 흐르지 않고 물이 흐르지 않으면 만물이 생성할 수 없듯이, 발바닥에 위치한 이 경혈 역시 인체의 수원지와 같아서 이곳에 이상이 생기면 체내 수분 대사가 곤란해집니다.

예를 들면 입이 마르고 목구멍에 열이 타들어가면서 아프고 몸이 수척해지고 마른 기침이 심해지며 또 가슴이 답답해지고 정신이 몽롱해지며 자꾸 잠을 자려고만 하는 경우가 있습니다.

이때 이 경혈을 지압하면 수분이 곳곳에 스며들어 생기를 띠게
됩니다. 의욕과 기력이 솟아나게 되지요.

지압할 때는 두 엄지손가락을 포개어 누르거나, 주먹을 쥐고 이
부위를 쾅쾅 내리치면서 자극을 줘도 좋습니다.

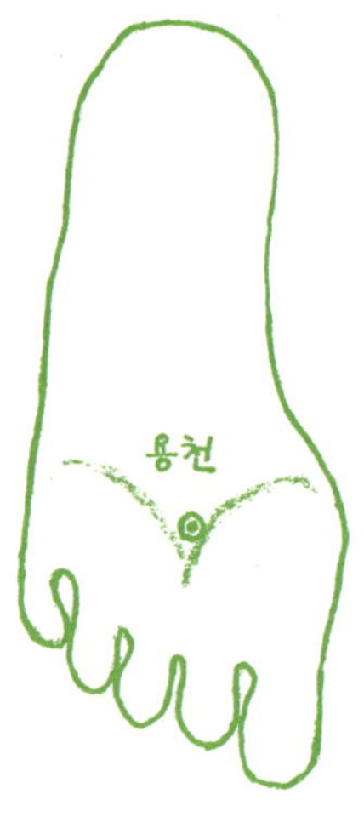

용천은 발바닥 쪽의 엄지와
새끼발가락이 볼록하게
튀어나와 'ㅅ'자 모양으로
마주친 곳이다.

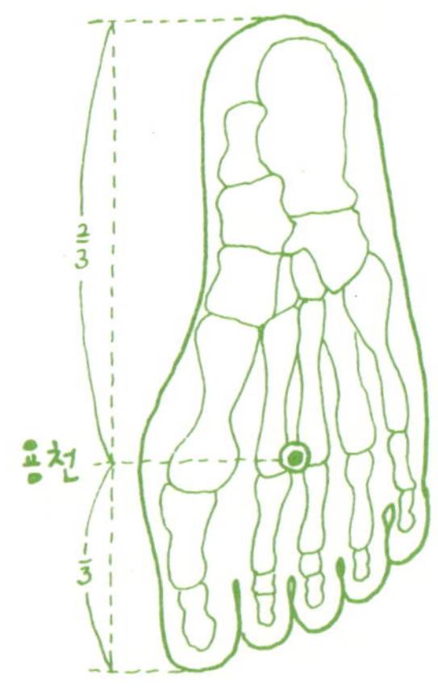

심장 · 위장이 약할 때 '배꼽호흡'을 해보세요

　예부터 냉이 굉장히 많다든지 또는 불임증이 된 여성분들의 경우 배꼽을 볶은 소금으로 찜질하면 그러한 증세들이 해결된다 하는 '배꼽요법'이 전해지고 있지요?

　또 소변을 보지 못해서 몸이 많이 붓고 배가 많이 부으며 방광이 터질 것처럼 아플 때에도 배꼽 중심으로 소금 찜질을 하거나 끓인 물을 수건에다 적셔서 배꼽 부근을 따뜻하게 하는 요법 등등 여러 가지 배꼽요법들이 나와 있습니다.

　이와 같이 배꼽요법이 우리들 건강을 지키는 데 가장 중요한 요법이라 알려지고 있는데요. 그 중에서도 '배꼽호흡요법'에 대해서 소개해 드립니다.

　때로 심장이 두근거리는 것 같습니까, 아니면 심장이 조여드는 것 같습니까? 이러한 심장노이로제 또는 불면증, 위장 기능 계통 쪽이 약한 경우 혹은 변비, 설사 등등이 아주 번갈아 가면서 올 때에는 '배꼽호흡요법'으로 간단히 치료가 됩니다.

　호흡에 의해 건강을 찾는다는 것은 좋게 말하면 신비하고 또 나쁘게 말하면 꼭 마치 속임수처럼 생각되시죠?

　하지만 사실 뇌신경이나 내장이 공기를 직접 마시게 하는 방법은 이것밖에 없다 할 정도로 정말로 뇌신경과 내장 기능을 아주 강화시키는 데 효과가 뚜렷한 것이 '배꼽호흡' 입니다.

배꼽으로 숨을 마시고 배꼽의 단전에다가 숨을 모았다가 항문으로 내쉰다 하고 생각하시면 되는 요법입니다.

이것은 소위 말하는 단전호흡과 같은 것이죠. 기회가 있다면 단전호흡을 배워 보는 것도 좋겠죠. 그러나 요령만 아시면 집에서 어렵지 않게 하실 수 있습니다.

먼저 숨을 깊게 들이마셔서 '숨이 점점 깊이 들어간다, 깊이 들어간다' 하고 암시를 주면서 심호흡을 하세요. 그리고 '배꼽에다가 숨을 멈춘다' 고 생각해 보십시오.

아니, 배꼽뿐 아니라 배꼽 밑 손가락 세 개를 겹친 넓이 만큼의 아래 부위까지 숨이 퍼져서 머물러 있다고 생각해 보십시오.

바로 배꼽 밑 세 손가락 부위가 단전이니까요. 그러면 당장 정신적으로 안정이 됩니다. 그리고 그 숨을 천천히 항문으로 내쉬는 것처럼 천천히 내뿜어 보십시오.

물론 이때 호흡에 맞추어 항문을 천천히 오무렸다가 천천히 풀었다 하면서 '항문호흡' 을 겸해 보세요. 항문까지 튼튼해집니다.

항문에 힘이 없으면 체력이 떨어진 것과 다름 없으니까 항문 호흡까지 겸하는 것이 더 바람직하지요. 이것이 바로 기를 집중시키고 기를 단련시키는 요법입니다.

심장이 약할 때는 손바닥을 눌러 주세요

심장, 그러면 진짜 심장이란 뜻도 있구요, 그리고 신경이라는 뜻도 있지요. 심장이 약해졌다 하는 것은 신경이 약해졌다는 뜻으로도 표현이 됩니다. 심장에 좋은 방법에는 '노궁'이라는 경혈을 자극하는 법이 있습니다. 노궁이 뭔가에 대해서는 이제부터 말씀을 드리겠습니다.

항상 메스꺼워하거나 심리적으로 메스꺼움을 느끼는 경우가 있습니다. 그러니까 구역질 나는 얘기나 그런 상황 아래에서는 어느 누구나 마찬가지이겠지만 사소한 얘기나 하찮은 정황에도 곧잘 메스꺼워하는 그러한 경우가 많습니다. 그리고 자주 놀라고 가슴이 떨리거나 히스테리 비슷한 증세들이 심하게 나타나는 등 굉장히 많죠.

때로는 피곤을 많이 느끼고 머리가 무겁게 느껴지는 경우라든지 또는 어깨가 결리고 아플 때도 있는데 이런 것들은 심리적인 원인으로 오는 경우들이 많습니다.

이럴 때에 노궁을 자주 비벼서 자극해 주는 것이 효과적이다 하는 얘기죠. 동의보감에서는 노궁이라는 것은 '심포경'에 해당되는 경혈로 매우 중요하다고 얘기를 했습니다.

심포경에 대해서 조금 설명을 드려야 되겠죠? 우선 노궁경혈이

어딘가 하는 것을 알아봅시다.

살짝 주먹을 쥐어 보십시오. 그러면 셋째 손가락과 넷째 손가락이 손바닥에 닿는 부위가 있습니다. 그 부위의 사이가 바로 노궁경혈이라는 얘기입니다.

그리고 셋째 손가락 아래서부터 손목 금 있는 데까지 손바닥 한 가운데를 수직으로 그리면서 지나가는 선이 있습니다. 그 선이 바로 운명선이라고 하는 것인데 여러분 한번 손바닥을 보십시오. 그래서 셋째 손가락부터 손목까지 수직으로 금이 그어져 있는지 잘 살펴 보십시오.

그러면 대부분이 '어! 나는 금이 없는데' 이럴 겁니다. 금이 없는 경우가 더 많습니다. 이것이 똑바로 또는 확실하게 새겨져 있는 경우는 드물고 대부분은 셋째 손가락에서부터 손목까지 옅은 선으로 드러나 있거나 끊어져 있거나, 아니면 아예 있는지 없는지 알 수 없는 경우가 더 많습니다.

이 운명선이 똑바르고 확실하게 새겨져 있을수록 건강은 좋습니다. 그런데 그 선이 있는지 없는지 모르겠다 할 정도일 때에는 건강도 좋지 못합니다.

그러니까 결국 운명! 즉 입신출세가 그만큼 어렵다는 뜻도 됩니다. 이 선이 바로 심포경과 연결되어 있습니다.

놀부처럼 오장육부 따로 있다거나 그리고 심보가 뭐 어떻다 이런 얘기가 있는데 좋은 의미로 본다면 심보가 강하고 뱃심이 두둑한 인물일수록 바로 그 선이 뚜렷하게 나타난다는 겁니다.

그렇지 못한 경우에는 입신출세가 좀 힘들고 또는 건강이 좋지 못하고 심보가 약하고 이러겠죠.

여하간 이 운명선, 그리고 이에 연결되는 심포경　또는 이 선상에 있으면서 우리가 주먹을 살짝 쥐었을 때 셋째 손가락과 네번째 손가락 사이가 손바닥에 닿는 바로 그 혈, 즉 노궁경혈이라는 것이다 이 선상에 붙어 있습니다.

그러니까 다시 한번 설명하면 손바닥을 살짝 쥐어 셋째 손가락이 손바닥에 닿는 그 부위를 손바닥을 한번 펴서 보십시오. 그 부위가 사실은 도톰하게 살이 올라 있어야 됩니다. 그리고 다른 손바닥 둘레에는 불그스름해도 그 부위에는 흰빛이 약간 돌아야 가장 건강한 것입니다.

그런데 그 부위를 봤더니 살집이 없어요, 빈약해요, 그리고 둘레는 분홍색이지만 경혈 부위가 희지도 않으면, 이럴 때에는 이분들의 심리적인 상태, 즉 심장이라든지 아니면 신경이 굉장히 약하다는 얘기가 되겠죠.

그러니까 우리 이 부위를 자꾸 자극합시다. 어떤 때냐 하면 심장이 약할 때, 간장이 약할 때, 혹은 사람이 굉장히 초조하고 불안하고 잠을 못자고 어깨가 결리고 머리가 무겁고 이럴 때에도 거기를 자꾸 자극해 주십시오.

그리고 남자들의 경우 술 마시기 직전 또는 술 마신 이후 그 부위를 자꾸 눌러 주세요. 노궁경혈뿐만 아니라 운명선 그리고 선에 연결되는 심포경을 자꾸 누르세요. 그러면 결국 심장도 강해지고 히스테리나 정신적으로 나약한 점들도 다 없어지게 됩니다.

실천해 보세요

심장이 약할 때는 손바닥을 눌러주세요

심장이 약할 때 지압 자리

살짝 주먹을 쥐고 셋째 손가락과 넷째 손가락이 손바닥에 닿는 부위 사이를 노궁혈이라고 하는데 그부위를 자꾸 자극한다. 심장이 약할 때, 초조하고 불안할 때, 어깨가 결리고 머리가 무거울 때 효과가 있다.

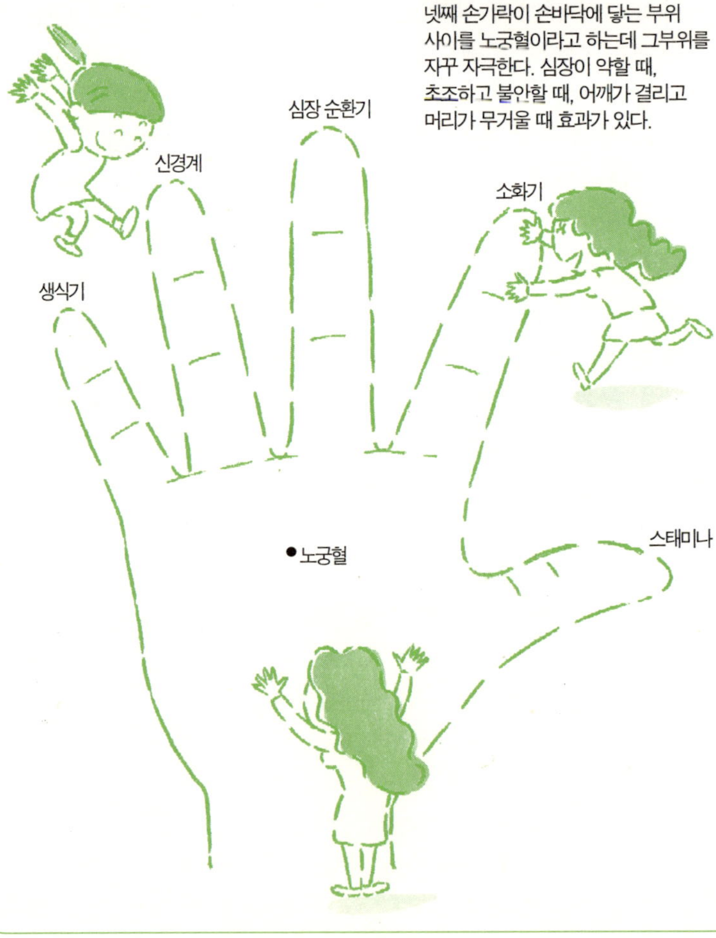

알레르기 천식에 손톱요법을 해보세요

손톱을 너무 길게 기르시는 분들 많죠? 이거 좀 짧게 하셔야 합니다. 근데 또 너무 짧게 깎는 분들도 있어요. 특히 새끼 손가락 같은 거 너무 짧게 깎죠. 그것도 주의해야 됩니다.

그 다음에 손톱 옆에 가시랭이라고 해서 뭐가 나죠? 피부에 그런 가시랭이를 치아로 물어서 뜯는 분들도 있습니다. 혹은 다른 손톱으로 그것을 뜯어 냅니다. 그러다 보면 거기에 피가 고일 때가 있습니다. 그런데 이때 당뇨병이 있는 분들은 특히 주의를 해야 됩니다.

손톱에 메니큐어를 잘 바르시는 분들도 가끔 가다가는 메니큐어를 지워서 손톱도 호흡을 할 수 있게끔 만들어 주어야 됩니다.

여기서는 이 손톱 바로 옆에 있는 살, 거기를 자극해서 병을 치료하는 방법에 대해서 말씀을 드리려고 합니다.

정말 효과 있는가 하겠지만요 어린아이들 헛배가 당장 불러가지고서는 배가 톡 튀어 나오고, 머리카락은 윤기가 없고 머리카락이 부수수한 이런 아이들은 정말 손톱 옆을 조금만 자극시켜줘도 머리가 금방 윤택해지게 되고 헛배는 또 무슨 헛배입니까?

아무리 잘 먹어도 배가 나오지 않게 됩니다. 애들은 원래가 윗배는 쑥 들어가고 배꼽 밑의 배는 땅땅하게 탄력이 있게 마련이죠. 그런데 그것이 젊을 때는 유지되지만 여자들의 경우는 아이 낳고 난 후부터,

그리고 남자들은 30대 이후부터 아랫배 쪽이 물컹물컹해지는 거죠. 탄력을 잃어버리게 됩니다. 그때 벌써 건강을 조금씩 잃기 시작하는 겁니다.

그러니까 아이들도 헛배 불러서는 안됩니다. 그러면 과연 이 손톱 요법이 아이들만 해당돼느냐? 아닙니다, 여러 가지 병을 고칩니다.

여기서 편지를 하나 소개해보겠습니다.

「저희 어머님은 얼마전 병원에서 타행성 관절염이라는 진단을 받았습니다. 무릎이 자꾸 부어오르고 통증이 심한 편입니다. 그리고 저희 아버님께서는 알레르기성 천식을 10년이 넘게 앓고 있습니다. 밤에는 숨이 몹시 차서 제대로 주무시지도 못할 때가 있고 숨소리가 색색거리기도 하죠. 한때는 산소 마스크까지 쓰기도 했고요, 그리고 감기에 걸리셨다 하면은 숨이 너무 차시답니다」

이분은 두 분의 내용을 보내 주셨는데 이것 모두 다 고치기가 상당히 어려운 병이죠. 정말 안타깝습니다. 이 병에는 꾸준한 노력밖에는 없습니다.

그리고는 아울러 손톱요법을 한번 사용해 보십시오. 손톱 옆에 있는 살을 자극하는 겁니다. 혹시 그런 경험 없습니까? 음식을 먹고 급체가 돼가지고 토하지도 못하고 설사하지도 못하고 그러다 보니까 배가 그냥 막 통증이 오고 쩔쩔매는, 그 급체 때에 혹시 "손톱 따자, 손 따자" 하는 얘기 들어 보셨습니까?

또는 그런 경험 없으셨습니까? 이때 손의 피를 손가락 끝으로 막 밀어내죠? 그래서 손끝에 충혈을 많이 시킨 다음 그 다음에 거기를 바늘 소독한 것으로 쿡 찔러서 피를 뽑게 되면 신기하게도 급체가 내렸던 그런 경험을 갖고 계신 분들이 많을 겁니다. 그것들이 다 손톱 요법입니다.

급체를 했거나 숨이 막혀 답답해지고 천식으로 정말 숨을 쉴 수가 없을 때, 어린 아이들 경기 일으켜서 엄마 마음 굉장히 혼란에 빠지고 안스러웠던 그런 경험들, 그때 경풍을 빨리 내리는 방법들도 손톱요법에 있습니다.

엄지 손가락 첫 마디를 실로 꽁꽁 감아 매고 손톱 뿌리 가운데 부분을 찔러 피를 내게 되면 위급함을 넘길 수도 있습니다. 꽁꽁 매라고 그랬다고 아주 너무 꽁꽁 매주지 마시고요…

그리고 의식불명증이나 또는 어지럼증에 처했을 때도 이 요법을 택하게 되면 2~3분 내에 어지럼증이 멎고 숨을 돌리는 그런 구급 효과까지도 있습니다.

가슴이 울렁거립니까? 깜짝 깜짝 놀라는 불안, 공포증 같은 심장질환이 있습니까? 심한 기침을 합니까? 혹은 다래끼가 굉장히 자주 나는 분들 이런 분들도 한번 해 보십시오.

이거 근본적으로 다래끼가 그대로 낳지를 않습니다. 허구한 날 안대하기도 어렵고 대인관계 굉장히 어렵죠?

그리고 차멀미 많이 하는 분들 단 한번에 손톱요법으로 그 괴로움에서 벗어날 수도 있습니다. 어떻게 하는가?

손톱 쪽이나 발톱 뿌리의 양쪽 휘어진 끝에서 2mm 정도 뒷쪽 부위에 소독된 바늘로 찔러가지고 피를 뽑게 되는데 그때 손가락으로 꼭 누르면 검은 피가 나오죠.

이 검은 피가 다 나올 때까지 몇번 자꾸 짜 내십시오. 그러면 반드시 효과가 있습니다. 피를 뽑기 직후에는 바로 소독을 잘 해야 된다는 것 잊지 마십시오.

급체를 했을때는 손톱뿌리를 따세요

위급한 상황일 때 응급처치법

➡ 헛배가 부르고 배가 톡 튀어 나오고, 머리카락에 윤기가 없고 부수수한 아이들, 또는 급체를 했거나 숨이 막혀 답답해 하고 천식으로 숨쉬기 힘들어 할 때 엄지 손가락 첫마디를 실로 꽁꽁 감아 매고 손톱 뿌리 가운데 부분을 바늘로 찔러 피를 내면 위급함을 넘길 수 있다.

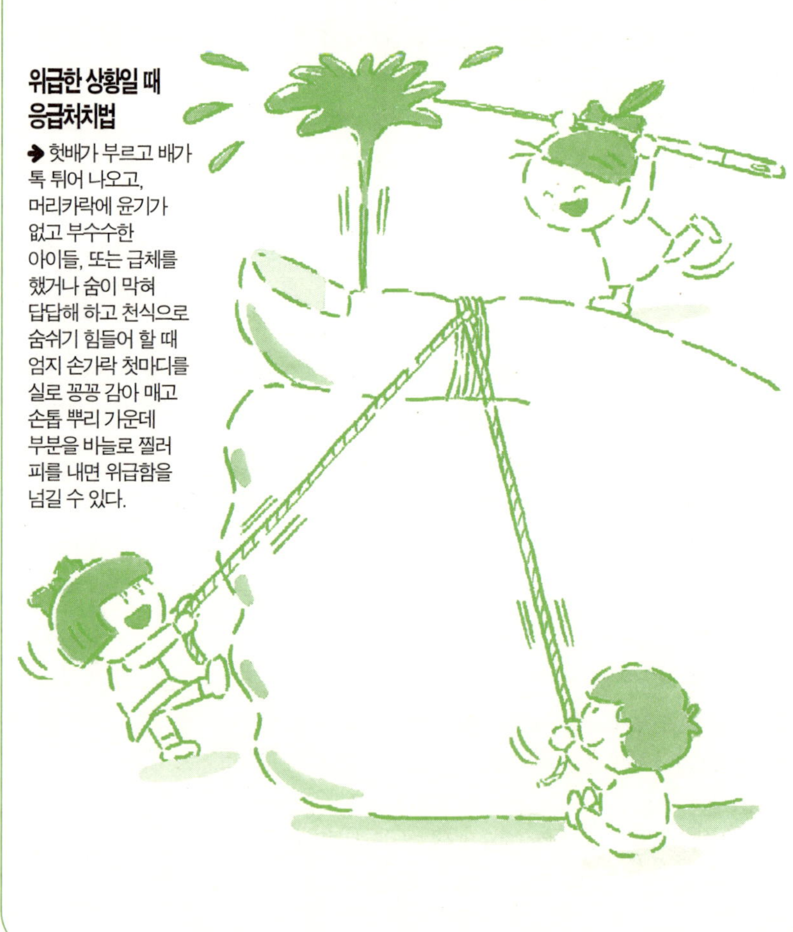

알레르기성 비염에는 건포마찰이 기본입니다

25세 되신 주부가 보낸 편지입니다.

「요즘 들어 저는 거의 하루종일 눈물, 콧물, 재채기로 고생을 합니다. 아침에 일어나서 마루로 나오는 동시에 재채기를 합니다. 연거푸 여덟 아홉 번을 하는 경우도 있습니다. 게다가 눈물, 콧물까지요. 재채기는 집 안의 먼지와 관련이 있다고 해서 매일매일 쓸고 닦았는데도 마찬가지입니다. 온도 차이가 조금만 나도 그런 현상이 일어납니다. 특히 더운 날씨에 더워서 부채질을 하면 약간 오싹해지면서 바로 그런 증세가 나타납니다. 평소에도 감기에 잘 걸려 일년 내내 감기를 달고 산다는 얘기를 많이 듣습니다. 좋은 처방을 부탁드립니다」 하는 내용입니다.

알레르기성 비염에는 이 경우처럼 눈물, 콧물, 재채기뿐만 아니라 코도 막 비빕니다. 또 눈도 자꾸 비비게 됩니다. 그러니까 어린아이들 중에서 눈을 자꾸 비비거나 코를 자꾸 비벼대는 애들이 있으면 알레르기라고 볼 수 있겠습니다.

또 어떤 아이들은 눈에 충혈이 잘 옵니다. 마치 선잠 자고 깨어난 아기들처럼 말이죠. 그 아이들은 눈 흰자위에 핏발이 서서 약간 충혈되어 있죠? 그런 현상들은 보통 때 숙면을 하면 나타나지 않습니다. 그러나 선잠을 자고 깨어났을 때에는 눈 흰자위가 좀 충혈되어 있지 않습니까? 그런 것이 평소에 나타난다면 이 아이도 언젠가는 알레르기성 비염이나 결막염이 오기 쉽다는 이야기가 되니까 빨리 예방을 해주는 것이 좋습니다.

흔히들 온도 차이에 굉장히 민감해서 이불 속에 있었을 때나 방에 있을 때에는 괜찮은데 이불 바깥으로 나오거나, 마루로 나오면 그와 동시에 재채기를 한다는 겁니다. 그리고 너무 더워서 부채질을 하면 부채질을 하다 그냥 오싹해지면서 또 재채기를 합니다. 이렇게 온도를 이겨내지 못한다는 애기는 뭐냐, 저항력이 그만큼 떨어져 있으니까 빨리 저항력을 키워 줘야 된다는 애기가 되겠습니다.

아울러서 이 경우를 봅시다. 평소 감기에 잘 걸려서 1년 내내 감기를 달고 산다는 애기를 듣는다고 했습니다. 어린아이들 중에서도 1년 내내 감기를 달고 있는 경우가 있습니다. 그것은 아이가 실질적으로 감기에 걸렸다는 것보다 알레르기성 비염이나 알레르기성 결막염 같은 증세가 있어서 그것을 감기로 오인하는 경우들입니다. 여하간 저항력이 떨어지게 되면 알레르기성 비염도 더해집니다. 또 감기도 그만큼 더 많이 앓게 되니까 상호연관이 있다고 보겠습니다.

이런 경우 첫번째 할 것이 건포마찰입니다. 마른 수건으로 피부를 자꾸 마찰하십시오. 손 끝에서 심장을 향해서, 발 끝에서 심장을 향해서 건포마찰을 하십시오. 건포마찰이야말로 옛날부터 행해진 가장 훌륭한 방법 중의 하나였는데 요즘 우리 생활에서 점점 멀어지고 있습니다. 이 건포마찰은 열 번 백 번 애기해도 부족함이 없을 정도로 완벽한 건강비결입니다. 다른 것은 못하더라도 피부를 단련하십시오. 그러면 저항력이 길러져 감기도 안 앓고 알레르기성 비염도 그만큼 없어지게 됩니다.

두번째로 발을 마사지하십시오. 발바닥을 문지르고 발목을 중심으로 자주 운동을 하십시오. 가능하면 소금물을 따뜻하게 해서 발을 담그는 것도 좋습니다.

그리고 세번째로 쑥탕목욕이 굉장히 좋습니다. 쑥탕목욕이야말로 생체 보호 에너지를 충족시켜 주는 방법 중의 하나이기 때문입니다.

네번째 방법은 식품 중에서 연뿌리를 이용하는 것입니다. 연뿌리 구멍에다가 설탕을 넣어서 하루 동안 재어 두십시오. 그러면 그 설탕이 녹아서 연뿌리 구멍구멍마다 연즙같이 흘러나옵니다. 그 진을 소주잔에 하나씩 받아서 하루에 2번씩 장기 복용하면 효과가 있습니다. 연뿌리 자체는 피를 굉장히 맑게 해주기 때문에 결국 피부도 맑아지고 하얗게 되며 투명해집니다. 얼마나 좋습니까?

그 다음 마지막 방법이 약용 방법입니다. 약용 방법 중에서는 우선 민간요법에 대해서 말씀을 드리겠습니다. '형개'라는 약과 그 다음에 '국화꽃' 있죠? 이 두 가지를 각각 20g씩 끓여서 복용을 해보십시오. 효과가 있습니다. 귓볼이 가렵습니까? 귀고리같은 것 하고서 귀가 가렵다고 막 긁어대는 분들 있죠. 이것도 같은 알레르기의 일종입니다. 어지럽습니까? 두통도 있습니까? 메스껍기도 합니까? 평형감각이 제대로 작용하지 않아 자꾸 어질어질해집니까? 이럴 때에도 마찬가지로 형개와 국화를 각각 20g씩 끓이는 겁니다.

그 다음 동의보감에서는 「맑은 콧물이 많이 나올 때에는 '형개연교탕'을 쓰고 탁하고 걸쭉한 콧물이 많이 나올 때에는 '방풍탕'을 쓰라」고 했습니다. '형개연교탕' 처방은 다음과 같습니다. 형개·시호·천궁·당귀·생지황·적작약·백지·방풍·박하·치자·황금·길경·연교 각 2g, 감초 1.2g을 끓여 복용하면 됩니다. 그리고 '방풍탕' 처방은 다음과 같습니다. 방풍 80g, 황금(술에 적셔 볶은 것)·인삼·천궁·맥문동·자감초 각 40g을 가루내어 한 번에 8g씩 끓여 물에 타서 식후에 복용합니다. 혹은 위 재료를 거칠게 잘라 배합해서 28g씩 물에 끓여 복용해도 됩니다.

야뇨증에 효과 있는 뜸법을 알려 드리죠

야뇨증에는 몇 가지 타입이 있죠.

첫 번째, 새벽녘에 방뇨하는 타입인데 이것은 저절로 나을 수도 있는 타입입니다. 두 번째, 잠들기만 하면 야뇨하는 타입인데, 이것은 신장 기능 실조가 원인일 수가 있습니다.

세 번째, 불규칙한 야뇨 타입, 이것은 심리적인 원인에서 일어나는 타입인 경우가 많습니다. 네 번째, 재발형 야뇨 타입입니다. 유년기의 야뇨증이 치료된 후 몇 년간 그대로 지내다가 어느날 갑자기 재발을 해서 야뇨하는 경우를 얘기하는 것이죠.

어떤 타입을 막론하고, 심리요법을 겸하면서 몸이 차가워지지 않도록 보온에 유의할 필요가 있겠지요. 척추를 손가락으로 눌러 내려가다 보면, 강한 아픔을 느낄 수가 있습니다. 예를 들어서, 흉추 몇 번째는 괜찮은데 흉추 몇 번째쯤 척추를 누르니까 거기는 자지러지게 아프다고 호소하는 경우가 있어요. 그런 아픈 부위를 찾아보세요. 그리고 그 부위에 지압을 해주는 방법, 교정을 해주는 방법도 좋은 치료 방법 중에 하나가 될 수 있습니다.

그리고 더 심해지면 뜸을 뜨는 방법이 좋지요. 뜸을 뜨는 것은 물론 한의사와 잘 상의하시면 도움이 되는 뜸자리를 알려주면서 치료를 해 주시게 됩니다. 아주 도움이 되는 것 중에 대표되는 것은 '중극' 또는 '신주'라는 경혈에 뜸을 뜨면 좋습니다.

신주라고 하는 경혈은 제3번 흉추와 제4번 흉추 사이에 있는데 잡기가 굉장히 쉽지요.

머리를 앞으로 깊숙이 숙이면 뒷목 있는 데에 유난히 볼록 튀어나오는 큰 뼈가 만져지지요. 그 뼈가 제7번 경추입니다. 이 뼈 밑이 제 1번 흉추이니까, 거기에서부터 차례로 세어 아래로 내려오다 보면 제 3 흉추와 제 4번 흉추를 찾을 수 있을 겁니다. 그 사이에 신주라는 경혈이 있습니다. 그리고 중극이라고 하는 경혈은, 아랫배에 있습니다. 그러니까 배꼽하고 치골, 즉 볼두덩이 있는 데 있지요? 거기를 연결해서 쭉 선을 그으세요. 그래서 배꼽서부터 볼두덩이까지를 5등분하세요.

그때 볼두덩이에서 1/5 되는 부위, 거기가 바로 중극이라는 경혈입니다. 신주 경혈도 좋지만 이 중극 경혈도 상당히 도움이 됩니다. 거기다 뜸을 뜨세요. 흉터가 생기지 않고 그렇게 뜨겁지 않은 그러한 뜸법이 개발되어서 고생도 안되고 어린아이에게도 쉽게 뜸을 뜰 수 있으니까 한번 해 보세요.

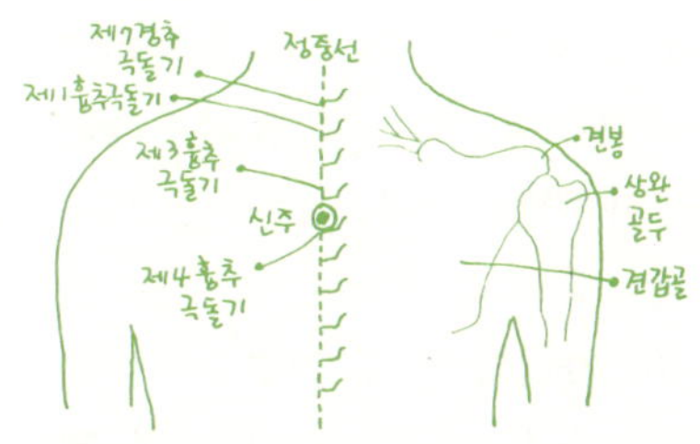

신주는 머리를 앞으로 깊숙이 숙이면 뒷목에 유난히 볼록 튀어나오는 큰 뼈가 만져지는데, 여기가 제7 경추이다. 여기서 차례로 세어 아래로 내려오면 제3, 제4 흉추를 찾을 수 있다.

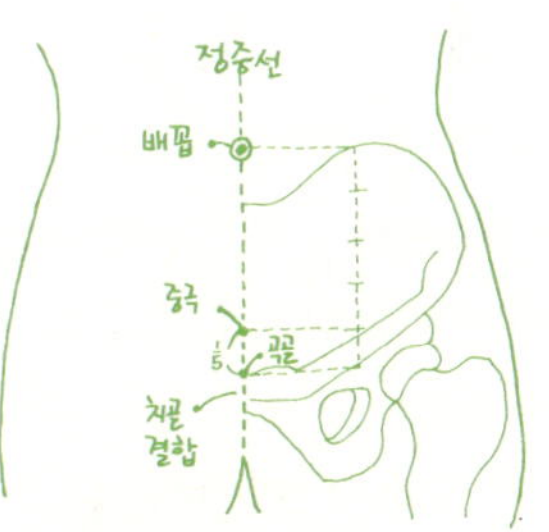

중극은 배꼽과 '치골결합' 직선상의 아래쪽 1/5 지점에 있다.

어깨가 아플 때는 고추찜질을 해보세요

나이를 먹으면서 찾아오는 어깨통증에 대해서 알아보도록 하겠습니다. 전라남도에 계신 분이 보내온 편지의 내용입니다.

「저희 아버지는 올해 연세가 예순넷이 되셨습니다. 오래 전부터 어깨가 아프다고 하셨는데 특히 팔과 연결되는 겨드랑이 쪽에선 근육뭉치 같은 게 잡히고 누르면 아프다고 하십니다. 옷을 입을 때 손놀림이 불편하고 무거운 물건을 들지 못하십니다. 어떤 방법이 있을까요」 하는 내용입니다. 이런 경우의 어깨 결림이라고 하는 것은 일종의 노화현상이라고 볼 수가 있겠죠?

다시 말하면 어깨관절을 구성하고 있는 근육, 힘줄, 관절포, 또는 혈액 주머니에 노화 현상이 일어나면서 만성의 염증이 함께 생기고 어깨관절의 주위 조직이 유착해서 야기된 것입니다. 여기에는 여러 가지 이름들이 있습니다만 그 이름 자체가 너무 어렵기 때문에 그것은 여기에서 생략하겠습니다.

증세로는 바로 노인성 퇴행성 변화들이 나타날 수가 있습니다. 언제인지 모르게 어깨관절이 아주 굳어져서 근육의 통증을 느끼게 됩니다. 움직이게 되면 아프고 특히 팔의 회전운동을 포함한 어떤 동작을 할 때에 통증이 아주 뚜렷해지게 됩니다.

예를 들어서 지금 팔을 편 채 무거운 물건을 들어올리기가 어렵다고 하지 않았습니까? 바로 이렇게 팔을 편 채 무거운 물건을 들어올리면 심한 통증이 오게 됩니다. 그리고 아울러서 40~120도 정도의 회전운동을 할 때에는 통증이 더욱 심해집니다. 손등을 등에 대고 위로 올리려고 하면 아파서 들 수가 없게 됩니다.

한번 해보십시오. 손등을 등에 대고 위로 들어올려 보십시오. 그 부분이 아프게 되면 이것은 어깨에 벌써 노인성 변화가 오고 있다는 얘기가 되겠습니다. 아울러서 뒷머리에 손을 올릴 때에도 아프고 팔을 펼 때도 아픕니다. 그래서 옷을 입거나 또는 띠를 맬 때도 부자연스럽게 되고 통증이 심할 때는 한밤중에 잠이 깨서 어떻게 해야 할지를 모르는 정도가 됩니다.

어깨결림 통증은 한쪽에만 일어나지 양쪽 어깨에 동시에 일어나는 일은 거의 없습니다. 그리고 다 나았다고 생각했는데 반대쪽이 아픈 경우도 많습니다.

경과는 비교적 양호한 편이라고 합니다만 노인성 변화를 일으키는 경우에는 좀 어렵죠. 일반적으로 젊을 때는 6개월에서 1년 정도면 자연히 낫는 경우가 많지만 예순넷 되신 분의 경우에는 시간이 좀더 걸릴 겁니다.

대체로 발병하고 오랜 시간이 경과한 경우에는 낫기가 더 어려워집니다. 그리고 근육이 얇은 사람도 낫기가 조금 어렵습니다.

그리고 눌러도 아프지가 않다고 하는 분들도 있습니다. 누르면 "아유, 너무 아파요" 이렇게 표현하는 분들의 경우에는 오히려 쉽게 낫습니다만 눌러도 아프지 않고 오히려 기분이 좋아진다고 하는 경우는 치료하는 데 시간이 걸립니다.

아울러 근육이 허하냐 실하냐를 가늠해 보고 여기에 따라서 치료를 해야만 하기 때문에 한의사의 진단을 꼭 받으시고 치료를 해야 됩니다.

그러나 혹시 댁에서 혼자 치료를 하지 않으면 안 되는 여건에 처해 있으신 분들도 계시겠죠? 이런 분들은 항상 어깨를 따뜻하게 찜질을 하십시오. 어깨를 따뜻하게 찜질할 때는요, 제가 알려드리는 방법을 이용하시면 더 좋습니다.

붉은고추의 꼭지를 따고요, 대여섯 개를 물 한 컵에 끓여서 가제에다 그 물을 적셔 가지고 찜질을 해보십시오. 이 방법은 꽤 효과가 있는데, 그것은 고추에는 캡사이신이라는 성분이 들어있어 피부에 자극을 주기 때문입니다.

그러나 피부가 상당히 약한 분들은 고추의 자극에 의해서 피부에 발적을 일으키는 경우가 있습니다. 그때에는 고춧물을 희석해 바르거나 올리브유 같은 것을 한번 바르고 그 위로 고추찜질을 하시면 되겠죠. 찜질은 30여 분 동안만 하십시오.

그 이후에 지압이나 마사지를 곁들여 주면 도움이 많이 됩니다. 그리고 아울러서 어깨 전체에 마사지를 폭넓게 하십시오.

지압은요, 귀 뒤 약간 아래쪽에 엄지손톱만한 크기의 둥근 돌기가 만져지죠. 바로 거기에서 뒷머리 목덜미의 움푹 들어간 곳을 자꾸 자극시켜 줍니다. 머리가 맑아지고 어깨도 풀어지게 되고 어깨가 결리고 통증이 있는 분들이나 하루종일 컴퓨터를 치거나 일을 많이 해서 어깨근육이 굳고 뻣뻣해지고 등살까지 아파오는 분들에게도 도움이 됩니다.

그외에 예를 들면 '작약계지차'를 복용하시는 것도 하나의 방법이 될 수 있습니다. '작약계지차'는 백작약 24g과 계지 12g을 함께 끓여 하룻동안 여러 차례 나누어 마시는 것입니다.

어지럼증에는 '합곡' 을 눌러 풀어주세요

　어지러움을 일으키는 원인 질환은 일일이 다 열거할 수 없을 정도로 많습니다. 따라서 어지러움이 굉장히 심하신 분들은 반드시 의사의 전문적인 진단을 받고 그 지도에 따르셔야 됩니다.

　그런데 그 어지럼증의 한 증세로 순환이 울체되어서 어지러워지는 경우가 있습니다. 이때에는 어지러우면서 눈썹과 눈썹 사이의 이마가 아프고 눈을 뜨기가 상당히 어렵습니다.

　이렇게 발작적으로 어지럼증이 생겼을 때에는 누워서 머리를 낮게 하고 안정을 취하면서 몸을 따뜻하게 해야 합니다. 물론 직사광선은 피하시는 것이 좋겠죠.

　아울러서 근육 경직을 풀어 주어야만 합니다. 그리고 평소 옆머리에서 뒷머리로, 머리 위에서 뒷머리로 빗질을 하듯 손가락으로 두피를 자주 자극해 주는 것이 굉장히 좋습니다.

　음식으로는 시금치가 아주 효과적이죠. 비타민, 철분, 엽산 성분들이 듬뿍 들어 있어서 굉장히 도움이 많이 됩니다.

　특히 어지러우면서 뱃속에서 물소리가 출렁출렁 날 때에는 병적으로 고여 있는 수분과 또 장관 내의 잉여 수분을 제거하는 데 효과가 뚜렷하다는 삽주 뿌리를 하루에 20g씩 차처럼 끓여서 복용하는 것도 상당히 도움이 됩니다.

삽주 뿌리라고 하는 것은 단순하게 몸에 고여 있는 수분, 장관 내의 잉여 수분만 제거하는 데 효과 있는 것이 아니라 소화기 기능을 상당히 강화시키기 때문에 결과적으로 어지럼증도 풀어주면서 우리의 전신 건강에까지 도움을 줍니다.

동의보감에서는 아울러서 「'합곡'이라고 하는 부위를 자주 눌러라」하고 얘기했습니다.

합곡이라는 경혈은 엄지와 둘째 손가락 사이에 있습니다. 엄지와 둘째 손가락 사이를 거슬러 올라가다 보면 손등으로 더 이상 올라가지 못하고 뼈에 딱 부딪히는 함몰 부위가 있습니다. 그곳을 누르면 상당히 아프지요. 그 부위를 자주 누르신다면 어지러운 증세를 예방 또는 치료할 수 있습니다.

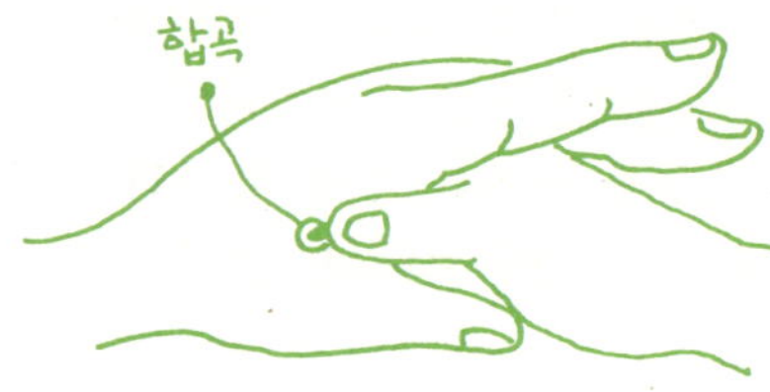

합곡은 엄지와 둘째 손가락 사이를 거슬러 올라가면 더 이상 올라가지 못하고 뼈에 딱 부딪치는 함몰 부위다.

콧병에는 콧방울 옆의 경혈을 눌러줍니다

비염으로 인해 코가 막히게 되고, 또 향기도 맡지 못하게 되고 그
러다 보니까 눈과 눈 사이의 부위가 아프면서 때로는 머리 전체가 아
픈 경우까지 있습니다. 비염 또는 축농증, 코피를 잘 흘리고 냄새를
맡지 못하고 할 때에 쓰이는 아주 좋은 지압 경혈이 있습니다. 그 경
혈을 동의보감에서는 '영향'이라고 하는 경혈이라고 그랬습니다. 콧
등이 끝나는 코 끝을 비첨이라고 하죠. 그 코끝 양옆에 날개 모양으
로 펼쳐진, 즉 콧방울을 우리는 비익이라고 부릅니다.

그 콧방울 바로 옆부분에 위치하고 있는 경혈이 바로 영향이라고
하는 경혈입니다. 영향이라고 하는 경혈은 이름 그대로 향기를 맞아
들인다 하는 경혈은 의미를 갖고 있는 경혈이므로 냄새를 맡지 못할
때, 축농증, 비염, 코피를 잘 흘릴 때도 상당히 좋죠. 여기를 손끝으
로 누르게 되면 코에서 앞 윗니쪽으로 찡하게 울리게 되는데, 눌러서
그 자극이 많이 올수록 효과가 좋다는 얘기죠.

이 영향경혈 이외에도 똑바로 앞을 직시한 눈동자 중심에서 바로
아래로 2cm 밑에 있는 '사백'이라고 하는 경혈도 지긋이 눌러주면
바로 이러한 비염, 축농증, 두통 등에 상당히 좋습니다.

팔꿈치 통증엔 '수삼리' 를 누르세요

대개 사람들은 칼질을 한다, 컴퓨터를 친다, 테니스나 골프를 무리하게 지나치게 치거나 서툰 자세로 친다, 혹은 못을 박는 그런 일들을 자꾸 반복해서 하거나 해서 팔꿈치에 충격을 주는 일이 있습니다.

이처럼 갑작스럽고 무리하게 팔꿈치에 힘이 가해지면 팔꿈치에 통증이 생긴다고 말씀 드릴 수 있습니다.

아무튼 그 원인들은 스스로 아실 겁니다. 여하간 팔꿈치에 염증이 생겨서 나타나는 것을 관절통이라고 얘기할 수 있는데 여기에는 심한 통증이 따르기 마련입니다.

어떤 때는 팔꿈치의 어느 부위, 그러니까 예를 들면 '주관절 척추돌기' 라고 하는 부분이 있는데, 이름이 어려우니까 이런 이름 싹 없애 버리고 그냥 하여간 팔꿈치의 어느 부위라고 합시다. 거기를 딱 누르기만 하면 자신도 모르게 '악' 하고 소리지르면서 들고 있던 컵이라도 떨어뜨릴 정도로 갑자기 통증을 느끼는 경우가 있습니다.

아주 심한 경우는 가만히 있어도 그 팔꿈치 부위가 들썩들썩 쑤셔 가지고 잠을 이룰 수가 없다고 하는 분들, 아니면 그 팔꿈치가 아파서 펴기조차 어려울 정도로 매우 고통스럽다고 하는 분들, 이렇게 참 다양하게 통증을 호소하는데요,'이때는 어떻게 하면 좋을까요?

우선 팔을 되도록이면 움직이지 말고 잘 안 쓰는 게 좋겠죠. 그러니까 테니스나 배드맨턴도 어느 정도 즉 3개월에서 6개월 가량은 하지 않는 것이 좋겠죠.

그리고 통증이 심할 때는 그 관절에다가 냉찜질을 하도록 하세요. 그리고 통증이 가라앉아서 어느 정도 좀 편안해졌다 했을 때는 뜨거운 온찜질을 하시는 게 좋은데요, 그때에 좋은 방법을 일러드릴께요.

말린 고춧잎 한 30g에 물 3컵을 붓고서 끓이세요. 그래서 대략 반 정도 졸여 가지고 그 물에다 가제를 적셔서 환부에다 갖다 대고 찜질을 하시면 됩니다. 통증이 올 때는 찬물로 찜질하시고요, 통증이 가라앉은 뒤에는 고춧잎 끓인 물을 뜨겁게 해가지고 찜질을 해 보세요. 참 좋습니다.

아울러서 팔꿈치 통증이 심한 곳을 찾아서 자석을 놓고 반창고로 붙여 주세요. 가끔가끔 반창고 위를 꼭꼭 눌러도 주시고요. 그러면 자극이 계속되어 팔꿈치 통증이 어느 정도 가십니다.

또 '곡지' 경혈을 지압하세요. 자석을 붙이고 그 위를 꼭꼭 눌러 지압해도 물론 좋지요.

곡지의 '곡'은 굴곡 즉 굽힌다는 뜻이지요. 그러니까 이 경혈을 잡으려면 아픈 팔꿈치를 굽혀 손바닥을 가슴에 대고 아프지 않는 팔의 손으로 아픈 쪽 팔꿈치의 주름 잡히는 횡문을 더듬어 엄지쪽에서 찾아야 합니다.

내용이 어려운가요? 해부학적으로 더 어렵게 얘기 드리지요. 어렵더라도 정확할 테니까요. 이곳은 위쪽 팔에서 내려온 상완골의 끝과 아래쪽 팔에서 올라온 요골의 끝이 마주치면서, 팔꿈치를 굽혔을 때 오목한 곳을 이루고 있으며, 이곳을 손으로 누르면 아픈 감각이 엄지와 둘째 손가락으로 뻗어나감을 느끼게 됩니다.

쉽게 말하면 요골의 끝에서 횡문으로 안쪽 1cm에 위치하고 있습니다.(아래의 그림을 참조하세요)

그리고 이곳에서 손목까지를 6등분하세요. 그리고 이곳에서 손목 쪽으로 6분의 1이 되는 부위를 찾아 지압하세요. 팔꿈치 통증이 올 때는 대개 이 부위까지도 아프기 때문이지요. 이곳을 '수삼리' 경혈이라고 합니다.

잘 낫지 않는 팔꿈치 통증에는 고춧잎 끓인 물로 온습포하면서 팔꿈치의 곡지 경혈, 수삼리 경혈을 지압하는 것으로 많은 도움을 얻을 수 있습니다.

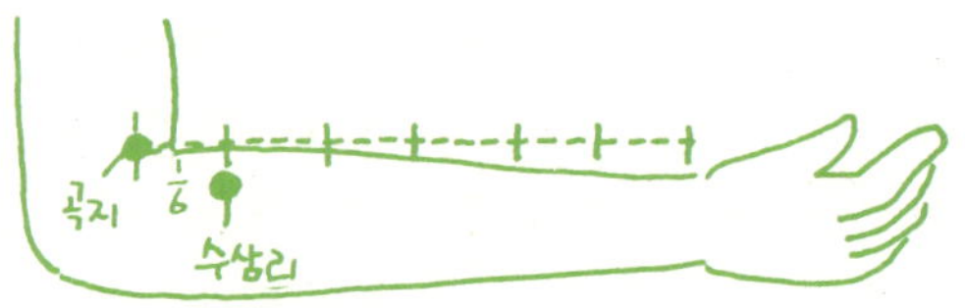

수삼리는 손목과 곡지의 1/6 지점이다.

곡지는 위팔과 아래팔이 마주치는 곳에 주름이 잡히는데, 이때 바깥쪽으로 오목한 지점이다. 여기를 누르면 엄지와 검지 손가락에 아픈 감각이 뻗어나감을 느낄 수 있다.

히스테리 퇴치하는 복숭아뼈 지압법을 알려 드리죠

히스테리를 퇴치하는 데 좋은 지압법을 소개해 드리지요.

혹시 스트레스 많이 받으십니까? 한번 복숭아뼈 안쪽 위를 눌러 보십시오. 당장 그 스트레스가 풀리게 됩니다.

그러니까 바깥 복숭아뼈가 아닙니다. 안쪽 복숭아뼈 위에 경혈이 있습니다. 그 경혈은 여성의 건강과 직결되는 발의 급소이지만 남성에게는 호르몬 분비를 촉진시켜 주는 감추어진 경혈입니다.

이 부위를 '삼음교'라고 부르는데, 발목 관절에서 한 뼘 반 정도 다리 안쪽에 있습니다.

'족태음', '족궐음', '족소음'의 세 개 '음' 경락이 교차하는 곳이라고 해서 삼음교라고 이름했지요. '족태음'이란 비장 경락이요, '족궐음'이란 간장 경락이요, 족소음이란 신장 경락을 말합니다. 따라서 이 경혈은 소화기 질환, 간장 질환, 정신 신경계 질환, 비뇨 생식기 질환 등에 폭 넓게 응용될 수 있습니다.

가볍게 책상다리로 앉아서 양손 엄지를 사용해서 한 번씩 눌러 보십시오. 그렇게 하면 피로가 상당히 풀어지게 됩니다. 머리도 맑아지게 됩니다. 여성의 생리 기능이 굉장히 좋아집니다.

갱년기가 되면 호르몬 기능이 무너져서 전신의 부조장애가 일어나 편두통, 요통, 불면, 히스테리, 몸이 차지는 등등의 여러 가지 증세가 나타나죠? 그럴 때에는 이곳을 하루 한 번만이라도 눌러주면 우선 신경이 안정됩니다. 몸이 따뜻해져서 잠도 잘 오게 됩니다. 자율신경의 상태가 정리되는 것입니다.

자율신경 상태가 정리되면 아주 기묘한 불안과 초조가 없어지게 됩니다. 그리고 쾌면으로 이어지게 됩니다. 한번 시험해 보시면 당장 그 효과를 알 수가 있습니다.

이것은 또 남성 호르몬 분비 촉진에도 좋다고 그랬죠? 어느 자리에 앉아 계시든지 안쪽 복숭아뼈에서 한 뼘 반 정도 다리 안쪽에 있는 이 경혈을 슬슬 만지는 것만으로도 정말 강정 효과가 뚜렷해집니다. 감춰진 보건 증진의 경혈입니다.

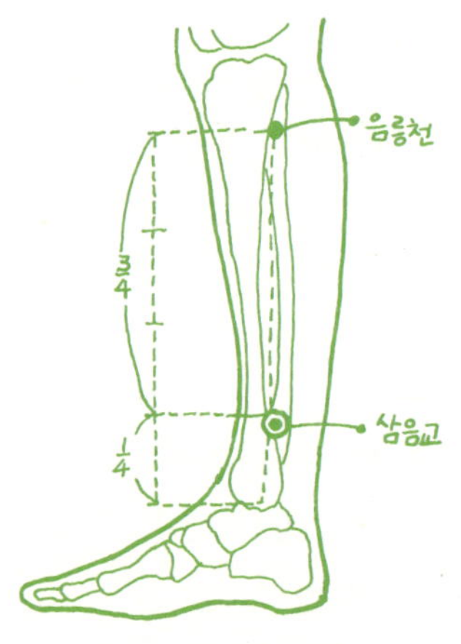

삼음교는 다리 안쪽 복숭아뼈에서 음릉천까지의 연결선 1/4 지점의 1cm 아래, 뒤쪽에 해당되는 곳이다.

찾 · 아 · 보 · 기
INDEX

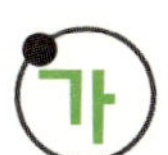

바

사

아

차

자

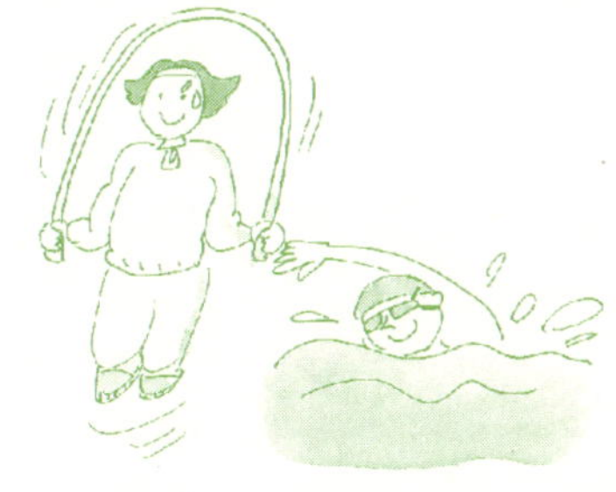